U0397948

实用护理学与疾病护理

SHIYONG HULIXUE YU JIBING HULI

王 艳 等主编

上海科学普及出版社

图书在版编目（CIP）数据

实用护理学与疾病护理／王艳等主编.—上海：上海科学普及出版社，2024.6
ISBN 978-7-5427-8732-3

Ⅰ.①实… Ⅱ.①王… Ⅲ.①护理学 Ⅳ.①R47

中国国家版本馆CIP数据核字（2024）第099138号

统　　筹　张善涛
责任编辑　黄　鑫
整体设计　宗　宁

实用护理学与疾病护理
主编　王　艳　等
上海科学普及出版社出版发行
（上海中山北路832号　邮政编码200070）
http://www.pspsh.com

各地新华书店经销　　山东麦德森文化传媒有限公司印刷
开本　787×1092 1/16　印张 21.5　插页 2　字数 550 000
2024年6月第1版　　2024年6月第1次印刷

ISBN 978-7-5427-8732-3　定价：198.00元
本书如有缺页、错装或坏损等严重质量问题
请向工厂联系调换
联系电话：0531-82601513

编委会

主　编

王　艳　李媛媛　刘　群　赵　菡

胡法娟　刘　芳　王艺桦

副主编

潘　晓　杨东兰　李文爽　王永霞

王爱华　吴　蝶　胡宁宁　刘　丹

编　委（按姓氏笔画排序）

王　艳（枣庄市妇幼保健院）

王艺桦（北流市人民医院）

王永霞（枣庄市山亭区人民医院）

王爱华（淄博市沂源县中医医院）

刘　丹（河南中医药大学第三附属医院）

刘　芳（枣庄市立医院）

刘　群（金乡宏大医院）

李文爽（滨州医学院附属医院）

李媛媛（滕州市荆河社区卫生服务中心）

杨东兰（郓城诚信医院）

吴　蝶（常州市第三人民医院）

赵　菡（潍坊市妇幼保健院）

胡宁宁（聊城市茌平区第二人民医院）

胡法娟（山东省鲁南眼科医院）

潘　晓（新泰市中医医院）

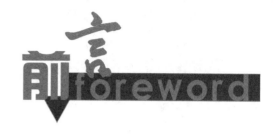

前言 foreword

　　护理学作为医学领域的重要组成部分,其价值和重要性在现代医疗体系中日益凸显。护理服务的范围广泛,职责多样。从基础的病情观察、生活照料,到复杂的心理疏导、康复指导,护理人员的工作渗透在患者康复的每一个环节。护理人员不仅需要掌握丰富的医学知识,还需要具备敏锐的观察力、良好的沟通能力和强大的心理承受力;在面对各种复杂的医疗情况时,要能够迅速、准确地作出判断和应对。因此,为了普及和更新护理学的知识,进一步满足护理相关专业人员的临床需要,帮助广大护理人员在工作中更好地认识、了解疾病,正确进行护理诊断并提供相应的护理措施,一批长期工作于临床一线的护理专家精心编写了《实用护理学与疾病护理》一书。

　　本书在编写过程中,以当前临床护理工作的实际需要为基点,以培养实用型高素质护理人才为目标,以临床护理制度、护理流程为依据,充分体现了"以患者为中心"的整体护理理念和标准化的护理流程。在广泛吸取和借鉴国内外最新护理理念的基础上,从护理理论到护理实践,从单一护理到疾病的整体护理,均做了详细的介绍。本书在内容编排上,详略得当、轻重有度;在体例编排上,以病因、病理、临床表现与治疗原则为前提,以护理评估、护理诊断、护理措施为主干;在版面设计上,简约大方、风格清新、特色鲜明。本书适合各级医疗机构的护理人员参考阅读。

　　医学科学技术的发展日新月异,此书出版后其中难免有些护理技术或措施又有新的进展,若存在欠妥之处,恳切希望各位读者批评和指正。

《实用护理学与疾病护理》编委会

2024 年 1 月

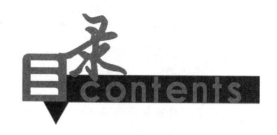

第一章

公共卫生与社区护理

第一节 公共卫生的概念

一、公共卫生的定义

至于公共卫生的概念,各个国家和组织之间没有一个统一的、严格的定义。简单来讲,公共卫生实际上就是大众健康。它是相对临床而言的,临床是针对个体的,公共卫生是关注人群的健康。

美国耶鲁大学的 Winslow 教授首次提出了早期经典的公共卫生概念。公共卫生是通过有组织的社区行动,改善环境卫生,控制传染病流行,教育个体养成良好的卫生习惯,组织医护人员对疾病进行早期诊断和预防性治疗,发展社会体系以保证社区中的每个人享有维持健康的足够的生活水准,最终实现预防疾病、延长寿命、促进机体健康、提高生产力的目标。随着社会和公共卫生实践的发展、人们认识的更新,公共卫生的概念也在不断地发展之中。

艾奇逊将公共卫生定义为"通过有组织的社会努力预防疾病、延长生命、促进健康的科学和艺术"。这一概念高度概括了现代公共卫生的要素。

英国的 Johnlast 给出了详细的定义,即"公共卫生是为了保护、促进、恢复人们的健康。是通过集体的或社会的行动,维持和促进公众健康的科学、技能和信仰的集合体。公共卫生项目、服务和机构强调整个人群的疾病预防和健康需求"。尽管公共卫生活动会随着技术和社会价值等的改变而变化,但是其目标始终保持不变,即减少人群的疾病发生、早死、疾病导致的不适和伤残。因此,公共卫生是一项制度、一门学科、一种实践。随着社会经济的发展,医学模式的转变,公共卫生的概念和内涵有了进一步发展。公共卫生通常涉及面都很广泛,包括生物学、环境医学、社会文化、行为习惯、政治法律和涉及健康的许多其他方面。现代公共卫生最简单的定义为"3P",即 Promotion(健康促进),Prevention(疾病预防),Protection(健康保护)。

在我国,公共卫生的内涵究竟是什么?公共卫生包括哪些领域?对此至今尚无统一认识和明确定义。2003 年 7 月,中国原副总理兼卫生部部长吴仪在全国卫生工作会议上对公共卫生做了一个明确的定义:公共卫生就是组织社会共同努力,改善环境卫生条件,预防控制传染病和其他疾病流行,培养良好卫生习惯和文明的生活方式,提供医疗服务,达到预防疾病,促进人民身体健康的目的。因此,公共卫生建设需要政府、社会、团体和民众的广泛参与,共同努力。其中,政府主要通过制定相关法律、法规和政策,促进公共卫生事业发展;对社会、民众和医疗卫生机构执行公共卫生法律法规实施监督检查,维护公共卫生秩序;组织社会各界和广大民众共同应对突发公共卫生事件和传染病流行;教育民众养成良好卫生习惯和健康文明的生活方式;培养高素质的公共卫生管理和技术人才,为促进人民健康服务。

从这一定义可以看出,公共卫生就是"社会共同的卫生"。公共即共同,如公理、公约。卫生是个人、集体的生活卫生和生产卫生的总称,一般指为增进人体健康,预防疾病,改善和创造合乎生理要求的生产环境、生活条件所采取的个人和生活的措施,包括以除害灭病、讲卫生为中心的爱国卫生运动。

一般情况来讲,公共卫生是通过疾病的预防和控制,达到提高人民健康水平的目的。如对传染病、寄生虫病、地方病,还有一些慢性非传染性疾病的预防控制;借助重点人群或者高危人群,如职业人群,妇女、儿童、青少年、老年人等人群进行的健康防护;通过健康教育、健康政策干预等措施,促进人群健康的社会实践。具体讲,公共卫生就是通过疾病预防控制,重点人群健康防护、健康促进来解决人群中间的疾病和健康问题,达到提高人民健康水平的目的。公共卫生就是以生物-心理-社会-医学模式为指导,面向社会与群体,综合运用法律、行政、预防医学技术、宣传教育等手段,调动社会共同参与,消除和控制威胁人类生存环境质量和生命质量的危害因素,改善卫生状况,提高全民健康水平的社会卫生活动。由此可见,公共卫生具有社会性、系统性、政策法制性、多学科性和随机性等特征。公共卫生的实质是公共政策。

二、公共卫生特征

Beaglehole 教授将现代公共卫生的特征进行了总结,认为公共卫生是以持久的全人群健康改善为目标的集体行动。这个定义尽管简短,但是充分反映了现代公共卫生的特点:①需要集体的、合作的、有组织的行动;②可持续性,即需要可持久的政策;③目标是全人群的健康改善,减少健康的不平等。

现代公共卫生的特征包括 5 个核心内容:①政府对整个卫生系统起领导作用,这一点对实现全人群的健康工程至关重要,卫生部门只会继续按生物医学模式关注与卫生保健有关的近期问题;②公共卫生工作需要所有部门协作行动,忽视这一点只会恶化健康的不平等现象,而政府领导是协作行动、促进全人群健康的核心保障;③用多学科的方法理解和研究所有的健康决定因素,用合适的方法回答相应的问题,为决策提供科学依据;④理解卫生政策发展和实施过程中的政治本质,整合公共卫生科学与政府领导和全民参与;⑤与服务的人群建立伙伴关系,使有效的卫生政策能够得到长期的社区和政治支持。

(李媛媛)

第二节　公共卫生的体系与职能

公共卫生体系一直是一个模糊的概念。普遍倾向疾病预防控制机构、卫生监督机构、传染病院(区),构成了公共卫生体系。

一、发达国家公共卫生体系

美国、英国、澳大利亚、WHO等国家和组织陆续制定了公共卫生的基本职能或公共卫生体系所需提供的基本服务。

美国提出的3项基本职能,即评估→政策发展→保证,并进一步具体化为10项基本服务。基本服务的概念与其他国家/组织提出的基本职能概念相似。在此框架下,美国疾病预防控制中心(CDC)与其他伙伴组织联合开展了国家公共卫生绩效标准项目研究,设计了3套评价公共卫生体系绩效的调查问卷,分别用于州公共卫生体系、地方公共卫生体系和地方公共卫生行政管理部门的绩效评估。调查问卷规定了每一项基本服务的内涵,并制定有具体的指标和调查内容。澳大利亚提出了公共卫生9项基本职能,阐述了每条职能的原有的和新的实践内容。

美国提出的公共卫生体系定义:在辖区范围内提供基本公共卫生服务的所有公、私和志愿机构、组织或团体。政府公共卫生机构是公共卫生体系的重要组成部分,在建设和保障公共卫生体系运行的过程中发挥着关键的作用。但是,单靠政府公共卫生机构无法完成所有的公共卫生基本职能,公共卫生体系中还应包括:医院、社区卫生服务中心等医疗服务提供者,负责提供个体的预防和治疗等卫生服务;公安、消防等公共安全部门,负责预防和处理威胁大众健康的公共安全事件;环境保护、劳动保护、食品质量监督等机构,保障健康的生存环境;文化、教育、体育等机构为社区创造促进健康的精神环境;交通运输部门,方便卫生服务的提供和获取;商务机构提供个体和组织在社区中生存和发展的经济资源;民政部门、慈善组织等,向弱势人群提供生存救助和保障以及发展的机会。

公共卫生基本职能是影响健康的决定因素、预防和控制疾病、预防伤害、保护和促进人群健康、实现健康公平性的一组活动。公共卫生基本职能需要卫生部门,还有政府的其他部门以及非政府组织、私营机构等来参与或实施。公共卫生基本职能属于公共产品,政府有责任保证这些公共产品的提供,但不一定承担全部职能的履行和投资责任。

公共卫生基本职能的范畴大大超出了卫生部门的管辖范围,在职能的履行过程中卫生部门发挥主导作用。卫生部门负责收集和分析本部门及其他部门、民间社团、私人机构等的信息,向政府提供与人群健康相关的、涉及国家利益的综合信息;卫生部门是政府就卫生问题的决策顾问,负责评价公共卫生基本职能的履行情况;同时,向其他部门负责的公共卫生相关活动提供必要的信息和技术支持,或展开合作;负责健康保护的执法监督活动。

二、我国公共卫生体系的基本职能

通过分析上述国家和组织制定的公共卫生基本职能框架,结合我国的现状,我们总结出10项现代公共卫生体系应该履行的基本职能,其中涉及三大类的卫生服务提供:①人群为基础的公共卫生服务,如虫媒控制、人群为基础的健康教育活动等;②个体预防服务,如免疫接种、婚前保健和孕产期保健;③具有公共卫生学意义的疾病的个体治疗服务,如治疗肺结核和性传播疾病等,可减少传染源,属于疾病预防控制策略之一;再比如治疗儿童腹泻、急性呼吸道感染、急性营养不良症等。在此基础上,我国现代公共卫生体系的基本职能应包括以下10个方面。

(一)监测人群健康相关状况

(1)连续地收集、整理与分析、利用、报告与反馈、交流与发布与人群健康相关的信息。

(2)建立并定期更新人群健康档案,编撰卫生年鉴。其中与人群健康相关的信息包括:①人口、社会、经济学等信息；②人群健康水平，如营养膳食水平、生长发育水平等；③疾病或健康问题，如传染病和寄生虫病、地方病、母亲和围产期疾病、营养缺乏疾病、非传染性疾病、伤害、心理疾病及突发公共卫生事件等；④疾病或健康相关因素，如生物的、环境的、职业的、放射的、食物的、行为的、心理的、社会的、健康相关产品的；⑤公共卫生服务的提供，如免疫接种、农村改水改厕、健康教育、妇幼保健等，以及人群对公共卫生服务的需要和利用情况；⑥公共卫生资源，如经费、人力、机构、设施等；⑦公共卫生相关的科研和培训信息。

(二)疾病或健康危害事件的预防和控制

(1)对正在发生的疾病流行或人群健康危害事件，如传染病流行，新发疾病的出现，慢性病流行，伤害事件的发生，环境污染，自然灾害的发生，化学、辐射和生物危险物暴露，突发公共卫生事件等，开展流行病学调查，采取预防和控制措施，对有公共卫生学意义的疾病开展病例发现、诊断和治疗。

(2)对可能发生的突发公共卫生事件做好应急准备，包括应急预案和常规储备。

(3)对有明确病因或危险因素或具备特异预防手段的疾病实施健康保护措施，如免疫接种、饮水加氟、食盐加碘、职业防护、婚前保健和孕、产期保健等。

上述第一项和第二项内容包括，我国疾病预防控制机构常规开展的疾病监测、疾病预防与控制、健康保护、应急处置等工作。

(三)发展健康的公共政策和规划

(1)发展和适时更新健康的公共政策、法律、行政法规、部门规章、卫生标准等，指导公共卫生实践，支持个体和社区的健康行动，实现健康和公共卫生服务的公平性。

(2)发展和适时更新卫生规划，制定适宜的健康目标和可测量的指标，跟踪目标实现进程，实现连续的健康改善。

(3)多部门协调，保证公共政策的统一性。

(4)全面发展公共卫生领导力。

(四)执行公共政策、法律、行政法规、部门规章和卫生标准

(1)全面执行公共政策、法律、行政法规、部门规章、卫生标准等。

(2)依法开展卫生行政许可、资质认定和卫生监督。

(3)规范和督察监督执法行为。

(4)通过教育和适当的机制，促进依从。

(五)开展健康教育和健康促进活动

(1)开发和制作适宜的健康传播材料。

(2)设计和实施健康教育活动，发展个体改善健康所需的知识、技能和行为。

(3)设计和实施场所健康促进活动，如在学校、职业场所、居住社区、医院、公共场所等，支持个体的健康行动。

(六)动员社会参与，多部门合作

(1)通过社区组织和社区建设，提高社区解决健康问题的能力。

(2)开发伙伴关系和建立健康联盟，共享资源、责任、风险和收益，创造健康和安全的支持性环境，促进人群健康。

(3)组织合作伙伴承担部分公共卫生基本职能，并对其进行监督和管理。

第(三)~(六)项融合了国际上健康促进的理念，即加强个体的知识和技能，同时改变自然的、社会的、经济的环境,以减少环境对人群健康及其改善健康的行动的不良影响,促使人们维护和改善自身的健康。第(四)项的职能与《渥太华宪章》中提出的健康促进行动的5项策略相吻合,即"制定健康的公共政策、创造支持性的环境、加强社区行动、发展个人技能、重新调整卫生服务的方向和措施"。

(七)保证卫生服务的可及性和可用性

(1)保证个体和人群卫生服务的可及性和可用性。

(2)帮助弱势人群获取所需的卫生服务。

(3)通过多部门合作,实现卫生服务公平性。

(八)保证卫生服务的质量和安全性

(1)制定适当的公共卫生服务的质量标准,确定有效和可靠的测量工具。

(2)监督卫生服务的质量和安全性。

(3)持续地改善卫生服务质量,提高安全性。

第(七)项和第(八)项是对卫生服务的保证,即保证卫生服务的公平和安全性。

(九)公共卫生体系基础结构建设

(1)发展公共卫生人力资源队伍,包括开展多种形式的、有效的教育培训,实现终身学习;建立和完善执业资格、岗位准入、内部考核和分流机制;通过有效的维持和管理,保证人力资源队伍的稳定、高素质和高效率。

(2)发展公共卫生信息系统,包括建设公共卫生信息平台;管理公共卫生信息系统;多部门合作,整合信息系统。

(3)建设公共卫生实验室,发展实验室检测能力。

(4)加强和完善组织机构体系,健全公共卫生体系管理和运行机制。

本项是对公共卫生体系基础结构的建设。公共卫生体系的基础结构是庞大的公共卫生体系的神经中枢,包括人力资源储备和素质、信息系统、组织结构等。公共卫生体系的基础结构稳固,整个公共卫生体系才能统一、高效地行使其基本职能。

(十)研究、发展和实施革新性的公共卫生措施

(1)全面地开展基础性和应用性科学研究,研究公共卫生问题的原因和对策,发展革新性的公共卫生措施,支持公共卫生决策和实践。

(2)传播和转化研究结果,应用于公共卫生实践。

(3)与国内外其他研究机构和高等教育机构保持密切联系,开展合作。这项职能为公共卫生实践和公共卫生体系的可持续发展提供科学支撑。

上述这十项职能的履行又可具体分解为规划、实施、技术支持、评价和质量改善、资源保障(包括人力、物力、技术、信息和资金等)等5个关键环节。不同的环节需要不同的部门或机构来承担。

三、卫生体系内部职能

疾病预防控制体系建设研究课题组对我国疾病预防控制机构应承担的公共职能进行了界定,共7项职能、25个类别、78个内容和255个项目。我国颁布的《关于疾病预防控制体系建设的若干规定》和《关于卫生监督体系建设的若干规定》,分别明确了疾病预防控制机构和卫生监督机构的职能。这些工作对我国疾病预防控制体系和卫生监督体系的建设具有重要

的意义。

公共卫生体系是包括疾病预防控制体系、卫生监督体系、突发公共卫生事件医疗救治体系等在内的一个更大的范畴。首先应该将公共卫生体系作为一个整体来看待,明确其职能,避免体系中的各个成分如疾病预防控制体系、卫生监督体系等各自为政。这样将有助于实现公共卫生体系的全面建设,保证部门间的协调与合作,提高公共卫生体系总体的运作效率。

另外,公共卫生基本职能的履行必须有法律的保障。公共卫生体系的构成、职权职责及其主体都应该是法定的,做到权责统一,并应落实法律问责制。至今为止,我国已颁布了10部与公共卫生有关的法律,如母婴保健法、食品卫生法、职业病防治法、传染病防治法等,以及若干的行政法规和部门规章。虽然这些对我国公共卫生事业的发展起到了重要的保障作用,但是其中没有一部是公共卫生体系的母法,因而无法形成严密的、统一规划设计的、协调一致的法规体系。解决公共卫生问题所需采取的行动远远超出了卫生部门的职权和能力范围,需要政府其他部门以及非政府组织、私营机构等共同参与。因此,制定公共卫生体系的母法,明确公共卫生体系的构成及其所需履行的基本职能,协调体系中各成分体系或机构间相互关系,是当务之急。

(李媛媛)

第三节　公共卫生的主要内容

传统公共卫生是在生物医学模式下,以传染病、地方病和职业病的防治作为工作重点,提供以疾病为中心的公共卫生服务。按照行政区划设置的公共卫生机构,执行同级卫生行政部门的指令,独立开展辖区内的公共卫生工作。随着公共卫生实践与认识的重大变化,公共卫生的内容也逐渐丰富和完善。

一、公共卫生体系建设

公共卫生体系建设是我国卫生改革与发展面临的重要问题。医疗卫生体制改革的重点之一应加强公共卫生体系的建设,保证绝大多数人的健康,提高疾病预防控制能力,让大多数人不得病、少得病、晚得病。按照WHO的相关定义,基本医疗服务应纳入公共卫生的范畴,因此公共卫生体系建设应覆盖到医疗机构。因为传染病疫情一旦发生,医疗机构就处在疾病预防控制的第一线。

在公共卫生体系的建设过程中,应以系统的观念统筹规划、平衡发展。应综合考虑卫生资源的投入与分配,以最大限度地发挥公共卫生体系的作用。在体系建设中,应着重考虑如何确定正确的目标规划、完善的基础设施、灵敏的信息系统、科学的决策指挥和有效的干预控制策略。

加强疾病预防控制能力建设是公共卫生体系建设的核心内容。所谓疾病预防控制能力,是指履行疾病预防控制、突发公共卫生事件处置、疫情报告和健康信息管理、健康危害因素干预和控制、检验评价、健康教育与健康促进、科研培训与技术指导等公共职责的能力。在公共卫生体系建设过程中,应完善机制、落实职责,加强能力建设,加大人才队伍建设的力度,以推动公共卫生工作不断发展。

当前,我国已在公共卫生体系建设方面取得了成功经验,使公共卫生水平得到了不断提高。

我国已建立了比较全面的公共卫生体系,提供的公共卫生服务从中央辐射到省、市、县,并建立了县、乡、村"三级农村卫生网络"。我国将政府的承诺和意愿与专家技术结合起来,促进了公共卫生体系的发展,为其他国家提供了较好的范例。例如,疫情及突发公共卫生事件的网络直报系统,覆盖包括乡镇卫生院在内的全国所有卫生医疗机构,是世界上最大的疾病监测系统。目前,全国93.5%的县以上医疗卫生机构和70.3%的乡镇卫生院均实现了疫情和突发公共卫生事件网络直报。通过不断建立和完善全国传染病疫情和突发公共卫生事件信息网络,我国已实现对传染病疫情、健康危害因素监测、死因监测等重要公共卫生数据的实时管理,传染病控制和应急反应能力明显提高。

公共卫生体系建设和完善是一个长期的庞大的系统工程,事关国民健康、国家安全大局,涉及每个人的健康、安全利益。公共卫生体系建设中的各种项目的设立和决策的正确与否,直接影响到公众的健康和安全。为保证公众公共卫生安全,建设和完善我国的公共卫生体系,需要大力提倡公共卫生体系建设的战略和战术研究。

循证公共卫生决策学的兴起为我国公共卫生体系的建设和完善准备了新型的科学工具,应该充分地利用新工具的优点,不断地学习和加强循证公共卫生决策的能力。高效、可靠、科学的公共卫生体系应来自对科学技术、公众交流、公众健康需求和各种政治意愿的高度整合。

二、健康危险因素的识别与评价

能对人造成伤亡或对物造成突发性损害的因素,称为危险因素;能影响人的身体健康,导致疾病或对生物造成慢性损害的因素,称为有害因素。通常情况下,对两者并不加以区分而统称为健康危险因素。

健康危险因素包括物理性因素、化学性因素、生物性因素以及社会-心理-行为因素。如果能够早期识别到危险因素,并加强自我保健与防护,可以有效避免受到危险因素的侵害。采用筛检手段在"正常人群"中发现无症状患者是一种有效的预防策略,如果及时采取干预措施,阻断致病因素的作用,可以防止疾病的发生。由于人体有很强的自我修复功能,如果能及时发现和识别影响健康的危险因素,并及早采取适当的措施,阻止危险因素的作用,致病因素引起的疾病病程即可出现逆转,症状即可消失,并有可能恢复健康。当致病因素导致疾病发生后,要采取治疗措施并消除健康危险因素,改善症状和体征,防止或推迟伤残发生,减少劳动能力丧失。如果由于症状加剧,病程继续发展,导致生活和劳动能力丧失,此时的主要措施是康复治疗,提高其生命质量。

临床医学服务的起始点是在患者出现症状和体征后主动找医师诊治疾病,而健康危险因素评价是在症状、体征、疾病尚未出现时就重视危险因素的作用,通过评价危险因素对健康的影响,促使人们保持良好的生活环境、生产环境和行为生活方式,防止危险因素的出现。在危险因素出现的早期,可以测评危险因素的严重程度及其对人们健康可能造成的危害,预测疾病发生的概率,以及通过有效干预后可能增加的寿命。健康危险因素评价的重点对象是健康人群,开展的阶段越早,意义越大,因此它是一项推行积极的健康促进和健康教育的技术措施,也是一种预防和控制慢性非传染性疾病的有效手段。

三、疾病的预防与控制

疾病预防与控制是公共卫生的核心内容之一。我国疾病预防控制机构的主要职责:①为拟定与疾病预防控制和公共卫生相关的法律、法规、规章、政策、标准和疾病防治规划等提供科学依据,为卫生行政部门提供政策咨询;②拟定并实施国家、地方重大疾病预防控制和重点公共卫生服务工作计划和实施方案,并对实施情况进行质量检查和效果评价;③建立并利用公共卫生监测系统,对影响人群生活、学习、工作等生存环境质量及生命质量的危险因素进行营养食品、劳动、环境、放射、学校卫生等公共卫生学监测,对传染病、地方病、寄生虫病、慢性非传染性疾病、职业病、公害病、食源性疾病、学生常见病、老年卫生、精神卫生、口腔卫生、伤害、中毒等重大疾病发生、发展和分布的规律进行流行病学监测,并提出预防控制对策;④处理传染病疫情、突发公共卫生事件、重大疾病、中毒、救灾防病等公共卫生问题,配合并参与国际组织对重大国际突发公共卫生事件的调查处理;⑤参与开展疫苗研究,开展疫苗应用效果评价和免疫规划策略研究,并对免疫策略的实施进行技术指导与评价;⑥研究开发并推广先进的检测、检验方法,建立质量控制体系,促进公共卫生检验工作规范化,提供有关技术仲裁服务,开展健康相关产品的卫生质量检测、检验、安全性评价和危险性分析;⑦建立和完善疾病预防控制和公共卫生信息网络,负责疾病预防控制及相关信息搜集、分析和预测预报,为疾病预防控制决策提供科学依据;⑧实施重大疾病和公共卫生专题调查,为公共卫生战略的制定提供科学依据;⑨开展对影响社会经济发展和国民健康的重大疾病和公共卫生问题防治策略与措施的研究与评价,推广成熟的技术与方案;⑩组织并实施健康教育与健康促进项目,指导、参与和建立社区卫生服务示范项目,探讨社区卫生服务的工作机制,推广成熟的技术与经验。

此外,各级疾病预防控制机构还负责农村改水、改厕工作技术指导,研究农村事业发展中与饮用水卫生相关的问题,为有关部门做好饮用水开发利用和管理提供依据;组织和承担与疾病预防控制和公共卫生工作相关的科学研究,开发和推广先进技术;开展国际合作与技术交流,引进和推广先进技术等。

四、公共卫生政策与管理

公共卫生是一个社会问题,其实施涉及社会的方方面面,是单个机构无力承担,短期内难以获得回报却又关系到国家整体利益和长远利益的社会工程。从某种角度来说,公共卫生的实质是公共政策问题,要靠政府的政策支持和法律法规的保障。公共卫生政策是国家政策体系的一个重要组成部分,公共卫生政策的制定是一个复杂的过程,受众多因素的影响,包括意识形态、政治理念、传统价值观念、公众压力、行为惯性、专家意见、决策者的兴趣与经验等。

公共卫生管理的长效机制必须建立在法治的基础上。要建立公共卫生的法治机制,必须加强公共卫生的立法,并提高立法的质量。构建公共卫生管理机制,应建立职责明确、相互协调、有财政保障的公共卫生管理机构,建立完善的法制化的公共卫生管理制度,并建立起稳定的、持久的公共卫生管理长效机制。

五、突发公共卫生事件与公共卫生危机管理

突发公共卫生事件(公共卫生危机事件)是指突然发生,造成或者可能造成公众健康严重损害的重大传染病、群体性不明原因疾病、重大中毒、放射性损伤、职业中毒,以及因自然灾害、事故灾难或社会安全事件引起的严重影响公众身心健康的事件。公共卫生危机事件大多表现为突发性事故危机,特点表现:①危机的不可预见性,危机产生的诱因难以预测,危机的发生、发展和造成的影响难以预测;②危机的多发性、多样性和复杂性;③危机的紧迫性,使得迟缓的危机管理可

能导致严重后果;④危机的危害性,公共卫生危机已经突破了地区界限,某一国家或地区的危机处理不当,就有可能在短时间内发展为全球危机。

公共卫生危机管理主要是指政府、卫生职能部门和社会组织为了预防公共卫生危机的发生,减轻危机发生所造成的损害并尽早从危机中恢复过来,针对可能发生和已经发生的危机所采取的管理行为。主要包括危机风险评估、危机监测、危机预防、信息分析、危机反应管理和危机恢复等。公共卫生危机管理的基础工作应贯穿于危机管理全过程,主要包括危机管理的组织机构、社会支持和公共卫生人力资源等。

公共卫生危机管理应遵循公众利益至上、公开诚实和积极主动的原则。政府和相关职能部门必须把公众利益放在首位,所采取的一切行动和措施都必须优先保障公众利益。在危机出现的第一时间采取有效措施,及时公开危机的相关信息,否则会导致政府公信度降低,造成不应有的混乱。公共卫生危机一旦发生,就会成为公众舆论关注的焦点,地方政府和职能部门必须快速反应,积极沟通协调,主动寻求社会各界的理解和支持,积极控制和掌握发言权。

六、公共卫生安全与防控

公共卫生安全如同金融安全、信息安全一样,已成为国家安全的重要组成部分,需要引起足够的重视和关注。在全球化时代,既要重视传统安全因素,也要重视非传统安全因素。

非传统安全是相对于传统安全而言的,是一个泛化的概念,其内容涵盖政治安全、经济、文化、科技、生态环境、人类健康和社会发展等。非传统安全更加关注人类安全和社会可持续发展,是对非军事化安全的理解,即公众更加关注经济、社会、环境、健康等发展问题,甚至将其提高到与军事、政治问题同等的位置,从而使人们的安全观更加非国界化。SARS事件对我国政府和民众传统的安全观是一个严重的挑战,使公众充分认识到公共卫生安全对于维护国家安全、构建和谐社会的重要性。

在分享全球化带来的好处的同时,务必要防范全球化带来的更多的不确定因素和风险。例如,传染病跨国界传播的可能性大大增加,很多以前局限于特定地区的未知病毒或细菌以及已知的传染病可能随着人流、物流迅速传播到全球;随着食品等与健康相关的产品贸易日趋活跃,境外食品污染流入的可能性不断增加,食品的微生物、化学和放射性污染问题一旦在某一国家或地区出现,就可能在全球范围内长距离、大面积地迅速波及蔓延;全球化带来的国际产品结构调整,可能促使污染密集型产业向发展中国家转移,导致职业病危害从经济发达地区向经济发展较慢的地区转移;生物恐怖带来的威胁明显增大,生物技术的迅猛发展使制造强杀伤性生物武器的能力大为提高。因此,有效预防和控制各类突发性公共卫生事件,确保公共卫生安全,保护公众的健康是现代公共卫生工作的重要任务。全球化加剧了公共卫生安全的危险因素,迫使人们要更加重视非传统安全因素。加强公共卫生安全必须强化政府对公共卫生的领导责任,建立突发性公共卫生事件应急处理机制,加强公共卫生领域的国际合作。

公共卫生安全是非传统安全的重要组成部分,也是构建和谐社会的重要内容,应从国家安全的高度考虑公共卫生问题。在突发公共卫生事件、突发伤害事件、突发环境污染事件、突发灾害事件以及恐怖袭击事件的处置过程中,应积极防治各种潜在风险,还应积极构建能够迅速调动社会资源的应急处理系统,并通过加强法律、制度建设以及平战结合系统的建设,合理配置和使用应急储备物资和资源。

4月7日是世界卫生日。“世界卫生日”是从1950年开始的,其宗旨是动员国际社会和社会各界,共同为控制疾病、为人类的安全做出贡献。历届世界卫生日的主题,从1950年的"了解你周围的卫生机构"、1960年的"消灭疟疾——向世界的宣战"、1963年的"饥饿,大众的疾病"、1970年的"为抢救生命,及时发现癌症"、1980年的"要吸烟还是要健康,任君选择"、1990年的"环境与健康"、2000年的"血液安全从我做起"到2007年的"国际卫生安全",从2015年的"食品安全"到2024年的"我的健康,我的权利",不难看出公共卫生的发展轨迹。根据"世界卫生日"主题的变化,可以发现一个非常明显的规律,就是从原来注重单个局部性问题发展为关注全局性、影响面大的问题。

七、公共卫生伦理

伦理学是人类行动的社会规范,伦理学根据人类的经验确定某些规范或标准来判断某一行动是否应该做,应该如何做。"道德"与"伦理学"均为人类行动的社会规范。道德是一种社会文化现象,体现在教育、习俗、惯例、公约之中,传统道德依靠权威,无须论证,"道德"偏重于讲做人。而伦理学是道德哲学,必须依靠理性的论证,现代"伦理学"更强调做事。科学告诉我们能干什么,而伦理学则告诉我们该干什么。

公共卫生伦理是公共卫生机构和工作人员行动的规范,包括有关促进健康、预防疾病和伤害的政策、措施和办法等。在人群中所采取的促进健康、预防疾病和伤害行动,公共卫生伦理起指导作用,其行动规范体现在公共卫生伦理的原则之中。

公共卫生伦理的原则是评价公共卫生行动是否应该做的框架,可概括为四个方面:①公共卫生行动产生的结果要实现利益最大化,即公共卫生行动要使目标人群受益,避免、预防和消除公共卫生行动对目标人群的伤害,受益与伤害和其他代价相抵后盈余最大;②公正性原则,包括分配公正和程序公正,即受益和负担公平分配(即分配公正)和确保公众参与,包括受影响各方的参与(程序公正);③对于人的尊重,即尊重自主的选择和行动,保护隐私和保密,遵守诺言,信息透明和告知真相;④建立和维持信任,即公共卫生机构和工作人员与目标人群之间应建立信任关系,公共卫生行动应取信于民。

按照公共卫生伦理的原则,公共卫生行动也是对公众应尽的义务,但这些义务并不是绝对的,而是初始义务。所谓初始义务是指假设情况不变时必须履行的义务。也就是说,如果情况有变,就不履行初始义务。其理由是,为了要完成一项更重要的义务时,不可能同时履行此初始义务。在公共卫生工作中发生原则或义务冲突的情况下,就面临一个伦理难题。例如,在SARS防控期间,保护公众和个人健康与尊重个人自主性发生矛盾。对SARS患者、疑似患者及接触者必须采取隔离的办法,这对保护公众及他们的健康都是不可少的,这种情况下不能履行尊重个人自主性和个人自由的初始义务。但如果情况没有改变,而不去履行初始义务,就违反了伦理学的规范。

八、公共卫生领域的国际合作

在现代社会中,伴随着科技的发展、通信与交通工具的发达,"非典"、禽流感、艾滋病等在短时间内迅速蔓延,不仅严重危害着公众的生命安全,而且严重损害着疾病来源国的国际形象、经济发展与社会稳定,其影响已经远远超出了公共卫生领域,在国家安全问题上应受到高度的重视。经济上的国际合作为其他社会生活领域中的国际合作奠定了基础,国际合作是各国实现发展的迫切需要。

在面对全球性的公共卫生问题时,主权国家不可能去他国实施自己的政策,这样就促生了公共卫生领域的国际合作。在面对公共卫生领域内的全球问题上,只有国际合作才是正确的选择。例如,在"非典"期间,通过采取隔离措施,抑制了"非典"的迅速蔓延,但在由飞鸟带来的禽流感病毒的防治上,隔离却起不到任何作用。可见,隔离并不能解决全球性的公共卫生问题,唯有国际合作才能有效地解决全球性的公共卫生问题。

公共卫生领域的国际合作,涉及新国际卫生条例下的全球公共卫生监测系统、传染病的实验室研究与诊断和治疗、国际合作的公共卫生应急机制的建立、公共卫生安全、高级卫生行政人员和专业技术人员的培训、公共卫生管理国际培训项目等诸多领域。自20世纪末期以来,全球在非洲抗疟疾行动、艾滋病防治、禽流感全球行动以及中国-东盟自由贸易区公共卫生安全合作机制、东亚公共卫生合作机制、国际公共卫生实验室网络建设等方面的国际合作堪称典范。

(李媛媛)

第四节　突发公共卫生事件

一、突发公共卫生事件概述

(一)突发公共卫生事件的概念

突发公共卫生事件是指突然发生,造成或者可能造成社会公众健康严重损害的重大传染病疫情、群体性不明原因疾病、重大食物和职业中毒以及其他严重影响公众健康的事件。

(二)突发公共卫生事件的分期

1.间期

间期指突发事件发生前的平常期。此期应积极制订预案,建立健全各种突发事件的预防策略和措施;建立与维护预警系统和紧急处理系统,训练救援人员,为应对突发事件做好充足的准备。

2.前期(酝酿期)

前期指事件的酝酿期和前兆期。此期应立刻采取紧急应变措施,疏散可能受到影响的居民,保护即将受波及的设施,动员紧急救援人员待命,发布预警,协助群众做好应对准备。

3.打击期(暴发期)

打击期指事件的作用和危害期。不同性质的突发事件,其打击期长短不一,如地震和建筑物爆炸可能只有数秒,而传染病暴发和洪涝灾害则能连续达数月之久。

4.处理期

处理期指灾害救援或暴发控制期。此期的主要任务包括救治伤病人员,展开紧急公共卫生监测,预防或处理次生灾害;封锁疫源地,对可能被污染的物品和场所进行消毒,紧急展开疫苗接种和个人防护;调查事故原因,终止危害的扩大,清除环境中残存的隐患,稳定社会情绪等。

5.恢复期

恢复期指事件平息期。此期主要是尽快让事发或受灾地区恢复正常秩序,包括做好受害人群的康复,评估其心理健康状况;预防和处理可能产生的"创伤后应激障碍";修建和复原卫生设施,提供正常卫生医疗服务。

二、突发公共卫生事件的分级分类管理

(一)突发公共卫生事件的分级

根据国务院发布的《国家突发公共事件总体应急预案》,突发公共卫生事件按照其性质、严重程度、可控性和影响范围等因素,分为特别重大(Ⅰ级)、重大(Ⅱ级)、较大(Ⅲ级)和一般(Ⅳ级)四级,依次用红色、橙色、黄色和蓝色进行预警。

(二)突发公共卫生事件的分类

突发公共卫生事件有不同的分类方法,我国将它分为重大传染病疫情、群体性不明原因疾病、重大食物中毒或职业中毒和其他严重影响公众健康的事件四大类。

1.重大传染病疫情

包括肺鼠疫、肺炭疽和霍乱的发生或暴发。动物间鼠疫、布氏菌病和炭疽等流行,乙类传染病和丙类传染病暴发或多例死亡。

(1)常见传染病暴发:在局部地区短期内突然发生多例同一种传染病。

(2)常见传染病流行:一个地区某种传染病发病率显著超过该病历年的发病率水平。

(3)罕见的传染病或已消灭的传染病再度发生。

(4)新发传染病的疑似病例或确诊病例出现。

2.群体性不明原因疾病

群体性不明原因疾病指发生 3 人以上的不明原因疾病。

3.重大食物中毒或职业中毒

重大食物中毒或职业中毒指一次中毒人数超过 30 人,或发生 1 例以上死亡的饮用水或食物中毒;短期内发生 3 人以上或出现 1 例以上死亡的职业中毒。

4.其他严重影响公众健康的事件

(1)医源性感染暴发。

(2)药品或免疫接种引起的群体反应或死亡事件。

(3)严重威胁或危害公众健康的水、环境、食品污染。

(4)有毒有害化学品、生物毒素等引起的集体急性中毒事件。

(5)放射性、有毒有害化学性物质丢失、泄露等事件。

(6)生物、化学、核辐射等恐怖袭击事件。

(7)有潜在威胁的传染病动物宿主、媒介生物发生异常。

(8)学生因意外事故、自杀或他杀,出现 1 例以上死亡的事件。

(9)突发灾害/伤害事件:①造成群死群伤或对居民生命财产和心理造成巨大威胁的天灾;②严重的火灾或爆炸事件;③重大交通伤害,如空难、海难、机车事故、地铁事故或重大道路交通伤害(包括桥梁断塌);④工程(矿山、建筑、工厂、仓库等)事故;⑤公共场所、娱乐场所或居民区的骚乱、暴动;⑥恐怖活动,有组织的暴力活动,如暗杀、枪杀、袭击、劫持人质和邪教集体自杀等;⑦国内或国际恐怖分子的恐怖袭击。

(10)上级卫生行政部门临时认定的其他重大公共卫生事件。

三、社区突发公共卫生事件报告

突发公共卫生事件报告是社区突发公共卫生事件信息管理的一项重要内容,也是国家基本

公共卫生服务项目"突发公共卫生事件报告和处理"的主要内容之一。

(一)突发公共卫生事件报告的基本原则

社区卫生服务机构在开展突发公共卫生事件报告时,应当遵循的基本原则是依法报告、统一规范、属地管理、准确及时、分级分类。

(二)责任报告单位和责任报告人

(1)县级以上各级人民政府卫生行政部门指定的突发公共卫生事件监测机构、各级各类医疗卫生机构、卫生行政部门、县级以上地方人民政府和检验检疫机构、食品药品监督管理机构、环境保护监测机构、教育机构等有关单位为突发公共卫生事件的责任报告单位。

(2)执行职务的各级各类医疗卫生机构的医疗卫生人员、个体开业医师为突发公共卫生事件的责任报告人。

(三)报告范围与标准

1.传染病

(1)鼠疫:发现1例及以上鼠疫病例。

(2)霍乱:发现1例及以上霍乱病例。

(3)传染性非典型肺炎:发现1例及以上传染性非典型肺炎病例或疑似病例。

(4)人感染高致病性禽流感:发现1例及以上人感染高致病性禽流感病例。

(5)炭疽:发生1例及以上肺炭疽病例;或1周内,同一学校、幼儿园、自然村寨、社区、建筑工地等集体单位发生3例及以上皮肤炭疽或肠炭疽病例;或1例及以上职业性炭疽病例。

(6)甲肝/戊肝:1周内,同一学校、幼儿园、自然村寨、社区、建筑工地等集体单位发生5例及以上甲肝/戊肝病例。

(7)伤寒(副伤寒):1周内,同一学校、幼儿园、自然村寨、社区、建筑工地等集体单位发生5例及以上伤寒(副伤寒)病例,或出现2例及以上死亡。

(8)细菌性和阿米巴性痢疾:3天内,同一学校、幼儿园、自然村寨、社区、建筑工地等集体单位发生10例及以上细菌性和阿米巴性痢疾病例,或出现2例及以上死亡。

(9)麻疹:1周内,同一学校、幼儿园、自然村寨、社区、建筑工地等集体单位发生10例及以上麻疹病例。

(10)风疹:1周内,同一学校、幼儿园、自然村寨、社区等集体单位发生10例及以上风疹病例。

(11)流行性脑脊髓膜炎:3天内,同一学校、幼儿园、自然村寨、社区、建筑工地等集体单位发生3例及以上流脑病例,或者有2例及以上死亡。

(12)登革热:1周内,一个县(市、区)发生5例及以上登革热病例;或首次发现病例。

(13)流行性出血热:1周内,同一自然村寨、社区、建筑工地、学校等集体单位发生5例(高发地区10例)及以上流行性出血热病例,或者死亡1例及以上。

(14)钩端螺旋体病:1周内,同一自然村寨、建筑工地等集体单位发生5例及以上钩端螺旋体病病例,或者死亡1例及以上。

(15)流行性乙型脑炎:1周内,同一乡镇、街道等发生5例及以上乙脑病例,或者死亡1例及以上。

(16)疟疾:以行政村为单位,1个月内,发现5例(高发地区10例)及以上当地感染的病例;或在近3年内无当地感染病例报告的乡镇,以行政村为单位,1个月内发现5例及以上当地感染的病例;在恶性疟疾流行地区,以乡(镇)为单位,1个月内发现2例及以上恶性疟疾死亡病例;在非恶性疟疾流行地区,出现输入性恶性疟疾继发感染病例。

(17)血吸虫病:在未控制地区,以行政村为单位,2周内发生急性血吸虫病病例10例及以上,或在同一感染地点1周内连续发生急性血吸虫病病例5例及以上;在传播控制地区,以行政村为单位,2周内发生急性血吸虫病5例及以上,或在同一感染地点1周内连续发生急性血吸虫病病例3例及以上;在传播阻断地区或非流行区,发现当地感染的患者、病牛或感染性钉螺。

(18)流感:1周内,在同一学校、幼儿园或其他集体单位发生30例及以上流感样病例,或5例及以上因流感样症状住院病例,或发生1例及以上流感样病例死亡。

(19)流行性腮腺炎:1周内,同一学校、幼儿园等集体单位中发生10例及以上流行性腮腺炎病例。

(20)感染性腹泻(除霍乱、痢疾、伤寒和副伤寒以外):1周内,同一学校、幼儿园、自然村寨、社区、建筑工地等集体单位中发生20例及以上感染性腹泻病例,或死亡1例及以上。

(21)猩红热:1周内,同一学校、幼儿园等集体单位中,发生10例及以上猩红热病例。

(22)水痘:1周内,同一学校、幼儿园等集体单位中,发生10例及以上水痘病例。

(23)输血性乙肝、丙肝、HIV:医疗机构、采供血机构发生3例及以上输血性乙肝、丙肝病例或疑似病例或HIV感染。

(24)新发或再发传染病:发现本县(区)从未发生过的传染病或发生本县近5年从未报告的或国家宣布已消灭的传染病。

(25)不明原因肺炎:发现不明原因肺炎病例。

2.食物中毒

一次食物中毒人数30人及以上或死亡1人及以上;学校、幼儿园、建筑工地等集体单位发生食物中毒,一次中毒人数5人及以上或死亡1人及以上;地区性或全国性重要活动期间发生食物中毒,一次中毒人数5人及以上或死亡1人及以上。

3.职业中毒

发生急性职业中毒10人及以上或者死亡1人及以上的。

4.其他中毒

出现食物中毒、职业中毒以外的急性中毒病例3例及以上的事件。

5.环境因素事件

发生环境因素改变所致的急性病例3例及以上。

6.意外辐射照射事件

出现意外辐射照射人员1例及以上。

7.传染病菌、毒种丢失

发生鼠疫、炭疽、非典、艾滋病、霍乱、脊灰等菌毒种丢失事件。

8.预防接种和预防服药群体性不良反应

群体性预防接种反应:一个预防接种单位一次预防接种活动中出现群体性疑似异常反应;或发生死亡;群体预防性服药反应:一个预防服药点一次预防服药活动中出现不良反应(或心因性反应)10例及以上;或死亡1例及以上。

9.医源性感染事件

医源性、实验室和医院感染暴发。

10.群体性不明原因疾病

2周内,一个医疗机构或同一自然村寨、社区、建筑工地、学校等集体单位发生有相同临床症状的不明原因疾病3例及以上。

11.其他

各级人民政府卫生行政部门认定的其他突发公共卫生事件。

(四)报告方式、时限和程序

获得突发公共卫生事件相关信息的责任报告单位和责任报告人,应当在2小时内以电话或传真等方式向属地卫生行政部门指定的专业机构报告,具备网络直报条件的要同时进行网络直报,直报的信息由指定的专业机构审核后进入国家数据库。不具备网络直报条件的责任报告单位和责任报告人,应采用最快的通信方式将《突发公共卫生事件相关信息报告卡》报送属地卫生行政部门指定的专业机构;接到《突发公共卫生事件相关信息报告卡》的专业机构,应对信息进行审核,确定真实性,2小时内进行网络直报,同时以电话或传真等方式报告同级卫生行政部门。

(五)报告内容

根据《国家突发公共卫生事件相关信息报告管理工作规范》要求,信息报告主要内容包括:事件名称、事件类别、发生时间、地点、涉及的地域范围、人数、主要症状与体征、可能的原因、已经采取的措施、事件的发展趋势、下步工作计划等。

事件发生、发展、控制过程信息分为初次报告、进程报告、结案报告。①初次报告:报告内容包括事件名称、初步判定的事件类别和性质、发生地点、发生时间、发病人数、死亡人数、主要的临床症状、可能原因、已采取的措施、报告单位、报告人员及通信方式等;②进程报告:报告事件的发展与变化、处置进程、事件的诊断和原因或可能因素,势态评估、控制措施等内容,并对初次报告进行补充和修正,重大及特别重大突发公共卫生事件至少按日进行进程报告。③结案报告:事件结束后,应进行结案信息报告。达到《国家突发公共卫生事件应急预案》分级标准的突发公共卫生事件结束后,由相应级别卫生行政部门组织评估,在确认事件终止后2周内,对事件的发生和处理情况进行总结,分析其原因和影响因素,并提出今后对类似事件的防范和处置建议。

四、社区突发公共卫生事件的应急处置

在我国,突发公共卫生事件应急处置是政府主导,全社会参与的一项综合性预防卫生工作,《国家基本公共卫生服务规范》(第三版)中指出,社区卫生服务机构承担着辖区内服务人口的传染病疫情和突发公共卫生事件风险管理,在疾病预防控制机构和其他专业机构指导下,乡镇卫生院、村卫生室和社区卫生服务中心(站)协助开展传染病疫情和突发公共事件风险排查、收集和提供风险信息,参与评估和应急预案制(修)订。

(一)突发公共卫生事件处理措施

当发生突发公共卫生事件时,按照《国家基本公共卫生服务规范》(第三版),处理措施如下。

1.患者医疗救治和管理

按照有关规范要求,对传染病患者、疑似患者进行医疗救治和管理,对突发公共卫生事件伤者进行急救,及时转诊,书写医学记录及其他有关资料并妥善保管。

2.传染病密切接触者和健康危害暴露人员的管理

协助开展传染病接触者或其他健康危害暴露人员的追踪、查找,对集中或居家医学观察者提供必要的基本医疗和预防服务。

3.流行病学调查

协助对本辖区患者、疑似患者和突发公共卫生事件开展流行病学调查,收集和提供患者、密切接触者、其他健康危害暴露人员的相关信息。

4.疫点疫区处理

做好医疗机构内现场控制、消毒隔离、个人防护、医疗垃圾和污水的处理工作。协助对被污染的场所进行卫生处理,开展杀虫、灭鼠等工作。

5.应急接种和预防性服药

协助开展应急接种、预防性服药、应急药品和防护用品分发等工作,并提供指导。

6.宣传教育

根据辖区传染病和突发公共卫生事件的性质和特点,开展相关知识技能和法律法规的宣传教育。

(二)突发公共卫生事件应急现场处理的基本原则

突发公共卫生事件应急现场处理的原则是按照分级响应、属地管理的原则,遵循突发公共卫生事件发展的客观规律,结合现场实际情况,根据保障公众生命安全和疾病预防控制工作的需要,坚持控制优先、实验室和流行病学调查相结合,采取边抢救、边调查、边核实、边处理的方式,有效控制事态发展,减少危害的影响,维护社会稳定。

突发公共卫生事件一旦发生,社区卫生服务机构的应急响应机制应及时启动,在应急处理现场要做到"快、准、齐、实","快"就是信息完整、准确和快捷上报;"准"就是接到报告后,对事件的发生、发展和事态现状进行综合分析,及时采取强有力的针对性措施;"齐"就是调查处理要做到统一领导、统一方案;"实"就是调查处理方案确定后,分工负责,具体落实,督办到位。还要注意全面、细致、冷静和果断,为抢救患者、防止事态扩大赢得时间。

(三)突发公共卫生事件应急处理程序

一般说来,突发事件的发生和发展有四个阶段或时期,即潜在期、暴发期、持续期、消除期。

1.潜在期

突发事件出现的先兆阶段,尽管这一阶段稍纵即逝,很难估量,但是,发现这一阶段却有着非凡的意义。应通过各种渠道和方式配合社区相关部门开展预防性教育工作。

(1)了解本社区突发公共卫生事件的类型、人员伤亡情况等特点,明确危险因素和先兆,协助相关部门做好预测和预报。

(2)参与制订预防计划和处理预案,预防事件发生或减少社区人群生命和健康的危害,如转移危险地域人群、组建并定期培训社区救护队,准备各种救护物资等。

(3)指导社区居民掌握自救、呼救和参与救助等相关知识和技术。

2.暴发期

突发事件全面表现出来,并不断造成破坏的阶段,一般公众在危险尚未完全显露时往往忽视危险的存在;突发事件暴发、危险已经逼近时往往夸大危险,引起恐慌。因此,应急处理的主要任务是现场紧急救护伤员和安顿受灾人群。

(1)现场救护的准备:立即向上级报告,准备相应救护物资赶赴现场并投入救护;成立临床医疗救护指挥机构统一指挥现场救护工作;设立集中处理伤员的治疗点;参加抢救人员分工承担预检分诊、现场治疗和转送伤者等工作。

(2)现场救护物资:根据原卫生部《灾害事故管理条例》的规定配备基本物资,包括:药品类、器械类、各种手术包、急救箱或包、卫生防疫药械、预防接种用药、饮水消毒药、工具及杂物、生活用品及炊事用品和食品等。

(3)现场救护:原则是简单预检分诊,迅速分级救护。在2～3分钟内完成现场预检分诊,评估呼吸、灌注血量、意识状态等指标。根据伤员损伤严重程度、存活的可能性和救治资源的可利用性等进行最低限度的急救处置,并标识伤情识别卡。

3.持续期

指事件发展的势头得到了遏制,但破坏仍在继续,事件尚未得到有效控制,问题尚未得到彻底解决。处在这一时期,切忌盲目乐观,不能把治标的成效看成治本的效果,否则,死灰尚可复燃,局势可能逆转。而一旦出现再次的暴发,局面将很难收拾。

(1)监测和预防疾病:实行重点传染病、食物中毒等疾病每天报告和零报告制度,定期巡查,加强监测;针对性预防服药;及时发现并分析疫情发展趋势和动向,适时采取预防和控制措施。

(2)处理灾区环境:包括饮用水消毒,指导居民提高识别污染、变质食物的能力;清理环境,集中堆放污水污物,消毒后转运到远离居住区和水源的场所;发现传染病先消毒再清理;尽快火化或在指定地点深埋死亡者尸体,如传染病死亡者或者外源性尸体先消毒再火化;或将所有尸体集中放置并卫生消毒处理后火化;消灭蚊蝇鼠害,合理使用和保管杀虫灭鼠药,加强各类化学有毒物质的管理,防止误服或其他意外发生。

(3)开展防病教育:向灾(疫)区群众通报卫生状况,针对出现的灾情、疫情,将有关卫生防病知识反复向群众宣传。指导群众开展以饮水、饮食卫生为重点,管理好人畜粪便,减少蚊、蝇滋生地和杀灭病媒昆虫等工作。同时要继续配合新闻媒体,加大宣传力度和频度,并针对群众的心理问题,加大疏导力度,如开设咨询热线,增加咨询、讲座次数等,倡导科学的说法和行为,进行全人群心理疏导干预。

(4)心理支持:早期以个人心理支持为主,尽快离开现场,提供基本生存条件;诱导倾诉经历和宣泄情感,正确面对现实,宣传社会的支持和帮助;灾后1～2周内以群体支持为主,组织有相关经历的人相互倾诉和讨论有关的经历,上门访视提供家庭指导和咨询;特别通过接触、谈话、集体活动等方式关注儿童,为老年人提供家政服务和健康管理,及时调整心理危机干预工作重点,避免再次创伤。

(5)康复治疗和训练:指导康复期伤者和慢性病患者,特别是老年人维持所需的治疗和进行针对性的康复训练,促进康复,提高生活自理能力。

4.消除期

事件的直接影响虽已消除,但间接影响则刚刚出现,如自然灾害、恐怖袭击事件等带给公众的心理上的打击,远不是随着时间而逝去的。社区医务人员应及时开展针对性的健康咨询、介绍新环境的社区卫生服务,使居民在新环境里生活安心、安全。

(李媛媛)

第五节 公共卫生与社区护理

一、公共卫生

(一)公共卫生护理的定义

美国耶鲁大学公共卫生教授温斯乐早年即指出:"公共卫生是一种预防疾病、延长寿命、促进身心健康和工作效能的科学与艺术。通过有组织的社会力量,从事环境卫生、传染病控制及个人卫生教育;并组织医护事业,使疾病能获得早期预防及诊断治疗;进而发展社会机构,以保证社会上每一个人都能维持其健康的生活;使人人都能够实现其健康及长寿的权利。"

公共卫生的定义:"公共卫生是通过有组织的社会力量,以维持、保护和增进群众健康的科学和艺术。它除了提供特殊团体的医疗服务和关心疾病的防治外,对需要住院的群众,尤其贫穷的群众更是如此,以此保护社会。"

(二)目的及重要性

公共卫生的目的,主要是保护和促进整个社区人群的健康、预防疾病、早期发现、早期诊断和早期治疗疾病,如遇不可避免的残障及某些疾病,寻求最有效的措施,并争取服务对象的参与,以发挥每个人最大的潜能。因此,社区医疗与社区护理应运而生。自解放尤其是改革开放以来,我国的政治、经济、文化、教育等方面均有长足发展,社区卫生从死亡率的降低、平均寿命的延长、急性传染病的有效控制、医疗人力资源的增长及医疗设施的不断提高等方面,更显示出社区医疗和社区护理工作的成效及重要性。

(三)目标

公共卫生的目标是减少不应发生的死亡、残障、疾病和不适,同时要保护、维持和促进人们的健康,以保证整体社区的福利。

二、公共卫生与社区护理的业务范围

(一)公共卫生的业务范围

公共卫生业务是为解决大众健康问题而设的,它随时代的不同而异,可概分为"环境问题"与"卫生服务"两大类。

1.公共卫生的范围

自温斯乐及世界卫生组织的定义来分析公共卫生的范围如下。

(1)以"人"为对象:包括孕产妇、婴幼儿,托儿所、幼儿园学生、员工等。

(2)环境:如环境卫生、安全用水、食物、营养、农药污染、噪音等。

(3)法规:如传染病防治条例、医疗法、护理人员法等法规的制定。

(4)医护人员训练、流行病学等调查、各项研究、卫生计划的执行及评价、生命统计、电脑化等。

(5)其他:如法律、政治体制、经济生活、生物环境、农业、工业、住宅、交通、教育等。

2.亨伦将公共卫生工作归纳为七类

(1)需以社区为基础来处理的活动。

(2)防范易引起疾病、残障或夭折的疾病因子或环境因子。

(3)综合性健康照顾活动。

(4)生命统计资料的收集、保存、分析和管理。

(5)开展个人及社区民众的卫生教育。

(6)从事卫生计划及评估。

(7)从事医学、科学、技术及行政管理的研究工作。

我国的业务范围:预防、医疗、保健、康复、健康教育、计划生育、技术服务。

综合以上可知,凡是能够促进健康、维护健康、预防疾病、早期诊断、早期治疗、加强复健及安宁照护等医学及与健康息息相关的非医学部门的业务,都是公共卫生的业务范围。

(二)社区护理的业务范围

社区保健服务中心是直接提供群众公共卫生护理的服务单位,而其护理人员亦是公共卫生团体中与群众接触最频繁的人员,以下就护理人员在社区保健服务中心的业务介绍如下。

1.医疗

门诊、转介服务,如在山区等医疗资源缺乏的边远地区另设有观察床及急救设施。

2.预防及传染病管理

各项预防接种、性病防治、肝炎防治、寄生虫防治、结核病控制、慢性病(高血压、糖尿病、精神病、脑卒中)防治。

3.家庭计划

应加强两性平等平权教育、家庭咨商、组织家庭的意义及功能、降低离婚率、单亲家庭子女的辅导。目前的工作着重在优生保健及有偶妇女的生育管理与宣导,并将低收入户、身体功能障碍(智障、残障)、精神科患者、不孕夫妇等列入优先服务对象。

4.妇幼卫生

将孕产妇、婴幼儿有遗传疾病等高危险群列为优先服务,并作子宫颈癌、乳癌筛检、婴幼儿发展测验等服务。

5.卫生教育

对预防、保健、医疗、复健、营养、视力保健、减少抽烟、嚼槟榔等,制定每个月宣导活动的主题,并透过义工、社区事业促进委员会的宣导,使群众获得足够的知识,改变态度,进而影响个人及家庭成员的行为,达到自我照顾的目的。

6.社区评估

评估社区年龄、疾病、十大死因、教育程度、性别、职业、交通等情形,另借由门诊、地段管理、转介及居家护理服务来评估个人、家庭、社区人口的卫生问题。

7.卫生行政

各项资料的搜集、统计、分析,并配合研究、流行病调查开展各项活动,推行政府卫生政策。

三、社区护理的特性、功能、目标与执行方法

(一)社区护理的特性

(1)社区护理的特性随着卫生所设立的宗旨而有所不同。一般而言,卫生所以防疫、传染病

管制、促进健康、维持健康及预防保健为主,医疗为辅,对辖区所有群众提供服务。

(2)它运用社区护理专业知识、技术、理论、方法及评价方式来开展工作。

(3)以"家庭"为基本服务单位。

(4)服务对象为社区整体,包括健康与疾病、残障或临终者、家庭、团体、各年龄层及各社会阶层的人群。

(5)提供具有就近性、连续性、方便性、主动性、政策性、综合性、独立性及初级医疗性服务。

(6)运用社区组织力量,如妈妈教室、社区事业促进委员会、家政班等,以及群众的参与来推展工作。

(二)社区护理的功能

(1)控制传染病的发生及蔓延。

(2)发现除个人以外家庭、社区的共同性健康问题,并予以彻底治疗,解决卫生问题。

(3)以最少的预算达到最大的效果,即以预防保健为主,医疗为辅,达四两拨千斤之功能。

(4)以卫生教育的教导方式普及保健常识,群众能达到自我照顾的能力。

(5)社区评估,以社区群众的需求为导向,更切合社区群众的实际需要。运用流行病学的概念,及早发现疾病开始流行前的征兆,以抑制其扩大。

(三)社区护理的目标

公共卫生护理的立足之本是预防疾病,促进和维护健康,它的主要目标是培养社区群众解决健康问题的能力,进而能独立实行健康生活。

1.启发及培养保健观念

公共卫生护理工作步骤中以健康教育最为重要,而健康教育又以学校为基础。"世界卫生组织对学校健康教育主要强调保健教育普及,以及健康行为的养成"。一般公共卫生护理人员在筛检或团体活动时所做的护理指导或保健教育,其效果远不及家庭访视这种一对一的、密集的、针对个案专门问题的服务来得大。在中老年病服务中,年龄大的个案行为改变非常慢,若不经常家访并改变家人的观念,其饮食及行为改变将更加困难。培养群众正确的保健观念,不仅可减少疾病发生率,更可使人们获得高度的健康状态。

2.协助群众早期发现疾病、早期治疗

公共卫生护理人员接触群众的次数多、时间久,如有基本身体评估技巧及高筛检率,对潜在罹患疾病的个案能及早发现,所获得早期治疗的效果最佳。平时妇女防癌抹片检查、乳房自我检查、量血压、验血糖及个案的一些早期表现(如蜘蛛痣为肝硬化的先兆)等,均为协助群众早期发现疾病并能早期治疗,及早去除不健康行为,而减少许多疾病的发生及不幸。

3.帮助群众建立健康的生活方式

生活习惯自幼即养成,父母教育及托儿所、幼儿园及其他就学期间培养健康行为较容易。影响健康生活的因素甚多,重要是要辅导群众自助助人,成立志愿者团体或运用社区促进委员会、家政班、妇女会发挥力量,做到保健人人一起来,使社会更健康。

四、社区护理的实施方式

公共卫生护理的执行方式可分为两大类。

(一)综合性的社区护理方式

综合性的公共卫生护理方式采取"社区管理"的不分科护理方式。此种护理方式即由社区护理人员负责该区域与健康有关的一切问题,包括社区的护理需要评估、诊断、计划、执行及评价;而其服务的对象则包括各年龄层、各社会阶层的人口群体,以及各种潜在或已存在的健康问题。

1.优点

(1)护理人员容易与家庭建立专业性人际关系,并取得家庭的信任。

(2)由于对该社区有较深入的了解,因此社区护理人员较能发现群众的真正问题,而所提供的服务也较能满足群众的健康需求。

(3)可减少对社区、家庭的干扰。

(4)可减少护理人力的浪费。

(5)社区护理人员较能以"家庭"整体为中心来考虑健康需要。

2.缺点

护理人员不可能样样专精,因此当其遇到无法解决的问题时,必须有能力去寻求社会资源,并作转介。

(二)分科的社区护理方式

分科的社区护理方式依护理业务的特性来分配工作,每一个护理人员均负责某一特定的业务,如家庭计划、结核病防治等。

1.优点

由于护理人员容易对其所负责的业务专精而成为该方面的专家。

2.缺点

分科的社区护理方式的缺点即为无法达到综合性的社区护理方式的优点。

（李媛媛）

第六节　社区护理中的沟通技巧

随着社区卫生服务的不断发展壮大,越来越多的患者愿意到社区卫生服务中心(站)来就诊,基于社区卫生服务工作的特殊性,要求社区卫生服务机构的医务人员对待患者更要及时周到、细致灵活,因为医患沟通是医患关系建立后实现医患双方共同参与疾病诊治、恢复健康的重要环节,它贯穿于医疗的全过程,实施有效的医患沟通不仅有利于医疗质量提高,也有利于和谐医患关系的建立,还有利于化解或消灭医疗纠纷,更有利于推动医疗卫生事业的可持续发展。

一、沟通的基本概念

(一)沟通和有效的沟通

1.沟通

(1)沟通:指信息传递的过程,而护患沟通就是在医疗卫生领域中,护患之间通过语言和非语言的交流方式分享信息、含义和感受的过程。

(2)沟通过程中的要素。①沟通者:在人际沟通过程中,至少有两个人参与信息交换,而且在持续的信息交换过程中,每一个人既是信息的来源(发送者),又是信息的受者(接收者)。②信息;沟通者通过语言和非语言的信息传递含义。③渠道:是信息得以传递的物理手段和媒介,是联结发送者和接收者的桥梁。④反馈:反馈是当发送者确定信息是否已经被成功地接收,并确定信息所产生的影响的过程。

2.有效的沟通

(1)有效的沟通:护患(医患)之间进行了开放式的沟通,患者被告知了他们的诊断和治疗,而且被鼓励表达出了他们的焦虑和情感。

(2)护患沟通技能的评价标准:①事件发生在什么地方(Where)? ②沟通者是谁(Who)? ③沟通者的什么特征是重要的(What features)? ④在沟通过程中实际发生了什么(What occurs)? ⑤结果是什么(What outcome)? ⑥为什么沟通被认为是有效的/无效的(Why effective/ineffective)?

(二)沟通的基本形态

1.语言沟通

在所有沟通形式中,语言沟通是最有效、最富影响力的一种。古代西方医圣希波克拉底说过:"医师有两种东西可以治病,一是药物,二是语言。"语言与药物一样可以治病,许多患者会对他信赖的大夫说:"我一看见您,病就好了一大半。""听您这么一说,我感觉好多了。"消极的医患关系不仅增加患者的痛苦体验,还降低患者对医嘱的依从性,所以全科医师接诊时应十分注意遣词用句。

使用语言、文字或符号进行的沟通称为语言沟通,语言沟通又可细分为口头沟通和书面沟通。近年来,随着电子技术的发展,电子沟通也成为一种常见的语言沟通形式。例如,通过电话、广播、电子邮件等进行的沟通。

书面沟通是以文字及符号为信息载体的沟通交流方式,一般比较正式,具有标准性和权威性,同时具有备查功能。书面语言沟通在护理工作中占有十分重要的地位,应用于社区护理工作中的各个环节,如交班报告、护理记录、体温单、健康教育手册等。社区护理记录即以文字、图表等形式记录社区居民的健康档案,家访记录,健康教育的程序,以及免疫规划的过程等,它不仅是对患者进行正确诊疗、护理的依据,同时也是重要的法律文书。

口头沟通是指采用口头语言的形式进行的沟通,包括听话、说话、交谈和演讲。它一般具有亲切、反馈快、灵活性、双向性和不可备查性等特点。社区护理工作中的收集病史、健康宣教、家庭访视等多通过口头沟通完成。电子沟通是指通过特定的电子设备所进行的信息交换,具有方便、快捷等优点。例如,社区护理工作中的电话随访等,都是通过现代化的沟通方式实现的。此外,通过电子邮件的方式为患者提供健康服务的沟通方式也在逐渐增加,这就需要社区护理人员掌握必要的电脑操作技术和网络等电子资源的应用技能。

在使用语言沟通时我们可通过选择合适的词语、语速、语调和声调,保证语言的清晰和简洁,适时使用幽默,选择合适的时间和相关的话题等方法来提高语言沟通的有效性。在护理实践活动中,护士应做到与患者交谈时使用其能理解的词汇,忌用医学术语或医院常用的省略语;使用文明和礼貌用语。例如,要求患者配合时用"请";保证语义准确,避免对患者形成不良刺激;由于护士的语言既可治病,又可致病,护士用语必须审慎,尽量选择对患者具有治疗性的语言,使患者消除顾虑、恐惧并感到温暖;同时,在传递坏消息时要使用委婉的语言。如何提高自身的说话艺术,将信息顺畅、准确地传递给患者,值得我们护理人员不断地研究和探索。

2.非语言沟通

非语言沟通作为语言沟通技巧的有益补充,不仅能独立传递情感信息,还起着加强言语表达的作用。非语言沟通具有较强的表现力和吸引力,又可跨越语言不通的障碍,故往往比语言信息更富有感染力。作为社区护士,在社区的治疗与护理中,不能只注重护士的各项操作技能和语言修养,更应该擅长与患者之间的非语言沟通技巧,注重自己的非语言性表达,以加强护患关系、增强患者安全感、信任感及提高护理沟通效果。

除了语言沟通外,在日常交流中,人们所采用的沟通方式有60%～70%是非语言沟通方式。非语言沟通是一种使用非语言行为作为载体,即通过人的身体语言、空间距离、副语言和环境等来进行人与人之间的信息交流。即凡是不使用词语的信息交流均称为非语言沟通。在社区护理工作中,非语言沟通显得更为重要。许多对治疗、护理有重大价值的信息都是通过护士对患者非语言行为反应的观察和理解获得的,同时患者也依靠对护士非语言沟通的观察和理解,获得了大量的信息和感受。并且,在某些情况下,非语言交流是获得信息的唯一方法。例如,护理使用呼吸机的患者或婴儿时,除了仪器的检测和实验室的检查外,护理人员还需要从患者的表情、动作、姿势等来判断出患者是否存在某些病情变化或有生理需要。

(1)身体语言:常见的身体语言表现形式有仪表和身体的外观、身体的姿势和步态、面部表情、目光的接触和触摸。在医院环境中,护士可以通过患者的各种身体语言得到有关其身体健康状况、情绪状态、文化素养、个性特征、自我概念、宗教信仰等线索,从而洞察他们的内心感受,获得其丰富而真实的信息。例如,在社区卫生服务站,护士看到患者来就诊时双手抱膝、表情痛苦,甚至面色苍白时,就会知道患者可能存在严重的疼痛。在身体语言中面部表情是表达最丰富也最难解释的一种非语言行为,人类的面部表情复杂多样同时具有文化差异,善于观察并正确理解患者的面部表情是护理人员了解患者真实情况的基础。如果来社区卫生服务中心的患者双眼含泪,眉头紧皱,护士就会知道患者存在着某些不良的情绪,就需要及时地关注和倾听患者的需求。同时,护理人员可根据患者的性别、年龄、文化及社会背景,审慎地、有选择性地使用某些非语言沟通。例如,目光的接触,表情的传递以及触摸等,从而向患者传递关心、理解、安慰、支持和愿意提供帮助等情感。

(2)空间距离:即沟通双方所处位置的远近,空间距离直接影响着沟通双方的沟通意愿和沟通的感受,从而影响沟通的效果。美国人类学家爱德华·霍尔把人际交往中的距离分为以下4类,可以为社区护士的沟通距离提供一些建议。①个人距离:双方距离为30～90 cm,一般为50 cm左右,主要用于熟人和朋友之间。个人距离是护患间交谈的最理想的距离,这种距离可以提供一定程度的亲近而又不会使患者感到过分亲密。在个人距离的范围内,护士和患者沟通时的坐姿等也会影响沟通的效果。最理想的坐姿是患者和护士面对面,同时保持视线的平齐,以便于目光的接触。②社会距离:双方距离为1.2～3.7 m。主要用于正式的社交活动、一般商务、外交会议上的交往。社区护士对一组患者进行群体的健康宣教时可选择社会距离。③公众距离:双方距离为3.7～7.5 m。主要用于公共场所中人与人之间的距离。例如,演讲或报告时。④亲密距离:双方距离为8～30 cm,一般为15 cm左右,主要应用于极亲密的人之间,如情侣、孩子和家人。如果陌生人进入这种空间,会引起反感及不舒服的感觉或紧张感。在进行社区护理时,在正常的沟通过程中,护士应避免侵犯患者的亲密空间,从而保证患者沟通距离。但进行某些治疗的过程中,如肌内注射、导尿、灌肠等,如需与患者保持比较近的距离,需要提前征得患者的同意,并且注意保护患者的隐私。

二、社区护理中常用的沟通技巧

(一)护患信任关系的建立

在护理工作中,可以说良好的沟通,不仅仅建立在护士说话的艺术上,更是建立在护理过程与患者良好的护患关系上。如何建立良好的护患关系,应该多注重一些细节方面的服务,在与患者的交往中,细节主要表现在:爱心多一点,耐心好一点,责任心强一点,对患者热心点,护理精心点,动作轻一点,考虑周到点,态度认真点,表情丰富点,以及对患者尊重些,体贴些,理解些,礼貌些,真诚些,关心些,宽容些,大度些,原则些。而如何做一个值得信任的社区护士,需要在态度、知识、技术等各方面加强锻炼。

首先,要有一颗善良的爱心。只有心怀慈悲仁爱之心,才能真正理解和体谅患者的痛苦,才能真的在患者有困难的时候及时伸出自己援助之手,才能真正做到换位思考,站在患者的立场上想想患者最需要什么样的帮助,才能不怕脏累苦。例如,每次为居家的患者灌肠或拔出尿管后,都要守着患者看着他们排出大小便后才心里踏实,从来没有感觉到那些粪便恶心,反而因为帮助患者解除了痛苦,心中欣喜不已。其次,不断提升自己的专业水平。护士是独立思考的行医者,不是医嘱的盲从者。一直以来,护士只是应付医嘱,盲从于医嘱工作,没有独立的思考。在工作时只是为了完成这项任务,而忘记了自己面对的是一个活生生的患者,他们的病情随时在变化着,既往的医嘱也有不适合的时候。忘记了医师也是普通人,他们给予的诊断和治疗方案也有错误和疏忽的时候,完全执行医嘱也有错误的时候,所以好护士也是独立思考的行医者,在工作中发现问题、思考问题、查阅资料、提出自己的建议、指出医师的错误,千万不要认为医嘱都是完全正确的,不要做医嘱的盲从者,只有那样才能保护患者的安全,也保护了自己的安全。能做到这些的前提是护士必须有足够丰富的专业知识和经验,才能发现问题,提出建议,让医师信任、佩服并听从。不然自己什么都不懂,谁又能相信你,谁又敢相信你呢?要终身谨记"慎独"精神。护理工作是严谨的,一丝不苟的。护士的一点马虎或者疏忽都可能酿成大错,查对制度是老生常谈,但是很多时候往往被忽视,其结果就是出现差错,轻者自己吓一跳,重者增加患者的痛苦,导致医疗纠纷。所以不论在哪个班次,哪个时间段,都要严格要求自己,做好每一项工作,这不是给别人看的,不是给领导做的,是做给我们自己的,是为我们社区的患者和家属做的。这样做得久了,社区居民自然会相信社区护士,与自己信任的社区护士进行沟通的时候,自然会更加心平气和,坦诚相待。

(二)倾听的基本技巧

"其实,我没有帮助患者做任何事情,我所做的事情只是听。"如果护士这样说或者这样想的话,说明护士可能还没有认识到有效倾听的复杂性和它能起到的巨大作用。"只是听"好像很简单,不需要努力,不需要专门的技巧。其实不然。"听"所起的作用是很大的,因为它能鼓励患者说出他们的经历和感受,它证实患者是有思想有感情的人,有些事情要说出来。它促进了护士与患者之间的互相理解。它给护士提供了信息,从而决定护士应该为患者做些什么。所以,倾听并不像它表面上那样简单。当护士在倾听的时候,其实许多事情正在发生。例如,护士在仔细地注意着她们听到了什么,观察到了什么。她们主要是想清楚地了解患者真正在表达什么含义,并且试图确定患者所说的话是什么意思。有效倾听需要能够接纳患者,把注意力集中到患者身上以及具有敏锐的观察力。因此,所有这些不能说护士在倾听的时候"没有做任何事情"。

1.倾听的过程

倾听是一个复杂的过程,包含接收、感知和解释所听到的话。这个过程始于接收信息,而且是通过视觉、声音、嗅觉、气味、触觉和运动觉这些感觉器官来综合接收信息的。倾听过程的第一步主要是通过眼睛和耳朵来接收信息。接收信息的能力依赖于护士是否做好了准备倾听患者的心理准备,即护士是不是把注意力集中到了患者身上,而且要对这个患者和他所说的话感兴趣。接着,护士必须主动地去接收信息,而且接收到的信息必须被认为是重要的。一般的,在信息一经接收的非常短暂的时间内,护士就会对信息做出一种解释。有效地倾听不仅包括接收信息和感知信息,而且要正确解释它的含义。当护士正确解释了患者所表达的含义时,表明倾听是有效的。

2.做好倾听的准备

有效地倾听需要一些心理上的准备以达到一种准备听的状态。护士做好听的准备是主动和全部地接受患者所表达的经历和感受的基础。信息被接收之前,必须认识到做好接收信息的状态是重要的。首先,护士必须有想要倾听患者的意向,然后,护士还需要把这种意向传递给患者。护士们经常看起来“很忙”,因此,没有时间准备倾听患者。护士匆忙的脚步和干不完的“活”占据了护士白天的大部分时间,护士实际上没有时间停下来倾听患者。以任务为中心的工作反映了一种价值观,即完成工作任务比患者更重要。患者感觉被遗忘了,而且患者有一种感觉是护士的时间太宝贵了,不能打扰护士。

3.倾听的 5 个层次

最低是“听而不闻”:如同耳边风,完全没听进去。

其次是“敷衍了事”:嗯……喔……好好……哎……略有反应,其实是心不在焉。

第三是“选择的听”:只听合自己的意思或口味的,与自己意思相左的一概自动消音过滤掉。

第四是“专注的听”:某些沟通技巧的训练会强调“主动式”“回应式”的聆听,以复述对方的话表示确实听到,即使每句话或许都进入大脑,但是否都能听出说者的本意、真意,仍是值得怀疑。

第五是“同理心的倾听”:一般人聆听的目的是为了做出最贴切的反应,根本不是想了解对方。所以同理心的倾听的出发点是为了“了解”而非为了“反应”,也就是透过交流去了解别人的观念、感受。

听,不仅仅需要耳朵。人际沟通仅有一成是经由文字来进行,三成取决于语调及声音,六成是人类变化丰富的肢体语言,所以同理心的倾听要做到下列“五到”,不仅要“耳到”,更要“口到”(声调)、“手到”(用肢体表达)、“眼到”(观察肢体)、“心到”(用心灵体会)。

(三)副语言的作用和意义

副语言即非语言声音,如音量、音调、哭、笑、停顿、咳嗽、呻吟等。副语言可以揭示沟通者的情绪、态度。如赞扬他人时,说话者音调较低,语气肯定,则表示由衷的赞赏;而当音调升高,语气抑扬时,则完全变成了刻薄的讽刺或幸灾乐祸。在护理实践中,护士可以通过患者的副语言了解其健康状况,如患者咳嗽的频率、持续时间、音色可帮助护士判断患者病情的严重程度、疗效如何。有些情境下,副语言所表达的实质性内容,要多于语言信息。护士要注意鉴别和倾听。

例如,在家庭访视的过程中,我们与患者的家属聊天,问及是否在照顾痴呆患者的时候觉得有负担,是否需要子女的帮助,他们马上回答说:“不需要不需要……”,然后皱眉,叹息,非常无助地补充了一句:“他们工作都那么忙,我再苦再累也不能给他们添乱了。”从被访者的表情、语调中,我们可以察觉到比"不需要"更多的信息,这就是副语言所能传达出来的,更为丰富更为饱满,甚至更为准确的沟通信息。在社区工作中,社区护士与患者、家属甚至所管辖社区的居民关系更为密切和轻松,所以,在交流过程中更容易捕捉到副语言的作用,往往,一次皱眉,一声叹息,一次流泪,比语言表达的东西更加有用。

(四)观察在沟通中的作用

环境是影响沟通效果的一个因素,从环境的设置中,我们可以得到沟通所依存的一个背景,从而为沟通的氛围提供一些线索和信息。沟通环境是指沟通场所的物理环境和社会环境,包括周围物体的颜色,是否具有隐私性,是否是双方熟悉的场所,周围的声音、光线、温度、家具的安排和结构设计等。沟通者通过周围环境可以发送许多信息。如护患沟通时,护士选择安静、光线和温度适宜的单独房间,可以向患者传递护理人员对其尊重并会保护其隐私这一信息。

同时,在家庭访视的过程中,我们在每一次家访的时候,敲门之后,得到允许进入家中,应该首先学会的是察言观色。例如,我们到达的时候,患者穿着午睡的睡衣,睡眼惺忪地过来开门时,无论我们是否是按时到达,都应该意识到,我们打扰了患者的休息,在表示歉意后,再缓和地进入家访的正常程序,会让患者更容易接受,也更容易引导患者的思路,从梦境到现实中来。再例如,如果我们到达的时候,患者和家属都已经把水果啊,茶水啊都准备好(尽管家访不建议我们接受患者的招待),甚至已经在楼下等候,那么我们就可以先表达谢意,然后开启主题。

三、社区护理中沟通困难场景的应对

在社区护理工作中,经常会遇到沟通困难的案例,这样的情况,会影响社区护士的日常工作速度、效率甚至心情。

(一)知识缺乏型沟通技巧

人际沟通的发生是不以人的意志为转移的。通常我们认为,只要我们不说话,不将自己的心思告诉别人,那么就没有沟通的发生,别人就不了解自己。实际上,这是一个错误的观念。在人的感觉能力可及的范围内,人与人之间会自然地产生相互作用,发生沟通。无论你情不情愿,你都无法阻止沟通的发生。如果,在社区护理工作中,护士为了避免与居民发生冲突,干脆不与其进行交谈。事实上这一行为举止传递给服务对象的信息是护士的冷漠与对他人的不关心,反而导致服务对象的不满,影响社区服务工作的开展。在这一过程中,尽管没有语言交流,但是存在非语言的沟通,护士的表情、举止等同样在向服务对象传递着丰富的信息。

患者第一次接触糖耐量实验,对相关知识一点都不了解,与之交流时尤其要注意,避讳使用含糊的词语,要知道患者提问就是不明白,护士一定要详细、具体地告诉患者到底应该怎样做。否则既会造成患者痛苦,又造成了浪费。

(二)疑神疑鬼型沟通技巧

1.倾听

倾听并不只是听对方的词句,而且要通过观察对方的表情、动作等非语言行为,真正理解服务对象要表达的内容。

2.理解

理解她那种求生的欲望,她的那种不舍,以及由此引起的烦躁。

3.交谈

引发对方交谈的兴趣,谈她感兴趣的事情,像朋友一样的交谈,让她发泄她的不满,引导,缓解她的悲哀情绪。

(三)不依不饶型沟通技巧

护士要找好自己的位置,明确自己的护士角色,哪些话该说,哪些话不该说,说到什么程度比较合适。与患者交谈时要注意患者的态度,交谈困难就要及时调整,不要因此发生矛盾,不是所有的好心、好话都能有好的效果,交谈的对象、氛围、时间、地点非常重要。

在沟通过程中,沟通者必须保持内容与关系的统一,才能实现有效的沟通。如护士向护士长汇报时使用"你听明白了吗"这样的问话,显然不合适。因为这种问话通常用于上级对下级。在汇报工作时护士应说"不知我汇报清楚了没有?"来表明双方的关系是下级对上级,达到沟通内容与关系的统一。护士与服务对象是平等关系,沟通过程中,应体现平等的关系,不能居高临下,使用"你必须""你应该听我的"等命令式语言。对老人要像对父母长辈,对平辈要像对朋友。要尊重每一个人的习惯、隐私。从表面上看,沟通不过是简单的信息交流,不过是对别人谈话或做动作,或是理解别人说的话。事实上,任何一个沟通行为,都是在整个个性背景下做出的。我们每说一句话,每做一个动作,投入的都是整个身心,是整个人格的反映。护士的言谈举止、表情姿势等不仅仅是信息的传递,而且展现了护士对服务对象的态度、责任心等,是护士整个精神面貌的反映。因此,护士在社区护理工作中应注意自己的一言一行。

（李媛媛）

第七节　健康管理的概念与发展

一、健康管理的概念

健康管理的概念提出和实践最初出现在美国。健康管理虽然在国际上已出现30余年,目前还没有一个公认的定义、概念及内涵表述。健康管理学在国内外还没有形成一个完整的学科体系,各国研究的重点领域及方向也不尽相同。

欧美学者有关健康管理概念的表述是"健康管理是指对个人或人群的健康危险因素进行全面检测、评估与有效干预的活动过程;健康管理就是要将科学的健康生活方式提供给健康需求者,变被动的护理健康为主动的健康管理,更加有效地保护和促进人类的健康"。

国内较早的健康管理概念表述是在苏太洋主编的《健康医学》一书中指出,"健康管理是运用管理科学的理论和方法,通过有目的、有计划、有组织的管理手段,调动全社会各个组织和每个成员的积极性,对群体和个体健康进行有效的干预,达到维护、巩固、促进群体和个体健康的目的"。

《健康管理师》培训教材中关于健康管理的定义:"健康管理是对个体或群体的健康进行监测、分析、评估,提供健康咨询和指导以及对健康风险因素进行干预的全面过程。健康管理的宗旨是调动个体和群体及整个社会的积极性,有效地利用有限的资源来达到最大的健康效果。健康管理的具体做法就是为个体和群体(包括政府)提供有针对性的健康科学信息,并创造条件采取行动来改善健康"。

中华医学会健康管理学分会,中国健康管理学杂志编委发表的《健康管理概念与学科体系的初步专家共识》中,对健康管理的表述为"以现代健康概念(生理、心理和社会适应能力)和新的医学模式(生理-心理-社会)及中医治未病为指导,通过采用现代医学和现代管理学的理论、技术、方法和手段,对个体或群体整体健康状况及其影响健康的危险因素进行全面检测、评估、有效干预与连续跟踪服务的医学行为及过程。其目的是以最小投入获取最大的健康效益"。

二、健康管理的形成与发展

几十年前,美国面临人口老龄化加剧、急性传染病和慢性病的双重压力,医疗费用剧增的严峻挑战,而不断增长的医疗费用并没有有效地预防各种健康风险因素对健康的 80% 人口的损害,传统的以疾病诊治为中心的卫生服务模式应对不了新的挑战,在这种环境下,以个体和群体健康为中心的健康管理模式应运而生了。

美国保险业率先提出健康管理这个概念并推动了健康管理业的发展,医疗保险公司通过健康风险评估和疾病预测技术能够精确地预测出高风险的个体中哪些人需要昂贵的治疗,从而可以开展有针对性的健康管理,通过帮助高风险人群减少对急诊、抢救和(或)住院治疗的需求来降低医药费用。目前,疾病风险预测技术被越来越多地应用到健康保险服务中,保险项目的成本效益比有了很大的改善,保险报销费用有了较大的下降。

美国健康管理的发展日益迅速。美国政府制定了"健康人民"的健康管理计划,由政府、社会和专业组织合作,每十年一个计划。该计划包括两个目标:一是提高健康生活质量,延长健康寿命;二是消除健康差距。政府在美国的全民健康管理中起到了积极的倡导作用,在政策上大力支持,使美国健康管理取得了显著的成就,不断提高居民健康水平。如今,美国健康管理服务组织的形式趋于多元化,包括政府、医疗保险公司、医疗集团、健康促进中心、社区服务组织、大中型企业等都为大众提供各种形式、内容多样的健康管理项目及其相关服务。美国健康管理的实施是从政府到社区,从医疗保险和医疗服务机构、健康管理组织到雇主、员工,从患者到医务人员,人人参与健康管理,有 7 700 万的美国人在大约 650 个健康管理组织中享受医疗服务,超过 9 000 万的美国人成为健康管理服务计划的享用者。这意味着每 10 个美国人就有 7 个享有健康管理服务。美国密歇根大学健康管理研究中心主任第·艾鼎敦博士曾经提出:美国经过 20 多年的研究得出了这样一个结论,即健康管理对于任何企业及个人都有这样一个秘密,即 90% 和 10%,具体就是 90% 的个人和企业通过健康管理后,医疗费用降到原来的 10%,10% 的个人和企业未做健康管理,医疗费用比原来上升 90%。

美国的医疗机构将健康管理作为医院发展与竞争的重要措施,如形成一套完整的、较科学的服务体系。"医院-医师-保险公司"等组成一个医疗资源网络,重视患者健康教育;重视疾病防治一体化服务,同时有把预防落到实处的机构设置、考核体系和严格的医师培训,降低了运营成本,提高效益。

实践证明,通过健康管理,美国的疾病发生率大幅度下降,冠心病、高血压分别下降 16% 和 4%;数据证实,在健康管理方面投入 1 元,相当于减少 3.6 元医疗费用,如果加上由此产生的劳动生产率提高的回报,实际效益是投入的 8 倍。由此可见,使用科学的管理方法对慢性疾病进行健康管理,干预和指导人们的生活方式。可以使慢性疾病的患病率明显下降。

世界上许多发达国家近年也开始逐步推广健康管理理念,希望通过有效的健康干预和健康促进措施,提高国民健康素质和生存质量。英国国民医疗保健服务系统为节约服务成本,立足于将人的健康生活质量问题解决在基层,把居民健康管理放在社区,在居民家庭中进行宣教和管理,实现社会服务系统与医疗保健的合作。调查数据显示,英国居民80％的健康生活质量问题能够通过基层卫生机构解决。日本提出了全民健康计划,其中包括健康测定、运动指导、心理健康指导、营养指导、保健指导等,后来通过了《健康促进法》,如日本不到2亿人口就有60多万营养师为人们提供专业的健康管理服务,由政府和民间健康管理组织合作,对全部国民进行健康管理。

随着健康管理事业的发展,健康管理研究与服务的内容也由单一的健康体检、生活方式指导发展为国家或国际组织的全民健康促进规划、个体或群体全面健康检测、健康风险评估与控制管理。进入21世纪后,健康管理在发展中国家逐步兴起与发展。

健康管理于21世纪初在我国真正兴起。自2001年国内第一家健康管理公司注册到今天,健康管理已经迈出了艰难而又重要的一步。健康管理在我国的兴起,一方面是国际健康产业和健康管理业发展的影响,另一方面,如同当年美国面临的挑战一样,我国老龄化速度快,慢性疾病快速攀升,已构成对广大居民严重的健康威胁,医疗费用急剧上升,个人、集体和国家不堪重负。通过健康管理预防和控制慢性疾病、降低疾病负担已成为更多人的共识。

我国健康管理服务业虽然是一个新兴产业,但发展速度较快。几十年来,我国健康管理(体检)机构的数量以平均每年新增25％的速度增长,目前有6 000多家,年服务人群超过3亿人,从业服务的人数为数十万人。我国健康管理机构主要有附属于医疗机构的健康管理(体检)中心,其工作与临床诊疗结合;由社区卫生服务机构提供健康管理服务,在本辖区内对如高血压、糖尿病等慢性患者进行管理;社会办的专业体检中心,这类机构以健康体检为主导,检后咨询指导与健康教育讲座为辅助。

我国的调研结果表明,健康管理相关机构数量不少于5 744家,其中体检中心机构占机构总数的65％;社会认识不足、人力资源匮乏、服务内容、质量参差不齐和自主性缺乏是机构面临的主要问题。对103家健康管理(体检)机构进行问卷调查,结果表明:机构规模不断扩大,年体检量呈逐年递增趋势,54％的机构开展了健康或疾病风险评估服务;调查表明存在的主要问题包括有46％的机构仍停留在单一的体检服务,机构学科建设明显滞后,专业人才匮乏,机构的服务特色和优势不明显,信息化水平、服务质量有待提高。

糖尿病、高血压管理是我国基本公共卫生服务的内容。近年来,一些地区也在尝试通过健康管理进行慢性疾病管理,结果表明社区综合干预对糖尿病前期的血糖改善,延缓糖尿病的发生具有积极作用,对老年高血压的控制有明显效果,健康管理可以帮助糖尿病患者掌握自我管理疾病和健康的方法,并且在患者的心理因素方面起到积极的作用,是一种比较有效的糖尿病管理方法。

由于目前我国医疗卫生体制的限制,现在的健康管理主要是从开拓医疗市场的角度出发,采用的大多是以疾病为中心,主要对高端人群进行健康管理的做法,属于增加医疗需求,促进医疗消费的管理思路,服务的适宜阶层大多是高收入人群,对更需要健康服务的普通群众利益不大。这些实践远远不能达到健康管理服务效果好、效率高、覆盖面广、节约资源的目的,更不能满足普通群众对健康服务方便、有效、省钱的要求。

综上所述,我国健康管理事业任重道远。健康管理要在我国慢性病预防与控制工作中发挥重要作用,亟待加强以下工作。

(1)加强政府主导力度,努力实现全民健康管理。2012年15个部门制定了《中国慢性病防治工作规划(2012—2015年)》(简称《规划》)。《规划》明确了各级政府和各相关部门在慢性病防治工作中的职责,并提出将健康融入各项公共政策的发展战略。《规划》是我国慢性病预防与控制的顶层设计,为实现全民健康管理提供了政策支持。但规划的落实,还有许多工作要加强。慢性病预防应是大卫生,必须要努力建立各级政府主导,多部门协调的机制推进规划的实施;二是转变工作理念,各相关部门在制定发展规划时应将居民的健康产出和健康影响作为重要内容之一;三是加强政策研究和经费支持,将慢性病一级预防和慢性病高危人群基本健康管理逐渐纳入公共卫生项目,提高公共卫生对居民健康的保障作用。

(2)加大政策支持力度,形成健康管理的服务网络。我国应努力建成多元化的健康管理服务体系和网络,满足对不断攀升的慢性病控制的需要和不同人群的健康需求。健全疾病预防控制机构、基层医疗卫生机构和大医院分工合作的慢性病综合防治工作体系,增加投入,扩大健康管理服务范围,努力做到全民健康管理。首先,努力促进社区卫生服务模式从临床治疗为主向健康管理转变,建立配套的措施,完善必要的支持,提高社区卫生人员健康管理专业水平,大力开展以社区为基础、以人群为目标的慢性病健康教育,对慢性病高危人群早发现、早预警、早干预,控制危险因素,遏制、扭转和减少慢性病的蔓延和健康危害;大中型医疗机构应将健康管理融入医疗服务之中,提高治疗效果预防并发症发生;社会办的健康管理机构应努力满足广大服务对象对健康管理的不同需求,通过多种干预手段,帮助服务对象预防和控制慢性病危险因素;各级疾病预防机构开展主要慢性病监测,开展慢性病危险因素评估和慢性病预防控制措施评价,开展健康教育和指导,提高广大群众的自我保健能力。

(3)加快成果转化,努力提高健康管理服务水平。目前,我国应用的健康管理技术上主要从美国引进的健康管理内容。提升健康管理水平,要努力将国外的技术本地化,研究制定适合当地居民主要健康问题、影响因素的健康管理方法;要制定针对健康人群、亚健康状态人群和慢性病高风险人群的健康管理指南和方法;要采取多种办法加强人才培养,使健康管理能扎扎实实地开展起来。

(4)加大宣传力度,努力扩大社会参与程度。广大群众参与是健康管理能否成功的重要指标。各级政府应组织多部门合作,利用多种媒体开展健康宣传,使广大群众充分认识到我国慢性病不断攀升的严峻形势、健康管理的重要性、了解和掌握改善健康的知识和技能,真正做到在健康上"要我做"到"我要做"的转变,健康管理的最终目的是个人对自己健康的认真、科学的管理,只有这样才能达到健康管理的目的。

三、健康管理的内涵

世界卫生组织明确提出:健康长寿,遗传占15%,社会因素占10%,医疗条件占7%,环境因素占8%,而60%的成分取决于个人。也就是说,健康掌握在个人的手中。健康管理新理念就是变人类健康被动管理为主动管理,并帮助人们科学地恢复健康、维护健康、促进健康。

一个人从健康到疾病要经历一个发展过程,如图1-1所示。一般来说,是从低风险状态,高危险状态,早期病变,出现临床症状,形成疾病。这个过程可以很长,往往需要几年甚至十几年,乃至几十年的时间。期间的变化多数不被轻易地察觉,各阶段之间也无截然的界限。健康管理主要是在形成疾病以前进行有针对性的预防干预,可成功地阻断、延缓,甚至逆转疾病的发生和发展进程,从而实现维护健康的目的。

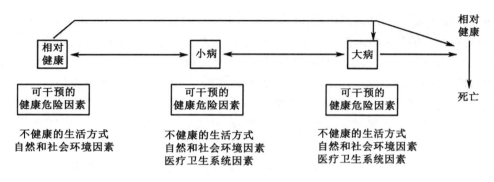

图 1-1　健康管理的实质

健康管理的价值就是针对相对健康的人群,患有小病的人群和患有大病的人群,采取不同的科学方法确认和去除健康危险因素以达到维护和促进健康的目的。确认和去除健康危险因素,这是现有医疗卫生体系没有提供的,是国人健康迫切需要的,代表的是先进的生物-心理-社会-环境医学模式。因此,这是健康管理的实质。

健康管理是对个体及群体的健康危险因素进行全面管理的过程,即对健康危险因素的检测(发现健康问题)、评价(认识健康问题)、干预(解决健康问题)、循环的不断运行。健康管理循环的不断运行使管理对象走上健康之路。其目的是调动管理对象的自觉性和主动性,达到最大的健康改善效果。

我国有多篇文献介绍了健康管理的主要步骤:①收集服务对象个人健康信息。包括个人一般情况、目前健康状况和疾病家族史、生活方式(膳食、体力活动、吸烟、饮酒等)、医学体检(身高、体重、血压等)和实验室检查(血脂、血糖等)。②健康风险评估。根据所收集的个人健康信息预测个人在一定时间内发生某种疾病或健康危险的可能性。从而让被评估者准确地了解自己的健康状况和潜在隐患,并可为个人量身定制健康改善计划。健康风险评估是开展健康管理的基本工具与核心技术。在美国,正是健康风险评估的出现,引发了对于人群开展健康管理的需求。③进行健康干预。在前两步的基础上,帮助个人采取饮食、运动、心理、药物、生活方式等措施纠正不良的生活方式和习惯,控制健康危险因素,实现健康管理目标。④进行健康效果评估。在进行健康干预一定时间后要进行效果评价,主要包括近期效果(获取健康知识、态度变化情况等)、中期效果(行为习惯改变、人体生理指标控制情况等),远期效果(使用的成本、产生的效益、发病率、死亡率等)。同时,通过健康干预所取得的效果进一步指导和改进干预方法及措施。

健康管理的这几个组成部分可以通过互联网的服务平台及相应的用户端计算机系统帮助实施。

对于健康的个人,健康管理帮助服务对象增加健康知识,进一步保持健康的生活方式,预防慢性病危险因素的发生;对于亚健康、有慢性病危险因素的个人,健康管理帮助服务对象知晓健康风险的危害,学会控制健康危险因素的知识和技能,预防疾病的发生;对于疾病人群,健康管理帮助服务对象在规范治疗的同时,进行有针对性的健康指导和干预,可以提高患者的整体治疗水平,进而延缓和减少并发症的发生。

四、健康管理与"治未病"

参考施行的《健康管理师国家职业标准》中对健康管理的定义,认为健康管理是以中医"治未病"和现代健康理念为指导,运用医学、管理学等相关学科的理论、技术和方法,对个体或群体健康状况及影响健康的危险因素进行全面连续的检测、分析、评估以及健康咨询、指导和健康危险因素干预,实现以促进人人健康为目标的新型医学服务过程。健康管理有三部曲:①了解和掌握你的健康,即健康状况的检测和信息收集;②关心和评价你的健康,即健康风险的评估和健康评价;③改善和促进你的健康,即健康危险因素的干预和健康促进。健康管理以最优化的资源投入获取最大的健康效益。落实到健康管理的操作流程,健康体检是前提,健康评估是手段,健康干预是关键,健康促进是目的。

健康管理思想早已有之,即祖国传统医学的"治未病"。"治未病"思想源自距今已有两千余年历史的中医学典籍《黄帝内经》。《黄帝内经·素问·四气调神大论篇》指出:"圣人不治已病治未病,不治已乱治未乱,此之谓也。夫病已成而后药之,乱已成而后治之,譬如渴而穿井,斗而铸锥,不亦晚乎?"这是指医术高明的医师能在病情潜伏之时掌握病情并早期治疗,若病患已经发生才给予治疗,就如同口渴了才挖井取水,临到打仗才铸造兵器,为时已晚。这段文字是现有可考记载中对"治未病"思想的最早概括。

战国时期名医扁鹊,医术高超,魏文王曾求教于扁鹊:"你们家兄弟三人,都精于医术,谁是医术最好的呢?"扁鹊:"大哥最好,二哥差些,我是三人中最差的一个。大哥治病于病情发作之前(上工治未病),那时候患者自己还不觉得有病,但大哥就下药铲除了病根;二哥治病于病情初起之时(中工治欲病),症状尚不十分明显,患者也没有觉得痛苦,二哥就能药到病除;我治病于病情十分严重之时(下工治已病),患者痛苦万分,患者家属心急如焚。此时,他们看到我在经脉上穿刺,用针放血,或在患处敷以毒药以毒攻毒,或动大手术直指病灶,使重患者病情得到缓解或很快治愈,所以我名闻天下。"魏王大悟。这种"上医治未病"的思想可谓中国古人对健康管理最精辟和朴素的概括。

"治未病"思想作为中医学传统文化的重要组成部分,一直传承到今天。治未病与健康管理殊途同归,由此入手,发挥治未病在现代健康管理中的引领作用,以治未病理念推进健康管理的发展,更由此推进中医健康服务业的发展,是祖国传统医学与现代西方医学相结合的典范,体现了人类对真理的探索和追求可以跨越时空,超越民族。

(李媛媛)

第八节　健　康　教　育

一、健康教育的基本概念

(一)健康的内涵

世界卫生组织将健康定义为:"健康不仅仅是没有疾病或不虚弱,而是身体的、精神的健康和社会适应的完美状态。"在《阿拉木图宣言》中,世界卫生组织不但重申了该定义,还进一步指出:"达到尽可能高的健康水平是世界范围内一项最重要的社会性目标,而其实现则要求卫生部门及社会各部门协调行动。"我国也在宪法中明确规定,维护全体公民的健康和提高各族人民的健康水平,是社会主义建设的重要任务之一。这些均说明健康是人们的基本权利,促进人群的健康是政府及相关部门所应承担的责任。社区卫生服务机构作为卫生部门的基层单位,在维护和促进人群健康的工作中起着举足轻重的作用。社区护士也应当学习和掌握相关知识,做好居民健康"守门人"。

对于健康的理解,应当注意以下两个方面内容。首先,健康是一个全方位的概念,包括生理健康、心理健康及社会适应能力良好。每一个人都是一个完整的整体,不应将其割裂成不同的部分。同样的,一个人的健康也应当是身体、精神的健康和社会适应完好状态,而不仅仅是不得病。基于这种理解,社区护士在工作中应当努力促进居民各方面健康水平的提高,而不仅仅将工作重点放在对躯体疾病的管理上。其次,从健康到疾病是一个连续变化的过程,即健康与疾病之间不存在明确的界限。真正绝对健康和极重度疾病的人在人群中都是极少数,绝大多数人是在两个极端之间的位置上不断地变化。换句话说,健康与疾病的状态是可以相互转化的。如果有适宜的干预,人们就能向更健康的水平发展,反之则可能向疾病的方向变化。因此,社区护士可以积极地采取健康教育、健康促进等干预措施,以便提高人群的健康水平。

(二)影响健康的因素

影响健康的因素种类繁多,基本可以归纳为以下 4 类。

1.行为和生活方式因素

行为和生活方式因素是指因自身不良行为和生活方式,直接或间接给健康带来的不利影响。如冠心病、高血压、糖尿病等均与行为和生活方式有关。

(1)行为因素:行为是影响健康的重要因素,许多影响健康水平的因素都通过行为来起作用。因此,改变不良行为是健康教育的根本目标。按照行为对自身和他人健康状况的影响,健康相关行为可以分成促进健康的行为与危害健康的行为两种。促进健康行为指朝向健康或被健康结果所强化的基本行为,客观上有益于个体与群体的健康。促进健康行为可以分成基本健康行为、预警行为、保健行为、避开环境危险的行为和戒除不良嗜好 5 种。基本健康行为指日常生活中一系列有益于健康的基本行为。如平衡膳食、合理运动等。预警行为指预防事故发生和事故发生以后正确处置的行为,如交通安全、意外伤害的防护等。保健行为指正确合理地利用卫生保健服务,以维持身心健康的行为。例如,定期体检、患病后及时就诊、配合治疗等。避开环境危险的行为指主动地以积极或消极的方式避开环境危害的行为。例如,离开污染的环境、避免情绪剧烈波动等。戒除不良嗜好指戒除生活中对健康有危害的个人偏好,如吸烟、酗酒等。危害健康的行为是指偏离个人、他人乃至社会的健康期望,客观上不利于健康的行为。危险行为可以分成不良生活方式与习惯、致病行为模式、不良疾病行为和违反社会法律、道德的危害健康行为 4 种。不良生活方式是一组习以为常、对健康有害的行为习惯,常见的有高脂饮食、高盐饮食、缺乏锻炼等。这些不良生活方式与肥胖、心血管系统疾病、癌症和早亡等密切相关。致病行为模式是指导致特异性疾病发生的行为模式。常见的是 A 型行为模式和 C 型行为模式。A 型行为模式是与冠心病密切相关的行为模式,其特征为高度的竞争性和进取心,易怒,具有攻击性。而 C 型行为模式是与肿瘤发生有关的行为模式,核心行为表现是情绪过分压抑和自我克制。疾病行为指个体从感知到自身有病到完全康复这一过程中所表现出的一系列行为,不良疾病行为多为疑病、讳疾忌医、不遵从医嘱等。违反社会法律、道德的危害健康行为。例如,吸毒、药物滥用、性乱等。

(2)生活方式:生活方式是一种特定的行为模式,是建立在文化、社会关系、个性特征和遗传等综合因素及基础上逐渐形成的稳定的生活习惯,包括饮食习惯、运动模式、卫生习惯等。生活方式对健康有巨大影响。有资料显示,只要有效控制不合理饮食、缺乏体育锻炼、吸烟、酗酒和滥用药物等不良生活方式,就能减少 40%～70% 的早死,1/3 的急性残疾,2/3 的慢性残疾。

2.环境因素

人的健康不仅仅包括个体的健康,还包括个体与环境的和谐相处。良好的环境可以增进健康水平,反之可能危害健康。一般环境可以分为内环境和外环境。内环境指机体的生理环境,受到遗传、行为和生活方式以及外环境因素的影响而不断变化。外环境则包括自然环境与社会环境。自然环境包括阳光、空气、水、气候等,是人类赖以生存和发展的物质基础,是健康的根本。良好的自然环境对于维持和促进健康具有重要意义。社会环境包括社会制度、法律、经济、文化、教育、人口、职业、民族等与社会生活相关的一切因素,这些因素对健康的影响主要通过影响个体的健康观念、健康行为来实现。

3.生物学因素

常见的生物学因素包括遗传因素、病原微生物以及个体的生物学特性。

(1)遗传因素:遗传因素主要影响了个体在某些疾病上的发病倾向。有些人由于遗传缺陷而在出生时即表现为某些先天遗传病,也有些人则由于某些基因的变化而更容易罹患某些慢性疾病,如高血压、糖尿病和肿瘤。

(2)病原微生物:病原微生物导致的感染曾经是引起人类死亡的主要原因,而随着社会的发展,生活方式因素对健康的影响越来越大。但是,在儿童和老年人中间,病原微生物导致的感染仍然十分常见。

(3)个人的生物学特征:个人的生物学特征包括年龄、性别、健康状态等。不同的生物学特征导致个体对疾病的易感性不同。例如,结核病在老人、儿童和体弱的人群中更容易发生。

4.健康服务因素

健康服务又称卫生保健服务,是维持和促进健康的重要因素。社区卫生服务机构就是提供卫生保健服务的重要部门。健康服务水平的高低直接影响到人群的健康水平。

(三)社区健康教育

1.社区健康教育的概念和目标

健康教育是通过有计划、有组织、有系统的社会和教育活动,促使人们自愿改变不良的健康行为和影响健康行为的相关因素,消除或减轻影响健康的危险因素,预防疾病,促进健康和提高生活质量。社区健康教育是在社区范围内,以家庭为单位,社区居民为对象,以促进居民健康为目标,有计划、有组织、有评价的健康教育活动。其目的是发动和引导社区居民树立健康意识,关心自身、家庭和社区的健康问题,积极参与社区健康教育活动,养成良好的卫生行为和生活方式,以提高自我保健能力和群体健康水平。

社区健康教育的目标是:①引导和促进社区人群健康和自我保护意识。②使居民学会基本的保健知识和技能。③促使居民养成有利于健康的行为和生活方式。④合理利用社区的保健服务资源。⑤减低和消除社区健康危险因素。健康教育的核心目标是促使个体或群体改变不健康的行为和生活方式。然而,改变行为和生活方式是一项艰巨而复杂的任务。很多不良行为受到社会习俗、文化背景、经济条件和卫生服务状况的影响。仅凭社区卫生服务人员一己之力是很难达到理想效果的。因此,真正的健康教育除了包括卫生宣传,还要提供改变不良行为所必需的条件以便促使个体、群体和社会的不良行为改变。因此,社区护士在工作中,除了要出色地完成健康教育讲座等卫生宣传工作,还要有意识地与社区中各种部门或组织合作,努力创造适宜的环境与完备的条件,以便提高健康教育的效果。

2.社区健康教育的重点对象及主要内容

社区健康教育是面对社区全体居民的,因此,社区健康教育的对象不仅仅包括患者群,还包括健康人群、高危人群及患者的家属和照顾者。

(1)健康人群:健康人群是社区中的主体人群,他们由各个年龄阶段的人群组成。对于这类人群,健康教育主要侧重于促进健康与预防疾病的知识与技能。目的是帮助他们保持健康、远离疾病。由于年龄段不同,各个群体的健康教育重点也不尽相同。儿童的主要健康教育内容包括生长发育的促进、常见病的预防、意外伤害的防治、健康生活习惯的建立等。成年人的主要健康教育内容包括良好生活习惯的维持、避免不良生活刺激、老年期疾病的早期预防、心理健康保健等。女性则还要增加生殖健康、围产期保健、更年期保健等。老年人的主要健康教育内容包括养生保健、老年期常见病的预防以及心理健康等。

(2)具有致病危险因素的高危人群:高危人群主要是指那些目前仍然健康,但本身存在某些致病的生物因素或不良行为及生活习惯的人群。这一类人群发生某些疾病的概率高于一般健康人群,如果希望减少疾病发生率,这类人群是干预的重点。对高危人群的健康教育重点依然是健康促进与疾病预防,但与高危因素有关的疾病预防应当作为首选教育内容。高危人群主要健康教育内容包括对危险因素的认识、控制与纠正。

(3)患者群:患者群包括各种急、慢性病患者。这类人群依据疾病的分期可以分为临床期患者、恢复期患者、残障期患者及临终患者。对前三期患者的健康教育重点是促进疾病的康复,主要健康教育内容是与疾病治疗和康复相关的知识与技能。临床期患者更侧重于与治疗相关的内容,恢复期及残障期患者更侧重于康复的内容。对于临终患者,健康教育重点是如何轻松地度过人生的最后阶段,主要健康教育内容包括正确认识死亡、情绪的宣泄与支持等。

(4)患者的家属和照顾者:患者家属和照顾者与患者长期生活在一起,一方面他们可能是同类疾病的高危人群,另一方面长期的照顾工作给他们带来了巨大的生理和心理压力,因此对他们的健康教育也十分必要。对于这类人群,健康教育的重点是提供给他们足够的照顾技巧以及自我保健知识。主要健康教育内容包括疾病监测技能、家庭护理技巧以及自我保健知识等。

3.社区医护人员的健康教育职责

依照《中华人民共和国执业医师法》等有关法律法规,对患者进行健康教育是社区医护人员必须履行的责任和义务。中国卫生部印发的《城市社区卫生服务基本工作内容(试行)》中,将健康教育列为社区卫生服务的一项基本工作任务。因此,健康教育是社区医护人员向社区居民提供社区卫生服务的一项重要手段,社区医护人员是社区健康教育的主要实施者,其具体任务如下。

(1)做好辖区内的社区诊断,掌握影响社区居民健康的主要问题。

(2)依据市、区健康教育规划和计划要求,结合本社区的主要健康问题,制订社区健康教育工作计划和实施方案。

(3)普及健康知识,提高社区居民健康知识水平,办好社区健康教育宣传。

(4)针对社区不同人群,特别是老人、妇女、儿童、残疾人等重点人群,结合社区卫生服务,组织实施多种形式的健康教育活动。

(5)负责社区疾病预防控制的健康教育,针对社区主要危险因素,对个体和群体进行综合干预。

(6)对社区居民进行生活指导,引导社区居民建立科学、文明、健康的生活方式。

(7)对社区健康教育效果进行评价。

(8)指导辖区学校、医院、厂矿、企业、公共场所的健康教育工作。

二、健康教育计划的制订

健康教育计划是社区卫生服务人员根据实际情况,通过科学的预测和决策,制定出的在未来一定时期内所要达到的健康教育目标以及实现这一目标的方法、途径的规划表。同时,健康教育计划也应当是质量控制的标尺和效果评价的依据。制订健康教育计划的步骤与护理程序的实施步骤相仿,包括需求评估、确认问题、制订目标、制订计划与评价标准。

(一)健康教育需求评估

社区健康教育需求评估是社区护士通过各种方式收集有关教育对象和教育环境的资料,并对此进行分析,了解教育对象对健康教育的需求,为健康教育诊断提供依据。当社区护士希望在一个社区开展健康教育工作之前,一般需要进行以下两方面的评估。

1.教育对象的评估

在社区中,健康教育的对象可以是人群、小组或个人。对教育对象进行评估的主要目的是掌握教育对象的一般状况、各种健康问题及相对应的各种危险因素的发生率、分布、频率、强度,并了解教育对象的学习能力、学习态度和动机等。教育对象的一般状况包括年龄分布、性别构成、职业状况、受教育程度、家庭经济条件以及一般的生活习惯等,这部分资料可以通过问卷调查的方式获得。健康问题与危险因素则可以通过健康体检和相关因素调查来获得。学习能力可以通过观察、测量、考核等方式确定,学习态度和动机可以通过访谈、问卷调查等方式进行考察。

除了上述常用指标外,在对社区人群进行评估时,还可以调查居民对健康知识的了解程度、对相关信息的信任程度以及健康相关行为实施情况。例如,社区护士希望将高血压的防治作为下一步的健康教育内容,则可以通过访谈或调查问卷的方式了解社区居民是否了解高血压防治的相关知识,他们是否相信自己可以控制高血压,他们是否愿意通过改变自己的生活方式来防治高血压,他们实际的生活方式是什么样的等问题。通过对居民健康知识、健康信念和健康行为现状的评估,还可以发现他们真正的健康教育需求,为进一步开展健康教育工作做好准备。

2.社区环境评估

主要是指对社区的社会环境进行评估,以此了解居民的生产生活环境及可能存在的健康风险。一般包括两方面内容:①社区物理环境。常用的有明确社区边界范围;医疗保健服务地点距离居民居住地的远近,提供的服务是否及时;自然环境是否适宜居住,有无污染源或危险环境;人工建筑是否与自然环境协调,是否会威胁社区安全等。②人文社会环境。主要包括各种社会系统,如保健系统、福利系统、教育系统、经济系统、宗教系统、娱乐系统、沟通系统、安全与运输系统等。

单独依靠社区护士一般难以进行全面详细的社区环境评估,此时就需要借助社区内的其他资源,如居委会、业主委员会等机构,通过它们的协助了解社区基本的生活设施、卫生条件、交通状况及周边单位的性质等。社区护士通过分析获得的信息,可以发现社区内的健康风险并提供相应的健康指导。例如,通过环境评估,社区护士发现某小区有大量建设年代久远的楼房,走廊内的照明条件较差而且楼梯较陡,而在其中又居住了大量离退休老人。通过分析,护士认为这些老人发生跌落伤的可能性高于其他地区的老人,因此,在对这些老人进行合理运动的健康教育时,可以适当增加一些改善关节灵活性的运动方法,以减少老人发生跌落伤的概率。

社区护士在进行健康教育需求评估时,需要注意的问题是,所谓的健康教育需求,并不仅仅指社区居民主动提出希望了解的健康知识,还包括一些隐性的健康教育需求,即通过调查分析所发现的健康问题或健康风险。

(二)确认优先进行健康教育的问题

社区护士通过社区健康教育需求评估,常常会发现社区的需求是多方面的,此时就需要明确优先进行健康教育的问题。它应当是社区居民最迫切需要的,并且教育效果最为明显的问题。确认优先问题的基本原则如下。

1.依据对社区居民健康威胁的严重程度选择

优先选择致残致死率高者进行健康教育;优先选择发病率高者进行健康教育;优先选择相关危险因素影响面大者进行健康教育;优先选择与疾病转归结局有密切联系的内容进行健康教育。以本章开始案例中的社区为例,该社区经过评估,发现社区居民高血压患病率为25%,冠心病为13%,高血脂为11%,糖尿病为10%,脑卒中为3%。在这5类疾病中直接致残致死的疾病应当为糖尿病和脑卒中,但发病率最高者却是高血压,而且与另外几种疾病之间又有一定的联系,因此可以将高血压定为需要优先选择的健康教育问题。

2.依据危险因素的可干预性选择

优先选择明确的致病因素进行健康教育;优先选择可测量可定量评价的项目进行健康教育;优先选择可以预防控制、有明确健康效益的项目进行健康教育;优先选择社区居民能够接受、操作简便的项目进行健康教育。以我国老年人群常见的慢性病为例,高血压、冠心病、高血脂、糖尿病都与肥胖有密切联系,已有的大量研究资料都证实了肥胖与这些疾病的关系。此外,肥胖程度的变化可以通过测量身高体重和腰围等方法进行定量评价,因此,可以选择控制体重作为优先选择的健康教育内容。控制体重的方法有很多,最为简便易行的方法就是改变饮食习惯与适度运动,所以社区护士可以选择从这两方面内容开始进行健康教育活动。

3.按照成本-效益估计选择

优先选择能用最低成本达到最大的效果的项目进行健康教育。

4.分析主客观因素选择

优先选择居民最迫切希望了解而且外部客观环境较为理想的项目进行健康教育。如在"非典"流行的时期,社区护士可以有针对性地对社区居民进行家庭消毒隔离知识的健康教育。

(三)制定健康教育目标

任何一个健康教育计划都必须有明确的目标,这是计划实施和效果评价的依据,如果目标制定不当,将直接影响健康教育计划的执行效果。

1.计划的总体目标

总体目标是计划希望达到的最终结果,是总体上的努力方向。如社区糖尿病管理的总体目标可以是"人人保持正常血糖"。这个目标一般较为宏观,需要长时间的努力才能达到,有时计划制订者本人并不能看到其实现,但正是因为总体目标的存在,可以使健康教育工作具有连续性和明确的方向。

2.计划的具体目标

具体目标是为实现总体目标而设计的具体、量化的指标。其基本要求是具体、可测量、可完成、可信并有时间限制。在实际工作中,经常出现的问题是目标不具体,如"通过健康教育使居民改变不良生活习惯",这个目标就过于笼统。目标不具体的直接表现就是目标的可测量性较差。

例如,在上述目标中,不良生活习惯的改变就难以测量。此外,可完成和可信也是容易受到忽视的方面。以某社区糖尿病干预计划为例,其目标是"通过一年的健康教育,降低该社区糖尿病患者的死亡率和并发症的发生率与致残率。"在这个目标中,降低糖尿病患者的死亡率与致残率已经属于三级预防的目标,单纯依靠社区医疗力量已经无法达到。另一方面,降低并发症的发生率虽然属于二级预防目标,但也不是仅仅依靠安排十几次讲座就可以达到的,而是需要综合运用讲座、社区护士个体化咨询、患者同伴教育等手段来完成的。因此,一个良好的具体目标应当可以回答"对谁? 将实现什么变化? 在多长时间之内实现这种变化? 在什么范围内实现这种变化? 变化程度多大? 如何测量这种变化?"例如,"通过1年的健康教育,使社区内体质指数超过28的老年人中有30%体质指数下降到24以内"就是一个较好的具体目标的例子。在这个目标中明确回答了对谁(体质指数超过28的老年人),实现什么变化(体质指数控制在24以内),在多长时间之内实现这种变化(1年),在什么范围内实现这种变化(社区内),变化程度多大(30%的目标老人)等问题;对于如何测量的问题则可以在计划中详细阐述。

(四)制订健康教育计划

当健康教育目标确定以后,就需要制订健康教育计划,其目的是准确地阐明健康教育的内容,即确定具体培训哪些内容,给予多少知识和技能以及如何培训这些技能。健康教育计划的制订主要是通过任务分析的方法来完成。

1.任务分析

设计健康教育的具体内容,首先应对教育对象所要完成的任务进行分解剖析,从分解后的每一部分任务中去寻找需要进行教育的具体内容。其基本原则就是把每一项工作看成是由一系列任务组成的,每一个任务包含不同的子任务,每个子任务的执行都需要一定的能力和技能,而这些能力与技能就是需要进行健康教育的内容。换而言之,健康教育的实质就是培训那些为完成任务所必须具备的知识、态度、交流技能、操作技能和决策技能,而后三者又可以看作为行为技能(图1-2)。

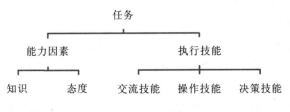

图1-2 任务分析图示

下面以对社区糖耐量受损人群进行健康教育为例进行任务分析和确定健康教育内容的示例。

依据《中国糖尿病防治指南》中的要求,为减少糖耐量受损人群糖尿病的发生率,需要完成的任务包括重点人群筛查、生活方式干预和药物干预。其中,生活方式干预这一任务又包含下列子任务:使体质指数达到或接近24,或体重至少减少5%～7%;至少减少每天总热量400～500 kcal;饱和脂肪酸摄入占总脂肪酸摄入的30%以下;体力活动增加到250～300分钟/周。根据任务分析可以确定培训内容。

(1)知识:体质指数的定义;食物的热量和饱和脂肪酸的含量;食物烹调方法对热量摄入的影响;有益于减少热量摄入和饱和脂肪酸摄入的食品;体力活动的定义。

(2)态度:相信减低体质指数可以降低糖尿病的发生率;认为可以通过调整饮食和适度运动来控制体重;相信自己可以改变以往的生活习惯。

(3)交流技能:能够向医护人员描述自己目前的生活习惯;能够与同伴交流改变不良健康行为的好处;能够正确寻求医护人员的协助。

(4)操作技能:学会/掌握正确的体重称量方法;正确的食物烹调方法;正确的运动方法。

(5)决策技能:正确选择低热量、低饱和脂肪酸的食品;正确选择适宜的运动;合理安排每天运动时间以便长期坚持。

如果觉得这样的分析还是较为笼统,可以进一步分析子任务的子任务,如在上述例子中可以再进一步分析"饱和脂肪酸摄入占总脂肪酸摄入的30%以下"这个子任务所需要的能力因素和技能因素,以便使健康教育的内容更为具体化。

2.选择评价方法

通过任务分析得出教育内容之后,可以根据需要培训的内容选择评价方法。知识性的内容可以通过让社区居民复述、解释、判断正误及举例说明的方法来评价其对知识的掌握程度。态度方面的内容可以通过访谈、观察等方法进行评价。交流技能可以通过实例示范或访谈的方法来评价。操作技能可以通过让居民实际操作演示的方法评价。决策技能则可以通过观察、示范、判断正误的方法来评价。

3.完成健康教育计划

明确的健康教育计划可以帮助社区护士准备教学内容、用具以及合理安排时间及准备评价用具,同时还可以使不同的护士在进行相同的健康教育内容时保持一致。

三、社区健康教育方法与技巧

所谓"工欲善其事,必先利其器",要想获得良好的健康教育效果,必须合理选择教育方法。在社区中进行健康教育可以针对个人、家庭和群体,采取多种多样的方法。社区护士常用的健康教育方法有健康教育专题讲座、健康咨询、发放健康教育宣传材料等。社区护理人员掌握健康教育的基本方法和技能,将大大促进社区卫生服务中健康教育的开展,不断提高为社区居民健康服务的水平。

(一)健康教育专题讲座

健康教育专题讲座是专业人员就某一专题向社区的相关人群进行理念、知识、方法、技能等的传授。如糖尿病患者的饮食治疗、高血压患者的家庭用药指导等。在健康教育专题讲座中可能用到的方法和技巧主要有讲授、提问与讨论、角色扮演与案例分析、示教与反示教等。在具体实践过程中,社区护士可以根据教育对象的特点和教育内容的不同,综合选择这些技巧和方法。

1.讲授

讲授适用于传授知识,是最常用的教育方法,常常用来传授机制、定义或概念性的知识等,用其他方法不容易表达清楚,必须使用讲解、逻辑推理等方法方能阐明的部分。社区健康教育中的讲授最好能满足短小精悍、重点突出、直观生动的特点。

(1)短小精悍:是指讲座规模与讲座时间不宜过大过长。一般社区健康教育活动每次人数不超过30个,这样有利于护士和听课者之间的互动,能够提高居民听课的兴趣,也有利于护士观察居民的反应。每次讲授的时间也不要过长,最好不要超过2小时,一般以30～60分钟为宜。一般成年人注意力集中的时间大约在1小时,过长的时间容易引起听课者的疲劳,降低讲授效果。

（2）重点突出：在制订健康教育计划时，应当明确所讲的核心知识点是什么。所谓核心知识点，就是在任务分析中确定的为了达到目标所必须掌握的各种知识与技能。讲授时要给重点内容留出充分的讲授时间，以保证居民可以充分理解所讲的内容。需要的话还可以结合其他的方法反复强调或解释重点内容。

（3）直观生动：讲授时选用的教具以直观教具为宜，如挂图、模型等。直观的教具可以加深居民的理解，提高讲授效果。讲课的语言则应当生动鲜活。用居民可以理解的生活用语代替专业用词，用居民身边的例子代替枯燥的说教的方式可以起到提高讲授效果的作用。

以讲解高血压的监测为例，可以先用小区里高血压患者发生的危险情况作为开端，吸引居民关注高血压的危害性。接下来讲解什么是高血压，此时注意用"高压""低压"代替"收缩压""舒张压"这样的专业术语。接下来就是有关血压监测的意义和方法的讲解，这应当是这一次课的重点，至少要将一半以上的时间留给这部分内容。此外，还可以辅助以常用的血压监测仪器的实物或照片，以便加深居民的印象。

讲授时容易出现的问题是护士单方面向居民灌输知识，此时教育效果不如启发居民学习的动机、与居民产生双向互动的效果好。在上面的例子里，讲授开始时使用的实际例子就是启发居民学习动机的方法，而在讲解血压测量的方法时，还可以向居民提问或请居民协助做示范，这种互动既可以提高居民的学习兴趣，又可以改善居民的注意力，提高讲课效果。

2.提问与讨论

提问和讨论是鼓励居民参与到健康教育互动中来的最常用的方法。一般由护士提出希望大家回答或讨论的问题，然后通过居民的反馈或讨论来了解其对相关内容的认知程度、态度或其他相关技能的掌握程度。提问既可以用于讲授或讨论前的评估，也可以用于健康教育后的评价手段。而讨论则可以通过居民之间的互相交流、互相启发，起到调动居民学习积极性、丰富教学内容、提高教学效果的作用。提问和讨论适用于培训知识、态度、交流技能、决策技能，是使用广泛的健康教育方法。

（1）提问的要点：①问题应当是经过精心准备的，或者能够激发学习兴趣，或者可以开启思路，或者用于评估或评价。②提问之后要给居民留有充分的时间进行思考和反馈，让听众有时间消化问题才能强化认识、加深思考，问题与答案连接过分紧密会降低提问的效果。③当居民对问题进行反馈或讨论时，不要急于评价正确与否，应当为居民提供充分发表自己意见的机会。过快地对居民的看法进行评价容易打消其思考和表达的积极性，对以后类似的活动造成阻碍。④不要过度使用提问。每一次提问都可以吸引居民的注意力，提高他们听课的兴奋性，但过度使用会导致听众疲劳，减弱教育效果。

（2）讨论的要点：①控制分组讨论的人数。如果希望讨论气氛热烈、每个人都能够发表看法，则应控制每组讨论人数以 5～6 人为宜，最多不要超过 15～20 人。②明确需要讨论的内容。要提前充分准备，对需要讨论的内容和中间可能出现的问题要做到心中有数，以便控制讨论的节奏与方向。③讨论的时间要充分。根据讨论内容决定讨论时间，一般至少需要 5～10 分钟。这样才能保证每个人都能有时间思考和表达。④护士在讨论中起到主持的作用。由护士根据讨论的内容和预期的目的来引导讨论的方向与节奏，同时可以做记录。注意在讨论过程中也不要评价居民反应正确与否，以防阻碍讨论的进行。⑤在讨论结束后要及时总结。每一次讨论都有其预期的目的。如果是评估，则在讨论后要将评估的结果予以小结；如果是评价，则在讨论后应当对居民的反应予以评判，说明其对知识或技能的掌握程度如何，应当如何保持或改进。

以促进母乳喂养的健康教育为例,在开始课程之前可以先提问,"请各位妈妈们都说说你们现在用的是哪种喂养方法呀?为什么你们愿意使用这种方法喂养孩子呢?"这是对喂养现状的评估。根据评估结果,护士可以讲授母乳喂养与人工喂养相比所具有的优点。之后,可以组织妈妈们讨论:目前导致她们不愿意母乳喂养的原因是什么?那些选择了母乳喂养的妈妈是如何克服这些困难的?此时应当鼓励听众踊跃表达自己的看法,护士仅仅起到记录和鼓励所有人都发言的作用。在讨论之后护士还应当总结大家的意见,针对干扰母乳喂养的因素提出一些解决的方法或建议。整体时间控制在 1 小时左右,根据参加人数,保证讨论时间不少于5～10 分钟。

3.角色扮演与案例分析

角色扮演是一种独特的教学方法,它主要用于改善态度和交流技能,培训决策技能时也可以使用这种方法。而案例分析主要用于培训决策技能和解决问题的方法。这两种方法有很多相似的地方,在实际工作中有时会混合使用。为完成一次角色扮演或案例分析,一般经过下列几个步骤。

(1)编写脚本或案例:编写的内容必须与教育内容密切相关,同时应当具有典型的背景、人物、人物关系。为提高教育效果,可以准备正反两个脚本,或者可以选择社区中实际发生的案例进行改编。

(2)组织角色扮演或案例分析:首先,确定角色时本着自愿的原则,决不能强迫。接下来护士需要给表演者解释剧情和各自扮演的角色的特点,保证其能够按照角色的特点表演。之后向观众解释他们需要观察的内容。整体表演时间以 5～10 分钟为宜,过于冗长会令人厌烦。表演结束后,护士可以提问观众对表演的反应,或者请扮演者陈述自己的感受,最后进行小结。组织案例分析的过程一般包括介绍案例、讨论案例、汇报与总结 3 个步骤,与分组讨论的方法相似,在此不再加以赘述。

4.示教与反示教

要达到最好的教育效果,必须同时提供给受教育者听、看和动手实践的机会,示教与反示教就是这样一种教育方法。所谓示教与反示教是指由教育者为教育对象演示一个完整程序及正规的操作步骤,然后由教育对象在教育者的帮助指导下重复这一正确操作的全过程。示教与反示教是培训操作技能的最重要的方法。在进行示教与反示教时应当注意以下几个问题。

(1)充分准备:教育者在进行示教前必须对所示教的内容有充分了解。以示教血压测量为例,护士不但要能够正确进行血压测量的步骤,还要对血压测量过程中容易出现的问题和需要注意的地方有深刻认识,这样在示范的时候才能够既准确又有针对性。此外,在社区开展的健康教育活动一定要立足于居民实际生活情景。还以测量血压为例,护士不但要能够正确使用水银血压计,还要能够使用家庭中常见的电子血压计。因此在准备教具的时候,不能仅仅准备医院里常见的,更应当准备家庭中常见的用具。还要注意的是,为保证练习效果,需要准备数量充足的教具,以便每个受教育者都有机会练习。

(2)分解示范:对居民不太熟悉的各种操作,尤其是较为复杂的操作,或者教育对象是年纪较大的老人,应当把整个操作过程分解成一个个简单的步骤,让受教育者掌握每一个分解步骤之后,再连贯操作。护士可以先连贯地将操作过程示范一次,然后分解示范每一个步骤,并同时讲解每个步骤的操作要点,最后再连贯示范全过程一次。

(3)指导反示教:在护士讲解和示范完毕后,应当让居民进行反示教,即练习。当居民在反示教的过程中,护士需要仔细观察居民每一个步骤是否正确,及时给予指导或纠正。首先可以让居民对每一个步骤单独练习,当每一个步骤都正确无误之后,则开始连贯地进行全部操作的反示教,此时主要是增加受教育者的熟练度。

(二)健康咨询

咨询就是通过帮助咨询对象分析明确他们的问题和提供正确的信息,帮助咨询对象自己做出正确的决定。健康咨询则是围绕健康问题展开的咨询。作为健康教育的形式之一,社区护士进行的健康咨询常常是一对一、面对面的咨询,此时护士不但要有丰富的医学护理知识,还要能够正确运用人际交流技巧。

1.健康咨询的基本步骤

健康咨询有 6 个基本步骤,而每一步骤又都需要不同的交流技能,各步骤间是相互衔接并需要不断地反复循环使用于咨询过程中。

(1)问候:咨询中的问候不是一般的寒暄,而是与咨询对象建立良好关系的关键性开始,特别是初次见面时的问候。护士不仅要衣着整洁、热情、大方,还要态度真诚。此时,要合理运用语言与非语言沟通技巧,尤其是非语言沟通技巧,让居民产生亲切和信任的感觉,这样才会将自己的真实问题告诉护士。需要注意的是,护士不要将自己的情绪带进咨询过程中,在整个咨询过程中都应该保持积极、宽容的心态,这样才能使健康咨询顺利进行。

(2)询问:询问先从一般性问题问起,逐渐深入到问题的本质。此时宜多使用开放性问题。如“今天感觉如何?”“这两天血糖控制得如何?”在交谈中,护士要认真倾听,不要随便打断对方的讲话,以免导致其不能充分表达自己的问题。当居民提出问题之后,护士还要注意自己的反应,应当以正面、积极的反应为主,尽量不要简单评价对与错。

例如,一名新近诊断为糖尿病的老人对护士倾诉:“自从诊断为糖尿病以后,我就什么都不敢吃了。以前我一顿可以吃四两米饭,现在最多吃一两,饿的我好难受!”护士适宜的反应可以是:“是呀,饭量从一顿四两一下子减到一顿一两,这样恐怕谁都难以适应。可是糖尿病患者也可以吃饱呀。您如果有时间的话,我就给您说说怎么才能吃得饱又不会影响血糖,好不好?”在这段话中,护士首先理解了患者的感受,让他感觉到自己被接纳,之后又提出建议,进而引导患者学习食品交换份法。如果护士说的是:“谁让您什么都不吃的?糖尿病患者也不是什么都不能吃呀?来,我给您说说怎么吃。”与上一种方式相比,护士这样的表达会让对方感到自己的行为受到了否定,这种情况下,护士即便给患者讲解,也不容易引起对方的共鸣。

(3)讲解基本知识及方法:讲述和介绍一些基本知识与技能需要利用健康教育的手段。但由于此时教育对象比较单一,常常就只有 1 个居民在听,因而要针对前来咨询的人的具体情况给予讲解,做到有的放矢。例如,有位居民前来询问母乳喂养的方法,护士就可以不必从母乳喂养的优点谈起,而是直接介绍母乳喂养的具体方法。常用的教育手段可参见前面健康教育方法的介绍。

(4)帮助咨询对象做出合理的选择:咨询是帮助咨询对象做出选择,而不是强迫和劝告。这是护士在进行健康咨询中需要注意的重要问题。作为专业人士,护士常常会下意识地认为自己的建议都是正确的,因而忽略了居民才是真正最了解自己生活的人。要知道,一个人如果不是自觉自愿地做出改变,那么即便是暂时发生的改变,也无法持续很久。在社区健康教育与咨询的内容中,改变生活方式的内容占了很大的比重。对这一类的知识,如果居民不是发自内心的认可接受的话,是很难真正持久地改变自己的习惯的。因而,护士此时要做的是,客观地从各个方面为居民分析利弊,最终让居民自己做出决定。当然,护士此时可以有一定的倾向性。例如,一名高血压患者对是否有必要每天监测血压有疑问,则护士可以向其介绍监测血压的重要性,同时询问是什么原因使他觉得不需要每天监测,然后针对这些原因提出解决的方法。如果最终居民还是没有接受建议,护士也不应该批评对方,而是可以通过主动为其测量血压的方法来完成血压监测。

(5)解释如何使用这些方法:如果希望知识真正转化为行为,则如何运用知识是很重要的问题。同样的,在健康咨询中护士除了讲解基本知识以外,还需要教导居民如何运用这些知识。尤其需要注意的是,知识的运用方法一定要符合居民本身的实际情况。如介绍家庭消毒方法时,应当以家庭内已有的设施为基础,如蒸煮、微波消毒、阳光暴晒等,而不一定非要使用消毒柜。只有符合居民实际条件又简便易行的方法才最容易被居民接受。

(6)接受反馈:接受反馈实际上发生在咨询的每一个步骤当中,每当护士讲解时或讲解后应当注意倾听和观察居民的反应。根据对方的反馈调整下一步要咨询的内容。例如,某位老人因为血压一直控制不稳定前来咨询,经询问,他一直没有改善饮食习惯。于是,护士开始向其讲解高血压患者饮食调节的方法,可是老人表示对此已经很熟悉,并且能够准确说出具体方法。此时护士就应当及时调整咨询方向,转而询问究竟是什么原因使老人无法改善饮食习惯,进而提出相应的解决方案。此外,对咨询对象的随访与追踪也是接受反馈的方法之一,尤其是慢性病管理中,长期连续的追踪有利于调节咨询方案,以便更好地为居民服务。

2.健康咨询的特点

成功而有效的咨询往往具有以下特点,也是护士在健康咨询中需要遵循的。

(1)良好的人际关系:信任是良好人际关系的基础,成功的健康咨询也是以信任为基础的。为建立良好的人际关系,护士必须合理运用沟通技巧,从初次见面开始就发展出相互信任和接纳的关系。

(2)宽松的沟通氛围:在健康咨询中应当允许居民充分地表达自己的意见,无论其问题如何,护士都应该保持着开放与接纳的态度,让对方感到无论自己有什么问题都不会被批评否定。此外,护士的咨询建议也不应该是强迫对方必须执行的,而是充分尊重居民的选择权,由居民自己做决定。开放宽松的沟通氛围有利于咨询的顺利进行。

(3)准确地发现问题:发现问题是解决问题的基础。社区护士在健康咨询中要保持一颗敏感的心,要能对居民的情况感同身受,这样才能准确发现对方的问题。尤其是对于一些隐藏的问题,可能居民本人也说不清楚,这时就需要护士利用专业技能来帮助居民分析和确认问题了。如一位脑卒中患者的家属告诉护士该患者不配合康复。评估后护士发现,一方面这名患者十分迫切地希望康复,另一方面又总是不愿意进行训练。为找出问题所在,护士连续几天上门为患者进行康复训练,还亲自为其进行示范。最终发现,原来家属使用的一些辅助器械与患者的身体不相称,导致患者在使用过程中肢体疼痛,而他本人语言表达又有困难,无法与家属沟通,最后只好选择抵制康复训练的方法来表达。在这个例子中,正是由于护士能够亲自尝试患者的训练过程,才发现了问题。因而,切实体验居民的感受是发现问题的关键。

(4)合理建议:健康咨询的建议应当是针对咨询对象的实际情况、能够确实解决其问题而又简便易行的方法。千篇一律、笼统模糊的建议是难以被接受的,只有结合实际情况、可操作性强的建议才会受到居民的欢迎。如在有关均衡膳食的咨询中,说明每天应当摄入多少热量、蛋白质、脂肪、糖不算好的建议,只有把这些数字转化成相当于多少菜、多少饭、几个鸡蛋、几两肉这样具体的食物时,才是真正解决问题的建议。

(5)保密:由于健康咨询与居民的生活密切相关,因而可能会涉及一些个人隐私问题,所以护士一定要注意遵守保密原则,不可以把居民的情况随便告诉给其他人。这是建立信任的基础。

(三)健康教育资料的设计制作

在进行健康教育时,如何选择和制定合适的教育资料是一项关键性的工作。在社区工作中,除了利用现有的健康教育资料以节省时间和经费外,很多情况下需要制作新的材料。制作健康教育资料应当注意以下的问题。

1.正确选择健康教育资料的媒介

按照媒介的特性不同,教育资料可以分成印刷类媒介和电子类媒介两大类型。基于制作简便、费用低廉的优点,印刷类媒介是最常见的类型。所谓印刷类媒介,就是一般所说的文字性资料,常见的有标语、宣传册或宣传单、宣传画等。其主要的优点是可以让居民享有阅读的主动权,不会产生强迫对方接受的感觉。此外便于保存也是印刷类媒介的一大优点。但由于阅读的主动权在居民手中,为提高阅读兴趣和效果,社区护士需要结合社区居民的特点及需求制作宣传资料,以保证受众的范围。相比较而言,电子媒介,也就是所谓的视听性资料,受众面就比较广,而且传播迅速、生动逼真,因而成为现代社会广为使用的传播手段。但其缺点是需要专业人员制作、费用高昂,因而在一般社区内的小型健康教育中并不经常使用。

2.合理安排健康教育资料的内容和形式

电子媒介的健康教育资料制作过程比较复杂,专业性强,因此通常不是由社区护士制作完成。此处仅介绍印刷类媒介的设计制作。

(1)标语:是最简练和最富有宣传性的一种健康教育形式。为吸引居民的注意,标语应当颜色鲜艳、字体醒目。而标语的内容则应当言简意赅而又具有鼓动性。例如,在小区门口张贴黄底红字的大标语"每天运动一小时,健康长寿过百岁"。要注意的是,由于字数有限,标语最主要的目的就是要告诉居民该做什么。如果还有空间,则可以说明为什么这么做以及如何去做。如"均衡饮食好"就说明了要求做什么。而"均衡饮食保健康"则说明了做什么和为什么这么做。"膳食宝塔为基础,均衡饮食保健康"中则包含了全部3个方面的信息。

(2)宣传册或宣传单:是印刷类宣品中最常用而效果较好的一种。一般适用于内容较多、文字较长的情况。宣传单(册)常常被作为讲座的辅助资料,因而内容应当与讲座密切相关,既可以是讲座重点内容的总结或再现,也可以是讲座内容的补充。例如,讲解糖尿病食品交换份法时,宣传册的内容可以是食品交换份法的具体操作步骤,也可以是常见食物的食品交换份值。在形式方面,图文并茂的宣传单(册)更容易吸引居民的学习兴趣。制作出的宣传单(册)文字与纸张的对比应当强烈,字体应当清晰、大小适中,方便居民,尤其是老年人阅读。

(3)宣传画:是利用直观形象的方式进行健康教育,而且不受文化水平的影响,突破文字和语言的限制,是社区居民喜闻乐见的宣传方式。好的宣传画应当主题突出、色彩鲜明、清晰易懂。如果要配以文字,则注意不可喧宾夺主。

(李媛媛)

第九节 居民健康档案

健康档案是社区卫生机构和乡村卫生院为城乡居民提供社区卫生服务过程中的规范记录，是以居民个人健康为核心、家庭为单位、社区为范围，贯穿整个生命过程、涵盖各种健康相关因素的系统化文件记录。是居民享有均等化公共卫生服务的重要体现，也为各级政府及卫生行政部门制定卫生服务政策提供重要的参考依据。基层医务人员以健康档案为载体，为城乡居民提供连续、综合、适宜、经济的公共卫生服务和基本医疗卫生服务。

一、居民健康档案的建立及内容

(一)建立居民健康档案的意义

居民健康档案是开展基本公共卫生服务和基本医疗服务的重要记录资料，在保证服务质量、科研教学等方面均有十分重要的作用，其意义在于以下方面。

(1)掌握居民一般状况，包括健康水平、危险因素、家庭问题以及可以利用的家庭和社区资源；为制订治疗方案、预防保健计划提供依据。

(2)及时汇总医疗卫生服务信息、更新健康档案，动态记录居民健康状况评价居民、家庭健康状况。

(3)评价社区卫生服务质量和技术水平的工具之一。

(4)系统而规范的居民健康档案为医学教学、科研提供实践依据。

(二)居民健康档案的建立方法

1.建档对象

以辖区内常住居民，包括居住半年以上的户籍及非户籍居民，以0～6岁儿童、孕产妇、老年人、慢性病患者和重性精神疾病患者等人群为重点。

2.建档方法

为居民建立健康档案的方法很多，入户建档是常用的方法，尤其是为上班族建档，但更应该充分利用各种机会首先为重点人群建立健康档案。比如辖区居民到乡镇卫生院、村卫生室、社区卫生服务中心(站)接受服务时，或通过入户服务(调查)、疾病筛查、健康体检时等，应及时宣传建档的意义，并为之建立健康档案。

3.建档原则

首先应以政策引导、居民自愿为原则，其次要突出重点、循序渐进。优先为老年人、慢性病患者、孕产妇、0～6岁儿童等建立健康档案。建档时更应资源整合、信息共享，以基层医疗卫生机构为基础，充分利用辖区相关资源，共建、共享居民健康档案信息，逐步实现电子信息化。

4.建档流程

居民在利用社区卫生服务常规门诊时建立健康档案，并进行建档后的第一次健康体检。

(三)居民健康档案的内容

在我国，健康档案内容分成3个部分，即居民健康档案、家庭健康档案、社区健康档案。从下面案例中可以了解到居民健康档案、家庭健康档案内容。规范的健康档案应包括以下基本内容。

1.居民健康档案

个人健康档案的内容包括个人基本信息、健康体检、重点人群健康管理记录和其他医疗卫生服务记录。

(1)个人基本情况。①人口学资料:姓名、年龄、性别、住址、电话、受教育程度、职业、婚姻、种族、经济状况、身份证号、医疗保险号等。②健康行为资料:吸烟、饮酒、饮食习惯、运动、就医行为等。③临床资料:疾病史、心理状况和家族史等基础信息。

(2)健康体检:周期性健康体检,含一般物理检查及部分辅助检查项目,了解健康状况,进行健康评价,目的是早期发现常见的疾病及危险因素及时采取防治措施,提高生活质量。

(3)重点人群健康管理:包括国家基本公共卫生服务项目要求的0~6岁儿童、孕产妇、老年人、慢性病和重性精神疾病患者等各类重点人群的健康管理记录。

(4)其他医疗卫生服务记录:包括上述记录之外的其他诊疗、会诊、转诊记录等。

总之与居民健康管理有关的资料均应归入居民健康档案中,如非药物干预记录、老年自理评估记录、老年居家环境安全评估记录等均应归入居民健康档案中。

2.家庭健康档案

家庭健康档案是以家庭为单位,记录其家庭成员和家庭整体有关健康基本状况、疾病动态、预防保健服务利用情况的系统资料。

包括家庭基本资料、家系图、家庭生活周期、家庭主要问题目录、问题描述等。

(1)家庭基本资料:包括家庭住址、电话、人数及家庭其他成员基本信息,与户主关系,按照年龄大小依次填写。

(2)家系图:以绘图的方式表示家庭结构及各成员的关系、健康状况等,是简单明了的家庭评价综合资料。

(3)家庭生活周期:从建立家庭至家庭成员死亡,通常家庭生活经过8个阶段,每个阶段包含了正常和可预见的转变,但还会遇见不可预见的危机,如夭折、离婚、失业、患上慢性病等,因此会使家庭生活的阶段发生变异,如离婚、再婚,独生子女离家上学、工作使家庭立即进入空巢家庭等。

(4)家庭主要问题目录:记录家庭生活周期各个阶段存在或发生的重大生活压力事件。记载家庭生活压力事件及危机的发生日期、问题。按发生的年代顺序逐一编号记录。

3.社区健康档案

社区健康档案是以社区为基础的卫生保健服务的必备工具,是了解社区卫生工作状况、确定社区中主要健康问题及制订卫生保健计划的重要资料。

通过居民卫生调查、现场调查和现有资料收集等方法记录反映社区主要环境特征、影响居民健康问题以及解决问题可利用的资源,确定社区的疾病防治重点和健康优先解决的问题。

社区健康档案包括社区基本资料、卫生服务资源、卫生服务状况、居民健康状况等几个部分。

二、健康档案的应用与管理

(一)健康档案的应用

按照国家基本公共卫生服务规范要求,下列情况均应使用健康档案。

(1)已建档居民到乡镇卫生院、村卫生室、社区卫生服务中心(站)复诊时,应持居民健康档案信息卡(或医疗保健卡),在调取其健康档案后,由接诊医师根据复诊情况,及时更新、补充相应记录内容。

(2)入户开展医疗卫生服务时,应事先查阅服务对象的健康档案并携带相应表单,在服务过程中记录、补充相应内容。已建立电子健康档案信息系统的机构应同时更新电子健康档案。

(3)对于需要转诊、会诊的服务对象,由接诊医师填写转诊、会诊记录。

(4)利用健康档案中提供的信息进行生活方式、家庭存在问题等干预,并记录于健康档案中。

(二)健康档案的管理

健康档案应统一存放于城乡基层医疗卫生机构。根据有关法律法规,城乡基层医疗卫生机构提供医疗卫生服务时,应当调取并查阅居民健康档案,及时记录、补充和完善健康档案。做好健康档案的数据和相关资料的汇总、整理和分析等信息统计工作,了解和掌握辖区内居民健康动态变化,并采取相应的适宜技术和措施,对发现的卫生问题有针对性地开展健康教育、预防、保健、医疗和康复等服务。以居民健康档案为平台,促进基层医疗卫生机构转变服务模式,实现对城乡居民的健康管理。

基层医疗卫生机构应建立居民健康档案的调取、查阅、记录、存放等制度,明确居民健康档案管理相关责任人,保证居民健康档案的正确使用和保管。

居民健康档案的管理要遵守档案安全制度,不得损毁、丢失,不得擅自泄露健康档案中的居民个人信息以及涉及居民健康的隐私信息。除法律规定必须出示或出于保护居民健康目的,居民健康档案不得转让、出卖给其他人员或机构,更不能用于商业目的。

(三)社区护士对健康档案的利用

在开展社区护理工作中,社区护士通过利用社区居民健康档案,为居民提供及时、有效的护理。

1.社区护士对个人健康档案的利用

(1)建立、完善健康档案:在社区居民首次就诊时,社区护士收集个人的一般资料、健康状况、健康问题等信息,为社区居民建立个人及家庭档案。如果是儿童,应记录免疫接种情况,以便查漏补种;如果是孕妇,应记录孕期检查时间、内容等;慢性病患者的记录内容包括就诊时状态、医疗史、家族史、病情及治疗用药效果、饮食及运动习惯、嗜好等。当个人、家庭的基本情况(如住址、电话等)发生变动时,根据情况及时修订,以完善档案记录。

(2)追踪、补充随访记录:将社区居民接受护理照顾或疾病监测等动态信息及时录入健康档案,使个人健康信息动态、完整,为全科医师的诊疗提供依据。

2.社区护士对家庭健康档案的利用

(1)家庭健康评估:社区卫生服务是"以家庭为单位"的管理,通过对家庭健康档案的信息查询,使社区护士了解家庭的基本特征,家庭内、外环境,家庭结构和功能,从而对家庭的健康状态及影响健康的因素做出整体的评估,制订出护理管理计划。

(2)协助家庭成员适时调整角色,促进家庭支持:通过家庭健康档案,了解家庭成员的特点,动员家庭成员调整内、外资源来改善家庭功能,对慢性病患者在情感、经济、平衡膳食、合理运动等方面给予支持,缓冲慢性病患者的精神压力,解决健康问题。

3.社区护士对社区健康档案的利用

(1)社区健康评估:通过社区卫生诊断,评估社区人口群体特征,包括人口数量、构成、健康状况、职业和医疗保障等,掌握社区资源,根据社区健康问题,为制订社区健康教育计划、社区护理计划提供参考。

（2）对特殊人群进行干预管理：利用社区健康档案中的信息，对特殊群体进行健康管理，可以使工作效率显著提高。通过对健康档案中的慢性病高危人群、空巢老人、低保人群、职业人群等标识的检索，了解特殊人群的特点、生活方式、存在的躯体、心理等方面的问题，追踪、记录特殊人群的身体功能及精神变化，以便提供持续性的照顾和护理。

（3）开展流行病学调查，进行科学研究：健康档案可以提供完整、详尽、客观的居民健康资料，是流行病学调查和护理研究的重要参考资料。

（王　艳）

第十节　社区老年人的护理健康管理

随着社会经济、科学技术和医疗卫生事业的发展，人类平均预期寿命不断延长，老年人口逐渐增多，人口老龄化问题已成为我国医疗保健的重要问题。老年人保健是社区护理服务的重要内容之一，社区护理人员应根据老年人的生理和心理特点，为老年人提供保健护理，以促进和维护老年人的健康。

一、概述

（一）基本概念

1.老年人

发达国家 65 岁以上者，发展中国家 60 岁以上者称为老年人。联合国将老年人划分为 3 期：60～74 岁为年轻老人，75～89 岁为老老人，90 岁以上为长寿老人。我国将 60 岁以上人群称为老年人，具体分期：45～59 岁为老年前期，60～89 岁为老年期，90 岁以上为长寿期。

2.人口老龄化

人口老龄化是指总人口中因年轻人口数量减少、年长人口数量增加而导致的老年人口比例相应增长的动态过程。

3.老龄化社会

联合国规定：发达国家年满 65 岁的老年人口占总人口数的 7％以上，或发展中国家年满 60 岁的老年人口占总人口数的 10％以上，即可称为老龄化社会。

2000 年，我国 60 岁及以上人口数占总人口比重达到了 10.46％，标志着我国进入了老龄化社会。到 2014 年，我国 60 岁及以上人口数占总人口比重为 15.5％；65 岁及以上人口数占比 10.1％，首次突破 10％，我国老龄化程度进一步加深。

（二）社区老年保健的内容

社区老年保健通过对老年人进行健康教育，对老年人常见病和慢性病进行治疗、护理和康复，维护和促进老年人健康。

1.增强老年人自我照顾能力

社区护士通过健康教育等方式指导老年人进行身体锻炼和合理饮食，延缓衰老，尽可能长地维持生活自理能力；对伤残老年人给予康复治疗和护理，提供适当的辅助设备，恢复自理能力。

2.延缓机体功能恶化和衰退

老年人器官功能退化,多数患有慢性病。正确治疗和护理老年患者,预防并发症,尽量稳定病情,延缓机体功能恶化和衰退。

3.提高生活质量

协助老年人参与各种社区活动,使老年人在娱乐、社交、精神、情绪及家庭各方面的需要获得满足,提高老年人的生活质量。

4.临终关怀

对临终老人给予身体、心理和社会支持,缓解疼痛,增加舒适度,让老人能安详、宁静地离开人世。

二、老年人的生理心理特点

(一)老年人的生理特点

衰老或老化是生命过程的自然规律。随着年龄的增长,老年人机体功能逐渐衰退,社会角色和生活状态发生改变,出现一系列生理和心理方面的变化。

1.形体的变化

毛发逐渐变细、变白和脱发;皮肤松弛、粗糙、有皱纹、色素沉着;眼睑下垂、眼球内陷;牙龈萎缩,牙齿松动脱落;身高和体重下降,脊柱弯曲度增加,弯腰驼背。

2.各系统功能的变化

(1)感官系统:听力和视力逐渐减退,出现老花眼,易患白内障、青光眼;嗅觉迟钝;味觉敏感性降低;皮肤感觉迟钝。

(2)心血管系统:心脏传导系统退行性变,易发生心脏传导阻滞;心肌、心瓣膜老化,心功能减退,出现心脏杂音;血管弹性减弱,动脉粥样硬化,使动脉压升高、静脉压降低,易发生直立性低血压。

(3)呼吸系统:胸廓呈桶状化,肺的弹性降低,肺活量降低,呼吸功能降低;气管黏膜纤毛运动减少,易有痰液潴留和肺部感染。

(4)消化系统:牙齿缺失,消化液分泌减少,胃肠蠕动减慢,导致消化不良和便秘。

(5)神经系统:脑组织萎缩,自主神经功能紊乱,导致记忆力减退、注意力不集中,严重者发生老年痴呆。

(6)泌尿生殖系统:肾血流量和肾小球滤过率减少,膀胱括约肌减弱、容积减少,常出现尿频、尿急、尿失禁及夜尿增多现象。男性睾丸萎缩纤维化,前列腺增生,常出现排尿困难或尿潴留。

(7)内分泌系统:甲状腺、肾上腺、胰腺等内分泌腺萎缩,各种激素分泌减少,导致老年人基础代谢率降低,易患糖尿病等。

(8)运动系统:骨质疏松、骨密度降低,易发生骨折;肌肉老化、肌力减退,易产生疲劳。

(9)免疫系统:免疫器官逐渐萎缩,免疫细胞数量减少,免疫功能减退。

(二)老年人的心理特点

1.认知方面

老年人回忆、机械记忆能力下降,记忆速度变慢,逻辑记忆能力没有明显下降。思维的敏捷性、灵活性及创造性明显减退。智力衰退。

2.情感与意志

老年人因个性、身体功能下降、社会角色转变、不良生活事件刺激等因素,易产生各种消极情绪,如易激动、自卑、焦虑、抑郁、悲伤等,甚至绝望。

3.性格与行为

老年人的人格较为稳定,人格改变主要表现为不同性质的行为障碍,如多疑、固执、保守、怀旧、发牢骚等。

(三)老年人的患病特点

1.临床表现不典型

老年人由于机体老化,反应性降低,对发热、疼痛等感觉不敏感,自觉症状轻微,起病较为隐匿,临床表现常不典型,易造成误诊或漏诊,给临床的早期诊断和及时、正确的治疗和护理带来困难。

2.多种疾病常并存

老年人由于全身各系统功能均存在不同程度的老化,代偿功能和防御功能降低,易患各种慢性疾病,且常同时患多种疾病。如同时患糖尿病、高血压、冠心病,这些疾病相互关联,相互影响促进,使病情复杂多变。

3.易发生并发症

老年人患病时易发生各种并发症,特别是神经、精神系统并发症。老年人大脑萎缩,中枢神经功能减退,脑动脉硬化易致脑供血不足,使老年人患病时易发生意识障碍或出现神经精神症状。老年人口渴中枢反应迟钝,对水和电解质的平衡代偿能力和耐受性较差,患病时常发生水和电解质平衡失调。长期卧床时易发生压疮、坠积性肺炎、血栓形成、肌肉失用性萎缩、直立性低血压、尿潴留等。严重者可因多器官功能衰竭而死亡。

4.病程长、病情重、预后较差

老年人易患慢性病,起病隐匿,当症状明显时,病情往往已发展到晚期严重的程度。老年人患病后病程长,加之易发生各种并发症,常难恢复到患病前的健康状态。

5.易发生药物的毒性反应

老年人常是多病并存,用药种类多,服药时间较长,药物之间相互作用导致不良反应增多。老年人肝、肾功能减退导致药物代谢速度减慢,药物易蓄积于体内,因此老年人容易发生药物的毒性反应。

三、老年人的日常生活能力评估

日常生活能力(activities of daily living,ADL)评估是对老年人处理日常生活的能力进行评估,以此判断老年人自理能力和独立生活能力。老年人自理功能状态常与健康水平有关,在很大程度上影响着老年人的生活质量。日常生活能力评估包括基础性日常生活能力、工具性日常生活能力、高级日常生活能力 3 个层次。ADL 常用的评定量表包括 Barthel 指数、Katz 指数、功能独立性评定量表等。

1.基础性日常生活能力(basic activities of daily living,BADL)

BADL 是指老年人在每天生活中与穿衣、吃饭、保持个人卫生等自理活动和坐、站、行走等身体活动有关的基本活动。ADL 是老年人最基本的自理能力,是评估老年人功能状态的基本指标,也是评估老年人是否需要照顾的指标。因患慢性疾病,生理功能损伤、身体各器官、各组织功能弱化而导致生活自理能力丧失的老年人称为失能老人。按照国际通行标准分析,吃饭、穿衣、上下床、上厕所、室内走动、洗澡 6 项指标中,1～2 项"做不了"的,定义为"轻度失能",3～4 项"做不了"的定义为"中度失能",5～6 项"做不了"的定义为"重度失能"。失能老人的护理见本章第九节社区残疾人的护理健康部分。

2.工具性日常生活能力(instrumental activities of daily living,IADL)

IADL 是指老年人在家中或寓所内进行自我护理活动的能力,包括购物、家庭清洁和整理、使用电话和电器设备、付账单、做饭、洗衣等,这些活动多需借助或大或小的工具。IADL 要求老年人具有比日常生活能力更高的生理或认知能力,提示老年人是否能够独立生活并具备良好日常生活能力。

3.高级日常生活能力(advanced activities of daily living,AADL)

AADL 反映老年人的智能能动性和社会角色功能,包括主动参加社交、娱乐活动、职业等。

四、社区老年人的健康护理与管理

社区护士应通过健康教育等方式,指导老年人采取有效可行的方法进行自我保健,维护自身的健康状况,提高生活质量。

(一)运动

适度的体力活动可促进血液循环,增强心肺功能,促进消化液分泌,增加肠蠕动,促进代谢产物的排出,延缓机体衰老的过程。老年人在运动中还可以消除寂寞感和失落感。

1.运动原则

老年人参加体育锻炼,除选择负荷较小的项目以外,还应量力而行,持之以恒,遵守 WHO 关于老年人健身的五项指导原则。

(1)应特别重视有助于心血管健康的运动:如散步、慢跑、游泳、骑车等,建议老年人每周进行 3～5 次、每次 30～60 分钟的不同类型运动。年龄较大或体能较差的老人每次 20～30 分钟亦可。

(2)应重视抗阻训练:适度的重量训练在防止肌肉萎缩、减缓骨质丢失、维持各个器官的正常功能等方面均有重要作用。老年人应选择轻量、安全的重量训练,如举小沙袋、握小杠铃、轻拉弹力带,每次不宜时间过长,以免受伤。

(3)注意维持"平衡"体能运动:老年人体能运动的"平衡"应包括重量训练、弹性训练、肌肉伸展及心血管运动多种方面的运动。搭配内容应视个人情况如年龄、疾病、身体素质水平等因素而定。

(4)高龄老年人和体质衰弱者也应参加运动:久坐或久卧不动可加速老化。这部分老年人应尽量选择不良反应较小、安全度高的运动,如慢走、游泳等。

(5)关注与锻炼相关的心理因素,提倡持之以恒:由于体质较弱、体能较差、意志力减弱或伤痛困扰,部分老年人在运动时会产生一些负面情绪,如急躁、怕苦、因达不到预定目标而沮丧等,甚至半途而废,使锻炼达不到预期的效果。因此在指导老年人制订科学的健身计划时,还应同时关注他们可能会出现的负面情绪。

2.运动项目

适合老年人的健身与娱乐的活动项目比较多,应根据年龄、性别、体质状况、兴趣爱好、锻炼基础和周围环境等因素综合考虑,选择适宜的锻炼项目。适合于老年人的健身项目有散步、慢跑、太极拳、气功、球类运动、跳舞等。

3.运动注意事项

(1)注意运动安全:老年人要根据自己的年龄、身体状况和场地条件进行运动,确保有效和安全。运动前后要做热身和整理活动,以防发生心血管系统、骨关节组织的损伤。年老体弱、患有多种慢性病的老年人应根据医嘱运动。发热、头晕、急性疾病、心绞痛、呼吸困难等不适情况下应停止锻炼。

(2)运动量不宜过大:运动应循序渐进,不要操之过急。运动量和强度要以健康状况和体能为基础,由弱到强,动作由简单到复杂。各种功能锻炼要以肌肉不痛、人不感到疲劳为准。

(3)合理安排运动时间:刚开始运动时,运动时间不宜过长,形成规律后,可以每天运动1～2次,每次30分钟左右,一天运动总时间以不超过2小时为宜。老年人最好避开晨起锻炼,尤其冬天,晨起时空气寒冷,易诱发呼吸系统和循环系统疾病,增加猝死的危险。如在晨起锻炼,运动量应小一些。

(4)动作应柔和:行走、弯腰时动作不宜过快、过猛,以免跌倒或扭挫伤。转头或低头时不可用力过猛,防止因颈椎活动范围过大而使椎孔变窄,使本已硬化的动脉血管受压迫、扭曲而造成脑部供血不足。

(5)选择合适的运动场地:老年人较容易发生运动损伤,运动场地的质地要避免太硬或太滑,表面应平整,光线应充足。运动场地尽量选在空气清新、环境优美的操场、公园、树林、疗养院等地。恶劣天气时可选择在室内锻炼。

(6)自我监测运动强度:足够且安全的运动量对患有心血管疾病、呼吸系统疾病或其他慢性病患者尤为重要。运动自我监测最简易的办法是监测运动后心率。运动后最适宜心率(次/分)=170－年龄,身体健康者可用180做被减数。计算运动时心率应采用运动后即刻10秒钟心率乘以6的方法,而不是测量1分钟。监测时应结合自我感觉综合判断,如运动中出现胸闷、心绞痛等,应立即停止运动,及时治疗。运动结束后3分钟内心率恢复至运动前水平,说明运动量偏小;在3～5分钟内恢复至运动前水平,说明运动量适宜;在10分钟以上恢复者,或运动后感到疲劳、头晕、食欲减退、睡眠不良,说明运动量偏大,应减少运动量。

(二)饮食与营养

社区护士应根据老年人的生理特点,指导老年人选择合理的饮食,满足其营养需求,避免因饮食不当造成高血压、高脂血症、糖尿病和肥胖症等疾病的发生。

1.营养比例适当、搭配合理

老年人基础代谢率低,每天应适当控制热量摄入。适当摄入含优质蛋白的食物,如瘦肉、蛋、奶、豆制品等。避免高糖、高脂肪食物的摄入,提倡食用植物油和低盐饮食。多食富含膳食纤维、维生素、钙、铁的食物。每天饮水量在1 500 mL左右。食物种类要多样化,注意粗细搭配、植物性食物和动物性食物合理搭配,充分利用营养素之间的互补作用,以满足机体的需求。

2.食物烹饪合理

食物烹饪时间不宜过长,以保证营养成分不被大量破坏。可将食物加工成菜汁、菜泥、肉末、羹、膏等,以利于老年人进食,并促进营养物质的消化吸收。烹饪时注意色、香、味俱全。

3.恰当的进餐方式

有自理能力的老年人,应鼓励其自己进餐。进餐有困难者可用一些特殊餐具,尽量锻炼老年人自己进餐的能力。完全不能自己进餐者,应协助喂食,注意食物温度和进食速度。不能经口进食者,可在专业人员的指导下采用鼻饲或肠道高营养等方法为老年人输送食物和营养。

4.养成良好的进餐习惯

每天进餐定时定量,早、中、晚三餐占总热能比为3∶4∶3。少量多餐,不宜过饱。饮食要有规律、不偏食、细嚼慢咽,不暴饮暴食、不食过冷过热和辛辣刺激的食物。戒烟、限酒、少饮浓茶。

5.注意饮食卫生

老年人抵抗力差,应特别注意饮食和餐具的清洁卫生,食用新鲜的食物,不吃变质和过期的食物。

(三)休息与睡眠

休息和睡眠是保证每天正常生活的基本要求。充足的休息和睡眠可以解除老年人的疲劳,缓解老年人精神上的压力,促进老年人的健康。

1.生活规律

指导老年人养成良好的活动与睡眠习惯,注意劳逸结合,自行掌握最佳的休息和睡眠时间。白天适度有规律的活动可以促进睡眠。

2.合理休息

老年人需要较多的睡眠时间,但是要注意睡眠的质量。合理的休息要穿插于一整天,不能集合在一段时间内,以免增加疲劳感。

3.情绪调整

情绪和性格对老年人的睡眠也有较大影响,应鼓励和帮助老年人适当地宣泄情绪,调整、维持良好的心态,促进睡眠。

4.睡眠卫生

注意创造良好的睡眠环境,卧室要清洁安全,温湿度适宜,避免光线和噪音的干扰。睡前不要进行剧烈运动,不要喝咖啡、浓茶,养成睡前泡脚的好习惯。选择舒适的睡眠用品,采取适当的睡眠姿势。

(四)心理保健

老年人由于身体器官功能降低、躯体疾病增多、丧偶等影响,易出现孤僻、焦虑、抑郁、悲观等心理。社区护士应指导老年人调整心态,正确面对疾病,增强心理承受能力,主动配合治疗;在不影响身体健康的前提下,鼓励老年人参加力所能及的工作和学习,以充实生活,发挥余热;培养丰富的业余爱好,增进生活情趣;鼓励老年人加强人际交往,主动结识新的朋友,减轻寂寞和烦恼。

(五)定期健康体检

指导老年人每年进行1次健康体检,体检内容包括体格检查、辅助检查及认知功能和情感状态的初筛检查。通过体检可全面了解自身的健康状况,及时发现可导致疾病发生的高危因素并进行自我保健,预防疾病的发生;还可发现尚未出现症状的隐匿性疾病,做到早期诊断和早期治疗。对患有慢性疾病的老年人通过定期检查,可保持病情稳定或减缓病情的进展。

(六)安全与防护

1.预防跌倒

老年人由于机体老化、脑组织萎缩、身体平衡能力下降、听力和视力减退、直立性低血压,或环境中存在危险因素如地面潮湿、不平、光线过暗等原因,容易发生跌倒。社区护士应通过健康教育等方式,让老年人认识到安全的重要性,并对老年人起居情况进行评估,与老年人或家属共同制订计划,预防跌倒。

(1)居室环境布局合理:生活环境的布局尽量符合老年人的生活习惯,室内布置无障碍物,家具的选择与摆设应有利于老年人的使用,方便、安全而舒适。地面应防湿防滑,盥洗室安装坐便器和扶手。

(2)居住环境照明良好:老年人居住的环境应有足够的采光,夜间室内应有照明,特别在卧室与卫生间之间应有良好的夜间照明设施。光线应分散柔和,避免强而集中的光线。

(3)穿着合体:老年人的衣裤不宜过长、鞋不宜过大,以免影响行走。鞋袜合脚,以利于行走时身体保持平衡。尽量不穿拖鞋。

(4)预防直立性低血压:老年人在变换体位时动作不宜过快,尤其起床要慢,以防止直立性低血压。洗澡时间不宜过长,水温不宜过高,提倡坐式淋浴。对有直立性低血压者,尽量夜间不去上厕所,在睡前准备好夜间所需物品和便器,需要下床时应有人陪伴。

(5)注意外出安全:老年人外出时应避开拥堵时段,遵守交通规则,穿戴色彩鲜艳的衣帽,以便于路人和驾驶员识别,减少受伤的危险。

2.预防坠床

老年人的床不宜过高,在条件允许的情况下尽量选择宽大舒适的床,必要时加床档或请专人陪护。

3.预防呛噎

平卧位进食或进食过程中说话、看电视、进食速度过快等易发生呛噎。因此,老年人进食时应尽量采取坐位或半卧位。进食时应集中注意力,不要说话或看电视。吃干食易发噎者,进食时准备水;进稀食易呛者,可将食物加工成糊状。

4.用药安全

老年人易患病,需要经常使用药物。机体生理功能降低影响老年人对药物的吸收、分布、代谢、排泄,易发生药物不良反应。社区护士应帮助老年人正确合理用药,避免不必要的不良反应。

(1)遵医嘱用药:用药种类宜少,服用的药物应有明确的标志,详细注明服用的时间、剂量和方法,以防止发生药物过量、误服等意外。

(2)注意服药安全:指导老年人服药时应取立位、坐位或半卧位,避免取卧位,以避免发生呛咳。用温水服药后,再多饮几口水,使药片能顺利咽下,避免因药片粘在食管壁而使局部黏膜受到刺激,并影响药物的吸收。

(3)观察药物不良反应:定期检查老年人服药的情况,指导家属协助监督其准确合理用药。服药后注意观察,如有不良反应,应及时就医。

5.防止感染

老年人免疫力低下,对疾病的抵抗力较弱,不要到人多的公共场合。应尽量避免患者之间相互走访,尤其是患有呼吸道感染或发热的老年患者。

五、社区老年人常见身心健康问题的护理与管理

(一)便秘

便秘是老年人常见的胃肠道健康问题,发病率可达10%～20%,长期卧床者更高。便秘常见的原因有肠道病变、饮食结构不合理、排便习惯不良、精神因素、疾病与药物影响等。老年人长期便秘可诱发痔疮、高血压及心脑血管意外等,社区护士应对老年人进行健康教育,积极预防老年人便秘。

1.培养良好的饮食习惯

饮食应定时定量,摄入富含纤维素的食物,如蔬菜、水果、粗粮等,适当增加饮水量。

2.养成良好的排便习惯

应定时排便,排便时不看书报、集中精神。避免用力排便,以防发生脑血管意外。

3.适当运动

每天应进行适当的运动,用手掌做腹部环形按摩,促进肠蠕动,避免久坐久卧。

4.药物治疗

遵医嘱口服缓泻药或使用简易通便药,促进排便。

(二)骨质疏松症

骨质疏松症是一种全身骨代谢性疾病,主要临床表现为骨痛、骨折和身高缩短。骨质疏松症是老年人的常见疾病,社区护士应指导老年人采取措施预防、延缓骨质疏松症的发生或降低骨质疏松的程度。

1.摄入足够钙质和维生素 D

老年人应首选饮食补钙,多食奶制品、豆类、鱼类等含钙丰富的食物;其次可遵医嘱适当补充维生素 D 和钙制剂;必要时雌激素替代治疗。

2.坚持户外活动

运动时肌肉收缩对骨骼产生的刺激可增加肌肉的张力和骨密度。阳光中的紫外线能促成皮肤内合成维生素 D,促进肠道对钙的吸收。户外活动时应注意安全,预防跌倒。

3.减少其他影响因素

长期吸烟、饮酒可降低全身骨量,应戒烟限酒。少喝咖啡、浓茶及碳酸饮料,以免影响钙的吸收。

(三)离退休综合征

离退休综合征是指老年人在离退休后由于不能适应新的社会角色、生活环境和生活方式的变化而出现的一种适应性障碍。主要表现为坐卧不安、行为重复、做事犹豫不决、注意力不集中,容易做错事,情绪波动大,容易急躁和发脾气,敏感多疑,有些则有失眠、心悸、多梦等症状。社区护士应从多方面给予心理指导。积极开展老年人心理健康教育,普及心理卫生知识;指导老年人合理安排退休后的生活,做一些力所能及的工作;开展老年活动,培养老年人业余爱好和学习兴趣,寄托精神。帮助老年扩大社交,排解寂寞。

(李媛媛)

第十一节　社区残疾人的护理健康管理

由于人口老龄化、慢性疾病及意外伤害等因素,我国残疾人口正处于快速增长时期。残疾人是我国社区卫生服务的重点人群之一,社区护士应了解残疾人的社区康复知识和技能,为残疾人群提供有关残疾预防、康复和护理方面的服务,促进社区残疾人的健康。

一、概述

(一)基本概念

1.残疾

残疾是指因各种躯体、身心、精神疾病或损伤及先天性异常所致的长期、持续或永久性的器官或系统的缺损或功能障碍状态,这些功能障碍必须明显影响身体各项生理活动、日常生活活动及社会交往活动。

WHO将残疾分为残损、残能、残障三类。残损是指各种原因所致的身体结构器官或系统的生理功能及心理出现异常,影响其部分正常功能。残能是指日常独立生活活动能力部分或全部丧失。残障是指参加社会活动、与他人交往和适应社会能力的部分或全部障碍。

2.残疾人

残疾人是指生理功能、解剖结构、心理和精神损伤异常或丧失,部分或全部失去以正常方式从事正常范围活动的能力,在社会生活的某些领域中处于不利于发挥正常作用的人。

3.社区康复

社区康复是指在社区和家庭层次上对所有病、伤、残者采取的综合康复服务。社区康复为病、伤、残者提供更多平等的康复机会,其实施依靠病、伤、残者自身和他们的家属、所在社区,以及相应的卫生、教育、劳动就业与社会服务等部门。

4.社区康复护理

社区康复护理是指在社区康复过程中,根据总体康复医疗计划,在社区层次上,以家庭为单位,以病、伤、残者为中心,充分利用社区及家庭资源,对社区病、伤、残者进行适宜的功能促进护理,最大限度地恢复其功能,以平等的资格重返社会。

(二)社区康复护理的对象和工作内容

1.社区康复护理的对象

(1)残疾人:包括残损、残能、残障者,如视力障碍、听力障碍、言语障碍、肢体障碍、精神障碍等,是社区康复护理的主要对象。

(2)老年人:老年人由于脏器和器官功能逐渐衰退,导致功能障碍和慢性病,影响老年人的健康,需要进行康复护理。

(3)慢性病患者:包括智力残疾、精神残疾、感官残疾,以及心肺疾病、癌症、慢性疼痛等以慢性病的形式表现出的各种功能障碍。

2.社区康复护理的工作内容

(1)参与残疾预防工作:依靠社区的力量,落实残疾预防的措施,如进行免疫接种,预防急性脊髓灰质炎等致残性疾病的发生。开展社区健康教育,如健康生活方式指导、优生优育指导及安全防护指导等,预防残疾发生。

(2)开展社区康复护理服务:社区护士在康复医师的指导下与其他社区康复专业人员配合,对康复对象进行康复训练指导和心理护理,内容包括教育康复、职业康复、社会康复和独立生活指导等。

(3)协助社区康复转介服务:社区护士应协助社区康复转介服务,掌握转介服务的资源与信息,了解康复对象的需求,提供有针对性的转介服务。

(4)开展社区残疾普查:在本社区范围内,对社区残疾人员分布、社区康复资源及社区居民对康复护理的需求进行调查,进行资料整理分析,为残疾预防和制订康复护理计划提供依据。

二、社区残疾人的康复护理与管理

社区残疾人的康复护理和管理是动员和利用社区、家庭和个人的资源,采用护理程序的方法对社区残疾人进行护理和管理。

(一)社区残疾人的康复护理评估

社区护士通过观察、访谈、社区调查、既往资料分析、护理体格检查等方法进行社区残疾人的康复护理评估。

1.社区评估

评估社区地理环境和社会环境、社区健康状况、社区康复人群、社区康复机构与设置等。

2.家庭评估

评估患者的家庭结构、家庭功能、家庭环境及家庭资源等。

3.患者评估

评估内容包括患者的一般资料、现在和既往的健康状况、心理社会文化状况、护理体检和康复评定。社区护理康复评定内容包括运动功能评定、日常生活活动能力评定、认知功能评定等。

(二)社区残疾人的康复护理诊断

社区康复护理诊断重点关注各种伤病所致的功能障碍状况,应根据残疾人功能障碍的性质、程度、范围、心理状态、生活环境等进行综合分析,确定康复护理诊断。常见的社区康复护理诊断有:自我照顾能力不足、适应能力降低、活动能力障碍、思维改变、能量供应失调、沟通障碍、照顾者角色困难、家庭应对无效等。

(三)社区残疾人的康复护理计划

根据患者健康问题的轻、重、缓、急对康复护理诊断进行排序,确定康复护理目标,制订具体的康复护理措施。康复护理目标涵盖康复护理的意向、状态或情况,包括长期目标和短期目标,应由患者、家庭、护士和其他康复成员一起制订。患者和家属对执行康复计划和康复结果负有直接责任。

(四)社区残疾人的康复护理实施

根据康复护理计划,对患者的家庭康复护理环境进行改造,按照循序渐进的原则协助患者进行各项康复训练。

1.环境改造

理想的康复环境有利于实现康复目标,患者居住环境应采用无障碍设施。居室应有直接采光和自然通风,有良好的朝向和视野;地面平坦、防滑;房门以推拉式为宜,门把手宜采用横执把手;居室布局及家具摆放应便于轮椅通行;门把手、各种开关的高度均应低于一般常规高度,以适合乘轮椅者使用;走廊、卫生间等的墙壁上应设有扶手,便于患者行走和起立。

2.基础护理

做好皮肤、口腔的卫生,保持患者的清洁和舒适。合理饮食,保证患者的营养摄入。

3.日常生活活动能力训练指导

日常生活活动是指人们为独立生活而每天必须进行的与衣、食、住、行、交往密切相关的最基本动作,反映人们在家庭和社区中的基本能力。日常生活活动训练可使残疾人在家庭和社会生活中尽量不依赖或部分依赖他人而完成各项功能活动。

日常生活活动训练的基本方法:首先将日常活动的某些动作分解成简单的运动方式,从易到难,结合护理特点进行床旁训练;根据患者残疾程度选择适当的方法完成每个动作;要以能完成实际生活动作为目标进行训练;若患者肌力不足或缺乏协调性,可先做一些准备训练;在某些情况下,可应用自助具做辅助。

(1)饮食训练:创造良好的进餐环境,选择适合患者功能状态的餐具。①进餐体位训练:宜采取半坐卧位。坐起训练时应指导患者用健侧手和肘部的力量坐起,或由他人协助坐起,注意坐稳;若不能坐起进餐,应采取健侧在下的侧卧位。②进食动作训练:食物及用具放在便于使用的位置上,帮助患者用健手把食物放在患手中,再由患手将食物放于口中,以训练患、健手功能的转换。③咀嚼和吞咽训练:吞咽困难者必须先做吞咽动作的训练后再行进食训练,确定无噎呛危险并能顺利喝水时,可试行自己进食。先用浓汤类等流质食物逐步过渡到半流质再到普食,从少量饮食过渡到正常饮食。

(2)排泄功能训练:①排尿训练应尽早进行,循序渐进。急迫性尿失禁者,训练患者在特定时间排尿;压力性尿失禁者,指导患者进行盆底肌肉训练;反射性尿失禁者,采用指尖轻叩耻骨上区、摩擦大腿内侧、捏腹股沟、听流水声等辅助措施刺激排尿。②排便训练时应注重患者的排便习惯和时间,训练定时排便,调整饮食结构,指导腹部按摩方法。排便困难时可配合使用缓泻剂,帮助排便。对无排便能力者,可采取"手法摘便"。

(3)个人卫生训练:根据患者残疾情况,尽量训练患者自己洗漱、如厕、洗浴,即移至洗漱处、开关水龙头、洗脸、洗手、刷牙;移至卫生间,完成排便活动;移至浴室,完成洗浴过程,移出浴室。

(4)更衣训练:要在患者能坐位平衡时进行更衣训练,选用大小、松紧、厚薄适宜、易吸汗、便于穿脱的衣服、鞋袜。对穿戴假肢的患者要注意配合义肢穿戴。如偏瘫患者穿衣时应先穿患肢,脱衣时先脱健肢。截瘫患者若能坐稳,可自行穿脱上衣,穿裤子时,可先取坐位,将下肢穿进裤子,再取卧位,抬高臀部,将裤子提上、穿好。

(5)床上运动训练:目的是防止压疮和肌肉挛缩,保持关节良好的功能位置。

卧位:根据患者的具体情况选择合适的卧位,如偏瘫患者以向健侧卧位为宜,截瘫和四肢瘫患者宜两侧轮流侧卧。

翻身训练:指导和协助患者进行床上翻身训练。翻身训练有主动和被动两种方式。①主动翻身训练是最基本的翻身训练方法,患者侧卧,躯干后垫枕,先被动地使躯干稍向后倾斜,然后鼓励其恢复到原来的侧卧位;②患者不能主动翻身时,应协助患者进行被动翻身。向健侧翻身时,先旋转上半部躯干,再旋转下半部躯干。向患侧翻身时,将患侧上肢放置于外展90°的位置,再让患者自行将身体转向患侧。

坐位及坐位平衡训练:病情允许时应鼓励患者尽早坐起。长期卧床患者坐起时,易发生直立性低血压,因此宜先从半坐位开始。坐位训练时,可按照从抬高床头-半坐位-坐位的过程进行训练。早期可利用靠背支架、借上肢拉力坐起。坐稳后,可左右、前后轻推,训练其平衡力。

四肢及躯干运动训练:①关节活动训练:若患者能完成主动运动,应指导其主动进行各关节的功能训练。若患者不能进行主动训练,应协助其进行上肢和下肢关节被动运动。患肢所有关节都应按照关节的各个轴进行全范围的被动运动,活动时社区护士一手固定近端关节,另一手支持关节远端,活动到最大幅度时可做短暂维持。各关节训练均应在双侧分别进行,按照从大关节到小关节顺序进行,动作应缓慢柔和。②骨盆运动训练:可为站立做准备。患者仰卧位,双腿屈膝,足踏在床上,将臀部主动抬起,保持骨盆成水平位,维持一段时间后慢慢放下。③肢体控制能力训练：指导患者进行上肢控制能力训练，包括手臂和肘控制能力训练、腕指伸展能力训练。下肢控制能力训练，如髋、膝屈曲训练，踝背屈训练，下肢内收、外展训练，可为以后行走训练做准备。

立位及立位平衡训练：当患者能自行坐稳且下肢肌力允许时，可进行立位及立位平衡训练。可依次协助患者进行扶站、平衡杠内站立、独立站立及单足交替站立。站立时注意保护患者，尤其是高龄或体质较弱者，防止发生意外。可给予辅助器械协助。

（6）移动训练：残疾人因某种功能障碍，不能很好地完成移动动作，需借助手杖、轮椅等完成，严重者需靠他人帮助。移动训练可以帮助患者学会移动时所做的各种动作，独立完成日常活动。①行走训练：行走训练前，先练习双腿交替前后迈步和重心的转移。若有条件可让患者初期在平行杠内进行步行训练，待患者能完成平行杠内行走，则可进行扶持步行训练、独立行走训练或拐杖行走训练。扶持患者行走训练时，扶持者应站在患者患侧，以保护患者。②上下楼梯训练：偏瘫患者扶栏上楼梯时，健手扶栏，先将患肢伸向前方，用健足踏上一级，带动患肢踏上与健肢并行；下楼时，健手扶栏，患肢先下，然后健肢。借助手杖上楼梯时，先将手杖立在上一级台阶，健足蹬上，然后患足跟上与健足并行；下楼梯时，先将手杖立在下一级台阶，患肢先下，然后健肢。

（7）轮椅训练：轮椅是残疾者使用最为广泛的辅助性工具，轮椅的使用应视患者的具体情况而定，应按处方要求配置和使用轮椅。社区护士应指导患者训练从床移到轮椅、从轮椅移到床上及轮椅与厕所便器间的转移。要反复练习，循序渐进；尽量发挥患者的功能，多练习肢体的柔韧性和力量；注意保护，以防意外。

4.言语训练

言语训练包括听力理解训练、阅读理解训练、发音训练、言语表达训练、书写训练等。

（1）向患者解释言语锻炼的目的、方法，鼓励患者讲话，帮助其消除羞怯心理，增强信心，提供练习机会。

（2）训练过程中应尊重患者，语言通俗易懂，语速要慢，最好采用提问式，便于患者回答。对于交流有困难的患者可辅以手势、实物、卡片等。

（3）训练应根据患者语言障碍的情况，选择合适的环境和时间进行训练。

5.心理护理

残疾人有其特殊的、复杂的心理活动，包括精神、心理障碍和行为异常。社区护士应理解、同情患者，针对残疾者的不同心理状态，给予心理疏导。指导患者正确认识自身的疾病，鼓励患者通过各种方式倾诉内心的痛苦体验，给予患者精神上的支持和鼓励；动员患者的家庭支持系统，帮助患者重塑人格，接受现实，树立信心，积极参与康复训练，促进患者心理健康。

6.常见并发症的预防和护理

（1）压疮：对患者及家属进行预防压疮知识和技能的指导，如鼓励和协助患者定期翻身，使用软枕等保护骨隆突处和支持身体空隙处，对压疮易发部位经常给予按摩。局部出现红肿的，应减轻受压、促进血液循环；局部出现疮面的，给予消炎、预防感染治疗；局部有坏死的，消除坏死组织，配合预防措施，以促进新的肉芽组织和表皮增生。

（2）关节挛缩畸形：注意保持肢体的功能位，必要时采取相应的措施改变肢体的紧缩程度；定时更换体位，及时纠正不正确的体姿；定期进行关节可动域的功能训练。

（3）肩关节半脱位：重点是预防，平时勿拖拉患肢；卧床时患肩下垫枕，以防肩后伸；坐位时手应放在面前的桌子上,坐轮椅时应使用一块搭板,双手托在搭板上;平常活动时患肢可以使用吊带,以减轻疼痛;鼓励患者适当加强肩关节的功能锻炼。

(五)社区残疾人的康复护理评价

评价内容包括社区康复组织管理评价、康复护理程序评价及护理效果评价。其中重点是评价康复护理效果,如患者及其家属对相关康复知识和技能的掌握情况,患者功能改善的状况,对康复训练的参与、合作程度,康复护理目标的实现程度等。评价需要社区护士、患者及其他康复成员一起参加,比较患者的健康状况与预期的护理目标。若康复护理目标完全实现,说明康复护理措施有效,可继续执行或终止;若目标部分实现或未实现,应分析原因,及时修改康复护理计划。

(王　艳)

第十二节　社区慢性病的护理健康管理

20 世纪中叶以来,全球疾病谱和死因谱发生了重大变化,无论发达国家还是发展中国家,都出现了以心脏病、脑血管病、糖尿病、恶性肿瘤等在疾病谱和死因谱中占主要位置的趋势,慢性病已成为 21 世纪危害人们健康的主要问题。慢性非传染性疾病,简称慢性病,是对一组疾病的概括性总称、而不是特指某种疾病。起病隐匿、病程长且病情迁延不愈,无传染性,可预防,不可治愈,预防和治疗难以区分。对人群生活质量和生命质量危害最大的主要是心、脑、肾血管病、肿瘤和糖尿病,由于其发病与不良生活方式密切相关,故又称为"生活方式病"。慢性病通常具有下述特点:"一因多果,一果多因,多因多果,互为因果";患病率高,而知晓率、治疗率、控制率低;临床治疗效果较差,预后不好,并发症发病率高、致残率高、死亡率高;病程迁延持久,为终生性疾病,需要长期管理;诊断治疗费用较高,治疗的成本效益较差,对卫生服务利用的需求高。

一、分类

按照国际疾病系统分类法(ICD-10)标准将慢性病分为以下 7 种。

(一)精神行为障碍
老年性痴呆,精神分裂症,神经衰弱,神经症(焦虑,抑郁,强迫)等。

(二)呼吸系统疾病
慢性支气管炎,肺气肿,慢性阻塞性肺疾病等。

(三)心脑血管疾病
高血压,动脉粥样硬化,冠心病,脑血管疾病,肺心病等。

(四)消化系统疾病
慢性胃炎,消化性溃疡,胰腺炎,胆石症,胆囊炎,脂肪肝,肝硬化等。

(五)内分泌,营养代谢疾病
血脂异常,糖尿病,痛风,肥胖,营养缺乏等。

(六)肌肉骨骼系统和结缔组织疾病
骨关节病,骨质疏松症等。

(七)恶性肿瘤

肺癌,肝癌,胃癌,食管癌,结肠癌,乳腺癌,子宫癌,前列腺癌,白血病等。

二、慢性病的流行概况及社会危害

(一)慢性病的流行概况

根据世界卫生组织(WHO)报告,约20年前,全球总死亡人数为5 800万,其中近3 500万人死于慢性病,中国慢性病的死亡人数占了750万。

1.西方发达国家流行概况

在西方发达国家慢性病在总发病或死亡中占相当大部分比例。美国"全国生命统计报告"报道了前10位的死因,其中有7类为慢性病,占总死亡数的71.2%。死因第一、第二位分别为心脏病与恶性肿瘤,占总死因的52.6%。由此可见在美国,全部死亡人数的一半以上是由这两类疾病引起。常见慢性病的病因主要和吸烟、高脂饮食等不良生活习惯方式,职业暴露、环境污染等有关。

2.我国流行概况

我国慢性病发病和患病情况用八个字概括"发展迅速,形势严峻"。《中国慢性病报告》显示近3亿人超重和肥胖,慢性病患者约2.8亿。据30个市和78个县(县级市)死因(ICD-10)统计,城市居民前十位死因为恶性肿瘤、脑血管病、心脏病、呼吸系统疾病、损伤及中毒、消化系统疾病、内分泌营养和代谢疾病、泌尿生殖系统疾病、精神障碍、神经系统疾病,合计占死亡总数的92.0%。与城市比较,农村居民前十位死因及顺位有所不同,农村居民前十位死因为呼吸系统疾病、脑血管病、恶性肿瘤、心脏病、损伤及中毒、消化系统疾病、泌尿生殖系统疾病、内分泌营养和代谢疾病、肺结核、精神障碍,合计占死亡总数的91.9%。

(二)慢性病的社会危害

1.严重危害人群健康

慢性病不仅发病率高,致死率和致残率也不断上升,而且病程长,多为终生性疾病,预后差。慢性病对人群健康的影响还表现在造成患者的心理创伤和对家庭的压力,慢性病首次发作,可使患者产生不同程度的心理反应,轻的出现适应障碍、主观感觉异常、焦虑等,重的可出现愤怒、失助、自怜等心理过程。在慢性病反复发作或出现严重的功能障碍时,又出现失望、抑郁、甚至自杀倾向等。慢性病对家庭的影响是长期的。若家中有一个长期卧床不起的患者,长时间的陪护、转诊,帮助料理生活起居,患者种种异常心理的发泄等都会严重影响家庭成员,消耗家庭经济积蓄和家人精力。

2.经济负担日益加重

慢性病发病率的上升,成为卫生费用过快增长的重要原因。慢性病给个人、家庭、社会和国家带来沉重的经济负担。在某些地区,慢性病与贫困的恶性循环,使人们陷入"因病致贫,因病返贫"的困境。

三、慢性病致病的主要危险因素

危险因素是指机体内外存在的使疾病发生和死亡概率增加的诱发因素,可分为可控制危险因素和难以控制的危险因素。可控制危险因素包括吸烟、酗酒、运动不足、不合理膳食、职业暴露、病原体感染和社会精神心理因素等;难以控制危险因素包括家族遗传、年龄、性别等。慢性病的发生与流行是多个危险因素之间的交互作用和协同作用。而并非单个因素作用的简单相加。

(一)吸烟

吸烟危害健康已是众所周知的事实。香烟点燃后产生对人体有害的物质主要有醛类、氮化物、烯烃类、尼古丁类，可刺激交感神经，胺类、氰化物和重金属，这些均属毒性物质；苯丙芘、砷、镉、甲基肼、氨基酚、其他放射性物质，这些物质均有致癌作用；酚类化合物和甲醛等，这些物质具有加速癌变的作用；一氧化碳能减低血氧含量。

流行病学调查表明，吸烟是肺癌的重要致病因素之一。吸烟者患肺癌的危险性是不吸烟者的 13 倍，如果每天吸烟在 35 支以上，则其危险性比不吸烟者高 45 倍，肺癌死亡人数中约 85% 由吸烟造成。吸烟者如同时接触化学性致癌物质（如石棉、镍、铀和砷等）则发生肺癌的危险性将更高。吸烟与唇癌、舌癌、口腔癌、食管癌、胃癌、结肠癌、胰腺癌、肾癌和子宫颈癌的发生都有一定关系。许多研究认为，吸烟是许多心、脑血管疾病的主要危险因素，烟雾中的尼古丁和一氧化碳是公认的引起冠状动脉粥样硬化的主要有害因素。吸烟者发生卒中的危险是不吸烟者的 2～3.5 倍，如果吸烟和高血压同时存在，卒中的危险性就会升高近 20 倍。吸烟也是慢性支气管炎、肺气肿和慢性气道阻塞的主要诱因之一，吸烟者患慢性气管炎较不吸烟者高 2～4 倍，且与吸烟量和吸烟年限成正比例，吸烟患者肺功能检查显示呼吸道阻塞，肺顺应性、通气功能和弥散功能降低及动脉血氧分压下降。吸烟可引起胃酸分泌增加，烟草中烟碱可使幽门括约肌张力降低，使胆汁易于反流，从而削弱胃、十二指肠黏膜的防御因子，促使慢性炎症及溃疡发生。

(二)过量饮酒

酒是一种高热量无营养的化合物。过量饮酒是指每天饮酒量超过 4 个标准杯（相当于 2 瓶啤酒或 1 两 56 度白酒）的酒量，每周饮酒超过 5 次。

酒精对食管和胃的黏膜损害很大，会引起黏膜充血、肿胀和糜烂，导致食管炎、胃炎、溃疡病。酒精主要在肝内代谢，对肝脏的损害特别大，饮酒可致脂肪沉着于肝细胞，使肝脏肿大，发生脂肪肝。研究表明，平均每天饮白酒 160 g，有 75% 的人在 15 年内会出现严重的肝脏损害，可导致酒精性肝硬化，肝癌的发病与长期酗酒也有直接关系。酒精影响脂肪代谢，升高血胆固醇和甘油三酯，会使心脏发生脂肪变性，严重影响心脏的正常功能。大量饮酒会使心率增快，血压急剧上升，扩张脑部血管，增加脑出血的危险性。因为酒精中不含营养素，经常饮酒者会食欲下降，进食减少，势必造成多种营养素的缺乏，特别是维生素 B_1、维生素 B_2、维生素 B_{12} 和叶酸的吸收。酒精可使几种不同癌症发生的危险性上升，如口腔癌、食管癌和胃癌。饮酒与吸烟的危害具有协同作用。长期饮酒，当血液中的酒精浓度达到 0.1% 时，会使人情绪激动；达到 0.2%～0.3% 时，会使人行为失常；长期酗酒，会导致酒精中毒性精神疾病。

(三)不合理膳食

合理膳食是指一日三餐所提供的营养必须满足人体的生长、发育和各种生理、体力活动的需要。慢性病的发生和人们膳食方式与结构有很大关系，每天脂肪摄入量超过 80 g，发生乳腺癌、结肠癌的危险性明显增加；食物中纤维素摄入量不足，结肠癌、直肠癌等肠道肿瘤发病的危险性增高。食物中的维生素不足，如维生素 A 缺乏与乳腺癌、肺癌、胃癌、肠癌、皮肤癌及膀胱癌的发生有关。经常食用霉变、腌制和烟熏制食物的食物发生肝癌、食管癌和膀胱癌的危险性增加。血总胆固醇、低密度脂蛋白和甘油三酯水平均与冠心病发生呈正相关，高脂肪、高胆固醇和低膳食纤维饮食是冠心病、脑卒中等动脉粥样硬化样疾病的危险因素。高脂肪膳食可以导致胰岛素抵抗，增加 2 型糖尿病发病的危险；长期高热量饮食也增加了糖尿病的发病危险。个体每天钠摄入与血压呈正相关,钾、钙的摄入量与血压呈负相关。膳食因素中与慢性病发生有关的,还有微量元素缺乏、食物的加工与烹调以及进食方式等。

(四)超重与肥胖

超重和肥胖的定义是指可损害健康的异常或过量脂肪的累积,体质指数(body mass index,BMI)是体重/身高的平方(kg/m²),对男女和各年龄的成人都一样,是最有用的人体超重和肥胖衡量标准。

超重或肥胖者同时伴有糖尿病或糖调节受损、高血压、高总胆固醇血症和(或)低高密度脂蛋白胆固醇血症、全身或腹部肥胖、高胰岛素血症伴胰岛素抵抗等这些异常的集中体现,即代谢综合征。这些代谢异常大多是心脑血管病重要的危险因素,急性冠心病的发生率随 BMI 的上升而增加,BMI≥28 者相对于 BMI 正常者缺血性脑卒中的发病危险高 2.2 倍、高总胆固醇血症检出率高 3.0 倍,胆结石的患病率高 4 倍,脂肪肝的检出率亦明显增加。腹型肥胖(腹部脂肪累积过多,又称苹果型身材)者,比身体其他部位(如四肢等)肥胖者,风险更大,更容易出现糖代谢和脂代谢异常。在癌症中,与超重有密切关系的有停经后的乳腺癌、子宫内膜癌、膀胱癌与肾癌。肥胖还可以引起睡眠呼吸暂停综合征、高尿酸血症和痛风等。

(五)缺少体力活动

由于城市化、现代化,缺乏体力活动现象相当普遍。人群中 11%～24% 的人属于静坐生活方式,还有 31%～51% 的人体力运动不足,大多数情况下每天活动不足 30 分钟,目前有 68% 的人没有达到推荐的有益健康的体力活动量。静坐生活方式是全球死亡的第 8 位主要危险因素,导致的疾病负担占全球总负担的 3%～4%。缺乏体力活动可使人体超重与营养分布不均衡,是慢性病主要危险因素之一,其与冠心病、高血压、脑卒中、糖尿病、多种癌症、骨质疏松、龋病等发生有关。缺少体力活动还会导致骨质疏松、情绪低落、关节炎等疾病。而体力活动可以对体重、血脂、血压、血栓形成、葡萄糖耐量、胰岛素抵抗性、某些内分泌激素等发挥作用,使其产生有利于机体健康的变化,从而减少发病的危险。

(六)病原微生物感染

流行病学调查和分子生物学的研究发现,癌症与病原体特别是病毒感染之间确实存在着密切关系。与恶性肿瘤关系密切的主要感染:幽门螺杆菌感染与胃癌;肝炎病毒(HBV、HCV)与原发性肝细胞癌;人乳头瘤状病毒(HPV)与宫颈癌;EB 病毒与各种 B 淋巴细胞恶性肿瘤、鼻咽癌;艾滋病病毒(HIV)与非霍奇金淋巴瘤等。

(七)不良社会心理因素

社会心理因素对慢性病发生也有很大影响,人体疾病的发生发展,不仅和人与自然环境的关系是否协调有关,而且受到社会的制约,特别是与社会变故,与一定时期内社会生产的发展水平及社会文化环境密切有关。紧张的社会事件如战争、空袭、社会动乱可引起人们罹患各种心身疾病。长期压抑和不满,过于强烈的忧郁、悲哀、恐惧、愤怒,遭受巨大心理打击而不能及时自拔易诱发癌症。消极的情绪状态对疾病的发生和发展,病程和转归都起着不良作用。心理紧张刺激与高血压、溃疡病、脑血管意外、心肌梗死、糖尿病、癌症等发病率的增高有一定的关系。一般认为心理上的丧失感,对于健康的危害最大。这种丧失感可以是具体的事或物,如亲人死亡等;也可以是抽象的丧失感,如工作的失败等。其中尤以亲人(如配偶)死亡的影响更大。研究表明,丧偶或亲人死亡能引起个体一种绝望和无援的情绪反应,此时个体难以从心理和生物方面应付环境的需求。精神分析学家 Dianbar 认为,诸如冠心病、高血压性心脏病、心律失常、糖尿病等和人格特征有关。"A型行为类型"被称为"冠心病易患模式",这种行为类型与冠心病有密切联系。"C类人格特征"者癌症患病率较高。人格特点和行为方式与疾病有着密切的联系,它既可作为许多疾病的发病基础,又可改变疾病的过程。因此,对待某种疾病的态度及其与人格有关的反映方式,可影响疾病的转归。

四、社区常见慢性病的干预与管理

社区常见慢性病的干预与管理的实质是三级预防工作的具体落实,以一级预防为主,二级、三级预防并重,主要面向三类人群,一般人群、高危人群和患病人群;重点关注三个环节:危险因素控制、早诊早治和规范化管理;注重运用三个手段:健康促进、健康管理和疾病管理。围绕高血压、糖尿病、心脑血管病、肿瘤等重点慢性病,积极开展社区防治和健康教育,重视高危人群管理,控制社会和个人危险因素,减少疾病负担。慢性病干预与管理工作重点针对:烟草使用、不合理膳食、身体活动不足三种行为危险因素;超重和肥胖、血压升高、血糖升高和血脂异常四种生物学指标异常;以及心脑血管病、恶性肿瘤、慢性呼吸系统疾病、糖尿病四类慢性病。

(一)高危人群的早期发现与管理

1.确定高危人群

结合辖区慢性病流行特点和人、财、物力投入情况,提出高危人群的判断标准。高危人群判断标准的需遵循以下原则:①按慢性病危险度评估方法科学确定判定指标及其水平。②指标不宜过多,易于操作,成本低,便于推广。③高危人群的判定标准具有阶段性,可随支持性环境建设、卫生投入、技术投入、社会参与力度的不断改善逐步下调,从而覆盖更多的对象。建议把具有吸烟、肥胖、血压正常高值、糖调节受损(含空腹血糖受损和糖耐量低减)和高脂血症中任何一项的个体列为慢性病的高危个体。

2.高危人群的干预和管理

为防止或延缓高危人群发展为慢性病,高危人群需要定期监测危险因素所处水平,不断调整生活方式干预强度,必要时进行药物预防。疾病控制机构和医疗卫生机构对高危人群在群体和个体水平实施针对性的健康教育和健康管理。高危人群个体化的健康管理包括以下内容。

(1)收集危险因素信息:危险因素水平可为生活方式干预和药物预防提供依据。如对于血压正常高值者,每半年测量血压一次;对于超重、肥胖,每季度测量体重一次;对于糖调节受损(含空腹血糖受损和糖耐量低减)者,每年测血糖一次;对于血脂异常者,每年测甘油三酯和总胆固醇一次;对于吸烟者,每半年询问一次吸烟情况。对伴有多种危险因素和同时伴有其他慢性病的患者,监测频率还需加强。

(2)强化生活方式干预:高危个体需采取连续性强化生活方式干预,最好纳入系统的健康管理体系。干预的内容主要包括合理膳食、减少钠盐摄入、适当体力活动、缓解心理压力、避免过量饮酒等。强化生活方式干预需要坚持以下原则:①强度适中,循序渐进,针对个体情况,医患共商,确定干预可能达到的阶段性目标。②长期坚持良好的生活方式,逐步形成习惯。③强化干预需要家人和朋友的配合,强化习惯。④强化干预要充分发挥同伴教育的作用,运用"自我管理"技能。高危个体参加"兴趣俱乐部"或"病友俱乐部"等,有助于同伴间交流经验,增强信心,长期坚持,降低成本。

(3)控制其他的并存疾病或危险:血压升高、超重肥胖、血糖升高或糖尿病、血脂异常和吸烟均是心血管病独立的危险因素,同时又有交互作用。高危个体在监测危险因素、强化生活方式干预(包括控烟)的同时,尚需加强对体重、血糖和血脂等指标的监测和控制。

(二)危险因素干预

1.健康生活方式行动

开展全民健康生活方式行动,营造有利于健康的政策环境、生活环境和工作环境。充分利用电视、广播、报纸、期刊及网络等传媒手段,根据不同人群特点,以群众喜闻乐见和易于接受的方式,普及健康生活方式的有关知识。广泛发动社会参与,创建健康生活方式示范社区、单位、学校,形成全社会支持、参与健康生活方式行动的环境和氛围。

2.控制吸烟

加强政策倡导,促进出台公共场所、工作场所禁止吸烟法律、法规和制度,禁止烟草广告、促销和赞助制度等。采取多种手段,开展系统的烟草危害宣传与健康教育。开展吸烟人群戒烟指导和干预,重点开展医师培训,加强医师对患者的戒烟教育。加强对青少年、妇女、公务员、医师等重点人群的健康教育和管理,重点预防青少年吸第一支烟、医师吸烟和妇女吸烟。

3.合理膳食

营造合理膳食支持环境,加强合理膳食健康教育。通过各种途径或方式宣传合理膳食知识和技能,宣传和发放合理膳食支持工具,帮助居民掌握食物中油盐含量识别、烹饪中油盐用量控制方法等技能。针对慢性病患者和高危个体及特殊人群(如孕妇、乳母、学生、老年人等)开展膳食指导工作,推广和普及《中国居民膳食指南》。针对居民膳食高盐高脂等问题,引导企业开发和生产健康食品;促使技术部门和餐饮行业开发和宣传有利于健康的食谱或工具。

4.身体活动促进

倡导建设方便、可行、安全的体育设施环境,出台有利于步行或骑车出行的交通政策;鼓励和支持单位建立职工参加身体活动和锻炼的制度(如工间操制度)等。在多种场所标识合理的运动方式、运动强度、运动量、运动时间和运动目标,引导社区居民、单位职工和学校学生积极参与身体活动。宣传身体活动的重要性和对健康的益处,宣传科学运动与安全知识,推广"不拘形式、不拘场所、动则有益、循序渐进、量力而行"身体活动理念,促使居民将健身活动融入家庭生活、出行、休闲和工作中。广泛开展有利于身体活动的健康促进活动。如在学校开展形式多样的体育锻炼活动;在工厂、机关和事业单位推行工间操以及经常性的体育运动和比赛;在社区建设促进身体活动基本设施,组织发动群众广泛参与身体活动或比赛等。

(三)社区全人群健康教育

利用各种渠道(如健康教育画廊、专栏、版报、广播等)在社区全体人群中广泛宣传慢性病防治知识,提高社区广大人群自我保健意识,倡导健康生活方式,旨在预防和控制慢性病的各种危险因素,改变个体和群体的行为、生活方式,降低社区慢性病的发病率和死亡率,提高居民的健康水平生活质量。

1.分析社区人群特点、需求和社区资源

通过社区调查摸清本社区疾病的基本情况、人群的特点和社区资源,找出本社区的主要公共卫生问题及其影响因素,需重点干预的目标人群等。

2.针对社区人群认知程度,确定健康教育内容,制订社区综合干预计划

通过有计划、有组织、有系统的健康教育,提高居民对慢性病的认识,自愿地采用有利于健康的行为和生活方式。通过改善不良的生活方式和行为,降低疾病危险因素水平,减少慢性疾病的发病率和死亡率,提高居民生活质量。以社区为基础的健康教育是慢性病社区管理必不可少的环节,也是一级预防的有效措施。

3.根据不同人群特点开展分类健康指导和个性化防治策略

(1)青少年:培养良好的行为习惯,全面素质教育,特别是健康心理的培养,性知识教育,合理营养,加强体育锻炼等。

(2)青壮年:以保护第一生产力要素为出发点,控制环境和行为危险因素,控烟、戒烟限酒,减少食盐摄入量,合理膳食,适量运动,消除紧张,避免过度劳累,实施必要的健康监护和健康风险评估。

(3)更年期:调节劳逸,适当休息,加强营养和体能锻炼,必要时补充性激素。

(4)老年人:及时发现高危人群,加强医学监护,控制吸烟、酗酒,高血压,膳食结构不合理,肥胖等心血管糖尿病高发的危险因素;定期体检、进行防癌普查。

(四)慢性病社区防制的评估

对社区慢性病防制的评价指标包括过程评估和效果评估两方面。

1.过程评估

评估社区健康教育覆盖范围,如广播电视等覆盖面、健康材料的发放范围;评估社区不同目标人群参与相应健康促进活动的比例,以及参与者对活动的满意程度等。指标:慢性病患者管理率(含建档率)、慢性病患者随访率、健康教育覆盖率、社区人群参与率、参与人群满意率等。

2.效果评估

评估社区人群对慢性病防治知识的知晓程度;评估目标人群对防治知识的知晓情况、态度和行为习惯。评价指标:防治知识的知晓率、目标人群知识、态度行为的形成率、某病种患病人群并发症的发生率及稳定率等。

（王　艳）

第十三节　传染性疾病的护理健康管理

在"预防为主、防治结合"的卫生工作方针指导下,一些传染病如天花、脊髓灰质炎、白喉、伤寒、乙型脑炎等已被消灭或得到控制;但有些传染病如病毒性肝炎、流行性出血热、结核病等仍广泛存在;还有一些新发现的传染病,如艾滋病、传染性非典型肺炎、人感染禽流感及埃博拉出血热等也开始流行。这些均说明传染病的预防与控制仍是我国所面临的一个十分严峻的公共卫生问题,也说明在相当长的一段时间内,我国城乡社区卫生服务工作中必须始终把传染病的防治作为主要工作来抓,而社区护理更应该重点做好社区传染病患者的护理与管理。

传染性疾病是由病原微生物和寄生虫感染人体后产生的有传染性、在一定条件下可造成流行的疾病。

一、传染病的基础知识

传染病传播快、易造成流行,严重地危害居民健康。传染病的发生和流行取决于流行过程的三个基本条件,包括传染源、传播途径和易感人群。同时,传染病流行过程还受自然因素和社会因素的影响。

(一)病原体

每一种传染病都是由特异的病原体引起的。病原体包括微生物(细菌、病毒、衣原体、支原体、立克次体、真菌、螺旋体等)和寄生虫(原虫和蠕虫)。病原体侵入人体后,当人体抵抗力强的时候,病原体或被消灭,或被排出体外或造成隐性感染。如果人体的抵抗力降低或免疫功能失常,病原体就会在体内繁殖,引起传染病发作。

(二)传染病感染过程的表现

病原体通过各种途径进入人体后就开始了感染过程。在一定的环境条件影响下,根据人体防御功能的强弱和病原体数量及毒力的强弱,感染过程可以出现五种不同的结局,即感染谱。这些表现可以移行或转化,呈现动态变化。

1.病原体被清除

病原体进入人体后,可被机体非特异性防御能力所清除。这种防御能力有皮肤和黏膜的屏障作用、胃酸的杀菌作用、正常体液的溶菌作用、组织内细胞的吞噬作用等。同时,亦可由事先存在于体内的特异性被动免疫(来自母体或人工注射的抗体)所中和,或由通过预防接种或感染后获得的特异性主动免疫所清除。人体不产生病理变化,也不引起任何临床表现。

2.隐性感染

隐性感染又称亚临床感染,是指病原体侵入人体后,仅诱导机体产生特异性免疫应答,而不引起或只引起轻微的组织损伤,临床症状、体征甚至生化改变不明显,只能通过免疫学检查才能发现已经感染。隐性感染过程结束以后,大多数感染者获得不同程度的特异性主动免疫,病原体被清除。少数感染者未能形成足以清除病原体的免疫力,则转变为病原携带状态,称为无症状携带者,成为传染源。

3.显性感染

显性感染又称临床感染,是指病原体入侵人体后,不但诱发机体发生免疫应答,而且通过病原体本身的作用或机体的变态反应,导致组织损伤,引起病理改变和临床表现。有些传染病在显性感染过程结束后,病原体可被清除,感染者可获得较为稳固的免疫力,如麻疹、甲型肝炎和伤寒等,不易再受感染。但另有一些传染病病后的免疫力并不牢固,可以再受感染而发病,如细菌性痢疾、阿米巴痢疾等。小部分显性感染者亦可成为慢性病原携带者。

4.病原携带状态

病原携带状态是指病原体侵入人体后,可以停留在入侵部位或侵入较远的脏器继续生长、繁殖,而人体不出现任何的疾病状态,但能携带并排除病原体,成为传染病流行的传染源。按病原体的种类不同,病原携带者可分为带病毒者、带菌者或带虫者等。一般而言,若其携带病原体的持续时间短于 3 个月,称为急性携带者;若长于 3 个月,则称为慢性携带者。对乙型肝炎病毒感染,超过 6 个月才算慢性携带者。所有病原携带者都有一个共同的特点,即无明显临床症状而携带病原体,因而,在许多传染病中,如伤寒、细菌性痢疾、霍乱、白喉、流行性脑脊髓膜炎和乙型肝炎等,成为重要的传染源。

5.潜伏性感染

病原体感染人体后,寄生于某些部位,机体的免疫功能足以将病原体局限化而不引起显性感染,但又不足以将病原体清除,致使病原体潜伏于机体内,当机体免疫功能下降时,可导致机体发病。常见于水痘、结核病、疟疾等。潜伏性感染期间,病原体一般不排出体外,不会成为传染源,这是与病原携带状态不同之处。

(三)传染病流行过程的基本环节

传染病的流行过程就是传染病在人群中发生、发展和转归的过程。流行过程的发生需要传染源、传播途径和易感人群这三个环节同时存在,切断任何一个环节,流行即告终止。

1.传染源

传染源指病原体在体内生长、繁殖并能排出体外的人或动物。包括患者、隐性感染者、病原携带者、受感染的动物。

(1)患者:是传染病的主要来源。患者通过咳嗽、呕吐、腹泻等多种方式排出病原体而成为重要的传染源。传染病患者能排出病原体的整个时期称为传染期,是决定传染病患者隔离期的重要依据。大多数传染病主要传染期在临床症状期,少数传染病在潜伏期末即有传染性,如甲型病毒性肝炎。不典型患者的症状较典型患者更难发现,因而更具有传染源意义。慢性或迁延型患者常间歇或持续排出病原体,时间长、活动范围大,与易感者接触机会较多,也是重要的传染源。

(2)隐性感染者:隐性感染者症状轻或无症状,却往往易被误诊、漏诊,使其在人群中自由活动,难以管理,所以是极重要的传染源,如流行性脑脊髓膜炎、脊髓灰质炎等。

(3)病原携带者:某些传染病患者恢复后在一段时间内仍继续排出病原体,也有些健康人携带某种致病菌,由于没有明显临床症状,不易被发现,有重要的流行病学意义。如脑膜炎奈瑟菌常有健康带菌者,伤寒沙门菌、乙型肝炎病毒等可有恢复期带病原体者。

(4)受感染的动物:以受感染的动物作为重要传染源的传染病主要有狂犬病、鼠疫、流行性乙型脑炎、流行性出血热、血吸虫病等。受感染的动物作为传染源,其危害程度主要取决于人与其接触的机会、密切程度、动物的种类、动物数量、传播条件,以及人们生产活动、生活习惯、卫生条件和防护措施等。

2.传播途径

传播途径指病原体离开传染源后,再次侵入新的易感者体内所经历的路径和过程。同一种传染病可以有多种传播途径。

(1)空气传播:病原体存在于空气、飞沫、尘埃中,易感者吸入而引起感染,是呼吸道传染病的主要传播途径,如流行性感冒、流行性脑脊髓膜炎、结核病、麻疹、禽流感等。

(2)粪-口传播:病原体借粪便排出宿主体外,污染水、食物、食具,易感者进食、饮水时获得感染,如细菌性痢疾、霍乱、伤寒、甲型病毒性肝炎等。这是肠道传染病的主要传播途径,也可传播寄生虫病。

(3)接触传播:易感者与被病原体污染的水或土壤接触时获得感染,如钩端螺旋体病、破伤风、血吸虫病和钩虫病等。人被患病动物咬伤后,动物唾液中的病毒通过伤口进入人体而引发狂犬病。日常生活的密切接触也有可能获得感染,如麻疹、白喉、流行性感冒等。不洁性接触可传播 HIV、HBV、HCV、梅毒螺旋体、淋病奈瑟菌等。

(4)虫媒传播:被病原体感染的吸血节肢动物,于叮咬时把病原体传给易感者,可引起疟疾、斑疹伤寒、流行性乙型脑炎、黑热病、莱姆病和恙虫病等。根据节肢动物的生活习性,往往有严格的季节性,有些病例还与感染者的职业及地区有关。

(5)血液、体液传播:病原体存在于传染源的血液或体液中,通过应用血液制品、分娩或性交传播,如艾滋病、乙型病毒性肝炎、丙型病毒性肝炎和疟疾等。

3.易感人群

对某种传染病缺乏特异性免疫力的人称为易感者,他们都对该病原体具有易感性。人群作为整体对传染病易感的程度称为人群易感性。人群对某种传染病易感性的高低取决于易感者在该人群中所占比例,且与传染病的发生和传播有密切关系。新生儿的增加、免疫人口减少、易感人群的流入等因素使人群易感性增加,容易引起传染病流行。预防接种、免疫人群迁入、传染病流行后等因素均使人群易感性降低,可减少或终止传染病的流行。

(四)传染病流行的影响因素

传染病流行的影响因素分为自然因素及社会因素。自然因素和社会因素通过对传染源、传播途径、易感人群三个环节的作用,促进或抑制传染病的流行过程。

1.自然因素

地理、气象、生态条件等因素对传染病流行过程的发生和发展有着重要影响。寄生虫病和由虫媒传播的传染病对自然条件的依赖尤为明显。自然因素可直接影响病原体在外界环境中的生存能力,如钩虫病少见于干旱地区。自然因素也可通过降低机体的非特异性免疫力而促进流行过程的发展,如寒冷可减弱呼吸道抵抗力,炎热可减少胃酸的分泌等。某些自然生态环境为传染病在野生动物之间的传播创造了良好的条件,如鼠疫、钩端螺旋体病等,人类进入这些地区时亦可受感染,称为自然源性传染病或人畜共患病。

2.社会因素

包括社会制度、经济状况、生活条件和文化水平等,对传染病流行过程有决定性的影响。新中国成立后,人民生活、文化水平不断提高,施行计划免疫,使许多传染病的发病率明显下降或接近被消灭。但由于改革开放、市场化经济政策的实施,人口大量流动、生活方式和饮食习惯的改变、环境的污染等使得一些传染病流行的速度更快、发病率升高,如结核病、艾滋病等。

二、传染病的社区管理

传染病的社区管理重点是预防。贯彻三级预防的原则,针对传染病流行的环节,采取措施管理传染源,切断传播途径,保护易感人群,降低传染病的发病率、死亡率和致残率。

(一)一级预防

即病因的预防。通过健康促进、健康教育、免疫接种等手段,降低传染病的发病率。

1.保护易感人群

通过提高人体对传染病的免疫力,从而降低传染病的发病率。

(1)增强非特异性免疫力:非特异性免疫是机体对进入人体内异物的一种清除机制,主要包括各种屏障作用,血液中吞噬细胞和粒细胞、补体、溶菌酶等对病原体的吞噬及清除作用。在病原体及毒素的作用下,非特异性免疫力又是产生特异性免疫力的基础。增强非特异性免疫力可采取以下措施:社区护士有计划、有目的地教育居民加强体育锻炼、养成良好的生活习惯、建立规律的生活制度、改善居住条件、协调人际关系、保持心情愉快;加强个人防护,如戴口罩、使用安全套等。

(2)增强特异性免疫力:通过有计划的预防接种,提高人群的主动或被动特异性免疫力,是预防传染病非常重要的措施。

1)人工主动免疫:有计划地将减毒或灭活的病原体、纯化的抗原和类毒素制成菌(疫)苗接种到人体内,使人体于接种后1~4周产生抗体,称为人工主动免疫。免疫力可保持数月至数年。

计划免疫是根据规定的免疫程序,对易感人群有计划地进行有关生物制品的预防接种,以提高人群的免疫水平。我国颁布的《扩大国家免疫规划实施方案》,扩大了计划免疫范围,可预防的传染病已包括乙型肝炎、结核病、脊髓灰质炎、百日咳、白喉、破伤风、麻疹、甲型肝炎、流行性脑脊髓膜炎、流行性乙型脑炎、风疹、流行性腮腺炎、流行性出血热、炭疽和钩端螺旋体病等 15 种传染病。

此外,免疫水平低及由于职业关系受感染威胁大的人群可按需作为预防接种的重点。

2)人工被动免疫:将制备好的含抗体的血清或抗毒素注入易感者体内,使机体迅速获得免疫力的方法,称为人工被动免疫。常用于治疗或对接触者的紧急预防。常用制剂有抗毒血清、人血丙种球蛋白、胎盘球蛋白和特异性高价免疫球蛋白等。

(3)药物预防:对某些尚无特异性免疫方法或免疫效果尚不理想的传染病,在流行期间可给易感者口服预防药物,这对于降低发病率和控制流行有一定作用。

2.切断传播途径

采取一定的措施,阻断病原体从传染源转移到易感宿主的过程,从而防止疾病的发生。由于各种传染病的传播途径不同,对疫源地污染的途径也不同,故采取切断传播途径的措施也各不相同。其主要措施包括隔离和消毒。

(1)隔离:是将患者或病原携带者安置于指定的地点,与健康人和非传染病患者分开,防止病原体扩散和传播。

呼吸道隔离:对由患者的飞沫和鼻咽分泌物经呼吸道传播的疾病,应采用呼吸道隔离预防。社区卫生服务机构或家庭应安置患者于单独房间,相同病种患者亦可同住一室,注意室内通风。限制患者的活动范围,患者一般不外出,如必须外出,应戴口罩。患者咳嗽、打喷嚏时应用纸巾遮住口鼻,并将纸巾扔入密闭袋中进行无害化处理。与患者接触时应戴口罩,必要时穿隔离衣、戴手套。

消化道隔离:对由患者的排泄物直接或间接污染食物、食具而传播的传染病应采用消化道隔离预防。社区卫生服务机构将同病种患者安置于一室,否则应加强床旁隔离。接触传染期患者应穿隔离衣,接触其排泄物或污染物要戴手套,并及时进行手消毒。要求患者严格洗手,卫生间、门把手等应每天消毒。保护水源,指导居民家庭和个人选择新鲜食品原料,防止病从口入。

接触隔离:适用于经直接或间接接触传播的疾病。接触患者时穿隔离衣、戴口罩和手套,接触患者或污染物品后应及时洗手和手消毒。对污染的用具及敷料应严密消毒或焚烧。

虫媒隔离:用于以昆虫为媒介传播的疾病。患者应做好卫生处置,室内有完善的防蚊设施,如蚊帐、纱门和纱窗。社区工作人员应指导居民居室装防虫设备,保持庭院和公共场所清洁整齐,定期喷洒药液灭虫以防治蚊、蝇等昆虫。

血液、体液隔离:适用于由血液、体液、血液制品传播的疾病。社区护士接触患者的血液、体液及分泌物时应戴手套、穿隔离衣,脱手套后认真洗手,操作时要防止针刺伤。手部皮肤有破损的照顾者,直接接触患者时应戴双层手套,被污染的物品应及时消毒或销毁。帮助居民建立健康的生活方式,不吸毒,采取安全的性行为。

(2)消毒:是传染病防治工作中的重要环节,是有效切断传染病的传播途径、控制传染病传播的重要手段。①预防性消毒:在未发现传染源的情况下,为预防传染病的发生,对可能受到病原体污染场所、物品和人体进行消毒。如对饮用水源、餐具的消毒,也包括社区卫生服务机构环境和医务人员手的消毒。②疫源地消毒:指对目前存在或曾经存在传染源的地区进行消毒,目的在于消灭由传染源排到外界环境中的病原体,包括随时消毒和终末消毒。随时消毒是对传染源的分泌物、排泄物及其污染物品及时消毒。终末消毒是在传染源离开疫源地后所进行的最后彻底的消毒,如患者出院、死亡后对其所处环境、所接触物品和排泄物等的消毒。

(二)二级预防

传染病的二级预防要做到早发现、早诊断、早报告、早隔离、早治疗。

1.早发现、早诊断

很多传染病早期传染性很强,故早期发现传染源是预防传染病蔓延的重要措施。应建立健全城乡三级医疗防疫卫生网,方便群众就医;提高社区医务人员的业务水平,加强工作责任心,开展社区卫生宣传教育,提高群众对传染病的识别能力;有计划地对集体单位人员或学校学生进行健康体检和筛查,对早期发现、早期诊断传染病具有重要意义。

2.早报告

全面、迅速、准确的传染病报告是各级卫生人员的重要职责,也是防疫部门掌握疫情、做出判断、制订控制疫情的策略及采取控制措施的基本依据。

(1)报告人:各级各类医疗机构、疾病预防控制机构、采血机构均为责任报告单位;其执行职务的医护人员、乡村医师、社区卫生服务人员及个体开业医师均为疫情责任报告人。传染病的一切知情者,包括亲属、邻居、社区管理干部,均有报告传染病的法定义务。

(2)报告种类:截止到目前,我国法定传染病分为甲类、乙类、丙类,共计40种。①甲类传染病:又称为强制管理传染病,共两种,包括鼠疫、霍乱。②乙类传染病:又称为严格管理传染病,共26种,包括传染性非典型性肺炎、人感染高致病性禽流感、病毒性肝炎、细菌性和阿米巴痢疾、伤寒和副伤寒、艾滋病、淋病、梅毒、脊髓灰质炎、麻疹、百日咳、白喉、新生儿破伤风、流行性脑脊髓膜炎、猩红热、流行性出血热、狂犬病、钩端螺旋体病、布鲁菌病、炭疽、流行性乙型脑炎、肺结核、血吸虫病、疟疾、登革热、人感染H7N9禽流感、新型冠状病毒感染。③丙类传染病:又称为监测管理传染病,共11种,包括流行性和地方性斑疹伤寒、黑热病、丝虫病、棘球蚴病、麻风病、流行性感冒、流行性腮腺炎、风疹、急性出血性结膜炎,以及除霍乱、痢疾、伤寒和副伤寒以外的感染性腹泻病、手足口病。

(3)报告时限:发现甲类传染病和乙类传染病中的肺炭疽、传染性非典型肺炎、脊髓灰质炎、人感染高致病性禽流感的患者或疑似传染病患者时,或发现其他传染病和不明原因疾病暴发时,应于2小时内将传染病报告卡通过网络报告;未实行网络直报的责任报告单位应于2小时内以最快的通信方式(电话、传真)向当地县级疾病预防控制机构报告,并于2小时内寄送出传染病报告卡。

对其他乙类、丙类传染病患者、疑似传染病患者和规定报告的传染病病原携带者在诊断后,实行网络直报的责任报告单位应于24小时内进行网络报告;未实行网络直报的责任报告单位应于24小时内寄送出传染病报告卡。县级疾病预防控制机构收到无网络直报条件责任报告单位报送的传染病报告卡后,应于2小时内进行网络直报。

3.早隔离、早治疗

发现传染病患者或疑似传染病患者,应将其安置在一定场所,使之不与健康人接触,便于集中管理、消毒和治疗,防止传染病蔓延。隔离方式有住院隔离、临时隔离室隔离和家庭隔离等,隔离时间应自发病日起直至该病传染性完全消失为止。

早期治疗使患者早期治愈,降低死亡率,而且能及早消除病原体携带状态,终止患者继续作为传染源,减少疾病传播机会。

(三)三级预防

主要针对传染病的临床期和康复期采取各种有效治疗和康复措施,以防止病情恶化,预防并发症和残障。在临床期,要坚持一般治疗、对症治疗和病因治疗并重的原则。重症传染病可出现各种并发症,如肠出血、肠穿孔、中毒性肝炎、中毒性心肌炎等,因此应密切观察患者有无并发症的发生,争取早发现、早治疗。某些传染病如脊髓灰质炎和脑膜炎等可引起一定程度的后遗症,要采取针灸、理疗等康复治疗措施,促进机体康复。

(四)传染病的访视管理

1.初访

所在社区发现传染病后,社区护士应于 24 小时内进行初访。

(1)核实诊断:各级各类医疗机构、疾病预防控制机构中执行职务的医护人员、乡村医师等在就诊患者中发现传染病后,立即进行疫情报告,由相关部门收集信息后,按患者居住或所在住址分发给地段责任医务人员;社区护士经过核实诊断后于 24 小时内进行访视管理。

(2)调查传染病的来源:在初访时要调查该传染病在何时、何地、通过何种传播途径传播的。

(3)判断疫情的性质和进展:确定疫情性质找出流行特征。

(4)采取防疫措施:按照传染病传播流行的三个环节及传播特点,采取有效的、适合现场具体情况的措施,指导疫源地处理及开展人群防治。

(5)做好疫情调查处理记录:认真、及时填写"传染病调查表""流行病学访视表",作为医学统计、分析、总结之用。

2.复访

在初次访视后,应根据传染病的病程和特点进行复访。内容包括:①了解患者病情的发展和预后情况,进一步确诊或对原诊断做出修正;②了解家属及接触者的发病情况,对患者立案管理;③检查防疫措施的落实情况,开展卫生宣教;④及时填写"传染病复访表",如患者痊愈或死亡,本案管理结束。

(五)社区护士在传染病管理中的角色

社区护士在传染病的防治工作中担负着重要的任务。因此,社区护士应掌握传染病的类型、流行规律。拟订正确、有效的防治策略与措施,并能在家庭访视、学校及社区其他公共场所进行健康知识宣教,及时对居民开展预防传染病的健康指导,做到早预防、早发现、早报告疫情、早隔离治疗,以便防治和消灭传染病,保障与促进社区居民的健康。

三、常见传染性疾病的护理与管理

(一)肺结核

经过规范治疗的肺结核完全可以治愈,根据我国肺结核病的疫情预防肺结核的工作显得非常重要,加强管理工作,建立专业队伍对预防肺结核的传播十分需要的。

1.建立、健全各级防治机构

专业人员要全面负责组织与制定防治规则,大力开展肺结核防制专业人员的继续教育和社区群众的健康教育,使各类人群养成良好的饮食行为,注意平衡膳食、合理营养,健康的卫生习惯,增强体质。

控制传染源、切断传播途径及增强人群免疫力、降低易感性等是控制结核病流行的基本原则,具体措施有以下几点。①控制传染源:早期发现痰涂片阳性的肺结核患者。因具有传染性,应及时隔离接受正规治疗。②养成良好的个人卫生习惯：房间经常通风换气；不随地吐痰；不对着他人打喷嚏或大声说话；加强锻炼身体，增强抵抗力。

2.早期彻底治疗患者

（1）针对各类人群，尤其是托幼机构、学校、服务性行业等从业人员及易感人群要定期做健康检查；严格筛查疫情严重的地区，重点调查疫情已控制地区的发病线索，早期诊断门诊病例，避免漏诊和误诊；一旦查实应及时彻底治疗，同时加强随访。

（2）已感染结核杆菌并有较高发病可能的个体应在医师指导下进行药物预防等，积极配合医师治疗，规律服药，定期检查，提高治愈率；家属应积极协助患者顺利地通过治疗战胜疾病。

3.接种卡介苗

我国规定接种对象包括新生儿出生时、每隔 5 年左右检查结核菌转阴性者及时补种至 15 岁；从边远低发病地区进入高发地区的入学新生和入伍新兵等结核菌阴性者。

禁忌接种对象包括已患肺结核、急性传染病痊愈后未满 1 个月或患慢性病期间的儿童。

4.控制结核人人有责

指导咳嗽、咳痰 2 周以上或有咯血/血痰、怀疑肺结核的个体，尽快到当地结核病防治所或疾病预防控制中心结核科，进行免费胸片检查和痰涂片检查。凡被确诊为活动性肺结核的患者都是化学治疗（简称化疗）的对象，其中痰涂片阳性的肺结核患者是化疗的主要对象，尤以新涂阳肺结核患者为重点。初治活动性肺结核患者和复治涂阳肺结核患者（对复治涂阳患者提供一次标准短程化疗方案治疗）均为免费化疗的对象。只要坚持正规治疗、规律服药、完成疗程，新发肺结核患者几乎都能治愈。若不按照规范治疗则易造成治疗失败和耐药病例，就会增加治疗难度，给家庭、社会带来更大的危害。

积极预防和控制结核病，养成良好的个人卫生习惯，不随地吐痰，室内经常通风换气，加强锻炼身体，增强抵抗力。

（二）艾滋病

艾滋病又称获得性免疫陷综合征（acquirid immunodeficiency syndrome，AIDS）由人类免疫缺陷病毒（human immunodeficiency virus，HIV）引起的一种严重传染病。临床上由无症状病毒携带者发展到最后并发严重机会性感染和恶性肿瘤，目前尚无有效防治方法，病死率极高。

病原体为一种逆转录病毒，于 1986 年被世界卫生组织统一命名为 HIV，由于从西非艾滋病患者分离出一种类似病毒称为 HIV Ⅱ 型（HIV2），故将原病毒称为 HIV Ⅰ 型（HIV1）；HIV 属于慢性病毒属，呈圆形或椭圆形，直径 40～90 nm，为单股 RNA 病毒，外有类脂包膜，中央位核，圆柱状；对外界抵抗力较弱，加热 56 ℃ 30 分钟和一般消毒剂如 0.5％次氯酸钠，5％甲醛、70％乙醇 2％戊二醛等均可灭活，对紫外线不敏感。

1.管理传染源

加强国境检疫，禁止 HIV 感染者入境；隔离患者及无症状携带者，消毒处理患者血液、排泄物和分泌物，避免与患者密切接触等。

2.切断传播途径

加强卫生宣教，取缔娼妓，禁止各种混乱的性关系，严禁注射毒品；限制生物制品特别是凝血因子Ⅷ等血液制品进口；推广使用一次性注射器，防止患者血液等传染性材料污染针头等利器刺伤或划破皮肤；严格婚前检查，限制 HIV 感染者结婚；已感染的育龄妇女应避免妊娠、哺乳等。

3.保护易感人群

正在研究 HIV 抗原性多肽疫苗及基因疫苗,距大规模临床应用为时尚远,目前主要的措施是加强个人防护,定期检查,消毒处理医疗器械和生活物品。

（王　艳）

第十四节　疫　苗　应　用

一、应用疫苗分类

我国疫苗应用分一类疫苗和二类疫苗。

（一）一类疫苗

包括预防传染力强、危害严重的 7 类疾病,国家免费强制性要求全部儿童注射,又称为"计划免疫类疫苗",目前包括 10/11 类疫苗覆盖 15 种疾病(表 1-1)。一类疫苗均为国内自己生产的疫苗,已使用较长时间、效果好、价廉。

表 1-1　计划免疫类疫苗(一类疫苗)

疫苗名词	预防疾病
卡介苗	结核病
乙型肝炎疫苗	乙型肝炎
脊髓灰质炎(OPV)疫苗	脊髓灰质炎
麻疹/麻腮风三联疫苗	麻疹、风疹、腮腺炎
百白破疫苗(DTP)/DT 疫苗	百日咳、白喉、破伤风
乙型脑炎疫苗	乙型脑炎
流行性脑膜炎疫苗	流行性脑膜炎
甲型肝炎疫苗	甲型肝炎
流行性出血热疫苗	流行性出血热
炭疽和钩端螺旋体疫苗	炭疽和钩端螺旋体病

1.卡介苗(BCG)

用活的无毒牛型结核杆菌制成,接种 4～8 周产生免疫力,特异性免疫约需 3 个月,但 BCG 的预防时间尚不清楚。BCG 对结核性脑膜炎和播散性结核有较好预防作用。BCG 为诱导机体 T 细胞免疫反应,新生儿细胞免疫发育成熟,接种 BCG 反应好。我国 BCG 有冻干制剂和注射剂,皮内注射接种。BCG 接种前不需作结核菌素皮肤试验,不推荐 BCG 复种。接种后偶见局部淋巴结炎症、类狼疮反应、瘢痕形成等不良反应发生。2004 年 WHO 的立场文件建议在结核病发病率高的地区与国家仍应在婴儿出生后尽早接种 BCG。

2.乙肝疫苗

有血源乙肝疫苗及基因重组(转基因)乙肝疫苗两种类型,目前我国多采用基因重组(转基因)乙肝疫苗,有儿童和成人两种剂型,分别用于儿童和 20 岁以下的青少年及 11～19 岁的青少年和成人,肌内注射。新生儿应尽早接种乙型肝炎疫苗(＜24 小时)。乙肝疫苗接种后反应轻微,一般 1～2 天消失。酵母重组乙肝疫苗可与 Hib、BCG、甲肝、脊髓灰质炎、麻疹、流行性腮腺炎、风疹、DTP 等疫苗分不同部位同时接种。

3.脊髓灰质炎疫苗

有口服脊髓灰质炎减毒活疫苗(oral poliovirus vaccine,OPV)与脊髓灰质炎灭活疫苗(inactivated poliovirus vaccine,IPV)两种疫苗。我国目前使用的"糖丸"即 OPV,是由减毒的活病毒株制成,多为Ⅰ型/Ⅱ型/Ⅲ型三价疫苗。IPV 是采用Ⅰ型(Mahoney 株)、Ⅱ型(MEF-1 株)、Ⅲ型(Saukett 株)脊髓灰质炎病毒经灭活后按比例混合制成的 3 价液体疫苗。OPV 第 1 剂约 50％儿童产生免疫,3 次全程基础免疫后＞95％儿童产生免疫。因为口服脊髓灰质炎疫苗遇热失效,应直接含服或凉开水溶化后服用;服疫苗后半小时内不要吸吮人乳(可用牛奶或其他代乳品);IPV 为大腿外侧或三角肌肌内注射。

4.百白破三联疫苗

由百日咳疫苗、精制白喉和破伤风类毒素按比例配制。有全细胞百白破疫苗(wDTP)和无细胞百白破疫苗(DTaP)2 种。wDTP 接种不良反应较多,严重者可出现皮疹,甚至神经血管性水肿或过敏性休克,神经系统异常反应或低张力低应答反应(休克样综合征)。全程 DTP 接种后(基础＋加强)免疫力可持续维持＞6 年。1～7 岁儿童延迟或中断接种 DTP 者需再接种 3 次,未接种 DTP 的 7 岁儿童宜接种 Td(白喉、破伤风)疫苗。因母亲不能为婴儿提供足够的抗百日咳的抗体。

5.麻疹疫苗/麻风疫苗

麻疹减毒活疫苗用麻疹病毒减毒株接种鸡胚细胞经培养收获病毒液后冻干制成。麻疹风疹联合减毒活疫苗(MR)系用麻疹病毒减毒株和风疹病毒减毒株冻干制成。用于接种＞8 月龄易感者,1 周后始产生抗体,1 个月达高峰,阳转率＞95％。少数儿童接种后 5～12 天出现发热(≥38.3 ℃)及皮疹。

6.流脑疫苗

包括 A 群流脑疫苗和 A＋C 群流脑疫苗,均为菌体提纯后的多糖疫苗。A 群流脑疫苗主要用于 6 月龄～18 月龄的儿童,A＋C 群流脑疫苗用于＞2 岁儿童及成年人。＞2 岁儿童接种 1 剂 A＋C 群多糖疫苗可提供至少 3 年的保护作用。

7.乙脑疫苗

有灭活疫苗和减毒活疫苗两种。乙脑减毒活疫苗系用流行性乙型脑炎病毒 SA14-14-2 减毒株接种原代地鼠肾细胞制成,灭活疫苗系由乙脑病毒灭活后制成,用于＞8 月龄健康儿童、非疫区进入疫区的儿童和成人。减毒活疫苗一次注射后中和抗体阳转率可＞80％,第二年加强后可达＞90％。灭活疫苗经 2 针基础免疫后中和抗体阳转率为 60％～85％,次年加强注射后阳转率可达＞90％,且可维持较长时间。

8.甲肝疫苗

有甲肝病毒减毒株制成的甲肝减毒活疫苗和灭活甲型肝炎病毒株制备甲肝灭活疫苗 2 种。甲肝减毒活疫苗又据保存时间和要求条件分为普通减毒活疫苗和冻干减毒活疫苗。1 岁以上儿童、成人的甲肝病毒易感者均应接种甲肝疫苗。接种后 8 周机体抗体阳性率可达 98％～100％;免疫力一般可维持 5～10 年后补种一针可获得长期免疫作用。

9.流行性出血热疫苗

有Ⅰ型和Ⅱ型两种灭活疫苗,有一定程度交叉保护。Ⅰ型用Ⅰ型(野鼠型)出血热 Z10 毒株感染沙鼠肾原代细胞或者直接取脑组织提取病毒囊膜糖蛋白(G1P、G2P)和核蛋白(NP)等有效成分制备而成,保护率可达 90％左右。Ⅱ型用Ⅱ型(家鼠型)出血热病毒感染原代地鼠肾细胞培养后制备而成,接种后血清抗体阳转率>90％。

10.炭疽疫苗

用炭疽弱毒(A16R)株生产,为 50％甘泊芽孢悬液。划痕接种,如 24 小时划痕局部无任何反应(包括创伤反应)应重新接种。接种后 1 周产生免疫力,2 周达保护水平,约维持 1 年,故对高危人群者宜每年接种 1 次。因划痕疫苗剂量较皮下注射大(约 80 倍),故严禁注射。

11.钩端螺旋体疫苗

有钩端螺旋体流行菌株制成单价或多价疫苗的全菌体灭活疫苗与提取钩端螺旋体外膜抗原制成的外膜疫苗(亚单位疫苗)2 种。全菌体灭活疫苗保护率为 85.3％～100％,外膜疫苗的阳性率>95％。适用流行地区 7～60 岁人群。

(二)二类疫苗

为"计划免疫外疫苗",政府不强制全部儿童接种,包括流感嗜血杆菌、水痘、肺炎球菌、流感以及特殊情况应用疫苗等 10 余种。二类疫苗接种与疾病流行地域(如钩端螺旋体病疫苗)或某些疾病危害性较低(如风疹、水痘等)有关。少数疫苗价格较贵、产量有限(如肺炎疫苗),尚不能免费接种也属二类疫苗。二类疫苗还包括部分效果不确定、未普遍接种的疫苗(如伤寒、痢疾等疫苗)。

1.B型流感嗜血杆菌疫苗

由纯化的 B 型流感嗜血杆菌(Hib)荚膜多糖与破伤风类毒素共价结合生产的结合疫苗。用于>2 月龄儿童接种预防 Hib 感染。基础免疫 1 个月后 95％～100％的婴儿产生免疫作用,加强免疫 1 个月后免疫保护达 100％。

2.水痘疫苗

可预防水痘和水痘带状疱疹病毒所致并发症。水痘疫苗(VAR)用水痘-带状疱疹减毒活病毒制备。无水痘史的成人和青少年均应接种。接种 6 周后血清阳转率均>98％,>13 岁人群接种 2 剂(6～10 周)血清阳转率可达 100％;5 年后仍有 93％的儿童和 94％的成人可检测体内水痘-带状疱疹病毒抗体,87％儿童和 94％成人具有细胞介导的免疫力。

3.轮状病毒疫苗

口服 RV 后可刺激机体产生对 A 群轮状病毒的免疫力,用于预防婴幼儿 A 群轮状病毒引起的腹泻,保护期>1.5 年。目前全世界有比利时的单价的(RV1)、美国的五价的(RV5)轮状病毒疫苗和中国兰州羔羊轮状病毒疫苗(LLR)3 种口服减毒活轮状病毒疫苗(RV)。国内主要用 LLR。WHO 的立场性文件建议所有国家的免疫计划中应包括 RV,特别在发展中国家;适用于 2 月龄～24 月龄婴幼儿;婴儿 6 周龄后尽早口服 RV。

4.流感疫苗

目前流感疫苗有三价灭活疫苗(TIV)、减毒活流感疫苗(LAIV)。TIV 包括 2 个甲型流感病毒和 1 个乙型流感病毒,有全病毒灭活疫苗、裂解疫苗和亚单位疫苗 3 型。多数国家采用裂解疫苗和亚单位疫苗。美国有四价的鼻喷 LAIV。流感疫苗适用于流感高危人群,特别是6～35 月龄的婴幼儿。1～15 岁儿童接种流感疫苗的免疫效力为 77％～91％,<65 岁成人接种流感疫苗可

减少 87％流感相关疾病住院率。流感流行高峰前 1～2 个月接种流感疫苗,更有效发挥疫苗的保护作用。流感疫苗接种后 2 周内产生保护性抗体,持续 1 年。

5.肺炎球菌疫苗

目前有 2 种肺炎球菌疫苗类型,23 价肺炎双球菌多糖疫苗(PPV23)和肺炎结合疫苗 PCV(PCV11 和 PCV13,PCV7 已逐渐由 PCV11 所替代)。PPSV 覆盖了 23 种经常引起肺炎球菌感染的血清型,约 90％的肺炎是由这 23 种血清型引起的。PPV23 对＜2 岁的婴幼儿免疫效果较差。WHO 的立场性文件建议所有国家的免疫计划中应包括 PCVs,特别在儿童死亡率较高的地区与国家优先采用多成分的 PCVs。

6.狂犬疫苗

法国化学家、微生物学家路易•巴斯德首次研制人用狂犬病疫苗。目前技术采用原代地鼠肾细胞、鸡胚细胞、人二倍体细胞和 Vero 细胞培养的纯化疫苗。狂犬疫苗的预防效果以中和抗体水平和保护率为主要指标。中国疾病预防控制中心参考世界卫生组织和美国疾控中心的技术指南制定《狂犬病预防控制技术指南(2016 版)》建议通过检测中和抗体,监测暴露前抗体背景及暴露后疫苗注射的免疫效果。WHO 建议接种者体内中和抗体水平≥0.5 IU/mL 为有效保护能力;如中和抗体水＜0.5 IU/mL 需加强免疫,至有效保护水平。如全程接种半年后再次被动物咬伤者需重新进行全程免疫。WHO 推荐的暴露后免疫肌内注射程序包括"5 针法"(Essen 法)、"2-1-1"程序(Zagreb 法),美国免疫实施顾问委员会推荐"简易 4 针法"。《狂犬病预防控制技术指南(2016 版)》建议狂犬病疫苗的暴露后免疫程序包括"5 针法"和"2-1-1"程序。狂犬病是致命性疾病,被有狂犬病毒感染的动物咬后无任何预防禁忌。

二、中国疫苗接种程序

按照国家计划扩大免疫接种程序接种(表 1-2)。

表 1-2 中国 CDC 公布的扩大免疫接种程序

疫苗	接种年龄	接种次数	接种途径	剂量/剂次	备注
乙肝疫苗	0、1、6 月龄	3	肌内注射	酵母苗 5 μg/0.5 mL,CHO 苗 10 μg/mL,20 μg/mL	生后＜24 小时接种第 1 剂次,第 1,2 剂次间隔≥28 天
卡介苗	出生时	1	皮内注射	0.1 mL	
脊髓灰质炎疫苗	2、3、4 月龄,4 周岁	4	口服	1 粒	第 1、2 次,第 2、3 次间隔均≥28 天
百白破疫苗	3、4、5 月龄,18～24 月龄	4	肌内注射	0.5 mL	第 1,2 剂次,第 2,3 剂次间隔均≥28 天
白破疫苗	6 岁	1	肌内注射	0.5 mL	
麻风疫苗(麻疹疫苗)	8 月龄	1	皮下注射	0.5 mL	
麻腮风疫苗(麻腮疫苗、麻疹疫苗)	18～24 月龄	1	皮下注射	0.5 mL	

续表

疫苗	接种年龄	接种次数	接种途径	剂量/剂次	备注
乙脑减毒活疫苗	8月龄,2周岁	2	皮下注射	0.5 mL	
A 群流脑疫苗	6～18月龄	2	皮下注射	30 μg/0.5 mL	第1、2剂次间隔3月
A＋C 流脑疫苗	3岁,6岁	2	皮下注射	100μg/0.5 mL	2次间隔≥3年;第1次与A群流脑疫苗第2次间隔≥12个月
甲肝减毒活疫苗	18月龄	1	皮下注射	1 mL	
出血热疫苗（双价）	16～60岁	3	肌内注射	1 mL	接种第1次后14天接种第2次,第1次接种后6个月接种第3次
炭疽疫苗	病例或病畜间接接触者及疫点周围高危人群	1	皮上划痕	0.05 mL(2 滴)	直接接触病例或病畜者不接种
钩体疫苗	流行地区 7～60 岁高危人群	2	皮下注射	成人第1剂 0.5 mL,第2剂 1.0 mL,7～13 岁剂量减半,必要时＜7岁儿童据年龄、体重的量注射。不超过成人剂量 1/4	第1次接种后 7～10 天接种第2次
乙脑灭活疫苗	8月龄（2次）,2岁,6岁	4	皮下注射	0.5 mL	第1.2次间隔7～10天
甲肝灭活疫苗	18月龄,24～30月龄	2	肌内注射	0.5 mL	2次间隔＞6个月

三、接种途径

疫苗成分需从接种部位进入机体发挥疫苗的有效作用,因此接种途径是疫苗接种成功的重要关键因素。接种途径涉及疫苗在机体转运机制(表 1-3、图 1-3)。

表 1-3　疫苗接种途径与机制

接种途径	空针	作用
肌内注射	25 mm,23 号	疫苗含有佐剂时,肌内注射使疫苗成分进入肌肉可降低局部不良反应
皮下注射	25 mm,23 号	疫苗成分进入皮肤与肌肉之间
皮内注射	15 mm,23 号	疫苗进入皮肤的最外层。卡介苗是唯一采用皮内注射接种途径的,可降低神经肌肉损伤的危险。卡介苗是最难接种的疫苗,因新生儿手臂小,需要用小空针

续表

接种途径	空针	作用
口服		疫苗性质决定口服易吸收
鼻喷		疫苗直接通过鼻黏膜吸收

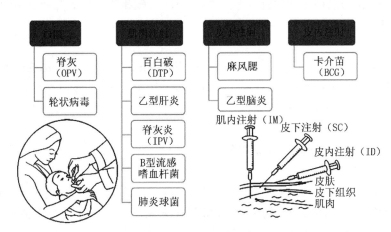

图 1-3　疫苗接种途径

四、特殊人群接种

(一)早产儿/低出生体重儿

美国儿科学会(AAP)和免疫工作咨询委员会(ACIP)建议按早产儿实际年龄接种,与正常同龄儿相同疫苗的常规剂量接种;体重不是影响接种的因素,但是出生体重<2 000 g可能影响乙肝抗体产生,故建议2 000 g以上接种乙肝疫苗。

母亲 HBsAg(一):早产儿生命体征稳定、出生体质量≥2 000 g时,按3针方案接种,最好1~2岁加强1次;如早产儿<2 000 g,待体重达2 000 g后接种第1针(如出院前体重未达到2 000 g,在出院前接种第1针);1~2个月后再重新按3针方案接种。母亲 HBsAg(+):生后12小时内立即肌内注射乙型肝炎免疫球蛋白(HBIG)和乙肝疫苗;1月龄注射一次 HBIG,按3针方案接种乙肝疫苗。如生命体征稳定,尽快接种第1针疫苗。如生命体征不稳定,待稳定后尽早接种第1针;体重达2 000 g后再重新按3针方案接种。

早产儿如住院超过6周,建议推迟轮状病毒疫苗。建议早产婴儿6月龄后接种两剂流感疫苗,两剂间隔1个月;同时,建议接触早产婴儿的家庭成员也接受流感疫苗的接种。

(二)妊娠妇女预防接种

一般妊娠期常规接种疫苗是比较安全的,如白喉、破伤风、流感、乙型肝炎疫苗。

WHO 建议妊娠妇女优先接种流感疫苗,可预防母亲与胎儿感染流感,TIV 可在妊娠如何阶段接种,但妇女妊娠接种 LAIV 的安全性资料不足。

麻疹、腮腺炎、风疹疫苗对胎儿有潜在的影响而不宜接种,如妇女孕前3个月与妊娠期不宜接种麻疹减毒疫苗。育龄妇女在接种麻疹、腮腺炎、风疹三联疫苗后1~3个月受孕。妊娠妇女慎用甲型肝炎疫苗,有感染甲型肝炎危险时注射免疫球蛋白。BCG 对胎儿的有害作用尚不清楚,但建议母亲妊娠期不接种 BCG 疫苗。水痘疫苗可能对胎儿有潜在的影响。

五、预防接种不良反应

预防接种对象主要是健康人群,公众对预防接种的期望值很高,一旦出现问题往往难以接受。疫苗接种安全与国家控制疾病的项目一样重要,是各国家卫生行政部门重点关注问题。2010年卫生部和国家食品药品监督局组织制定《全国疑似预防接种异常反应监测方案》以规范预防接种异常反应监测工作,调查预防接种异常反应原因。美国NIH过敏和传染病研究所(NIAID)也发布临床评估分级的参考资料《儿童及婴幼儿副反应及毒性分级表》进行安全性评估。

(一)定义

WHO定义预防接种异常反应(adverse event following immunization,AEFI)是"任何发生在预防接种后的不良医学事件,但不一定与疫苗接种有因果关系"。不良事件可有任何不适或体征或一个症状与疾病、异常的实验室发现。因是"事件",首先需要报告,其次需要调查原因(直接、间接或无法评估),确定存在的因果关系。

(二)预防接种不良反应原因与程度分类

1.原因分类

有5类AEFI(表1-4)。疫苗生产与质量问题是较少见的AEFI。少数个体可出现对疫苗的固有属性发生反应,与疫苗的制备、转运、操作等程序无关。目前对发生与疫苗产品相关反应的机制尚不清楚,可能发生特发性的免疫调节反应(如严重变态反应),或疫苗相关微生物剂复制(如OPV接种后发生的脊髓灰质炎)有关。与疫苗产品相关的反应只在高危者发生的概率较高。与疫苗质量缺陷相关的反应近年已较少发生。

表1-4　AEFI原因分类定义

分类	定义
疫苗生产	由疫苗本身固有属性所致,与接种过程无关
疫苗质量	疫苗生产过程的质量缺陷,包括制造商提供的管理设备
接种错误	疫苗准备、操作或实施过程存在问题,可以预防
免疫焦虑	因焦虑、疼痛所致
巧合	发生在接种后的事件与疫苗接种无关,与其他情况巧合发生

2.程度分类

(1)一般反应:症状一般轻微或自限性。预防接种后发生的一过性生理功能障碍反应,由疫苗本身所固有的特性所致。一般反应主要有发热和局部红肿,同时可能伴有全身不适、倦怠、食欲缺乏、乏力等综合症状。局部可出现注射局部红肿浸润,根据纵横平均直径分为弱反应(≤2.5 cm)、中反应(2.6~5.0 cm)和强反应(>5.0 cm),伴局部淋巴管/淋巴结炎者为局部重反应。

(2)少见或严重反应:多由疫苗本身所固有的特性引起的相对罕见、严重的不良反应,常与疫苗毒株、纯度、生产工艺、疫苗附加物(防腐剂、稳定剂、佐剂等)等有关。严重异常反应包括过敏性休克、过敏性喉头水肿、过敏性紫癜、血小板减少性紫癜、局部过敏坏死反应(Arthus反应)、热性惊厥、癫痫、臂丛神经炎、多发性神经炎、吉兰-巴雷综合征、脑病、脑炎和脑膜炎、疫苗相关麻痹型脊髓灰质炎、卡介苗骨髓炎、全身播散性卡介苗感染等。

(三)预防接种不良反应评估

WHO建议评估预防接种不良反应原因的步骤有4个,如多个疫苗同时接种需分别评估。

1.合格评估

确定符合 AEFI 原因评估的最低标准，即有明确诊断或事件与疫苗接种的因果关系的资料。

2.问题清单

包括与可能引起 AEFI 问题的相关信息。

3.流程

将问题汇总，发现原因（图 1-4）。

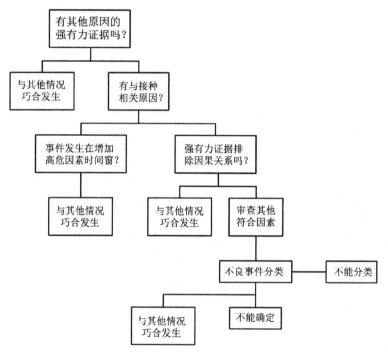

图 1-4　评估预防不良反应原因流程图

4.分类

确定与 AEFI 相关的基础问题。

（王　艳）

第十五节　疾病状态下的预防接种

一、常见疾病的预防接种

(一)感染急性期

对上呼吸道感染时急性期患者，特别是伴高热者建议应暂缓接种疫苗。因有的疫苗可出现类似上呼吸道感染的症状，影响对呼吸道感染病情的正确判断。

(二)过敏性疾病

包括过敏性鼻炎、变应性皮炎、哮喘与食物过敏。一方面,患过敏性疾病的儿童需接种疫苗预防某些传染病,另一方面,过敏体质的儿童有对疫苗成分过敏或接种后发生变态反应的高危因素。因此,接种过程需兼顾二者。一般,有过敏性疾病的儿童应与正常儿童一样的常规预防接种。但对任何疫苗有变态反应者应禁忌同样疫苗的接种,需注意询问家长儿童既往疫苗相应成分的过敏史,特别是对于过敏体质的儿童。对曾发生疫苗引起的 IgE 介导的速发型变态反应者,基层儿科医师、儿童保健医师应请变态反应科医师评估儿童进行预防接种的安全性。如特别需要接种时,可进行有关成分的皮肤试验,必要时可采用分级剂量的方法进行分次注射。

1.易引起过敏的疫苗成分

包括凝胶、鸡蛋、酵母、乳胶、新霉素和硫柳汞。含有凝胶的疫苗有 DTaP、流感、乙脑、MMR、狂犬病、伤寒、水痘、黄热病和单纯疱疹疫苗,特别是 MMR、水痘和乙脑。乙肝疫苗和 HPV 含有酵母成分,但很少发生与酵母过敏有关的疫苗反应。疫苗安培的瓶塞或者注射器的柱塞可能有橡胶成分,对乳胶过敏的儿童可能有潜在风险。个别报告 MMR 和流感疫苗变态反应可能与新霉素和硫柳汞有关。

含有鸡蛋蛋白的疫苗有麻疹、风疹、部分狂犬病疫苗、流感和黄热病疫苗。其中麻疹、风疹和部分狂犬病疫苗是在鸡胚胎纤维细胞中培养,鸡蛋蛋白含量为纳克级,可正常接种。ACIP、AAP、美国食物过敏指南专家组均认为鸡蛋过敏儿童,甚至有严重反应的儿童进行麻疹、腮腺炎、风疹(MMR)或 MMR＋水痘(MMRV)接种是安全的单价水痘疫苗不含鸡蛋蛋白。过去因 MMR 中卵清蛋白诱发的不良事件,除非对疫苗中的成分过敏,如明胶。

关于流感疫苗接种尚存在争议。因流感疫苗和黄热病疫苗含有鸡蛋蛋白为微克级(流感疫苗鸡蛋蛋白 $1.2 \sim 42\ \mu g/mL$),可能导致鸡蛋过敏儿童的变态反应。接种时需注意询问家长,儿童既往接种两种疫苗或者对鸡蛋的过敏史,包括对生鸡蛋过敏情况。因部分儿童食用熟鸡蛋不发生过敏,但对生鸡蛋过敏,疫苗中的鸡蛋成分未经加热,儿童可能发生过敏。如接种时有对生鸡蛋过敏的儿童,基层儿科医师、儿童保健医师应请免疫科医师对儿童发生过敏的可能性进行评估。

近年关于鸡蛋过敏儿童接种流感疫苗安全性有新的进展。美国 CDC、美国儿科学会(AAP),美国过敏、哮喘和免疫学学院(AACAAI)已不再认为鸡蛋过敏的儿童需禁止接种流感疫苗,也不需要先做皮肤筛查检测(SPT)后再接种。有研究证实 SPT(＋)并不能预测发生疫苗反应,分 2 次接种证据不足,即使有鸡蛋严重过敏史的儿童 1 次接种仍是安全的。因现在疫苗中的卵清蛋白很少(<1 $\mu g/mL$),较以前更低。较轻反应或局部反应者不是禁忌对象。

2.谨慎接种情况

活的减毒流感疫苗(LAIV)可能在鼻腔中复制而诱发哮喘发作,故<2 岁婴幼儿、哮喘或反应性气道疾病,或者既往 12 个月内有喘息或哮喘发作的 2~4 岁的儿童均不用 LAIV。患湿疹的儿童应尽量查找和避免接触变应原;急性期特别是伴有发热时不能接种疫苗,病情稳定时可尝试接种疫苗,但应密切观察皮疹情况。

(三)先天性心脏病

文献分析近 20 年美国因疫苗接种发生儿童死亡的死因,未证实与先天性心脏病并发症有关。WHO 认为澳大利亚、欧洲报告的心脏病疫苗接种后死亡很少,死亡可能与心肌病有关。美国心脏病学会认为有先天性心脏病的儿童不仅应常规接种疫苗,还应增加免疫接种,如流感疫苗。冬季应接种疫苗预防病毒(RSV)感冒。

(四)糖皮质激素应用

2014 年 AAP 提出局部的激素治疗(如雾化吸入)不影响预防接种。一般短期采用糖皮质激素治疗不影响流感或肺炎球菌疫苗接种,除非用药数月。糖皮质激素治疗期儿童与减毒活疫苗接种情况与疾病、激素剂量、治疗时间等因素有关(表 1-5)。患有免疫抑制疾病且接受激素治疗的儿童,禁忌所有活的病毒疫苗。

表 1-5　糖皮质激素应用与减毒活疫苗接种

可接种减毒活疫苗	禁忌活病毒疫苗
局部应用(如雾化吸入、皮肤、关节腔注射)	患免疫抑制疾病＋激素治疗
生理维持量的激素	
激素(泼尼松)应用情况:①＜2 mg/(kg·d);②≥2 mg/(kg·d),治疗时间＜14 天;③≥2 mg/(kg·d),治疗时间＞14 天,停止治疗 1 个月后	

(五)惊厥

惊厥家族史和(或)神经系统疾病家族史,不影响儿童常规免疫接种。儿科医师需与家长讨论有惊厥高危因素儿童的免疫接种风险-效益,接种前可采用抗惊厥药物预防;有惊厥家族史的儿童可适当给予解热镇痛药(如对乙酰氨基酚)。

二、慢性疾病的预防接种

慢性疾病状态的儿童预防接种较正常儿童复杂,儿科医师、儿童保健医师临床工作需正确处理。

(一)慢性肾脏病

慢性肾脏病(CKD)患者存在细胞及体液免疫功能受损、免疫细胞活性下降、营养状况差等病理状况,接种疫苗后出现血清转化率低、抗体峰值浓度低、抗体浓度下降速度快及维持时间短等问题,故不适用常用的疫苗接种模式。美国 CDC 的免疫接种顾问委员会(ACIP)制订慢性肾脏病及透析患者疫苗接种指南。如无特别禁忌情况儿童 CKD 患者应按年龄接种相应疫苗;但慢性肾脏病患者属于免疫低下人群,只能接种灭活疫苗,不能接种减毒活疫苗;强烈推荐慢性肾脏病患者接种乙肝、流感和肺炎球菌疫苗。如日本透析患者强制接种乙肝疫苗,且需每年测定乙肝表面抗体水平,当乙肝表面抗体水平＜10 IU/L 时需加强剂量接种;建议接种 IPV、DTaP、水痘-带状疱疹疫苗、麻疹、MMR、甲肝疫苗、乙肝疫苗、Hib、肺炎链球菌疫苗及流感疫苗。

(二)自身免疫性风湿病

欧洲抗风湿病联盟(EULAR)工作小组提出成年自身免疫炎性风湿病(autoimmune inflammatory rheumatic diseases,AIIRD)患者疫苗接种相关的 13 条建议后发表系统综述性文章,确定风湿病患儿疫苗接种的 15 条建议(表 1-6)。

表 1-6　EULAR 关于风湿病患儿疫苗接种的 15 条建议

分类	建议
关于应用免疫抑制剂	1.接受糖皮质激素、DMARDs 和（或）抗 TNF-α 治疗的风湿病患儿,可根据国家疫苗接种指南进行灭活疫苗的接种
	2.对大剂量糖皮质激素治疗(≥2 mg/kg 或≥20 mg/d 2 周以上)或接受利妥昔单抗治疗的风湿病患儿,推荐预防接种后进行抗原特异性抗体浓度检测,作为检测是否产生合适免疫反应的指标;对于接受抗 TNF-α 治疗的儿童也可以考虑进行此项检测
	3.肺炎或流感疫苗接种适应证的患儿,推荐尽可能在应用利妥昔单抗治疗前给予
	4.6 个月前接受利妥昔单抗治疗的风湿病患儿有伤口污染时,建议注射破伤风免疫球蛋白,因患儿对破伤风类毒素疫苗的反应可能会减弱
	5.接受 MTX 治疗的风湿病患儿接种 PPV23 肺炎疫苗后,建议检测肺炎链球菌型特异性抗体浓度以评估合适的免疫反应
关于减毒活疫苗	1.不建议应用大剂量糖皮质激素或大剂量 DMARD 或者生物制剂的风湿病患儿注射减毒活疫苗;但对个体患儿,要根据具体分析自然感染风险和疫苗感染风险之间的利弊而定
	2.建议尚未接受大剂量糖皮质激素或大剂量 DMARD 或者生物制剂的风湿病患儿按照国家疫苗接种程序接种疫苗
	3.不建议活动期川崎病患儿接种 BCC
	4.注意询问风湿病患儿水痘带状疱疹病毒(VZV)感染或疫苗接种史,特别是接受大剂量免疫抑制剂或生物制剂治疗的患儿;如果未曾感染 VZV 或接种过疫苗,应接种 VZV 疫苗,最好在免疫抑制剂治疗前
关于灭活疫苗	1.可按照国家接种计划对幼年 SLE 和 JIA 患儿接种破伤风类毒素
	2.建议风湿病患儿可按照国家接种程序接种乙肝、百白破、Hib、肺炎和脑膜炎疫苗
	3.建议风湿病患儿可按照国家接种程序接种甲肝、脊髓灰质炎、乙脑、伤寒、狂犬病、霍乱或者蜱传脑炎疫苗
	4.所有风湿病儿童均应每年接种流感疫苗
	5.如果 Hb、肺炎和脑膜炎疫苗未被纳入国家免疫计划,建议给合并低补体或功能性无脾症的风湿病患儿接种;建议在接受大剂量免疫抑制剂或生物制剂治疗前接种
	6.建议按照国家疫苗接种程序给予风湿病患儿接种 HPV,特别是有 HPV 感染高危因素的青春期的 SILE 患儿,但是应警惕潜在血栓的发生

(三)血液系统疾病

1.急性白血病与恶性肿瘤

原则上建议所有活疫苗均在结束化疗 3 个月后接种(表 1-7)。部分灭活的疫苗在肿瘤化疗期间可按免疫计划接种,但因免疫功能抑制可能有效抗体保护不足。如化疗方案中有抗 B 淋巴细胞的抗体(如利妥昔单抗注射液),则化疗结束 6 个月病情稳定后接种疫苗。家庭成员可接种 IPV,禁止接种 OPV,避免病毒泄露后致儿童患病。

表 1-7　与化疗有关的急性白血病、恶性肿瘤儿童部分疫苗接种建议

疫苗	接种要求
麻腮风疫苗	化疗停止 6 个月后接种；化疗结束后复查抗体血清水平，若滴度低于保护水平需加强接种
流感疫苗	流行性季节可提前至肿瘤缓解、化疗完全后 3～4 周接种，但外周血淋巴细胞及中性粒细胞的绝对值＞1 000/μL
水痘疫苗	肿瘤持续缓解、停止化疗＞1 年，淋巴细胞绝对值＞700/μL，血小板＞100×10⁹/L 可进行接种；如白细胞减少不推荐接种（中性粒细胞＜0.5×10⁹/L，淋巴细胞＜0.7×10⁹/L）
肺炎疫苗	新诊断恶性肿瘤者按常规接种 PSV7；＞2 岁患儿与 PSV7 间隔 8 周后可接种 PSV23

2.出血性疾病

接受抗凝治疗儿童避免肌内注射，可采用细针头皮内或皮下注射，按压 2 分钟；如采用凝血因子治疗者宜给凝血因子后尽快预防接种。

(四)原发性免疫缺陷病

中华医学会儿科分会免疫学组与中华儿科杂志编辑委员会参考美国感染疾病学会（IDSA）的《免疫功能低下宿主疫苗接种临床指南》撰写《免疫功能异常患儿预防接种专家共识：原发性免疫缺乏病》。IDSA 指南建议原发性免疫缺陷病（PID）儿童禁忌接种活疫苗；免疫功能低下儿童接种灭活疫苗较安全，可常规接种，但免疫反应强度和持久性可降低；原发性补体缺乏症等轻度免疫抑制者按常规免疫接种。儿童免疫抑制治疗前≥4 周接种活疫苗，避免免疫抑制治疗开始 2 周内接种；免疫抑制前≥2 周接种灭活疫苗。联合免疫缺陷症儿童免疫球蛋白治疗前可常规接种灭活的疫苗，产生抗体的能力为评估免疫反应的参考指标（表 1-8、表 1-9）。

表 1-8　PID 儿童部分疫苗接种建议

疫苗	接种要求
流感疫苗	免疫力低下＞6 个月儿童每年接种灭活流感疫苗，但不用鼻喷雾接种减毒活流感疫苗（LAIV）
水痘疫苗、麻腮风疫苗	不建议给予严重免疫力低下的 PID 患者接种 VAR，非 T 细胞介导的 PID 如原发性补体缺陷或慢性肉芽肿病（CGD），VAR 间隔 3 月接种 2 次，应接种单价 VAR 疫苗；对于 SCID 患儿，如果 CD3⁺ 的 T 细胞≥500/mm³，CD8⁺ 的 T 细胞≥200/mm³，并且对丝裂原的应答反应正常，接种是安全且有效的

表 1-9　IVIG 应用与含麻疹、水痘疫苗接种的间隔时间推荐

IVIG 适应证	IVIG 应用剂量（mg/kg）	与疫苗的间隔时间（月）
免疫缺陷替代治疗	300～400	8
免疫性血小板减少性紫癜治疗	400	8
	1 000	10
接触水痘后的预防	400	8
川崎病	2 000	11

(五)艾滋病 HIV 感染

可安全接种疫苗，所有灭活的疫苗原则上应按免疫计划常规接种。如艾滋病（HIV）儿童接种

其他疫苗可预防疾病,应进行被动免疫预防治疗。HIV 感染的患者疫苗的免疫反应与 CD4+ T 细胞的数量以及血浆中的病毒载量明显相关,同时稳定的 cART 治疗对抗体的产生也很重要。

1.一类疫苗

不建议接种口服的脊髓灰质炎糖丸,也不建议接种卡介苗。因 HIV 患者接种乙肝疫苗后抗体很快下降,建议应完成 3 个剂量的接种后 6～12 个月检测相应抗体,如乙肝抗体<10 mIU/mL,建议进行第二次的 3 剂标准剂量的乙肝疫苗接种。>12 岁的 HIV 青少年可接种 3 剂甲乙肝联合疫苗(包含 20 μg 的乙肝表面抗原)。建议未接种 Hib 的>59 月龄的 HIV 患儿接种一剂 Hib 疫苗;临床上无症状,或症状较轻,且 CD4 阳性细胞>15％者接种麻腮风三联疫苗(MMR);感染 HIV 的11～18 岁儿童、青少年至少间隔 2 月接种两次流行性脑膜炎疫苗(MCV4),如果第一剂流脑疫苗在 11～12 岁时接种,则 16 岁时接种第三剂流脑疫苗(表 1-10)。

表 1-10　HIV 儿童部分预防接种建议

疫苗	接种要求
轮状病毒疫苗	接触或感染 HIV
流感疫苗	每年接种,但不接种活的增强流感疫苗(LAIV)
麻腮风疫苗、水痘疫苗	无症状或症状较轻者,CD4+>15％;VAR 间隔 3 月接种 2 次;HIV 家庭成员建议接种麻腮风疫苗和水痘疫苗
流脑疫苗	11～18 岁儿童、青少年间隔 2 个月两次接种(MCV4);如第一次 11～12 岁接种,16 岁需接种第三次
肺炎球菌疫苗	据接种年龄建议接站 PSV7 2～4 次
Hib	>59 月龄儿童接种 1 次
乙肝疫苗	完成系列接种后 1～2 个月检测乙肝表面抗体;如乙肝抗体<10 mIU/ml,建议重复 3 次标准剂量的乙肝疫苗接种
甲乙肝联合疫苗	>12 岁青少年可接种 3 剂甲乙肝联合疫苗(含 20 μg 乙肝表面抗原)

2.二类疫苗

建议接触或感染 HIV 的婴儿接种轮状病毒疫苗;每年接种流感疫苗,但不接种活的增强流感疫苗(LAIV);建议临床上无症状,或症状较轻,CD4 阳性细胞>15％者接种水痘疫苗,2 剂水痘疫苗至少间隔 3 个月,但不建议接种麻腮风水痘(MMRV)的联合疫苗。HIV 感染患者最好在 cART 治疗≥3 个月,特别是 CD4+ T 细胞数量明显改善(≥15％),以及血浆病毒载量明显下降($<10^3$ copies/mL)时再进行预防接种。

(王　艳)

第十六节　药物避孕法与随访

药物避孕通常是指激素避孕,即利用女性甾体激素避孕。甾体激素避孕药的种类有口服避孕药、长效避孕针、缓释系统避孕药及避孕贴剂,激素成分是雌激素和孕激素。自 20 世纪 50 年代末口服避孕药问世以来,经过几十年的不断研究、改进和提高,如今临床已应用第二代、第三代孕激素的避孕药,极大地改变了节育技术及计划生育状况。目前,全世界有 1 亿以上的育龄女性(约占所有育龄女性 10％)服用避孕药物实施避孕。

一、激素避孕药物作用机制

激素避孕方法的避孕效果非常可靠。激素避孕对下丘脑 - 垂体 - 卵巢轴的功能调节和生殖器官有多环节的抑制作用,正确使用用药的有效率可以达到 99％以上。激素避孕方法可逆性强,除了长效避孕药以外,停止使用后立即恢复生育力。

(一)抑制排卵

通过干扰下丘脑 - 垂体 - 卵巢轴的正常功能,发挥中枢性抑制作用:一方面抑制下丘脑释放促性腺激素释放激素(GnRH),使垂体分泌促卵泡激素(FSH)和黄体生成激素(LH)减少,影响卵泡发育;另一方面抑制垂体对促性腺激素释放激素的反应,不出现排卵前 LH 高峰,故不发生排卵。

(二)改变宫颈黏液性状

复方口服避孕药中的孕激素可对抗雌激素对宫颈黏液的作用,在服药周期中,宫颈黏液量减少并高度黏稠,不利于精子穿透,影响受精。

(三)改变子宫内膜形态与功能

胚胎着床的关键在于胚胎发育与子宫内膜生理变化过程精确同步,避孕药中的孕激素对抗雌激素作用,抑制子宫内膜增殖,使腺体停留在发育不完全阶段,不利于受精卵着床。

(四)影响输卵管功能

复方避孕药中的雌、孕激素持续作用使输卵管正常的分泌和蠕动发生异常,受精卵在输卵管的运行速度出现异常,同步性变化受到影响,从而干扰受精卵着床。

二、激素避孕药物的适应证

无服用激素避孕药物禁忌证、有避孕要求的健康育龄妇女。

三、激素避孕药物的禁忌证

(1)严重心血管疾病、血液病或血栓性疾病不宜使用避孕药中孕激素影响血脂蛋白代谢,可加速冠状动脉硬化;雌激素有促凝功能,使心肌梗死及静脉血栓发病率增加。此外,雌激素有增加血浆肾素活性作用,使高血压患者容易发生脑出血。

(2)急、慢性肝炎或急、慢性肾炎;恶性肿瘤、癌前病变、子宫或乳房肿块;内分泌疾病,如糖尿病及甲状腺功能亢进症;反复发作的严重偏头痛;需药物治疗的精神病。

(3)哺乳期(单纯含孕激素的避孕药除外),因雌激素可抑制乳汁分泌,影响乳汁质量。

(4)原因不明的阴道流血、月经稀少或年龄＞45 岁。

(5)吸烟成瘾者;年龄＞35 岁的吸烟妇女也不宜长期服用避孕药,以免引起卵巢功能早衰。

四、激素避孕药物的种类

激素药种类繁多,按照药物组成可分为雌孕激素复方和单孕激素类;按照药物作用时间可分为短效、长效、速效和缓释类;按照给药途径可分为口服、注射、经皮肤、经阴道和经宫腔类。

(一)复方短效口服避孕药

1.药物特点

复方短效口服避孕药是雌、孕激素组成的复方制剂,雌激素成分为炔雌醇,孕激素成分随配方及制剂不同而变化。目前常用的剂型为薄膜包衣片。复方短效口服避孕药片包括单相片、双相片及三相片 3 种,目前国内尚无双相片。单相片在整个周期中雌、孕激素剂量固定;双相片的第一相雌、孕激素剂量较低,第二相中雌、孕激素剂量均增加;三相片中的第一相含低剂量雌激素与孕激素,第二相雌激素及孕激素剂量均增加,第三相孕激素剂量再增加,雌激素减至第一相水平。三相片配方合理,避孕效果可靠,突破性出血和闭经发生率显著低于单相片,恶心、呕吐等不良反应也减少,使三相片选用者逐年增多。正确服用的避孕有效率接近 100%。

2.用药方法

(1)复方炔诺酮片(避孕片 1 号)、复方甲地孕酮片(避孕片 2 号)自月经第 5 天起,每晚 1 片,连服药 22 天,一般于停药后 2～3 天出现撤药性出血,似月经来潮,于月经第 5 天(停药第 8 天),开始服用下一个周期药物。

(2)复方去氧孕烯片、复方孕二烯酮片及炔雌酮环丙孕酮片自月经第 1 天起,每晚 1 片,连服药 21 天,停药 7 天后,开始服用下一个周期药物。

(3)三相片于月经第 1 天开始服药,每天 1 片,连服 21 天,其中第一相(第 1～6 片)共 6 片,第二相(第 7～11 片)共 5 片,第三相(第 12～21 片)共 10 片。

3.注意事项

(1)若服用单相片出现漏服,必须于次晨补服。若漏服 2 片,补服后要同时加用其他避孕措施;若漏服 3 片,应停药等待出血后开始下一周期用药。

(2)三相片中每一相的雌、孕激素含量,是根据女性生理周期而设定的不同剂量。服药时,注意每一相药物颜色,按照药物标记的顺序服药。

(二)复方长效口服避孕药

1.药物特点

复方长效口服避孕药是由长效雌激素——炔雌醇环戊醚(简称炔雌醚)和人工合成的孕激素配伍制成,主要有复方左旋 18 甲长效避孕片及三合一炔雌醚片。药物口服后被吸收,储存于脂肪组织中而缓慢释放,达到长效避孕作用。避孕有效率达 96%～98%。

2.用药方法

(1)三合一炔雌醚片于月经第 5 天服第 1 片,5 天后加服 1 片,以后按第一次服药日期每月 1 片。

(2)复方左旋 18 甲长效避孕片于月经第 5 天服第 1 片,第 25 天服第 2 片,以后每隔 28 天服 1 片。

3.注意事项

复方长效口服避孕药激素含量大,不良反应多,服药期间应注意观察不良反应,必要时应及时就医。

(三)探亲避孕药

1.药物特点

探亲避孕药也称速效避孕药,除 53 号避孕药含双炔失碳酯外,均为孕激素制剂或雌、孕激素复合制剂。常见的探亲避孕药包括炔诺酮探亲片、甲地孕酮探亲避孕片 1 号、炔诺孕酮探亲避孕片、53 号避孕药。探亲避孕药的优点是服用时间不受经期限制,任何一天开始服用均能发挥避孕作用,适用于短期探亲夫妇应用,避孕有效率达 98% 以上。

2.用药方法

(1)于探亲前 1 天或当日中午起服 1 片,此后每晚服 1 片,至少连服 10~14 天。

(2)53 号避孕药于第一次性交后立即服 1 片,次晨加服 1 片,以后每天服 1 片,每月不少于 12 片。

3.注意事项

若探亲结束未服完 12 片,则需每天服 1 片,直至服满 12 片。

(四)复方避孕针

1.药物特点

(1)复方己酸羟孕酮注射液(避孕针 1 号),每支含己酸羟孕酮 250 mg 及戊酸雌二醇 5 mg。

(2)复方甲地孕酮注射液(美尔伊避孕注射液),每支含甲地孕酮 25 mg 及雌二醇 3.5 mg。

(3)复方庚炔诺酮避孕针(Mesigyna),每支含庚炔诺酮 50 mg 及戊酸雌二醇 5 mg。

(4)复方醋酸甲羟孕酮避孕针(月纳,Lunella),每支含醋酸甲羟孕酮 25 mg 及戊酸雌二醇 5 mg。复方避孕针克服了单纯孕激素引起的月经不规则,使月经紊乱的发生率明显降低。

2.用药方法

(1)于月经第 5 天肌内注射 2 支,以后在每月撤药出血开始的第 10~12 天肌内注射 1 支。

(2)于月经第 5 天及第 12 天各肌内注射 1 支,以后在每月撤药出血开始的第 10~12 天肌内注射 1 支。

3.注意事项

(1)使用复方避孕针应按时、按剂量注射药物,严格按照首次注射的时间和剂量及以后注射的间隔时间与剂量,以免避孕失败。

(2)长期应用需注意雌激素可能带来的危害,定时随访,必要时做妇科检查。

(五)单孕激素避孕针

1.药物特点

单孕激素避孕针主要有醋酸甲羟孕酮避孕针(狄波普维拉——DMPA)及庚炔诺酮避孕针,主要不良反应为月经紊乱。

2.用药方法

(1)醋酸甲羟孕酮避孕针(每支醋酸甲羟孕酮 150 mg),每隔 3 个月注射 1 次。

(2)庚炔诺酮避孕针(NET-EN),每支 200 mg,每隔 2 个月注射 1 次。

3.注意事项

严格筛选使用对象,用药期间注意注射时间和剂量。月经紊乱严重者,应及时就医。

(六)皮下埋植剂

皮下埋植避孕术是有效、可逆的节育方法之一。Norplant 皮下埋植剂所用的药物为单纯的左炔诺孕酮,不含雌激素。随时可取出,恢复生育能力快,不影响乳汁质量,使用方便。一旦埋植可避孕 5 年,有效率为 99.9% 以上。

1.药物特点

我国研制的皮下埋植剂为左炔诺孕酮(LNG)Ⅰ型和Ⅱ型。Ⅰ型由 6 支长 3.4 cm,直径为 0.2 cm 的硅橡胶囊组成。每支囊内装有左炔诺孕酮(LNG)36 mg,共计 216 mg。Ⅱ型由 2 支长

4.4 cm,直径 0.24 cm 的硅橡胶与 LNG 均匀混合的棒状物组成。每支含 LNG 75 mg,共计150 mg,现在主要使用 Ⅱ 型。皮下埋植剂的优点是不含雌激素,不影响乳汁质量,可用于哺乳期妇女;随时可取出,使用方便;取出后生育功能恢复迅速。

2.作用机制

皮下埋植剂是以硅橡胶为载体,按恒定的释放速率将孕激素释入血液循环,通过抑制排卵,改变宫颈黏液的黏稠度,阻止精子穿过,抑制子宫内膜的正常增殖反应而达到长期避孕目的。皮下埋植避孕剂后,Norplant 硅胶囊(棒)恒定缓慢地向血液循环中释放左炔诺孕酮,释放量30 μg/24 h。在埋植 24 小时后即能起到避孕作用。皮下埋植剂避孕时间为 5 年,平均年妊娠率为 0.3/100 使用者。

3.应用方法

于月经第 1～7 天内,在上臂或前臂内侧用 10 号套针将硅胶囊埋入皮下(Norplant Ⅱ 型:两根型,每根含左炔诺酮 75 mg)。植入前常规进行身体检查及妇科、乳腺、B 超盆腔检查、血常规等项检测,结果正常者方可行埋植术。术后 3 个月随访一次,以后每年一次,共随访 4 年。

4.注意事项

皮下埋植剂的放置与取出,需由医院专科医师开展。术前应做好咨询,术后局部加压包扎止血 1 小时,然后解除加压,保持局部干燥清洁 1 周。

(七)阴道避孕环

1.药物特点

阴道避孕环(contraceptive vagi nal ring,CVR)的原理同皮下埋植剂,通过载体携带甾体激素避孕药,制成环状放入阴道,阴道黏膜上皮直接吸收药物,产生避孕作用。国内研制的硅胶阴道环,也称甲硅环,药芯外层为硅橡胶,外径 4 cm,断面直径 4 mm,单纯释放孕激素,甲硅环内含甲地孕酮 200 mg,每天可释放 100 μg,1 次放置可避孕 1 年,累积妊娠率约为 2.4%。国外还有释放雌、孕激素的复合阴道避孕环(CCCR)。阴道避孕环可由妇女自行放、取,十分方便。

2.应用方法

(1)单纯释放孕激素的阴道避孕环于月经第 1～5 天放入阴道后穹隆或套在宫颈上,国产的甲硅环可连续使用 1 年。

(2)复方阴道避孕环于月经第 1～5 天放入阴道,放入后可连续使用 21 天,取出后撤退性出血,每月更换 1 次,使用期限因环而异。操作简单方便,可由使用者本人在家中完成。如果未在这 5 天内放入,在放入后的 7 天内有性行为则仍需其他避孕措施。

3.注意事项

若性交时感到不适,可取出阴道避孕环,性交后 3 小时内重新放入阴道。避孕环自然脱落时,可清洗后重新放入。

(八)经皮避孕贴片

1.药物特点

经皮避孕贴片是一种新开发的非口服激素避孕产品,目前仅有一种类型,是由美国研制的Ortho Evra(EVRA),由美国食品及药物管理局(简称 FDA)批准使用。该贴片内含0.75 mg乙炔雌二醇(EE)和 6 mg 甲基孕酮(norelgestromin,NGMN),每天可释放 EE 20 μg 和 NGMN150 μg,血浆药物水平 EE 为 25～75 pg/mL;NGMN 为 0.6～1.2 pg/mL,其主要活性代谢产物是炔诺酮(norethisterone)。药代动力学研究显示,Ortho Evra 有较高的稳态浓度和较低的药峰浓度,其炔雌醇的曲线下面积(AUC)和平均稳态浓度较含 35 μg 炔雌醇的口服避孕药高出约 60%,而最高血药浓度则比口服避孕药低 25% 左右。Ortho Evra 是一面积为 20 mm² 肉色的正方形小贴纸,可分为 3 层,表层是一块防水的塑胶薄膜保护层,中间一层载有药物并具有黏性,最里层是底纸。

2.应用方法

经皮避孕贴片应贴于干净、干燥、完整的皮肤部位,如臀部、上臂、腹部、躯干部位(乳房以外),其中贴于腹部者药物的吸收水平较其他 3 个部位低约 20%,但平均血浆浓度均在有效药物浓度范围内。贴片每周更换 1 次,连续使用 3 周,接着停用 1 周,要求在每周的同一天更换。日常的洗澡、游泳、运动甚至桑拿或者潮湿的环境都不影响其黏附性。如果在使用过程中出现贴片脱落现象,应尽快重新贴上。

3.注意事项

皮肤过敏或表皮剥脱等皮肤病者禁用;皮肤红肿、瘙痒或者被紧身衣服摩擦的地方避免使用;肥胖者慎用。

五、激素避孕药物不良反应及处理

(一)类早孕反应

1.临床表现

约 10% 妇女服药初期出现轻度食欲减退、恶心、头晕、困倦,甚至呕吐等类似早孕反应。

2.处理方法

轻者不需处理,坚持服药,2~3 个月后症状自行减轻或消失;重者可口服维生素 B_6 10 mg,每天 3 次,连服 7 天。若治疗无效,可停药,更换制剂或改用其他避孕措施。

(二)阴道流血

1.临床表现

少数妇女服药期间出现不规则少量经间期阴道流血,称突破性出血。多因漏服、迟服(不定时服药)避孕药物所致,此外,可能与药片质量受损、服药方法错误及个体体质差异等因素有关。

2.处理方法

(1)点滴出血者,不需特殊处理。

(2)出血量稍多者,需每晚加服炔雌醇 1~2 片(0.005~0.01 mg),与避孕药同时服至 22 天停药。

(3)若阴道流血量如同月经量或流血时间接近月经期者,应当作为一次月经处理,停止用药,在流血第 5 天再开始按规定重新服药。重者也可考虑更换避孕药。

(三)月经过少或闭经

1.临床表现

1%~2% 妇女服药后出现月经量明显减少,甚至闭经。

2.处理方法

绝大多数经量过少或停经者,停药后月经能恢复正常。也可采取:①月经过少者可每晚加服炔雌醇 1~2 片(0.005~0.010 mg),与避孕药同时服至 22 天停药。②停药后仍无月经来潮且排除妊娠者,应在停药第 7 天开始服用下一周期避孕药,以免影响避孕效果。③连续发生两个月停经者,应考虑更换避孕药种类;若更换药物后仍无月经来潮或连续发生 3 个月停经时,应停药观察,等待月经复潮,及时就医,应查找原因。停用避孕药期间,需采取其他避孕措施。

(四)皮肤色素沉着

1.临床表现

少数妇女服药后颜面皮肤出现蝶形淡褐色色素沉着。

2.处理方法

不需治疗,多数妇女停药后色素可自行消退或减轻。

(五)体重增加

1.临床表现

少数妇女较长时期服用含第一代或第二代孕激素的避孕药后体重增加,与避孕药中孕激素成分减弱雄激素活性作用或雌激素引起水钠潴留有关。

2.处理方理

虽然体重有所增加,但不致引起肥胖,也不影响健康。一般不需治疗,可更换含第三代孕激素的避孕药。

(六)其他症状

偶有出现头痛、乳房胀痛、复视、皮疹或性欲改变等症状,可对症处理,严重者停药。

六、激素避孕药物远期安全性

(一)与肿瘤的关系

1.宫颈癌与乳腺癌

近年有关长期服用甾体激素避孕药是否增加宫颈癌与乳腺癌的发生率,一直存在争议,有待于进一步研究。

2.子宫内膜癌与卵巢癌

避孕药中所含孕激素可防止子宫内膜过度增生,对子宫内膜具有一定保护作用,长期服用复方口服避孕药能降低子宫内膜癌的发病率;研究显示,长期服用复方口服避孕药也能降低卵巢癌发生的风险性。

(二)与心脑血管疾病的关系

1.脑卒中及心肌梗死

低剂量甾体激素避孕药使心脑血管疾病发生的风险性降低,特别是对于年龄＜35岁,无吸烟及无高血压史或服药期间血压正常的妇女,脑卒中及心肌梗死的发病率更低。但长期应用甾体激素避孕药可增加脑卒中及心肌梗死的发病率。

2.血栓性疾病

雌激素使凝血因子增高,应用较大剂量雌激素可引起血栓性疾病。通常认为雌激素每天的安全剂量应＜50 μg,目前国内应用的甾体激素避孕药雌激素含量在30～35 μg,属于低剂量甾体激素避孕药,即使长期服用也不增加血栓性疾病的发病率。

(三)与生育和子代发育的关系

1.生育

约80%长期服用甾体激素避孕药的妇女,于停药后3个月内恢复排卵,一年内恢复者达95%～98%,表明长期服用甾体激素避孕药停药后不影响生育。

2.子代发育

服用甾体激素避孕药的妇女停药后妊娠,不增加胎儿畸形的发病率。应用长效甾体避孕药者,应停药 6 个月后妊娠更安全,胎儿健康和发育不受影响,也不增加出生缺陷的发病率。

(四)与机体代谢的关系

1.糖代谢

甾体激素避孕药中雌、孕激素成分及剂量,与糖代谢异常有一定关系。部分妇女长期应用甾体激素避孕药出现糖耐量降低,但空腹血糖值正常、尿糖阴性,停药后胰岛功能及糖耐量均恢复正常。

2.脂代谢

雌激素可使低密度脂蛋白(LDL)降低、高密度脂蛋白(HDL)升高,孕激素可使高密度脂蛋白降低。高密度脂蛋白增高可防止动脉硬化,对心脏和血管有保护作用,低密度脂蛋白作用相反。因此,有心血管疾病潜在因素(高龄、长期吸烟、高血压等)的妇女不宜长期服用甾体激素避孕药。

3.蛋白代谢

甾体激素避孕药对蛋白代谢的影响较小,停药后可恢复正常。

七、口服避孕药物保健指导

(1)保健人员告知服药者服用避孕药的不良反应。如体液潴留、体重增加、乳房触痛、头痛、阴道突然性出血、黄褐斑、真菌感染、痤疮、恶心、疲倦。如反应严重可考虑改换避孕药类型和剂量,以减轻不良反应。

(2)指导服用避孕药者,科学调理饮食。如多摄入富含 B 族维生素的食物(小麦、玉米、肝、肉类)及叶酸的食物。也需增加维生素 C、维生素 A 的摄入量。

八、随访

我国《计划生育技术服务管理条例》规定,保障公民的生殖健康权利,要保障公民对避孕方法的知情选择权,确保育龄群众得到安全、有效、适宜的避孕节育服务。《临床技术操作规范·计划生育学分册》等相关规范也要求在使用避孕药之前应进行健康筛查,使用避孕药之后应进行随访。本文旨在运用帕累托图了解我国农村地区已婚育龄妇女使用避孕药前的健康筛查和随访检查情况,为规范避孕药的使用和随访提供科学依据。

帕累托定律又名二八定律,由意大利经济学家、社会学家 Vilfredo paretov 于 19 世纪末提出,他发现自然界存在一种普遍的不平衡现象:关键的少数与次要的多数,即 80% 的价值来自 20% 的因子。该定律目前广泛受到医疗研究者的青睐,该定律被引申为处理问题时需将有限的精力花在关键的少数上面,不要平均地分析处理问题。通过绘制帕累托图,将各个问题从最主要到最次要进行排序,从而为决策者制定有效的管理措施提供参考。

(一)资料与方法

1.评价内容

在江苏、吉林、云南、广东四省,按照经济水平、卫生条件和计划生育工作基础差异选取有代表性的 10 个县/市,参照我国《临床技术操作规范·计划生育学分册》、《计划生育技术服务规范专集》和《计划生育技术服务质量管理规范》的要求,针对当地新使用避孕药的已婚育龄妇女,评价其避孕药使用前的健康筛查情况,包括体格检查(体温、脉搏、呼吸、血压、体重、皮肤、静脉曲张、乳房、视觉障碍、心、肺、肝、脾)、妇科检查(外阴、阴道、宫颈、子宫、附件)和辅助检查(宫颈细胞学检查、B超检查),以及随访时的检查情况,包括体重、血压、乳腺检查、妇科检查和 B 超检查。

2.相关定义

本次评价中,将符合避孕药使用相对禁忌证的对象列为"高危",提示该妇女使用避孕药的风险较高,应加强随访,对其用药情况给予高度关注。

将对象第一次使用避孕药定义为"首次使用",曾经使用过避孕药定义为"再次使用"。

3.分析方法

利用 Excel 软件进行数据处理和帕累托图分析。

(二)结果

1.对象基本情况

本次评价最终收到来自江苏、吉林、云南三省 6 个县/市的 74 份使用避孕药(针)健康筛查、首次登记和随访记录表。其中首次使用的有 27 人(36.49%),再次使用的有 47 人(63.51%)。74 名对象均为经产妇,年龄 21~44 岁,平均(34.21±5.12)岁。10 个高危对象分别为年龄≥40 岁(9 人)和高血脂(1 人)。对象所用避孕药涉及短效口服避孕药[左炔诺孕酮炔雌醇(三相)片 48 人、复方左炔诺孕酮片 7 人]和注射避孕针(复方庚酸炔诺酮注射液 17 人、复方甲地孕酮注射液 2 人)两大类。所有对象均至少完成 1 次随访,其中有 43 人(58.11%)随访了 2 次。仅有 3 人在随访中表示在使用过程中有不良反应发生,最终有 2 人因此停用避孕药(表 1-11)。

表 1-11　避孕药首诊登记和随访情况

项目	首次使用		再次使用		合计	
	例数/n	构成比/%	例数/n	构成比/%	例数/n	构成比/%
是	2	7.41	8	17.02	10	13.51
否	25	92.59	39	82.98	64	86.49
避孕药名称						
左炔诺孕酮炔雌醇(三相)片	10	37.04	38	80.85	48	64.86
复方庚酸炔诺酮注射液	11	40.74	6	12.77	17	22.97
复方左炔诺孕酮片	4	14.81	3	6.38	7	9.46
复方甲地孕酮注射液	2	7.41	0	0.00	2	2.70
1 次	27	100.00	47	100.00	74	100.00
2 次	9	33.33	34	72.34	43	58.11
不良反应						
有	1	3.70	2	4.26	3	4.05
无	26	96.30	45	95.74	71	95.95
使用情况						
续用	26	96.30	46	97.87	72	97.30

续表

项目	首次使用		再次使用		合计	
	例数 /n	构成比 /%	例数 /n	构成比 /%	例数 /n	构成比 /%
终止	1	3.70	1	2.13	2	2.70
合计	27	100.00	47			
	100.00	74	100.00			

注:首次使用者中高危为年龄≥40岁2例;再次使用者中高危为年龄≥40岁7例,高血脂1例。首次使用者副反应为头晕恶心1例;再次使用者中副反应为恶心1例,乳房胀痛、头晕、恶心、失眠1例。

2.避孕药使用前健康筛查和随访中的问题分类

在74名对象的避孕药使用前健康筛查和随访过程中存在一些问题,本文将这些问题归为5类,并按照发生频数进行排序,分别计算其构成比和累计构成比(表1-12)。

表1-12　避孕药使用前健康筛查和随访中的问题

序号	项目	频数	构成比/%	累计构成比/%
1	随访时检查项目不全面	141	46.69	46.69
2	用药前健康筛查项目不全面	95	31.46	78.15
3	特殊对象未加强随访	56	18.54	96.69
4	用药不符合说明书要求	6	1.99	98.68
5	1次发药量过多	4	1.32	100.00
	合计	302	100.00	

3.帕累托图分析

以避孕药使用前健康筛查及随访中的问题类型为横坐标,以各类问题发生的频数(左侧)和构成比、累计构成比(右侧)为纵坐标,绘制帕累托图(图1-5)。

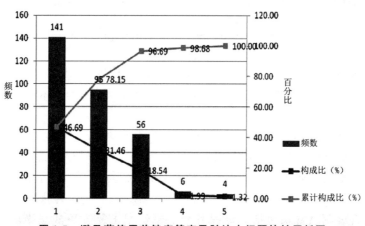

图1-5　避孕药使用前健康筛查及随访中问题的帕累托图

通过帕累托图分析,进一步对问题的级别进行分类。帕累托图通常是根据累计构成比的不同,将问题按照重要性分别记为 A、B、C 三类。其中,累计构成比在 0%～80% 区间时,称为主要问题,记为 A 类;累计构成比在 80%~90%区间时,称为次要问题,记为 B 类;累计构成比在 90%~100%区间时,称为一般问题,记为 C 类。

在本研究中,避孕药使用前健康筛查及随访中存在的主要问题是用药前健康筛查和随访时检查项目不全面,一般问题是特殊对象未加强随访、用药不符合说明书要求和 1 次发药量过多 (表 1-13)。值得注意的是,10 名高危对象在用药前筛查时均未做宫颈细胞学检查,6 人未做 B 超检查。此外,10 人随访了 1 次,8 人随访了 2 次,即有人(20%)未加强随访。随访中存在项目检查不全的有 15 人次,占 83.33%。

表 1-13　帕累托图问题级别分析

问题	项目(序号)	累计构成比区间/%	类型
主要问题	1、2	0~80	A 类
次要问题	—	80~90	B 类
一般问题	3、4、5	90~100	C 类

4.避孕药使用前健康筛查及随访中的主要问题

(1)随访时检查项目不全面随访记录中的 5 个检查项目在两次随访中均存在不同程度未检查的情况,其中妇科和乳腺 2 项检查在两次随访中未查的比例均较高,其累计项目漏查率分别为 66.67%和 38.46%(表 1-14)。

表 1-14　随访中项目检查不全的情况

序号	未检查的项目	第 1 次随访		第 2 次随访		合计	
		例数/n	构成比/%	例数/n	构成比/%	例数/n	构成比/%
1	体重	1	1.35	1	2.33	2	1.71
2	血压	1	1.35	2	4.65	3	2.56
3	乳腺检查	26	35.14	19	44.19	45	38.46
4	妇科检查	45	60.81	33	76.74	78	66.67
5	B 超检查	9	12.16	4	9.30	13	11.11
6	随访人数	74	—	43	—	117	—

(2)用药前健康筛查项目不全面74 名对象在用药筛查时均存在检查项目不全面的情况。除 1 人未测量血压外,检查不全的项目主要集中在辅助检查,包括 74 人均未做宫颈细胞学检查,另有 21 人未做 B 超检查。

5.避孕药使用前健康筛查及随访中的一般问题

(1)特殊对象未加强随访包括在用药筛查时由于年龄≥40 岁和高血脂作为避孕药使用的高危对象各 1 例,月经情况中痛经 18 例、经期不规则 6 例、经量多 5 例,处于哺乳期 5 例,以及用药后体重明显增加(≥5 kg)18 例、主诉有恶心的副反应但未停药 1 例、乳腺检查有小叶增生 1 例。

(2)用药不符合说明书要求包括 5 名哺乳期对象使用了复方庚酸炔诺酮注射液,1 名年龄 >40 岁的对象使用了复方左炔诺孕酮片。复方庚酸炔诺酮注射液说明书提示,该药未进行过关于在人乳汁中分泌的试验,对婴儿的影响尚不清楚,因而哺乳期妇女不宜使用;复方左炔诺孕酮片说明书提示,40 岁以上妇女禁用。

（3）一次发药量过多涉及 2 人共计 4 人次,均发生在同一地区,使用的药品均为左炔诺孕酮炔雌醇(三相)片。2 人均在用药后 1 个月进行了 1 次随访,其中 1 人在首诊登记和随访中均一次性发放了 10 个月用量的药品,另 1 人在首诊登记和随访中均一次性发放了 8 个月用量的药品。

（三）讨论

计划生育是我国的基本国策,使用避孕药品是公民实行计划生育的基本方法和技术之一。在我国避孕药品作为非处方药进行管理,除计生系统免费发放外,个人也可通过药店、超市等途径购买。另外,我国育龄妇女使用避孕药的比例较低,但绝对使用人数庞大,并且避孕药不同于普通药品,是提供给有避孕需求的健康人群使用的。因此,实行避孕药品首诊登记制度和随访服务规范是对我国广大育龄妇女进行避孕方法知情选择、计划生育优质服务的充分体现和必然要求。

WHO 依据个人特征和已知的已经存在的医学/病理情况,对避孕方法的适用情况进行了划分,明确了适当的随访对避孕药的使用有特别的益处。一项针对全球 147 个国家的调查也显示,口服避孕药在美国、加拿大、西欧等大部分发达国家是作为处方药进行管理的。在其他国家,口服避孕药虽然不是处方药,但使用前也需要对使用者进行健康筛查。

以美国为例,妇女在首次使用避孕药之前,医师必须向其说明药物的益处和风险,使用方法和注意事项。在对妇女进行健康筛查,了解病史、合并用药、进行体重、血压等检查合格后,方可确定为避孕药的使用对象。服药后需要对使用者进行随访,评估血压等相关问题,必要时再次给予用药指导;无特殊问题,方可提供后续 12 个月的避孕药物。在服药期间,鼓励妇女发生问题时及时就诊。

本文应用帕累托图法进行分析,依据发生的频数将避孕药使用前健康筛查和随访中的问题由高到低进行排序,然而这并不能代表各个问题在避孕药实际使用中的重要程度。一方面,本文结果发现避孕药使用前健康筛查和随访中的主要问题是健康筛查和随访时检查项目不全面,其他问题是特殊对象未加强随访、用药不符合说明书要求和 1 次发药量过多。高危对象在用药前筛查时均未做宫颈细胞学检查,20%未加强随访,83.33%在随访中检查项目不全面,提示在我国避孕药品的首诊登记和随访服务亟待规范。另一方面,本次评价中使用避孕药的对象均能够进行首诊登记,并至少完成 1 次随访,说明了在我国实施避孕药品首诊登记制度和随访服务规范的可行性。至于进一步完善和落实避孕药品首诊登记制度与随访服务规范的具体举措则有待深入探讨。

（王　艳）

第十七节　婚前保健与优生优育

一、婚前保健

婚前检查不仅是生殖保健的重要组成部分,还是提高人口素质的重要保障。我国智力低下、畸形、聋哑、残疾人有 1 400 万(1.3%),每年增加 35 万。中、重型痴呆儿 300 万。自然流产占妊娠的 7％,50％为染色体病,即至少有 70 万以上是遗传病引起。据我国早期统计,在城市儿童死因中,遗传病、先天畸形和癌症占第一位,约占全部死因的 30％。通过婚前保健,可以尽早发现影响结婚、生育的疾病,医师能给予矫治,并根据疾病情况和优生学的原理提出医学指导意见;通过婚前保健,医师还可以帮助制订计划生育方案,选择最佳受孕期,所以,婚前保健是提高人口素质的第一关。

婚前检查有以下三大意义:①有利于双方和下一代的健康。通过婚前全面的体检,可以发现一些异常情况和疾病,从而达到及早诊断、积极矫治的目的,如在体检中发现有对结婚或生育会产生暂时或永久影响的疾病,可在医师指导下作出对双方和下一代健康都有利的决定和安排。②有利于优生,提高民族素质。通过家族史的询问,家系的调查,家谱的分析,结合体检所得,医师可对某些遗传缺陷作出明确诊断,并根据其传递规律,推算出"影响下一代优生"的风险程度,从而帮助结婚双方制定婚育决策,以减少或避免不适当的婚配和遗传患儿的出生。③有利于主动有效地掌握好受孕的时机和避孕方法。医师根据双方的健康状况、生理条件和生育计划,为他们选择最佳受孕时机或避孕方法,并指导他们实行有效的措施,掌握科学的技巧。对要求生育者,可帮助其提高计划受孕的成功率。对准备避孕者,可使之减少计划外怀孕和人工流产,为保护妇女儿童健康提供保证。

开展婚前医学检查是促进生殖健康,确保婚姻质量及优生优育的重要环节。对社会和家庭都是有利的,尤其是优生优育方面,起着重要的作用。因此,在基层及农村,应重视婚前检查,树立正确的婚姻观、健康观和生育观。婚前医学检查是优生优育的第一步。

通过婚前检查使一些疾病得到早诊断、早治疗。有些疾病可直接影响婚育,如包茎、包皮过长、隐睾、尿道下裂、先天性子宫缺陷、阴道闭锁等都必须尽快到医院治疗,从而降低不育症的发生率。其中,隐睾对健康危害较大,不但影响生育还容易发生恶变,有资料表明其恶变率为 25％,宜及早就医治疗。对于女性阴道炎,其中滴虫性、真菌性多具传染性,应及时治疗。先天性、遗传性疾病可直接影响下一代的健康,宜选择性或限制生育。对于传染性疾病(主要是乙肝和性传播疾病)处于传染期应暂缓结婚,隔离治疗。婚前保健包括婚前卫生指导、婚前卫生咨询和婚前医学检查。婚前医学检查侧重发现影响结婚和生育的严重疾病,并提出医学意见。尤其是遗传病及传染病。

(一)遗传疾病

遗传疾病是指生殖细胞(精子或卵子)或受精卵的遗传物质(染色体和基因),发生了变化所引起的疾病。特点:①呈垂直传播,只传给有血缘关系的人;②只有生殖细胞或受精卵的遗传物质变化才可遗传给下一代,体细胞突变是不能遗传的;③同卵双生患同一病的概率远大于异卵双生,亲缘关系越近发病率也越高。遗传病常为先天性,但先天性疾病不全都是遗传病,如母亲早孕感染风疹病毒使胎儿有先天性心脏病或耳聋等,但不是遗传病,不会发生垂直传播。遗传病可以在后天才出现症状,故也不能认为凡是后天发病就不是遗传病,如舞蹈病要 30 岁以后才发病。遗传病种类繁多,数发病率在 1/10 000～1/100 000,如何预防,抓住主要的、严重的、多发的遗传病进行预防是可行的。

1.地中海贫血

广东地区为地中海贫血及葡萄糖 6 磷酸脱氢酶缺乏的高发地区,患病人数在人群中占一定比例。地中海贫血(简称地贫)广东地区为地中海贫血及葡萄糖 6 磷酸脱氢酶缺乏的高发地区,患病人数在人群中占一定比例。目前尚无法根治,预防重型地中海贫血患儿出生为首要任务,必须扩大宣传,使群众和医务人员认识到地中海贫血的重要性、迫切性和可能性。地中海贫血α型地中海贫血和β型两种,若夫妇双方均为α轻型地中海贫血者,则有 1/4 机会生育 Barts 水肿胎,列入高危妊娠,应进行产前诊断。夫妇双方均为β轻型地中海贫血者,则有 1/4 概率生育重型患儿,一般在 5 岁以内死亡,尚无活过 20 岁的先例。所以,预防显得特别重要,对检出双方地中海贫血者,作相应的指导,怀孕后作产前诊断,杜绝畸胎及重型患儿的出生。

2.葡萄糖 6 磷酸脱氢酶(G6PD)缺乏症

G6PD 缺乏症是 X 连锁不完全显性遗传病。一般无症状,但在吃蚕豆或伯氨喹等药物后发生急性溶血,出现贫血、黄疸、血红蛋白尿等症状和体征,严重者不输血可致死。新生儿黄疸是 G6PD 缺乏对优生影响最为严重的问题,患儿出生后出现病理性黄疸、血中胆红素浓度超过 100 mg/L,可透过血-脑脊液屏障,进入大脑,引起核黄疸,导致患儿智力低下、甚至死亡。其遗传规律为如果父亲有这种致病基因,而母亲正常,则他们的全部女儿都会遗传获得这种基因,但女儿只是这种基因的携带者,在一般情况下,他们不会发病,但他们的子女有一半的机会可遗传获得这种基因,这对夫妇的儿子则完全正常;如果母亲是致病基因的携带者,父亲正常,则他们的子女各有一半的机会获得这种基因,根据遗传规律,可给予适当的指导。

(二)传染性疾病

传染病的病原是病原微生物,呈水平传播,可传播给毫无血缘关系的人,包括法定传染病及性传播疾病,如梅毒,可通过性接触传染,也可通过胎盘传染给胎儿,导致流产、早产、死胎或分娩先天性梅毒儿。淋病虽不胎传,但可发生胎膜早破致羊膜腔内感染,引起胎儿发育迟缓,发生流产、早产、新生儿败血症等。分娩过程中可通过产道感染胎儿,引起新生儿淋菌性结膜炎,治疗不及时可致失明。其他如支原体及衣原体感染,可致不孕。

(三)生殖系统疾病

通过检查,可及时发现生殖道的疾病及肿瘤,并得以及时治疗。

二、优生与优境

优生学是研究使用遗传学的原理和方法以改善人类遗传素质的科学,而与此有关的优境学即为环境优生。是研究以改善环境促进优生的学科。主要是从环境因素等方面进行对优生的研究。其重要的任务是以消除公害,保护环境,消除不良环境因素的影响,防止避免各种有害物质对母体、对胎儿产生的不利影响,提高后代身心健康为重点的科学。

现在提倡的围生医学、优育、优教就是优境学的体现。这两门学科服从于同一目的,即改善人口素质。为达到此目的,还需要胚胎学、实验生物学、妇产科学、儿科学、卫生学、社会学、人口学、伦理学等协作研究以及社会各部门的密切配合。随着优生学研究的深入以及现代工业的发展,环境与优生关系的重要性越来越为人们所认识。

优生学的目标是改善人类的遗传素质以提高人口质量,为达此目的,首先必须从宏观和进化的角度判定人类性状的优劣,决定取舍,然后,提出改进整个国家和社会人口遗传素质的途径和措施。

根据采取的策略不同,优生学可分为正优生学或演进性优生学和负优生学或预防性优生学正优生学是研究维持和促进人群中有利(优良)基因频率的增长。①提倡优选生育,即鼓励在体格和智力上优秀的个体生育更多的后代,某些国家已在优生法中加以规定;②人工授精;③试管婴儿;④单性生殖,由于某些动物卵子未经受精,能自动发育为个体(自然单性生殖),高等动物在体外也能诱发卵子发育成个体(人工单性生殖),人们设想,人类如果实现单性生殖,可以避免男方致病基因传至后代,也是优生的一种手段。⑤遗传工程,人们设想将来可将健康人胞核移植给遗传女性患者的去核卵子中,甚至将正常基因转移到带有致病基因的卵细胞基因组中,达到治疗和优生的目的。

负优生学是研究如何减少群体中有害的基因频率,减少遗传病的发生,这就涉及遗传病的防治问题。

三、优育与保健

孩子出生到 6 岁是儿童身体器官及神经系统发育的重要阶段,也是认识世界、发展智力、形成情感与个性的最重要的时期。为了使孩子正常,健康活泼,我们应对孩子进行科学的养育,使遗传素质健康的儿童,经过后天科学的抚养和保育,成为卓越人才的资源;使某些遗传素质差的儿童,经过良好科学地培养,也能有所改善。

(一)实施科学接生

"十月怀胎,瓜熟蒂落"是老百姓的一句俗语,住院分娩保平安是实施的主要预防措施,可根据孕妇情况,科学地采取对母儿最安全有效的分娩方式,保证母婴健康平安。

应该选择什么样的方式出生? 一般来讲,分娩的方式可分为两类,自然生产和剖宫产。自然生产是指经过"十月怀胎",随着子宫有节律的收缩,使胎儿通过阴道娩出,自然生产是人类繁衍生息必然的生理过程,是产妇和胎儿都具有潜力能主动参与并完成生产过程。从宝宝的利益出发,医师都会建议准妈妈们自然生产,但由于社会上对生产方式的选择有一些误区,使本可自然生产的准妈妈们都做了剖宫产。调查结果显示,采取自然分娩占 46%,剖宫产占 54%,可见选择剖宫产的比例在逐步增加,原因主要来自母婴方面,这可能与社会经济、文化的发展、优生优育等多种因素有关,从而导致剖宫产率迅速增加。

分娩是一种自然的生理过程,能否正常分娩取决于产力、产道、胎儿及精神心理因素。在第一产程中应用自由体位,腹式呼吸等技巧来应对分娩时的不适,保证有效的体力,可促进自然分娩。自然分娩对胎儿的身体素质发展有很多好处:①胎儿在自然分娩时,头部受到的挤压会加强脑部血液循环。②经过子宫收缩与骨盆底的阻力,可将积存在胎儿肺内以及鼻、口中的羊水和黏液挤出,有利于防止吸入性肺炎的发生,不易出现新生儿并发症,并使其有很强的适应外界的能力。③为胎儿提供了第一次大脑和身体相互协调的抚触机会,使胎儿有了"第一次感觉综合",即胎儿在自然分娩的过程中,受到宫缩、产道适度的物理张力改变,身体、胸腹有节奏地被挤压,这种刺激信息被外周神经传导到中枢神经,形成有效的组合和反馈处理,使胎儿能以最佳的姿势,最小的径线,最小的阻力顺应产轴曲线而下,最终娩出。⑤孩子长大后不易发生"感觉统合失调"。同时,做好优质的分娩监护,避免由产伤以及产道感染引起的婴儿出生缺陷。

(二)婴儿出生后检查

为降低婴幼儿死亡率和缺陷率,我们应积极组织开展新生儿疾病的筛查,做到早发现、早诊断、早治疗。对已出生的先天性缺陷儿要采取有力措施,减轻其残疾的程度,从而防止疾病的进一步发展。

新生儿要进行常规体格检查,这样能及时发现新生儿先天疾病和畸形;对危重儿应积极抢救,减轻因新生儿窒息,产伤,感染给新生造成的不良影响;密切观察新生儿情况,及时发现新生儿疾病并进行治疗;新生儿出生后 3 天应常规进行足跟血筛查,检出可治性疾病如甲状腺功能低下,苯丙酮尿症等,一旦发现异常应及早治疗,避免婴儿智力障碍。

(三)母婴交流

出生后新生儿对胎教还会留有"记忆"。此时若持续进行胎教时的内容(如胎教音乐、父母的呼唤或故事录音、母亲的心跳声等),都是给初来人世的小宝宝一种熟悉、亲切的安慰。儿科专家主张在胎儿一出生应生活在母亲身旁,与母亲有亲密接触,并开始生后的连续教育。目前各妇产医院的"母婴同室"正是基于对新生儿身心理健康的考虑。日本儿童心理学家高桥悦二朗在其所著《胎教与育英》一书中,提出一个新的观点,即正规的优育应始于母婴间的四种交流,良好的母婴交流可以促进孩子的身心协调发展。

1.触觉交流

母婴间的触觉交流主要形式是为婴儿授乳和爱抚。母乳喂养不仅仅是为婴儿提供生长发育所必需的营养,还是母子最初的触觉产生和发展的必备条件。当婴儿依偎在母亲怀中,伴随着吸吮乳房等接触,一种安全静谧的刺激信号会作用于婴儿的大脑,这种信号能促进大脑的神经发育和智力开发。从心理健康角度讲,如果婴幼儿期缺乏母爱与适宜刺激,对孩子将来的情感、认知和人格形成,将埋下不可弥补的隐患。一生下来很少有母婴接触的孩子,在成长过程中会出现表情淡漠、发声迟缓、性格孤僻等人格缺陷。因此,母乳喂养和爱抚可提供充足母爱,满足婴幼儿身心发展的需求。

2.视觉交流

出生一个月左右的婴儿,视网膜虽然已经形成,但视力仍然未发育完全,可见距离不超过40 cm,可见区限于45°。当母亲为婴儿授乳时,会发现婴儿边吃边用眼睛直视母亲的眼睛,这会促进幼儿视力的发育,同时也是婴儿情感发育过程中的视觉需要。

3.嗅觉交流

有生物研究证实,一个月的婴儿嗅觉相当敏锐,他会根据细微的气味变化来确定自己是否需要这种气味。有人在实验中把浸着母乳的布片靠近婴儿,他会顿时止啼而作出寻乳动作。因此,婴儿由母亲陪睡,能在良性嗅觉刺激中获得愉悦促进心理健康发育。

4.听觉交流

婴儿刚出生一周就能能辨别出母亲的声音,多与婴儿"对话"不但能够增加婴儿的愉悦感,且能使大脑急剧发育的婴儿提前获得更多信息而很快咿呀学语,为其语言发展奠定良好的基础。

四、科学的哺育

要使小儿体质和智力健康的发育和成长,必须加强婴幼儿的营养,保证质与量。首先,要定时、定量的充分供给营养。婴儿时期生长发育较快,但由于婴儿胃肠的消化功能还不强,所以在喂养上要倍加注意科学性和合理性。经验证明,母乳是婴儿最理想的食物,新生儿以母乳喂养最好。母乳中含有大量水分、蛋白质、脂肪、碳水化合物、矿物质和维生素等丰富的营养成分,最适合婴儿生长发育的需要。此外,母乳中的酶和抗体不但能帮助婴儿消化,还能增加婴儿抵抗疾病的能力。母乳的温度适宜,既新鲜无菌又很方便。如果母亲因患病或其他原因不能用母乳喂养时,最好选用新鲜的牛奶或羊奶喂养。但是,不管采用哪种食物喂养,一定要保证量足,并且要定时、定量给予喂养。

其次,要根据年龄特点加以喂养。随着婴儿的逐渐长大,母奶中的营养成分已不能满足婴儿生长发育的需要,必须逐渐添加一些其他的辅食。添加辅食应根据婴儿的月龄而定。一般可从

4 个月后逐渐添加。开始,因小儿消化道和肝细胞未发育好,各种消化酶活性弱,可先加流质,然后半流质,最后加固体食物,食量由少到多逐渐地增加。不宜吃过甜或脂肪过多及刺激性食物。食物最好要细、软、碎、烂。如新鲜水果汁、豆浆、菜汤、蛋羹、米粥、蛋黄、豆腐、肝泥等。

除此之外,还应注意各种营养素的全面平衡和科学搭配,小儿在生长发育过程中,需要多种营养素。如,蛋白质是构成身体细胞原浆和体液的主要成分;脂肪是制造组织成分和细胞所需脂类性维生素的主要成分及热量来源;碳水化合物是人体所需热量的主要来源;维生素是维持人体正常代谢不可缺少的营养素;矿物质钾、钠是保持身体内体液平衡不可缺少的成分;碘是甲状腺素结构中必要物质;钙、磷、镁都是骨和牙齿的主要组成成分;铁、铜是红细胞生长不可缺少的原料;锌是性腺的主要组成物质。各种营养素必须保证供给并确保均衡。

五、加强保健和防治疾病

儿童的生长发育是在先天与后天因素、内部和外部因素相互作用的过程中进行的。因此婴儿体格的发育与环境、卫生保健也有很大的关系。加强保健和防治疾病是优育的重要保障,婴儿出生后,要定期进行健康检查。一周岁以内每 3 个月检查一次,3 周岁以内半年检查一次;6 周岁以内 1 年检查一次。如发现异常或患有某种疾病,应及时采取相应的保健和治疗措施。不同年龄的小儿具有不同的基本特征。每一年龄段中其身体和智力发育的特点不同,从而保健的重点也不同。

(一)新生儿期保健

从出生到 28 天,称为新生儿期。此时期胎儿刚刚脱离母体独立存活,靠肺呼吸交换氧气与二氧化碳,自主调节体温,皮下脂肪薄、易散热。如果环境温度过低,易发生硬肿病,若环境温度过高,且喂水不足易发生"脱水热"。因此,要保持室内适宜的温度、湿度和新鲜的室内空气。新生儿出生后,可以从母乳中获得抗体。但出生后半年左右,由于从母体中获得的抗体逐渐减少消失,对麻疹、水痘、猩红热、白喉等免疫力也逐渐消失,此时应进行人工预防接种。此外还要对易被病原微生物侵入的皮肤、破损的脐带、呼吸道和消化道黏膜、泌尿管道等应注意保护,以及按时给新生儿洗澡。目前研究认为,抚触可促进食物的消化、吸收,减少新生儿哭闹,促进婴儿的生长发育,有利于优育优教,会给婴儿带来欢快、健康和聪明,抚触是优育优教的最初阶段。

(二)婴儿期(乳儿期)保健

从出生后 28 天到满 1 岁为婴儿期。此期婴儿的生长发育均很快,许多脏器的功能日趋完善,但被动免疫力逐渐消失,抵抗力弱易患感染性疾病。因此,保健的重点是提倡母乳喂养,及时增加辅食,正确护理,预防感染。按计划进行各种预防注射,以便增强特异免疫力。

(三)幼儿期保健

1 岁至 3 岁为幼儿期。此期小儿体格发育较出生第一年减慢,会独立行走,活动范围增大,接触外界环境机会增多,语言、思维和观察能力提高很快。这一阶段要注重发展语言和培养兴趣,养成小儿良好的生活和卫生习惯,同时应按计划完成预防接种的复种,以加强免疫。

(四)学龄前期保健

4 岁到入小学前为学龄前期。这一时期是人格、情感和意志发展的关键期,这阶段注重培养孩子良好的生活习惯、自理能力、意志力以及与人交往的技巧和良好的人格品质,这些将使孩子受益终生。此期小儿体格发育进入稳速增长阶段,语言发育也很快。此期小儿与外界接触机会增多,易患各种传染病和发生意外伤害,因此这个阶段的保健重点是预防各种传染病和意外伤害。如在胎儿后期及出生后有窒息或脑出血等轻微脑损伤的小儿,此时可能出现智力低下、癫痫或聋哑等。因此,对这类小儿更要多加护理和照料,使其健康地步入学龄期。

六、社会影响与优生优育

"父母是孩子的第一任教师",我国多数孩子在入幼儿园之前,三年之内多是在家庭中成长的。这段时间孩子判别能力不强,但与生俱来的观察和模仿能力使他们对父母的一举一动都感兴趣以及没有选择性的模仿。因此,父母一定要注意自己的言传身教作用。如果父母有空就"娱乐""赌博",又口口声声教孩子"努力学习""关心国家大事",孩子会感到迷茫和矛盾。父母教育不一致,会令孩子无所适从、感到焦虑和困惑,只有父母共同创造一个民主、和睦的家庭气氛,才能使孩子愉快生活、发展才能、形成良好的个性。此外,教师在幼儿心中也是至高无上的。

在入幼儿园和小学以后,孩子的心目中老师将逐渐取代父母地位,因此老师的言行对孩子的影响是十分重要的。教师应懂得儿童心理,自觉地维护"教师"在孩子心目中神圣、高尚的形象。

目前,人们对优生优育知识还未广泛普及和深入了解,社会调查发现,在科普教育相对薄弱和信息来源相对闭塞的私营工厂和偏远地区,人们的优生优育意识更加淡薄。尤其在强制婚检变为自愿婚检后的最近几年,出生缺陷发生率明显增高。卫健委统计资料显示,我国人口出生缺陷呈上升趋势,这组数据恰好与同时的婚前检查率成正比,婚检率下降是新生儿出生缺陷上升的重要原因之一。

据我国现阶段自愿婚检后婚检工作情况和生育现状,我们呼吁广泛开展调研工作,并及时反馈政府部门,努力提高婚前医学检查率。广泛开展优生优育工作,加大知识普及和宣传的力度,利用当地电台、报纸等新闻媒体进行宣传,使优生、优育科普知识家喻户晓,深入人心;让每一对育龄夫妇了解优生优育的重要性,转变传统观念,熟知出生缺陷的危害性和预防出生缺陷发生的有效措施,自觉养成良好的卫生和保健习惯,主动参与婚前检查和产前筛查。

可以说,优生优育普及是一项长期细致的工作,其关系到整个民族的素质,关系到国家的兴衰和民族的未来。优生优育工作的开展应得到社会广泛的关心和支持,通过社会、政府及家庭的共同努力,我们相信优生优育的实施将对国家、民族乃至每一个人都具有深远的跨世纪的意义。

（王　艳）

第十八节　孕　前　保　健

孕前保健是向准备怀孕的夫妇提供健康教育、遗传咨询、医学检查以及生育指导等系统的保健服务来减轻或消除生殖健康的不良影响因素,引导夫妇接受知识、转变态度及改变行为,共同做好妊娠准备。

一、孕前保健的对象与时机

(一)对象

准备生育的夫妇。

(二)时机

无慢性病者孕前 3～6 个月；有慢性病者孕前 6～12 个月。

二、孕前保健的内容

(一)孕前医学检查

通过咨询和孕前医学检查，对准备怀孕夫妇的健康状况做出初步评估。针对存在的可能影响生育的健康问题，提出建议。

孕前医学检查(包括体格检查、实验室和影像学等辅助检查)应在知情选择的基础上进行，同时应保护服务对象的隐私。

1.了解一般情况

了解准备怀孕夫妇和双方家庭成员的健康状况，重点询问与生育有关的孕育史、疾病史、家族史、生活方式、饮食营养、职业状况及工作环境、运动(劳动)情况、社会心理以及人际关系等。

2.孕前医学检查

在健康教育、咨询及了解一般情况的基础上，征得夫妻双方同意，通过医学检查，掌握准备怀孕夫妇的基本健康状况。同时，对可能影响生育的疾病进行专项检查。

(1)体格检查：按常规操作进行，包括对男女双方生殖系统的专业妇科及男科检查。

(2)辅助检查：包括血常规、血型、尿常规、血糖或尿糖、肝功能、生殖道分泌物、心电图及妇科B超等。必要时进行激素检查和精液检查。

(3)专项检查：包括严重遗传性疾病，如广东、广西及海南等地的地中海贫血；可能引起胎儿感染的传染病及性传播疾病，如乙型肝炎及结核病；弓形体、风疹病毒、巨细胞病毒、单纯疱疹病毒、梅毒螺旋体及艾滋病病毒等感染；精神疾病；其他影响妊娠的疾病，如高血压病和心脏病、糖尿病及甲状腺疾病等。

(二)孕前评估及分类

1.对保健对象的客观评价

根据以上询问、病史、体征及辅助检查进行全面评估。

(1)生育史评估：目前年龄、有无不孕、习惯性流产以及多次人工流产等评估对妊娠的可能影响。

(2)家族史评估：有无必要进行遗传学咨询，评估对子代的风险。

(3)医疗评估：相应的医学专家对疾病进行评估。评估疾病对妊娠以及妊娠对疾病的影响；治疗药物及治疗方法对妊娠及胎儿的影响；评估目前疾病的适宜生育时机。

(4)心理评估：有无心理疾病、心理状态对妊娠准备、妊娠及分娩的影响以及分娩期心理承受能力。

2.评估分类及处理

(1)对未发现问题，适宜怀孕的夫妇进行怀孕前指导：①有准备、有计划的怀孕，避免大龄生育；②合理营养，控制饮食，增补叶酸、碘、铁、钙等营养素及微量元素；③接种风疹、乙肝及流感等疫苗；及时对已感染病毒及传染性疾病情况采取措施；④积极预防、筛查和治疗慢性疾病和传染病；⑤合理用药，避免使用可能影响胎儿正常发育的药物；⑥避免接触生活及职业环境中的有毒有害物质(如放射线、高温、铅、汞、苯及农药等)，避免密切接触宠物；⑦改变不良生活习惯(如吸烟、饮酒及吸毒等)及生活方式；⑧保持心理健康，解除精神压力，预防孕期及产后心理问题的发生;⑨合理选择运动方式;⑩对于有高遗传风险的夫妇,指导其做好相关准备,提示孕期检查及产前检查中可能发生的情况。

(2)发现有问题的妇女:①有不良因素暴露史(接触有毒有害物质):应当暂缓生育,督促离开不良的生活和工作环境。②年龄大于 35 岁、本人有不孕史、不良生育史、双方有遗传病或家族史则应到不孕不育专科检查和治疗或进行遗传咨询和产前诊断。咨询对象为:曾生育过一个有遗传病或畸形儿的夫妇;夫妇一方或家系成员患有某种遗传病或先天畸形者;有原因不明的流产、死胎、死产及新生儿死亡的妇女;夫妇为近亲结婚者;性腺发育不全或两性畸形者;原发闭经或不明原因的闭经者;年龄超过 35 岁;常规检查或常见遗传病筛查发现异常者。③有重要脏器疾病(心、肝、肺及肾)等内科疾病及精神病应到有关专科门诊明确诊断、进行治疗和指导,提出能否妊娠的意见。对患有慢性病准备妊娠的妇女应改变治疗药物,避免胚胎受影响或先天缺陷发生,如慢性高血压及糖尿病等。④有急性传染病、生殖系统感染性疾病和性传播疾病应在相关专科治疗。并告知在控制或治疗疾病后再生育。

三、生育保健指导

(一)受孕原理

1.生命的由来

生命来自精卵的结合。精子由睾丸产生,首先贮存在附睾,使精子获能并激活。当有射精活动时,精子与精囊液及前列腺液组成的精液排出体外。一次射精后排出的精子上千万条,仅 1%～5% 的精子可能进入宫腔,能到达输卵管的精子少之又少,受精的精子只有一个。当精子进入女性阴道后,有活力的精子经宫颈管进入子宫腔及输卵管腔,其上行能力除依靠自身的活动外,还受宫颈黏液性状、子宫肌肉收缩、宫腔液体流动、输卵管上皮(内膜)纤毛活动以及神经反射等因素影响。

妇女一生中一般只有 400～500 个卵泡发育成熟并排卵。女性进入性成熟期后,卵巢每月发育一批卵泡,其中一般只有一个优势卵泡可以完全成熟并排出卵子,其余的卵泡在发育的不同阶段通过细胞凋亡机制而自行退化,称为卵泡闭锁。卵巢排卵后,通过输卵管伞部的捡拾而进入管腔,停留在输卵管壶腹部与峡部连接处,等待受精。男女成熟生殖细胞(精子和卵子)结合的过程称为受精。受精卵由于输卵管壁纤毛活动和肌肉收缩,逐渐向子宫方向移动,同时开始进行有丝分裂,从一个细胞分裂为 2 个、8 个、16 个细胞,称为桑葚胚,随后早期胚泡形成。受精后 3～5 天早期胚泡到达宫腔,7～8 天着床。此后,孕卵便逐渐发育,从胚胎成长为胎儿。受精后 8 周的人胚称为胚胎,9 周起称为胎儿。妊娠的全过程约为 40 周(280 天)。

2.受孕的必备条件

(1)男方能产生足够数量、健全和活跃的精子,并有运送精子正常的输精管道。

(2)女方可以排出成熟而健康的卵子,并能被输卵管摄入而有机会和精子相遇。

(3)适时的性交是精卵相遇的先决条件。卵子排出后,在体内存活 24 小时,最长不会超过 48 小时。精子在女性生殖道内通常只能生存 24～72 小时。通常精卵相遇的机会只有在射精后 3 天内和排卵后 24 小时内,何况女性一个月排卵一次,错过了适当的时机就不容易怀孕。

(4)宫颈黏液的性状适合于精子的生存和穿透。宫颈黏液受性激素的影响而有周期性变化。在排卵临近时,黏液的理化性状有利于精子的穿透和输送,并能起保护精子及补充能量的作用。在月经周期的其他阶段,宫颈黏液的变化反而对精子的活力起到抑制作用。

(5)通畅而蠕动正常的输卵管是受孕的必备条件。精卵结合一般发生在输卵管壶腹部,受精后的卵子又必须适时地被运送到宫腔。

(6)宫腔内环境具备适合受精卵种植和发育的条件。

(7)正常的神经内分泌调节功能是两性生殖活动的主宰。在受孕过程的各个环节中,神经系统及内分泌系统的共同作用贯穿于其始终。

(二)计划受孕前的准备

1.选择适宜的受孕年龄和季节

男性生育的最佳年龄是 25～35 岁,有证据表明男性在最佳年龄产生的精子质量最高,生命力最强。如果男性生育年龄过大,所生育的孩子先天畸形和遗传病的发病率也会较高。

女性生育的最佳年龄是为 25～29 岁。因为过早生育,女性全身各器官尤其是生殖器官和骨盆尚未完全发育成熟,妊娠及分娩的额外负担对母婴健康均为不利,也会增加难产的机会,甚至造成一些并发症或后遗症;而且过早承担教养子女的责任,会影响工作、学习和家庭生活的安排。但也应避免过晚生育,女性一般不要超过 30 岁,因为年龄过大,妊娠及分娩中发生并发症(如宫缩乏力,产程延长,产后出血等)的机会增多,难产率也会提高。尤其在 35 岁以后,卵巢功能逐渐趋向衰退,卵子中染色体畸变的机会增多,容易造成流产、死胎或畸胎。如能选择最佳年龄生育,这个时期是生殖力最为旺盛的阶段,计划受孕容易成功,精子和卵子的质量较好,难产的机会减少,有利于下一代健康素质的提高。

一般来说,怀孕前 3 个月往往是整个妊娠最关键的时期。一年中的四季各有特点,不同季节受孕会对胎儿的发育产生不同的影响。也有报道,受孕季节以 7～9 月为最佳,经过十月怀胎到第 2 年的 4、5、6 月份分娩最为合适。我国幅员辽阔,气候差别较大,生育季节因地制宜,不可生搬硬套。

2.调整避孕方法

计划怀孕前,需要对当前的避孕方法进行调整。如果采用口服避孕药避孕者,应停药;如放置宫内节育器避孕者,应取出节育器。一般在停药和取出节育器数月后再怀孕,以彻底消除药物的影响和调整子宫内环境。在此期间可以采用屏障法避孕。

3.身体状况及心理状况的准备

父母的健康是优化下一代身体素质的基础。计划受孕最好在男女双方具备良好的身心条件下进行。身体有传染病如肝炎、肺结核及性病等应先治疗,无传染性后再怀孕。慢性病如贫血、心脏病、肾病、高血压及糖尿病等先查体及咨询专科医师,由专科医师评估身体状况能够承担妊娠全过程再怀孕。有需手术的疾病可先手术治疗。

心理状况如近期有较大精神打击,会影响神经内分泌系统,使胎儿发育异常,应等精神状态良好再孕。精神病患者应该治愈后 2 年无复发再怀孕。

此外,在受孕前的准备阶段,就应注意加强营养,做好劳逸安排,以促进身心健康,有利于妊娠的发展。

4.避免不利因素的干扰

外界环境中的某些不良刺激往往会影响妊娠的进展和胎儿的发育,甚至会降低精子及卵子的质量。所以,在计划受孕前,应尽力排除以下几种不利因素的干扰,创造一种良好的受孕氛围。

(1)烟酒危害:烟酒对生殖细胞和胚胎发育的不良影响已被广泛公认。烟草中含有尼古丁、氢氰酸、一氧化碳及烟焦油等各种有毒物质。不论主动或被动吸烟都对胎儿有害,母亲吸烟可导致胎儿宫内发育迟缓、低出生体重、先天性心脏病和小头畸形。母亲吸烟还影响胎儿出生后的体格发育和智力发育。男性吸烟会影响精子运动能力,降低精子质量,增加精子形态异常。酒精对生殖细胞的发育有害,酒后受孕可导致胎儿发育迟缓及智力低下。孕妇饮酒过量会导致流产、死胎或死产、低体重儿或过熟儿及弱智儿的发生率增加。所以,在计划受孕前,夫妻双方都应该避免接触烟酒。

(2)理化刺激:在工作或生活的周围环境中,某些理化因素会影响受孕的质量。如高温环境可使男性精子减少,活力降低,畸形增多;放射线的照射会引起染色体畸变或基因突变,导致胎儿畸形;甚至噪声及振动等物理因素都可影响胎儿发育。有些化学物质如铅、汞、镉及砷等金属,苯、甲苯及二甲苯等有机溶剂,氯化烯及苯乙烯等高分子化合物,某些农药等都有害于妊娠的发展和胎儿的发育。应当在受孕前就尽可能避免接触。

(3)生物因素:妊娠期尤其是孕早期感染弓形虫、风疹病毒、巨细胞病毒及单纯疱疹病毒等病原体可能导致死胎、早产、胎儿发育迟缓、智力障碍和畸形。孕前注射风疹疫苗可以预防风疹病毒感染。预防弓形虫感染可以在孕前停止养猫,养成不吃生的鱼片、肉片以及接触生肉后要洗净双手和用具的习惯。

(4)药物致畸:许多药物都可以通过胎盘,从母血进入胎儿体内,对胎儿造成不良影响。如果由于治疗疾病需要应用某些可能有害于受孕的药物,或虽已停用但其作用尚未消失之前均应避免受孕。

总之,理想的计划受孕,必须具备良好的身心健康状态,融洽的夫妻感情,和谐的两性关系,安全舒适的周边环境以及宽松稳定的经济条件。

(三)计划受孕方法

夫妻双方了解了受孕原理,选择好了受孕时机,又为计划受孕准备好了各方面的条件,为使受孕计划能成功实现,必须先掌握一些科学的受孕方法和技巧。

1.日程推算法

大部分妇女排卵发生于下次月经来潮前12~16天(平均14天)。单独使用日程推算法并不十分可靠,因为排卵日期可受环境、情绪、患病或某些药物等影响而发生变化。所以最好和其他方法结合使用。

2.基础体温测量法

正常妇女基础体温在月经周期中呈周期性变化,排卵后基础体温的升高提示排卵已经发生,一般排卵发生在基础体温上升前或由低向高上升的过程中。在基础体温处于升高水平的3天内为"易孕期",从第4天起直至下次月经来潮前即为"安全期"。

3.宫颈黏液观察法

宫颈黏液的性状会随着月经周期中不同阶段性激素的水平有所变化。当雌激素水平较低的月经期前后,黏液常稠厚而量少,甚至毫无黏液,提示不易受孕。在月经周期的中期,当雌激素水平逐步升高时,黏液会随之越来越薄,量亦越来越多,越接近排卵期,越变得清澈透亮,状似蛋清,且富有弹性,拉丝度越高,润滑感亦最甚。在出现这种黏液的最后一天称为"高峰日",其前后48小时之间会发生排卵("高峰日"大多相当于排卵日或排卵前一天)。这种排卵期的宫颈黏液对受孕颇为有利,能对精子起到保护、营养、增强活力以及引导穿透等作用。因此在出现阴部湿润感的阶段即为"易孕期"。

4.排卵检测试纸

用于体外定性检测妇女尿液中促黄体生成激素的含量的变化,从而确定排卵时间及妇女月经周期中的"安全期",达到选择受孕最佳时机或使用"安全期"避孕的目的。

5.B超测排卵

月经规律,周期28～30天者,月经周期第10天起,做B超检测,观察有无优势卵泡发育。卵泡平均直径≥16 mm,表示卵泡已成熟,随时有排卵的可能。排卵标志:卵泡消失或缩小;子宫直肠窝有液性暗区3～10 mm;卵泡边缘模糊,内有稀疏光点,有时可见血肿。如光点密集,形成光团,即为黄体。简而言之,B超监测排卵是借助超声的方法以监测卵巢卵泡的生长及排出情况的检查方法。

第1～4种方法具有简便、易行、经济的优点,但准确性稍差。B超较为准确,但需要特殊的仪器。

四、孕前营养指导

(一)营养评估

根据体重指数(BMI)评估营养状况。有无肥胖、超重或消瘦等问题;根据饮食习惯及膳食分析了解饮食习惯是否科学等。按照《中国成人超重和肥胖症预防控制指南》标准,BMI<18.5(低于标准体重);BMI 18.5～23.9(标准体重);BMI 24.0～27.9(超重);BMI≥28(肥胖)。

(二)孕前妇女膳食指南

(1)多摄入富含叶酸的食物和补充叶酸。妊娠的头4周是胎儿神经管分化和形成的关键时期,此时叶酸缺乏可增加胎儿发生神经管畸形及早产的危险。妇女应从计划妊娠开始尽可能早地多摄取富含叶酸的动物肝脏、深绿色蔬菜及豆类。叶酸补充剂比食物中的叶酸能更好地被机体吸收利用,建议最迟从孕前3个月开始补充叶酸0.4 mg/d,至孕早期3个月。可以预防胎儿神经管畸形。曾经生育过神经管缺陷儿的母亲,再次怀孕则需每天补充叶酸4 mg(此剂量参考原卫生部《2010年增补叶酸预防神经管缺陷项目管理方案》中的剂量)。

(2)常吃含铁丰富的食物。孕前缺铁易导致早产、孕期母体体重增长不足以及新生儿低出生体重,孕前女性应储备足够的铁为孕期利用。建议选择富含铁的食物,如动物血、肝脏及瘦肉等动物性食物,以及黑木耳、红枣和黄花菜等植物性食物。必要时在医师指导下补充小剂量的铁剂(10～20 mg/d)。维生素C可以促进铁吸收利用。

(3)保证摄入加碘食盐,适当增加海产品的摄入。围孕期和孕早期碘缺乏均可致新生儿发生以智力低下、聋哑、性发育落后、运动技能障碍、语言能力下降以及生长发育障碍为特征的克汀病。建议至少每周摄入一次富含碘的海产食品,如海带、紫菜以及海产鱼虾贝类等。

(4)戒烟、禁酒:夫妻一方或双方经常吸烟或饮酒,不仅影响精子或卵子的发育,造成精子或卵子的畸形,而且影响受精卵在子宫的顺利着床和胚胎发育,导致流产。酒精可以通过胎盘进入胎儿血液,造成胎儿宫内发育不良、中枢神经系统发育异常以及智力低下等。建议夫妻双方务必在计划怀孕前的3～6个月就都应停止吸烟及饮酒,计划怀孕的妇女要远离吸烟的环境,减少被动吸烟的伤害。

(三)营养指导

要平衡膳食,粗、细、荤、素搭配;养成良好的饮食习惯;肥胖、高血脂、高胆固醇及高血糖等特殊人群应到营养门诊接受营养指导。

1.孕前咨询中对肥胖者的建议(BMI≥28)

合理安排饮食,注意低能量、低脂肪、适宜优质蛋白和复杂碳水化合物;适当的运动和锻炼,即中等或低强度运动为好;培养健康的饮食行为,如每餐不过饱,细嚼慢咽,不暴饮暴食,挑选低脂肪食品等。

2.孕前咨询中对体重过低者建议(BMI<18.5)

应注意纠正厌食、挑食及偏食习惯,减少零食;停止药物减肥;注意检查潜在疾病,如贫血等造成的营养不良;合理膳食,增加糖类、优质蛋白及新鲜蔬菜水果;禁烟、酒及成瘾药物;最好让BMI达到理想标准,即BMI为18.5~23.9再怀孕。

3.孕前咨询中对正常体重的建议(BMI 18.5~23.9)

按膳食标准适当调整目前饮食的成分,创造更好条件来适应妊娠,如增加优质蛋白(如奶、蛋、瘦肉、鱼、虾及豆制品等);一天三餐要保证,早餐一定要及时、营养;孕前3个月增加多种维生素及补充叶酸;调整运动量,以中等强度运动为宜;夫妇禁酒、戒烟、戒成瘾药物。

（王　艳）

第十九节　围产期优生的实施

怎样才能避免不良危害,生一个健康聪明的宝宝,这绝不是一件容易的事,任何一个环节的疏忽都可能造成胎儿异常和智力低下。优生是一个漫长的、严密的系统生物学工程,应重视婚前检查、遗传史、最佳受孕时机、孕期保健及产前检查。每一对即将做父母的夫妻必须依靠科学,从点滴做起,实行优生优育。

一、婚前检查

婚前检查是提高孕产妇系统管理率,降低出生缺陷率的有力措施,有利于促进优生优育、提高民族素质。但是自新的《婚姻登记条例》实施婚前医学检查不再作为婚姻登记的强制性规定以来,婚检率大幅度下降、出生缺陷率、早产儿发生率显著提高。超过半数的育龄青年认识不到婚前检查的重要性,认为自己身体健康,没必要进行"婚检";也有一些人以工作太忙,没时间检查为由而忽略了"婚检"。

事实上,一些看起来身体非常健康的男女青年,实际上是致病基因的携带者。假如男女双方恰巧都是某种致病基因的携带者,其后代的发病的概率极高。这种情况只有依靠专业医师通过家族病史调查,以及系谱分析来断定。克氏综合征是一种男性的先天性疾病,常无生育能力,但这个病本人可能并不知晓,只有通过染色体检查才能确诊;乙肝病毒携带者只有通过血化验才能诊断。所以说婚前保健有很重要的意义。

因此,虽然婚检由强制改为自愿,但为保障后代的身体健康建议年轻人仍应主动进行婚前检查。

二、孕前保健和遗传咨询

孕前保健是降低出生缺陷、低出生体重等不良妊娠结局发生风险的一级预防措施,目前已成为国内外生殖健康优先考虑的项目,由孕前危险因素评估、孕前健康咨询和有效干预三部分组成。孕前保健可使人类遗传基因的潜在优势得到最好的发挥,其方法是对影响优生的可控制因素进行孕前干预,如避免接触有毒的工作和生活环境;避免使用致畸药物;纠正不良的行为和习惯;指导孕前营养;孕前注射风疹疫苗,预防先天性白内障、耳聋和心脏病;预防乙肝、梅毒、艾滋病等母婴垂直传播性疾病等。

孕前双方进行健康检查是降低出生缺陷,保证优生后代的必要条件之一。与以往的婚前检查相比,孕前检查可自愿选择的项目更全面,更灵活,包括了染色体检查、致畸五联及支原体、衣原体检查、阴道妇检等与优生优育密切相关的检查项目,故孕前医学检查是对婚前检查流失的有效弥补。

此外,孕前进行遗传咨询也是十分重要的。本身具有遗传病家族史及不良孕育史者都需在计划受孕前进行遗传咨询,从而防止和减少遗传性疾病患儿的出生,降低人群中有害基因的频率。三代以内的旁系亲属禁止结婚,也是降低遗传疾病发病率的有效手段。近亲结婚的害处是其生出的后代身材矮小、体重低、头围小、畸形多且死亡率高。遗传学上讲的兔唇近亲婚姻引起的发病率4%,比一般人发病率高达23倍。

通过孕前保健和遗传咨询,育龄青年可以了解孕前健康状况,对查找出的高危因素及时进行纠正、治疗和预防,从而能有效减少流产、胎儿畸形、妊娠期并发症及高危妊娠。对降低出生缺陷率,提高出生人口素质有着十分重要的意义。

三、选择最佳的受孕时机

计划怀孕的新婚夫妇最好暂时避孕,待共同生活一段时间,思想上充分做好为人父母的准备,物质上也为抚育下一代创造一定条件时,再有计划地安排受孕和生育,为新生命的诞生创造最好的起点。一般认为,婚后3个月以后受孕条件比较成熟。

从生理学上讲,女性23岁,男性25岁以后生殖器官才发育成熟,这时的男、女青年身体强壮,精力旺盛。23岁以后的女性体内心脏、肺、肾、肝等能经得起怀孕的"超重负荷",内分泌系统和神经系统也能承受住妊娠的考验,且卵细胞的质量最高,骨盆韧带和肌肉弹性较好。根据我国的《婚姻法》中的法定婚龄,晚婚年龄和晚育的年龄限,女性选择24~29岁是最佳生育年龄,男性在30~35岁是最佳生育年龄,这个年龄生育的新生儿,体格发育指标是最优秀的。

四、营造健康的生活环境

胎儿生存营养供给及环境条件都是靠母体来提供的,有利的环境条件与胎儿的生长发育呈正相关。孕妇整个孕期的280天中,为防止外界有害因素影响母体的子宫环境,应远离生活环境中的有毒有害物质,如高温、放射线、化学溶剂、农药;远离猫狗等可能传染弓形虫病的宠物,家有宠物者应在计划受孕时就将宠物寄养出去;避免烟、酒刺激,主动吸烟和被动吸烟都会影响胎儿的生长发育。酒后受孕可以导致胎儿发育迟缓,智力低下,酒精还可通过胎盘进入胎儿体内,使胎儿发生酒精综合征,引起染色体畸变和智力低下;不要经常喝浓茶或咖啡,因为咖啡因可通过胎盘进入胎儿体内,使胎儿畸形;避免出入舞厅、卡拉OK厅、电影院等有空气和噪声污染的环境,这些均不利于胎儿的发育;衣着要宽松舒适,不要穿紧身衣裤,紧身衣裤可限制胎儿的生长;同时要保持心情舒畅,精神愉快,多听优美、明快的轻音乐,经常到风景秀丽的大自然中去,观赏高山、流水、草木、鲜花,呼吸新鲜空气。使产妇产生一种心旷神怡的感觉,通过神经体液调节给胎儿提供一个良好的生长环境,促进先天素质和潜意识的发展。

五、合理饮食均衡营养

目前,孕妇及婴幼儿营养问题已得到公众的广泛重视。"聪明是吃出来的",此话有一定道理,在妊娠的 280 天中,从微小的受精卵发育成几斤重的新生儿,合理均衡的营养是保证胚胎及婴幼儿生长发育必备的物质基础。

母亲的营养状况与胎儿发育密切相关,妊娠期母亲营养不良,可能引起胎儿智能发育低下,形成生理缺陷。怀孕后期营养不良,可能生出低体重、差体质的儿童;其次,母亲的营养除了满足胎儿的生长发育,还要供给影响胎儿发育的子宫、胎膜、脐带和胎盘的需要,这些与胎儿的发育密切相关;另一方面,为了提高母亲对各种疾病的抵抗能力,保持一定水平的营养摄入也是十分必要的。研究表明,那些子宫内和出生后很快死亡的婴儿,多数情况下是由于他们缺乏正常数量的脂肪组织,而正常数量脂肪组织的多少和母亲的营养状况直接相关;非常瘦的母亲常经历出生并发症,在她们的孩子中早产儿和低体重儿偏多,低体重儿与新生儿死亡有较高的相关性;某婴儿的智力测验表明,怀孕期间的母亲严重营养不良,其婴儿的智商会明显低于其他儿童。可以说,孕妇缺乏足够的营养物质,对胎儿乃至出生以后的智力影响是非常严重的。

围妊娠期的妇女摄入多少营养物质才最理想?据调查,80％以上的农村家庭是有条件每天给孕妇补充一些营养食物的。但孕妇不能达到营养均衡者多是由于缺乏营养知识,不会调整饮食结构和饮食量造成的。有些人不重视妊娠期的营养摄入,而有些认为妊娠期的母体只要鸡、鱼、肉、蛋、奶吃得多,胎儿的生长发育就越好。这些想法都是错误的,只有均衡营养才能有效促进孕妇及胎儿的生长发育。偏食肉、蛋类食物会导致蔬菜、水果等其他必需的食物达不到所的摄入量,维生素、矿物质和微量元素等营养物质相应缺乏,胎儿就会因营养不良而导致发育迟缓。因此,通过对孕妇的科学营养指导,消除孕妇一味追求高营养的传统观念,保证孕妇在孕期合理营养是非常必要的。

妊娠期的妇女应多摄入胎儿需要的各种营养素,三大营养(蛋白质、脂肪、糖)物质占摄入总量的比较大:糖 60％～65％,脂肪 20％～25％,蛋白质 15％,还有足够的维生素、矿物质以及微量元素都是必需的营养物质。怀孕前 3 个月及怀孕后 3 个月还应注重适量补充叶酸,它可以有效地预防因叶酸缺乏而导致的胎儿神经管畸形。

早孕阶段是胎儿各个器官分化形成的重要阶段,而此时又常常因为早孕反应出现厌食和偏食等症状,因此该阶段的营养摄入应注重质量,多吃一些适合口味、易消化、清淡富有营养的食物,同时纠正偏食。摄入含维生素矿物质较丰富的食物,菠菜、胡萝卜、番茄、水果。在食物的制作上应避免蔬菜切后再洗的做法,不吃或少吃油炸的食物,以防止维生素和矿物质的丢失。怀孕晚期是胎儿肌肉、骨骼、脂肪及大脑等发育和功能完善的时期,应增加蛋白质、钙、铁、锌等微量元素的摄入,适当限制粮食和脂肪的摄入。

六、保持良好情绪状态

临床资料调查证实,孕妇的心理状态对胎儿的生长发育,尤其是胎儿中枢神经系统的发育影响较大,并直接影响胎儿出生后的性格、智力等。有人调查过两次世界大战中战区诞生的婴儿,由于他们的家庭都经历了战争中的严重饥荒及心理压力,使得他们比正常婴儿小,同时有很多死胎。

不良的情绪及重大精神刺激,如焦虑、抑郁、惊吓、悲伤、恐惧会直接影响到胎儿的发育。母体所释放出的神经激素将自己的情绪通过血液传给胎儿。母亲在受到恐吓或精神的极度刺激时,会首先作用于大脑皮层,经下丘脑把刺激转化为情绪,使母亲脉搏加快、瞳孔扩大、手心出汗、血压升高;同时下丘脑立刻把这种信号传给内分泌系统和自主神经系统,加剧神经激素的分泌。神经激素会首先进入母亲血液,并经血液进入胎儿体内,使胎儿血中神经激素的量骤然升高,这种神经激素使母体与胎儿体内发生化学变化,并作用于胎儿的下丘脑、自主神经系统和内分泌系统,使胎儿产生与母亲类似的情绪反应。一般认为,母亲产生的强烈情感体验会对胎儿产生影响的时间是在母体怀孕3个月以后。在此之前,影响只是身体方面的,不会产生更高级的反应。因为胎儿大脑的形成是在怀孕后期,未经过大脑的调节,这些神经激素就不会进一步转化为情感体验。

母亲的情绪和胎儿的情绪并不存在一一对应的关系,母亲的激动情绪对胎儿的影响是长期累积的结果。母亲所受到的暂时的、短期的恐惧不会对胎儿的身体和精神产生很大危害。如果母亲所产生的情感体验是长期的,神经激素的分泌会持续增加,并对下丘脑产生刺激,最终改变胎儿的正常生物节律,使新生儿先天带有情绪障碍。

长期精神压力、精神刺激与胎儿的先天畸形发生密切相关。精神压力来自许多方面,有些母亲由于担心胎儿的健康、智力、性别、相貌、家族遗传病史等产生心理压力;还有些则遭遇意外的、重大的精神刺激,比如亲人亡故或怀孕期间遭丈夫遗弃等事件。她们体内不断产生大量的儿茶酚胺,这种激素会穿透胎盘,使胎儿长期受儿茶酚胺的作用,产生类似于母亲的情感体验,影响其神经和躯体的发育。

研究发现,儿茶酚胺存在于受到惊吓的动物和人的血液中,这种激素能够刺激自主神经的传导。如果儿茶酚胺在胎儿体内长期积累,会导致其出生后患有各种精神症状,如偏执型人格变态、妄想型人格变态、精神抑郁症,精神分裂症、强迫型神经症等。在怀孕期间过度担心和焦虑的妇女会患有高血压,常发生于怀孕的最后3个月。它会使肾功能受阻,从而造成孕妇手、脚、关节肿胀,严重时会使母亲处于危险中,使胎儿不得不提前取出。

孕期精神压力、吸烟酗酒、吸毒都影响胎儿的正常生长发育,有的国家把社会支持的多少作为预测个体身心健康的一个重要标志。

家庭关系和夫妻感情也会影响胎儿的发育。夫妻双方的感情基础的好坏,能够对胎儿造成巨大影响。夫妻双方的认识、思维方式、性格爱好、志向等应保持协调,从而保持一个良好的心境。调查结果发现,夫妇感情不和,争吵甚至动手打架,他们所生的孩子出现身心障碍的概率要比其他夫妇所生的孩子高得多。这类孩子最常出现的生理问题:格外的矮小、瘦弱、身体抵抗力差,以及出现神经质、抑郁症等心理问题。因此,孕妇在妊娠期间应心情舒畅,保持稳定的情绪状态,多和腹中的胎儿交流也可曾进母子之间的亲切感,稳定母体的情绪,并避免忧虑、焦躁、生气和恐惧等不良的情绪对胎儿的刺激。

七、胎教

近十几年来,我国关于胎教方法的研究发展十分迅速。胎教是优生优育的重要内容,其中通过音乐、语言、爱抚等方法的成功实例不胜枚举,为早期开发孩子的潜能做了有益的尝试。许多研究结果表明,受过胎教的婴儿,智商高于未受过胎教的婴儿。经过胎教训练的婴儿蒙期短,智力发育快,语言能力强,动作协调敏捷。一般来说,从胎龄5个月开始就可以实施定期定时的胎教。声音和触摸的刺激经胎儿感受,能促进胎儿感觉神经和大脑皮层中枢更快发育,这对孩子的智力开发极为有利。孩子出生后,其听觉和记忆力较未经过胎教的孩子更加灵敏。值得注意的是,胎教训练也应该在心理学家、早教专家及妇产科医师指导下完成。以免盲目执行、操之过急、违背了自然发展规律。胎教大体分为三类:音乐胎教、语言胎教、抚摸胎教。

(一)音乐胎教

胎儿听的胎教音乐要选择经过医学、音乐学设计和声波学规定的胎教音乐,不宜用迪斯科、摇滚乐以及噪声等不良刺激。科学研究显示,优美悦耳的音乐,可使孕妇产生恬静的美感和愉悦的情绪,它们就像看不见的特殊养分,流淌在胎宝宝的血液中,渗透到每一个细胞里,与此同时,孕体本身也会产生有益的激素,从而促使胎宝宝的大脑和感官发育。

(二)语言胎教

父母用优美的语言和胎儿对话,反复进行,可以促进胎儿大脑的发育。怀孕第 7 个月的婴儿有明显的听觉和感受能力,不仅能对父母的言行作出一定的反应,还能在脑子里形成记忆。给腹中的宝宝进行语言胎教,就是要使胎儿不断接受语言波的信息,训练胎儿在空白的大脑上增加语言的"音符"。可以和孩子说话、唱歌、父亲也可以隔着腹壁给宝宝讲故事。孕妇在怀孕期,心情要平和,情绪要愉快,要尽量避免抑郁、悲伤、烦躁、惊恐和愤怒。胎儿最不喜欢听尖锐的铃声、汽车的急刹车的声音和父母吵架的声音。对这些不良的刺激,胎儿的反应是在妈妈腹中踢脚、皱眉和吮吸手指等。

(三)抚摸胎教

胎儿不仅需要优美的音乐和父母亲昵的语言,还需要父母的肢体接触。接触的方法就是抚摸胎儿。孕妇平卧在床上,全身放松,先用手来回在腹部抚摸胎儿,然后做一些轻压和拍打的动作,给胎儿以在触觉上的刺激,胎儿会渐渐对动作作出反应,如身体移动、手脚转动以及踢脚等。抚摸胎教每天可以做 2～4 次。合理的抚摸、拍打就好像每天给胎儿做体操,对胎儿的身心发育很有益。

八、产前检查和诊断

怀孕期间为了保证孕妇和胎儿的安全,孕妇应定期到专科医院进行产前检查。其中包括早孕检查、产科初查、产科复查、孕期其他的必要检查,如唐氏综合征筛查、B 超筛查、糖尿病筛查以及胎儿监护。产前检查是针对胎儿有发生某种遗传病的高风险,而产前诊断是指在胎儿出生前用各种诊断技术对其先天性疾病作出诊断,以便进行选择性流产或宫内治疗,减少严重出生缺陷儿的出生。它是预防出生缺陷的二级措施,是提高我国出生人口素质不可缺少的技术手段。

并不是所有的产妇都要进行产前诊断,如果满足其中孕妇年龄超过 35 岁、生育过染色体异常或先天性严重缺陷儿、有遗传病家族史、夫妇一方患先天性代谢疾病、孕早期接触过致畸物质或严重病毒感染、有过原因不明的流产、新生儿死亡史或胎儿可疑畸形等情况中的任意一项就要进行产前诊断。产前诊断的常用方法可分为两大类:即创伤性方法和非创伤性方法。前者包括羊膜腔穿刺、绒毛取样、脐血穿刺、胎儿镜和胚胎活组织检查等,后者包括超声波图像,以及母体外周血、胎儿细胞检测。

（王　艳）

第二十节　出生缺陷预防

一、出生缺陷定义

(一)出生缺陷概念

出生缺陷也称先天畸形或先天异常,是指胚胎发育紊乱引起的形态、结构、功能、代谢、精神、行为等方面的异常。即指出生时就存在的一个永久性的不可逆的解剖学、组织学、生化学和功能方面的异常或生长发育障碍等。广义的出生缺陷还包括低出生体重、死产或流产等。体表结构异常可在出生时就能发现,通过临床观察即可确诊。但,代谢异常或内脏畸形等需在出生后经一段时间,或在人生中的任何一个时期,需通过某些特定的实验室或仪器检查才能发现和确诊。轻微的出生缺陷可伴随人的一生,但严重者可导致胎儿死胎、死产、流产或新生儿死亡。

(二)研究出生缺陷的目的意义

(1)出生缺陷是当前危害人群,特别是儿童生命健康的主要疾病。出生缺陷的发生率在20‰～30‰,1岁以内婴幼儿死亡中有20%～40%由此引起。自然流产中有50%～60%归因于此。

(2)是关系到提高人口素质,保障计划生育政策贯彻落实的关键所在。据推测,我国当前约有200万例精神分裂症患者;约有100万例先天缺陷患者,约有150万例不同程度的先天愚型患者和400万～500万例多基因智能低下患者。这些均严重影响到我国人口素质的提高和计划生育政策的顺利贯彻落实。

(3)给家庭、社会造成严重经济负担及精神、道义上的负担。

(三)出生缺陷的特征

1.疾病的复杂性

出生缺陷可发生于全身任一器官或系统;有些是体表的,有些是体内的;有些是单发的,有些是多发的,如综合征、联合征或多个畸形;如前所述,有些可用肉眼或凭临床观察即可确诊,有些需要特殊技术才能诊断,如先天性代谢病;有些是一出生即表现出症状,有些则需到出生后几个月或几年才发病。

2.病因的复杂性

出生缺陷的病因复杂,或可由遗传因素引起,其中包括染色体异常、基因异常等;也可由环境因素所致,以及遗传因素和环境因素共同作用所致。据美国出生缺陷研究和预防中心估计:10%的出生缺陷归因于环境因素,20%的出生缺陷归因于遗传因素,而70%的出生缺陷则是因环境和遗传交互作用或其他因素所致。

3.严重的疾病负担

出生缺陷不但引起死亡,而且大部分存活下来的出生缺陷儿带有各种残疾,给患者的生活、学习、工作和发展带来极大影响,同时也给家庭造成极大的心理压力和精神痛苦,给家庭和社会带来沉重的经济负担。对出生缺陷的预防与控制已成为当前世界各国卫生保健的亟待解决的研究热点。

二、出生缺陷的危害

严重的出生缺陷可以导致围产儿和婴幼儿死亡,或造成终身残疾,严重影响生命和生活质量,成为家庭和社会的沉重负担。

(一)出生缺陷可导致死亡率大幅升高

据世界卫生组织(WHO)报道,在全球范围内,出生缺陷是导致婴儿死亡率和儿童发病率升高的主要原因,其发生数占每年出生人口数的2%~3%。

据美国卫生部和疾病预防控制中心(CDC)的报道:在美国,出生缺陷是导致婴儿死亡的首要原因,约占婴儿死亡数的20%;出生缺陷存活儿中,约5%在1岁前死亡;出生缺陷是导致潜在生命损失的第五大原因,同时也导致儿童各类疾病发生率和残疾(伤残)率增高;出生缺陷占各类儿童住院人次数的30%。

出生缺陷常常导致早期死亡,从而导致人类寿命损失,影响人群的人均寿命。以匈牙利为例,假定人群中活产的平均寿命是70岁,曾有学者统计,匈牙利某年出生缺陷总发生率估计为600/万,即6%,其中致死性畸形为0.6%,严重畸形为1.9%(两者合计为2.5%),轻微缺陷为3.5%。

一般认为,当一个国家或地区的婴儿死亡率降到40‰左右时,出生缺陷就成为很重要的社会公共卫生问题。随着传染性疾病和感染性疾病逐渐得到控制或消灭,出生缺陷就逐渐成为导致婴儿死亡的一个重要原因,而婴儿死亡率是衡量国民健康、卫生服务和社会进步的重要指标之一。尽管婴儿死亡的死因仍然以出生窒息为主,但死因的疾病谱逐渐发生变化,先天异常所占比例出现上升,特别是城市更为明显。在我国,大城市出生缺陷已占婴儿死亡的1/5~1/4,可造成人均期望寿命减少3.5岁。先天异常占5岁以下儿童死因的14.5%,位居第四位,其中城市占24.6%(仅次于新生儿疾病),农村占14.5%。由此可见,出生缺陷已逐渐成为我国的主要公共卫生问题之一。

(二)出生缺陷是导致儿童和成人残疾的主要原因

出生缺陷可发生于人的整个时期,但出生缺陷出现或发病越早,对人的生存、生活质量影响就越大。因此,在所有类别的疾病中,由于出生时即存在的出生缺陷导致寿命损失和不可恢复的损失是最高的,这也是出生缺陷受到公共健康关注的一个重要方面。虽有少部分畸形儿可存活,但后遗症使其生活难以自理,给家庭、儿童带来难以挣脱的苦难,严重影响人口素质及社会文明的发展,大大降低民族素质水平和造成沉重的社会负担。

(三)出生缺陷可导致严重的疾病负担

出生缺陷不仅对母亲和家庭是个巨大的打击,造成严重的心灵创伤,还可造成物质上的损失和经济上的浪费,特别是可给社会带来沉重的负担,造成无法估量的经济损失和疾病负担。

例如,美国有2亿多人口,每年有3 500~4 000例脊柱裂发生,平均每例脊柱裂患儿每年要花费29.4万美元,加在一起为1亿~2亿美元。又如,美国每例Down综合征患儿每年平均花费45.1万美元,一年要花费3亿~4亿美元。如果出生缺陷按5%的发生频率计算,我国一年大约有100万新生儿患出生缺陷,那么其经济负担是难以想象的。

三、出生缺陷种类

常见出生缺陷种类如下。

（一）形态结构异常

包括大体的和细微的形态结构异常，前者如常见的大脑畸形，脑积水，脊椎裂等，后者如指（趾）畸形，耳前赘状物、唇腭裂等。

（二）细胞异常

如先天性白血病、恶性肿瘤。

（三）代谢异常

如苯丙酮尿症、高苯丙氨酸血症，新生儿甲状腺功能低下等。

（四）染色体异常

目前发现约有 300 多种染色体病，可因染色体数目或结构畸形形成。如先天愚型即 21 三体综合征；先天性睾丸不全症或先天性卵巢发育不全症。

常见的出生缺陷：①无脑畸形；②脊柱裂；③脑膨出；④先天性脑积水；⑤腭裂；⑥唇裂；⑦唇裂合并腭裂；⑧小耳（包括无耳）；⑨外耳其他畸形；⑩食管闭锁或狭窄；⑪直肠肛门闭锁或狭窄；⑫膀胱外翻；⑬马蹄内翻足；⑭多指（趾）；⑮并指（趾）；⑯短肢畸形（包括上、下）；⑰先天性膈疝；⑱脐膨出；⑲腹裂；⑳联体双胎；㉑唐氏综合征；㉒先天性心脏病；㉓其他。

（王　艳）

第二章

伤口造口护理

第一节　咬　伤　伤　口

一、概述

咬伤伤口中,以人、兽咬伤和蛇咬伤最常见,蜂蜇伤、蝎螫伤、蜈蚣咬伤较少见,本节将阐述咬伤、螫伤的治疗和护理方法。

(一)人、兽咬伤

日常生活中人咬伤少见,兽咬伤则是一种常见的外伤。在农村尤以犬、猫、马、猪等家畜咬伤多见,而城市中,随着人们饲养的宠物增多,主要以犬咬伤为主。

1.病因和发病机制

人、兽口腔中有大量细菌,撕咬时细菌直接进入伤口。兽咬伤者则更严重,常有衣服泥土、碎片等异物被带入伤口中,且可将动物的传染病(如狂犬病等)直接传播至人。

2.临床表现

常出现较广泛的组织撕脱、水肿、疼痛、皮下出血、血肿,甚至大出血,伴齿痕,伤口深而不规则。在患者转送医院之前,有条件者了解咬人的人或兽有无传染病病史,便于伤者后续治疗。

3.治疗

伤口不论大小都需彻底清洗。首先用碘溶液常规消毒伤口及伤口周围皮肤,而后用生理盐水冲洗干净,再用3％过氧化氢溶液反复冲洗伤口,可戴无菌手套用手指探查(或用无菌止血钳)伤口的深度及周围组织受损情况,如遇外口小内腔大的伤口要扩大外口,便于彻底清洗及引流,最后再用生理盐水将伤口冲洗干净,同时清除坏死组织。原则上伤口不做一期缝合。人、兽咬伤患者预防性使用抗生素,兽咬伤患者需注射狂犬疫苗,防止狂犬病发生,咬伤患者均应常规预防性注射破伤风抗毒素。

(二)蛇咬伤

蛇咬伤好发于夏、秋两季,分为无毒蛇咬伤和毒蛇咬伤。

1.病因和发病机制

咬伤后,毒素经毒牙进入人体。蛇毒为多肽的复杂混合物,其中一些多肽毒性很强,有特定化学和生理受体部位。蛇毒中有磷脂酶 A、腺苷三磷酸酯酶、透明质酸酶、5-核苷酸酶、二磷酸吡啶核苷酸酶等,可以促进毒液的毒性作用。另外,人体中毒后会释放血清素、组胺等具有自体药理作用的物质,使毒性作用更加复杂。

2.临床表现

无毒蛇咬伤,有1排或2排细牙痕,以局部损伤和感染为主,无全身中毒症状;毒蛇咬伤,可有1对或1~4个大而深的牙痕,局部与全身中毒症状严重,可致患者死亡。临床上常将毒蛇分为3类。

(1)神经毒:主要作用于延髓和脊神经节细胞,引起呼吸肌麻痹和肌瘫痪。对局部组织损伤较轻,但全身症状较重,常在伤后0.5~2小时出现,表现为头晕、恶心、嗜睡、乏力、呕吐、步态不稳、视物模糊、呼吸困难、语音不清、发绀,以致全身瘫痪、昏迷、惊厥、血压下降、心力衰竭、呼吸麻痹,甚至死亡。金环蛇、银环蛇、海蛇等属于此类毒蛇。

(2)血液毒:有强烈溶血、溶组织、抗凝作用,可致组织坏死、感染。局部症状出现早且重,表现为伤处流血不止、剧痛、肿胀、皮肤发绀,并有皮下出血、水疱、瘀斑、血疱,以及明显淋巴管炎和淋巴结炎表现,甚至严重化脓感染、组织坏死等。同时血液毒对心、肾等重要器官具有严重破坏作用,引起心、肾功能不全。此类毒蛇有蝰蛇、竹叶青蛇、五步蛇等。

(3)混合毒:具有上述两种毒性作用,局部和全身症状表现均严重。

3.治疗

(1)局部处理:立即于伤口近端5~10 cm处用结扎阻断静脉血和淋巴回流,防止毒素扩散。可就地取材,如手帕、绳子、止血带等。急救处理结束或服蛇药半小时后可松绑。将伤肢浸于冷水中(4~7 ℃为宜)3~4小时,然后再改用冰袋,不可将冰袋直接接触皮肤,注意防止冻伤,冷敷和冰敷均能降低毒素中酶的活力、缓解毒素吸收,以减轻疼痛。用3%过氧化氢溶液、1:5 000高锰酸钾液、生理盐水反复冲洗伤口。以牙痕为中心切开伤口,挤出或吸出毒液;由于蛇毒吸收速度较快,切开或吸吮应及早进行,否则效果不明显。如伤口流血不止,切忌切开。以胰蛋白酶2 000 U+0.5%普鲁卡因10 mL在伤口周围做肌内浸润注射,破坏残留的蛇毒。必要时12~24小时后重复注射。

(2)全身治疗:根据蛇毒种类或临床表现选用蛇药,如南通蛇药片(季德胜蛇药片)、广州蛇药(何晓生蛇药);注射单价或多价抗蛇毒血清,注射前需作马血清过敏试验;常规注射破伤风抗毒素,根据感染严重程度选择敏感抗生素;维持水、电解质、酸碱平衡,给予支持治疗,必要时输注红细胞、血浆;出现呼吸困难者,给予吸氧,必要时行气管切开或呼吸机辅助呼吸,同时密切监测全身重要脏器的功能。

(三)蜂蜇伤

蜂蜇伤是蜂类的尾针刺伤皮肤将毒囊液注入皮内所致。常见有蜜蜂蜇伤和黄蜂蜇伤。按蜂的数量又可分为单蜂蜇伤与群蜂蜇伤,尤以黄蜂蜇伤和群蜂蜇伤最为严重。

1.病因和发病机制

蜂蜇人时,其尾刺刺入人体皮肤内,排出蜂毒,从而损害组织。蜜蜂蜂毒含有组胺、磷脂酶A、卵磷脂酶、透明质酸,黄蜂蜂毒含5-羟色胺、组胺、缓激肽及胆碱酯酶等。蜂毒主要可引起变态反应,对组织造成损害。

2.临床表现

蜂蜇伤后以局部剧痒、肿痛为主要症状。半小时内出现过敏症状,表现为头晕、发热、恶心、胸闷、呕吐、四肢麻木等;严重者出现脉搏细弱、面色苍白、过敏性休克等症状。

3.治疗

(1)局部处理:用针头挑拨或胶布粘贴的方法,取出蜂刺,注意勿挤压,以免毒腺囊内毒液进入人皮内引发严重反应。蜜蜂蜂毒为酸性,可用弱碱性溶液(如5%碳酸氢钠液、3%氨水等)湿敷中和毒素。黄蜂蜂毒为碱性,可用0.1%稀盐酸、醋酸中和。局部红肿处可外用炉甘石洗剂、蛇药、皮质类固醇制剂等药物。

(2)全身治疗:全身反应者予以补液,用肾上腺皮质激素和抗组胺药物,如葡萄糖酸钙等。有低血压者,皮下注射1∶1 000肾上腺素0.5 mL。有血红蛋白尿者,应碱化尿液并适当增大输液量增加尿量,同时可采用20%甘露醇利尿。

(四)蜈蚣咬伤

蜈蚣咬伤多发生于草地、花园和山野。

1.病因和发病机制

蜈蚣咬人时,毒液从一对中空的"爪"排出,注入皮下。其毒液成分和黄蜂等昆虫相似,可引起局部组织损害和变态反应。

2.临床表现

局部痛、痒、红肿,有红线自伤口上延,可有淋巴结肿痛。重者可出现发热、头痛、眩晕、恶心、昏迷、抽搐、呕吐等症状。蜈蚣越大,注入的毒液越多,症状越重。一般经数天后,症状多可消失,但儿童反应剧烈,重则可以致命,需提高警惕。

3.治疗

同蜂蜇伤。

(五)蝎螫伤

蝎尾针刺入人体皮下所致的损伤。蝎尾内有毒腺,当蝎尾针刺入皮肤后,毒液立即注入体内,产生毒性反应。

1.病因和发病机制

蝎毒液为酸性,含神经毒素和溶血毒素,对人的损害与毒蛇咬伤相似。

2.临床表现

伤处剧痛,经数天后逐渐消退;重者可出现寒战、高热、呕吐、舌和肌肉强直、流涎、头晕、头痛、昏睡等全身症状,进而出现肺出血、肺水肿、胰腺炎、末梢神经麻痹、抽搐、胃肠道症状,严重者可因呼吸中枢麻痹、循环衰竭而死亡。儿童反应剧烈,需提高警惕。

3.治疗

局部冷敷降温(4~7 ℃为宜),使血管收缩,减少毒素吸收扩散。用1∶5 000高锰酸钾稀释液冲洗,挑出毒钩,挤出或吸出毒液。若四肢被螫,需立即于伤口近端结扎,可用手帕、绳子、止血带等,每30分钟放松1次,局部用氯乙烷喷雾及蛇药外敷。剧痛者于伤口周围行局部封闭。严重者需补液、抗过敏治疗,遵医嘱对症给予解毒药,适当抗生素治疗。

二、护理措施

(一)咬伤伤口评估

1.局部评估

(1)记录伤口部位、大小、深浅、颜色。

(2)探查伤口:探查伤口周围有无窦道、潜行,人、兽咬伤患者尤其要仔细。

(3)观察伤口周围皮肤:与正常皮肤对照,观察伤口周围皮肤颜色是否有改变,蛇咬伤患者引起机体凝血障碍,周围皮肤可能呈青紫色。

(4)观察出血性质:人、兽咬伤伴机体组织的撕脱,有可能损伤到血管,观察出血量和性质,然后选择正确的止血方法。

2.全身评估

(1)监测生命体征:查看患者是否有过敏及全身中毒症状。

(2)疼痛:大部分人、兽咬伤的患者都会有组织的撕脱且伤口较深,蜇咬伤时动物将毒素注入皮下,引起局部反应严重,所以咬、蜇伤的患者主观感受均以疼痛为主。

(3)外观容貌的改变:人、兽咬伤中,咬伤的创缘不规则,易形成瘢痕影响美观。特别是儿童损伤部位以头面部为主,留下的瘢痕和心理阴影影响儿童健康成长。

(4)感染:人、兽口腔中有大量细菌,被咬之后细菌直接进入伤口,常有衣服泥土、碎片等异物被带入伤口中,导致伤口感染风险增高。

(5)心理因素:多数人、兽咬伤患者是被体形较大的动物所伤,精神受到强烈刺激,某些患者可能出现精神抑郁且易激怒,对动物产生恐惧感。

(二)咬伤伤口护理

1.清洗伤口

(1)清洗液的选择:好的清洗液可以有效减少细菌污染和去除碎屑,而且不影响伤口愈合所需的正常细胞活性。在咬伤伤口中,清洗液的主要作用除了将伤口彻底清洗干净减少细菌污染外,还能效减少伤口中毒素的残留。首次处理伤口时,用碘溶液清洗伤口及伤口周围皮肤,也可以用碘溶液湿敷伤口 5～10 分钟,来减少伤口中的菌落数量,而后用生理盐水洗净伤口,再用3％过氧化氢溶液反复冲洗伤口,过氧化氢溶液对厌氧菌有很强的清除能力,咬伤时,人、兽口腔中有大量的厌氧菌附着于伤口上,因此首次清洗伤口使用3％过氧化氢溶液十分有必要,最后用生理盐水彻底清洗伤口,减少消毒液对伤口的刺激。再次处理伤口时,清洗液的选择与感染伤口一致。

(2)清洗方法:选择擦拭法和冲洗法清洗伤口。擦拭法清洗伤口周围皮肤,将周围皮肤上污秽物洗净,便于检查除伤口以外的周围皮肤是否有缺失,以及周围皮肤的颜色是否正常。用 20～50 mL 注射器连接去针头的头皮针或10～14 号吸痰管冲洗伤口。清洗时,为患者选择合适的体位,让清洗液从伤口的上端向下引流或从净侧向污染侧流动。齿痕较深的窦道或潜行,戴无菌手套用手指探查(或用无菌止血钳)伤口的深度及周围组织受损情况,将冲洗管送入其中,一手将冲洗液注入伤口中,另一只手轻轻按摩周围皮肤,将间隙内液体挤出,直至伤口流出的液体清澈视为洗净。

2.敷料的选择

(1)炎症期:以止血、控制感染、清除坏死组织为主。人、兽咬伤伤口大而深,伤口渗血须及时处理,可用藻酸盐填塞止血或碘仿纱条填塞止血,效果不佳可对伤口行加压包扎,如为喷射性出血则需手术结扎止血。咬伤伤口常伴有组织的撕裂或撕脱,可选用锐器清创、自溶性清创、手术清创等方法去除坏死组织。兽类牙齿锋利,咬伤后伤口会有窦道、潜行或开口小内腔大等情况,用脂质水胶体、磺胺嘧啶银脂质水胶体、泡沫敷料、高渗盐敷料剪成条状放入伤口引流。有感染或感染倾向的伤口选择藻酸盐银、亲水纤维银、纳米晶体银填入伤口。此期伤口不应密闭,更换敷料频率为1～2天更换1次。

（2）增生期:此期以促进伤口肉芽生长为主要目的。选择藻酸盐,亲水纤维敷料管理伤口渗液,保持伤口湿度平衡,感染控制后可用泡沫敷料密封伤口,让伤口在恒温、低氧状态下快速生长。增生期偶尔可见肉芽水肿或过长情况,用高渗盐敷料覆盖伤口,也可以用泡沫敷料直接覆盖伤口加压包扎,如效果不佳可选择95％硝酸银烧灼或直接锐器清除。此期更换敷料频率为3～5天更换1次。

（3）成熟期:促进上皮生长,加快上皮移行缩小伤口。选择促进上皮新生的敷料,如脂质水胶体、泡沫敷料,也可在伤口表面喷洒表皮生长因子,促进上皮爬行,外层用泡沫敷料或片状水胶体密封伤口。此期更换敷料频率为5～7天更换1次。

（三）健康宣教

（1）加强营养,食物尽量做到多样化,及时补充机体所需的各类蛋白质、脂肪、维生素等。

（2）做好心理疏导,一般咬伤患者都受到惊吓,情绪不稳定,特别是儿童被咬伤后,都会有心理阴影,颜面部受伤儿童更应及早干预,消除自卑情绪。

（3）避免患肢或伤口部位的活动以减轻患者疼痛。如伤口在四肢者,抬高患肢促进肢体血液回流,减轻局部水肿缓解疼痛。

（4）加强自我保护意识,日常生活远离大型宠物,避免咬伤,野外工作或劳作者做好自身防护,防止蜇伤咬伤。

（刘　群）

第二节　外科手术切口

一、概述

要正确应对外科手术伤口出现的问题,我们须先了解外科手术切口的愈合方式,当然可能有部分切口未能按计划正常愈合,我们还要正确地分析切口所存在的问题。

（一）外科手术切口的分类

1.清洁切口

Ⅰ类切口是指非外伤性的、未感染的伤口;手术未进入呼吸道、消化道、泌尿生殖道及口咽部位,即缝合的无菌切口,如甲状腺次全切除术、单纯疝修补术、单纯骨折切开复位术、开颅术等。

2.清洁污染的切口

Ⅱ类切口是指手术涉及生殖道、泌尿道、呼吸道和消化道,无内容物溢出的手术切口。如胃大部切除术、阑尾切除术、胆囊切除术、肾切除术、肺切除术等,切口可能受到空腔脏器内容物的污染;又如某些部位(如阴囊及会阴部),皮肤灭菌不易彻底,其切口亦属此类;重新切开新近愈合的切口,如二期胸廓成形术的切口,以及6小时以内的创伤切口,经过初期外科处理而缝合的切口均属此类。

3.污染切口

Ⅲ类切口是指急性炎症性疾病实行的手术切口,如十二指肠绞窄疝手术、结核性脓肿或窦道切除术等切口;与口腔通连的手术切口,如唇腭裂手术亦属此类。

4.感染切口

Ⅳ类切口是指消化道等空腔器官穿孔或化脓性病灶的手术切口,如化脓性阑尾炎阑尾切除术、胃十二指肠溃疡穿孔修补术等。

(二)外科手术切口感染分类

手术切口感染是指手术切口在术后1个月内出现脓性分泌物、脓肿或蜂窝织炎,通常可以分离出致病或条件致病微生物,是外科最常见的医院内感染。按照《医院感染诊断标准》,手术切口感染根据人体解剖组织损伤层次由外向内分为浅表手术切口感染、深部手术感染、器官或间隙感染3个层次。

1.浅表手术切口感染

此类感染仅限于切口涉及的皮肤和皮下组织,感染发生于术后30天内。表现为表浅切口有红、肿、热、痛,或有脓性分泌物,细菌培养阳性,浅表手术切口感染应与缝线反应、脂肪液化等加以鉴别。

2.深部手术感染

术后30天内,或有植入物(如机械心脏、人工关节、人工心脏瓣膜等)术后1年内发生的与切口深部软组织(深筋膜和肌肉)有关的感染。表现为深部切口引流出脓液或穿刺抽出脓液,切口常自然裂开或由外科医师打开,有脓性分泌物常伴有发热≥38 ℃,局部有压痛,再次手术探查、组织病理学检查发现涉及切口的脓肿或其他感染证据,分泌物培养阳性。

3.器官或间隙感染

无植入物手术后30天、有植入物手术后1年内发生的与手术有关(除皮肤、皮下、深筋膜和肌肉以外)的器官或腔隙感染。表现为引流或穿刺有脓液,再次手术探查、经组织病理学或影像学检查发现涉及器官(或腔隙)感染的证据,细菌培养阳性。

(三)外科手术切口感染的相关因素

手术切口感染相关因素除了包括上节提及的影响急性伤口愈合的各种内源性因素和外源性因素外,还要关注以下几方面。

1.急诊手术

急诊手术切口感染率高于择期手术,主要原因为急诊手术以急腹症患者占多数,且多为感染性、污染性手术;加上在急诊条件下术前各种准备无法完善有可能削弱消毒、隔离和灭菌术。因此,急诊手术感染率较高。

2.手术持续时间长

手术每增加1小时,切口感染的相对危险度增加1倍。同时,长时间的手术,患者多伴有机体创伤面大、出血及局部血肿等,从而降低了全身和局部的抵抗力,这些都是导致术后切口容易感染的原因。

3.季节

适当的温度有助于血液循环及细胞的生长。而南方的夏季由于气候湿热、室内降温措施不利、患者汗液等分泌物增多、细菌繁殖快而污染切口,导致感染增加。

4.术野皮肤的准备

手术患者进行手术区域备皮,使用备皮刀剃除毛发可造成皮肤损伤,导致微生物侵入,其手术部位感染率明显高于体毛剪除者。术前未很好沐浴也可增加患者发生手术部位感染的概率。

5.手术清除坏死组织不彻底

伤口内残留坏死组织、异物、缝线以及血肿等,会成为细菌的培养基,或成为细菌的隐匿场所,导致细菌性污染难以清除,对切口内组织的侵袭性增加,从而加大手术切口感染发生率。

6.手术缝合不良

手术缝合技术欠佳,切口引流不畅导致切口内存在积液、积血,增加感染机会。

7.其他

术前全身或局部存在的感染病灶未能控制,导致术后切口感染风险增加。

二、护理措施

(一)手术切口评估

正确评估手术切口,能早发现和处理切口感染,促进伤口愈合,缩短伤口治疗周期。

1.局部评估

(1)外观:观察切口缘对合是否整齐,上皮生长是否良好。

(2)缝合部位:切口是否有红、肿、热、痛等炎症迹象。无感染切口一般度过炎症期后上述症状逐渐消失。

(3)触诊伤口:切口有无波动感,引流是否通畅。切口有波动感提示切口内可能有积血、积液或积脓。切口内血肿外观可见皮肤瘀青,能触摸到局限性包块,切口有出血或渗血时,外层敷料可见鲜红的血液或血凝块,提示切口有活动性出血。

(4)切口相关并发症:切口有无缝线反应、脂肪液化,并根据并发症情况选择扩创敞开切口引流或保护切口,依据切口渗液情况选择合适的敷料。

(5)引流管路及周围皮肤:引流管固定是否稳妥,管路周围皮肤有无红肿、浸渍,引流液颜色、质、量、气味是否正常。

2.全身评估

(1)体温波动:外科手术 48～72 小时出现术后吸收热,体温≤38.0 ℃不需要做特殊处理;超过72 小时,体温≥38.5 ℃,考虑术后伤口并发感染。患者可能会伴有乏力、嗜睡、不适等症状。

(2)实验室检查:手术切口感染时,血象会有改变,如血白细胞总数、中性粒细胞占比增多等。

(二)手术切口护理

1.清洁切口护理

(1)清洗液的选择:切口无感染时,以保持切口的无菌和清洁为目标。用生理盐水清洗切口即可,覆盖外层敷料之前用无菌干纱布擦干伤口,擦拭的顺序由内向外,遵循无菌原则。

(2)适时拆除缝线:切口愈合良好时,应及时拆除缝线。缝线拆除时间根据切口所在人体的部位而定:血运丰富的部位拆线时间早,如头面部5～7 天即可以拆线;肢体末梢血运循环差的部位拆线时间晚,如手指、足趾拆线时间一般在12～14 天。关节活动部位、高龄患者拆线时间应相对延长。缝线拆除后,可用免缝胶带拉拢切口,减少切口张力,降低裂开机会。若切口愈合良好缝线未能及时拆除可引发缝线反应,针脚处出现红肿、渗液,也可能造成缝线切割皮肤,增加感染风险。

(3)引流管护理:引流管的主要作用是将伤口内的渗液、血液及脓液引流出来。护理引流管时要注意以下几点。①管路固定:一般引流管都会用缝线固定于皮肤上,应检查缝线是否有脱落。②观察引流管周围皮肤情况:如有皮肤红肿提示有感染存在,如有浸渍提示引流管对引流液收集不佳,或引流管堵塞、位置偏移等。③引流液颜色:不同的引流液颜色也给我们提供不同的信息。如鲜红不凝固引流液提示切口出血,清亮淡黄色引流液提示可能是血浆类渗液,绿色引流液提示可能是胆汁,淡红色引流液提示为切口内残留的渗液,具体为何种性质的引流液应结合患者的本身疾病和手术部位来判断。④引流管的拔除:大部分引流管的拔除指征是根据引流液的多少,引流管拔除过早可能导致伤口引流不够充分,拔除过晚形成窦道难以愈合。

(4)敷料的选择:无感染渗液量少的切口敷料选择相对单一,一般用岛状透明薄膜敷料即可。如岛状透明薄膜敷料不能有效管理渗液,可在切口上覆盖脂质水胶体或泡沫敷料,外层加盖纱布或棉垫包扎。

(5)出血:切口浅表的出血和手术及缝合技术不良有关,可以通过加压包扎止血。出血外渗时,可标记敷料渗血面积大小来观察。48~72小时应能止血,如出血未停止,应联系医师进行二次手术。出血位置较深且量大时,切口外观可无改变,但患者可能会有早期休克症状(如低血压、心跳加速、皮肤湿冷等),此时尽快联系医师二次手术,取出切口中血肿,找到出血点结扎止血,血肿清除可避免切口感染。

2.感染切口护理

大部分手术切口都能在预计时间内拆线痊愈,少部分因为各种原因继发切口感染,在护理感染切口时除了参照清洁切口护理的方法外,还需注意以下问题。

(1)充分引流:感染切口一般都会有局部红肿、渗液增多、疼痛等不适,应选择在感染病灶处拆除缝线,将切口扩创,把感染性渗液排出体外。引流可分为被动引流和主动引流。①被动引流:主要起到吸附、导流、虹吸作用。如将切口内放置引流条,切口渗液吸附在引流条上将其引流体外;也可在切口内放置引流管,渗液凭借大气压差,通过引流管被引出体外。②对方主动引流:将引流管接于吸引装置,借助负压吸出切口内渗液。

(2)引流物的放置:引流物放置时要注意放置位置、松紧度、操作技巧等。①引流物一般都放置在切口的低位,促进充分引流。②引流物填塞过松易致引流外口缩小过快,影响切口观察不利换药操作或致假性愈合;引流物填塞过紧影响切口血运,阻碍引流通畅。③填塞引流物时应先将其放置于引流腔隙最深处,而后逐步往外退出,让腔隙自内而外生长,避免遗留无效腔;填塞在腔隙内的引流物应有尾端外置,便于清点记录放置数目,避免遗漏形成阻碍愈合的异物。

(3)清创:感染切口处理时首先要移除导致感染的病因,如切口中的脓液、积血、异物、无效腔和坏死组织。彻底的清创可以减少切口中细菌的负荷,便于观察切口,促进组织再生。清创方法既要简单又要安全,常用自溶性清创和外科机械清创,也可以两种方法交替使用联合清创。清创详细内容参照伤口清创章节。

(4)伤口的清洗:常用的清洗方法有擦拭法和冲洗法,清洁切口选用擦拭法即可完成切口护理。感染切口可能形态不规则,常伴有窦道、潜行或开口外小内大等情况,冲洗法则更适合。选用20~50 mL注射器连接18~22号针头进行冲洗,冲洗时的压力可将切口上的细菌、坏死组织移除,在进行窦道或开口较小的切口冲洗时,则采用20~50 mL注射器连接去针头的头皮针或10~14号吸痰管冲洗切口。操作中避免冲洗压力过高,高压冲洗可能损伤组织的抵抗力,使切口更易受到感染。另外,冲洗时应该用手将冲入切口中的液体轻轻挤压出来。每次冲洗结束时将冲洗管缓慢拉出,并做回抽动作,将切口中多余的液体抽吸出来,减少冲洗液的残留。

(5)敷料的选择。①炎症期:渗液量大,以引流通畅抗感染为主要目的。促进引流的敷料可选择脂质水胶体、磺胺嘧啶银脂质水胶体、高渗盐敷料等。抗感染敷料可采用纳米晶体银、亲水纤维银、藻酸盐银、聚维酮碘软膏等。感染切口外层覆盖足够厚度的纱布或棉垫,根据渗液量确定敷料更换频率,一般每天或隔天更换敷料。不可选用密闭敷料,密封切口后会加重感染。②增生期:以控制渗液促进切口生长为目标。常规使用藻酸盐、亲水纤维等敷料。当切口快速生长,肉芽组织为100%红色,渗液量少时,可直接用免缝胶带拉闭,外层敷料选用纱布或棉垫,感染控制后可将切口密封。更换敷料时间可相对延长,一般3～5天更换一次。③成熟期:主要是加快切口上皮化,可选用水胶体、泡沫敷料、薄膜类敷料。更换敷料每周1～2次。

(6)合理使用抗生素:切口感染应规范使用抗生素,迁延不愈的切口做细菌培养和药敏试验,为选择抗生素提供可靠的实验室检查依据。感染铜绿假单胞菌、溶血性链球菌必须全身治疗。

(三)健康指导

(1)加强患者术后营养。食物尽量做到多样化,多吃高蛋白、高热量、多维生素、低动物脂肪、易消化的食物及新鲜水果蔬菜。

(2)加强术后锻炼,促进血液循环,提高免疫力。

(3)做好自我保护,注意保暖,避免感冒。

(4)保持心情舒畅,利于切口愈合。

(刘　群)

第三节　压　疮

压疮是由于身体局部组织长期受压,血液循环障碍,造成皮肤及皮下组织持续缺血、缺氧,营养不良而导致组织溃烂坏死。压疮一旦发生将给患者增加新的痛苦,加重病情,延长病程,若继发感染可导致严重败血症而危及老年人的生命。

一、护理评估

(一)危险因素

老年人发生压疮的原因复杂多样,一般可概括为以下两大类。

1.外源性因素

(1)力学因素:包括压力、摩擦力和剪切力。通常是2～3种力联合作用所致。

(2)潮湿:汗液、尿液、大小便、伤口渗液及引流液等的浸渍、刺激,导致皮肤抵抗能力下降,局部皮肤易破损而发生压疮。

(3)石膏绷带、夹板使用不当:使用石膏绷带、夹板或牵引固定时,松紧不适宜,衬垫不当,致使局部血循环不良,组织缺血坏死。

2.内源性因素

(1)老化:随年龄增长,皮肤变得松弛干燥,缺乏弹性、出现皱褶,皮下脂肪萎缩变薄,血流缓慢,对压迫的耐受力下降,而发生压疮。

(2)营养不良:老年人常因摄入及吸收不足、低蛋白血症、患慢性疾病、恶性肿瘤等原因出现消瘦、全身营养不良,造成皮下脂肪减少、肌萎缩,对压迫的缓冲力降低发生压疮。

(3)感觉、运动功能减退:老年人常因年龄大,合并瘫痪、老年期痴呆、意识障碍及关节炎等,出现感觉、运动功能减退,对压迫的感受性和躲避能力降低,发生压疮。

压疮危险因素评分如下。

通过评分的方式,对老年人发生压疮的危险性进行评估(表2-1)。评分≤16分时,易发生压疮;分数越低,发生压疮的危险性越高。

表 2-1 压疮危险因素评估表

评估项目	4 分	3 分	2 分	1 分
神志状态	清醒	淡漠	模糊	昏迷
营养状况	好	一般	差	极差
运动情况	运动自如	轻度受限	重度受限	运动障碍
活动情况	活动自如	扶助行走	依赖轮椅	卧床不起
排泄控制	能控制	尿失禁	大便失禁	两便失禁
循环	毛细血管再灌注迅速	毛细血管再灌注减慢	轻度水肿	中度至重度水肿
体温	36.6~37.2 ℃	37.2~37.7 ℃	37.7~38.3 ℃	大于 38.3 ℃
使用药物	未使用镇静剂和类固醇	使用镇静剂	使用类固醇	使用镇静剂和类固醇

(二)健康史

仔细询问老年人有无伴发与长期卧床相关的疾病或因素;平素的饮食营养状况、活动情况和精神状态;姿势、体位及其更换的频率和方法;居室的温湿度;衣被的面料和质地,皮肤及床单位的清洁度;护理用具的完好程度;家属对老年人的关心照顾情况等。询问有无皮肤受损及其特点,如出现的时间、部位、病灶数目、创面大小、分期;有无寒战、发热、疼痛、意识模糊等伴随症状。

(三)身体状况

压疮一般仅表现局部症状和体征,严重者可因继发感染而出现发热、寒战、食欲缺乏、意识障碍、皮肤黏膜瘀点等全身反应。

压疮是老年护理过程中常见的问题之一,老年人压疮的特点如下。

1.比较隐蔽

老年人由于感觉及反应迟钝、痴呆等原因,使早期发现压疮相当困难。

2.易继发感染

老年人机体免疫力下降,压疮局部及其周围组织易继发感染,严重者可并发全身感染而危及生命。

3.全身反应不明显

老年人因感觉迟钝、身体虚弱及机体免疫力低下,即使继发全身感染时,中毒表现也常不典型、不明显,易贻误治疗时机。

4.愈合困难

老年人由于营养不良、皮肤老化、组织修复能力差、合并慢性病等原因,一旦发生压疮,很难愈合。

(四)辅助检查

根据压疮的局部及全身症状和体征选择相应检查方法,如可疑压疮合并感染时,可行创面和血液的细菌学培养及药敏试验。

(五)心理-社会状况

老年人发生压疮后,除增加老年人新的痛苦外,同时可因其创面难以愈合、分泌物产生的异味,出现焦虑、自卑自责、不愿与人交往、悲观、绝望、强化患者角色的被动性心理、情感和行为的改变。

二、常见护理诊断及医护合作性问题

(一)皮肤完整性受损

皮肤完整性受损与局部组织长期受压、营养不良等有关。

(二)潜在并发症

感染与局部组织破损、老年人机体抵抗力下降、营养不良等因素有关。

三、护理计划与实施

治疗和护理目标:消除产生压疮的因素,患者在住院期间能保持皮肤的完整性,未发生压疮或经过精心护理后压疮愈合未发生感染等并发症;患者及家属掌握预防压疮的有关知识与护理技能,能参与压疮的自我护理。压疮的发生可以预防,预防的关键是消除其发生的原因。护士需将预防压疮的有关知识与技能教给老年人及其家属,使之配合护士加强对老年患者的护理,做到勤观察、勤翻身、勤按摩、勤整理、勤更换和营养好;同时应做好交接班工作,严格细致交接老年人局部皮肤情况及护理措施落实情况;对已发生压疮的老年人,应立即给予治疗和护理。其具体的护理措施如下。

(一)去除危险因素

如采取措施解除局部压迫,积极治疗原发病等。

(二)改善全身营养,促进压疮愈合

良好的营养是压疮愈合的重要条件。应加强老年人的营养,增加优质蛋白质和热能的摄入,纠正负氮平衡,补充富含维生素和微量元素的食物。遵医嘱使用药物,促进创面的愈合。对于水肿患者,应根据水肿的程度限制水、钠摄入。

(三)压疮局部的护理

1.淤血红肿期

此期护理原则是去除危险因素,加强预防,避免压疮继续发展。如增加翻身次数,防止局部继续受压、受潮;采用湿热敷、红外线照射等方法促进局部的血液循环。

2.炎性浸润期

此期护理原则是保护皮肤,预防感染。对未破的小水疱要减少摩擦,防破溃感染,促进水疱自行吸收;大水疱在不剪去表皮的情况下,用无菌注射器抽出疱内液体,涂以消毒液,用无菌敷料包扎,并可继续采用红外线照射。

3.溃疡期

此期护理原则是清洁创面,促进愈合。避免局部组织继续受压,保持创面清洁干燥,创面感染较轻者,用无菌生理盐水、0.02%呋喃西林、0.1%~0.3%依沙吖啶清洁创面,再用凡士林纱布及敷料包扎,1~2天更换敷料一次;对于溃疡较深、引流不畅者,先清洁创面,去除坏死组织,用3%过氧化氢溶液冲洗,防止厌氧菌的生长,促进愈合。感染的创面应每周采集分泌物做细菌培养及药敏试验,按结果选用药物。另外,可用红外线灯照射或局部高压氧辅助治疗,达到促进创面愈合的目的。

(四)积极防治并发症

压疮若处理不及时或处理不当均可并发全身感染,引起败血症。护士应协助医师在全面提高老年人抵抗力的基础上,正确处理创面,加强外源性感染的预防,密切观察压疮局部,动态监测生命体征的变化。一旦发生感染,遵医嘱给予抗生素治疗。

(五)健康指导

向老年人、家属讲解有关压疮的发生、发展、预防及治疗、护理的一般知识,使老年患者及家属能积极参与自我护理。

四、护理评价

(1)是否有效地消除了产生压疮的因素,老年人未发生压疮;或经过积极有效的处理,压疮愈合,老年人感觉舒适,皮肤保持完好状态。

(2)老年人及家属学会了预防压疮的相关知识和技能,并能参与压疮的自我护理。

(刘　群)

第四节　药物外渗性溃疡

一、概述

静脉治疗是指将各种药物包括血液制品及血液,通过静脉注入血液循环的治疗方法,是临床应用非常广泛的治疗方法。伴随着静脉治疗的快速发展,静脉治疗的一些并发症也随之而来。药物外渗是指在静脉输液治疗的过程中,腐蚀性药物进入血管以外的周围组织。这些药物会对周围组织产生一定的损伤,使周围的组织发生红斑、肿胀甚至坏死。

外渗性溃疡发生的机制主要包括渗透压引起的损伤、循环不良引起继发性缺血、直接细胞毒损害、机械性压迫、感染。

(1)高渗透压损伤的机制主要为高渗透压使细胞内外渗透压平衡失衡导致细胞损害,严重的会发生组织坏死、溃疡形成。静脉输注钙制剂、钾制剂时,易造成渗透压性损伤。渗透压损害以新生儿、婴幼儿多见。

(2)循环不良继发性缺血多见于使用血管收缩剂的患者。血管收缩剂多用于抢救时静脉输入,此时,患者末梢循环往往处于衰竭状态,血管收缩剂的使用加重了局部血管收缩而导致局部缺血的加重,甚至局部皮肤溃疡和坏死。

(3)细胞毒性药物以化疗药物多见。化疗是肿瘤综合治疗非常重要的措施之一。化疗药物由于其酸碱度及细胞毒性对血管壁的损伤,以及多次穿刺对血管壁的损伤,易引起外渗。药物外渗后与组织细胞的 DNA、RNA 结合,或溶解破坏细胞膜,导致细胞坏死,引起局部组织肿痛、糜烂、坏死或溃疡。

(4)机械性压迫主要是由于较多的输液渗出到局部,造成局部肿胀,压迫神经、血管而形成溃疡。以新生儿及婴幼儿多见。

二、相关因素

静脉外渗损伤经常被认为是护理操作不当所致,实际上,静脉外渗的发生与护理操作技术有一定的关系,但与所输注的药物、血管条件及输液持续的时间都有很大的关系。

(一)药物因素

药物的渗透压、浓度、pH 以及药物的细胞毒作用。化疗药物根据其对组织的损伤程度,将其分为发疱剂、非发疱剂和刺激性化疗药物。发疱剂是指外渗后引起局部皮肤水疱并可出现组织坏死的化疗药。如阿霉素、表柔比星、柔红霉素、吡柔比星、氮芥、长春新碱、长春碱、去甲长春碱、长春地辛、紫杉醇、紫杉特尔、伊立替康、米托蒽醌、丝裂霉素 C、放线菌素 D、新致癌菌素等。刺激性化疗药物指外渗后引起局部灼伤和轻度炎症,而不引起坏死的药物,常见的有卡莫司汀、奥沙利铂、达卡巴嗪、氟尿嘧啶、异环磷酰胺、依托泊苷、丙脒腙等。非发疱剂外渗后局部无明显刺激作用,常见有阿糖胞苷、健择、甲氨蝶呤、环磷酰胺、顺铂等。

(二)血管因素

长期输液患者由于血管反复穿刺,使血管壁受损,其血管脆性增大,弹性下降,管腔变细、变硬,当注射刺激性药物时,使管腔内压力增大,导致药物外渗。

(三)操作原因

(1)选择的输液方式不合理,如使用外周静脉输注高浓度、高渗透压或细胞毒性强的化疗药物等。

(2)穿刺时穿透血管或针头斜面未完全进入血管。

(3)穿刺时反复穿刺导致局部血管损伤。

(4)穿刺部位不合适,如在关节部位穿刺,患者关节活动后针头移出血管外或留置针软管与血管内膜的摩擦引起机械性损伤。

(四)使用时间

长时间使用同一条静脉通路,特别是外周静脉进行大量输液,使血管内膜受损,通透性增大,导致药液外渗。

三、临床表现与分级

(一)临床表现

输液部位感觉异常,如发痒、疼痛感、烧灼感等;输液部位局部肿胀、发红、硬结,静脉可呈条索样改变。严重者局部组织坏死,形成溃疡。局部发生感染时可出现红肿疼痛加重,或伴有全身发热等全身感染征象。

(二)分级

美国国家癌症研究所将化疗药物外渗按严重程度分为 3 级。1 级:皮肤红斑、瘙痒;2 级:肿胀或疼痛,伴随局部炎症或静脉炎;3 级:溃疡或坏死。

四、处理与预防

(一)护理评估

1.全身评估

患者有无基础疾病;营养状况如何,是否消瘦、恶病质;生化指标如电解质、血常规等,是否有贫血、低蛋白或白细胞升高或降低,需要清创的患者要特别注意白细胞数、血小板数及出凝血时间;生命体征,是否有发热、脉速等全身感染症状;精神心理状况及家庭社会支持系统。

2.局部评估

所输药物种类,输液部位及途径,外渗后当时的处理措施,伤口有无渗液及渗液的颜色、量及气味,有无潜行及窦道,疼痛程度、局部温度、周围的皮肤有无红肿等。

(二)输液外渗的预防

(1)合理选择输液方式。护理人员应根据患者输液量、输液治疗时间的长短、输入药物对血管的损伤等,为患者选择合理的输液方式。如连续使用发疱剂治疗、肠外营养、使用 pH <5或>9的灌注液、使用渗透压高于 600 mOsm/L 的药物时,不建议使用外周短导管进行输液,可选择中心静脉导管装置。

(2)提高护理人员穿刺技术,避免反复穿刺造成机械性损伤。

(3)提高护理人员专科护理知识。及时巡视患者,尽早发现药物外渗的表现,正确处理早期外渗,减轻患者损伤。输注化疗药物时,注射药物前后均用生理盐水或 5%葡萄糖冲洗,确保化疗药物输注在血管内。

(4)做好患者宣教。讲解输液外渗的表现,嘱患者输液部位出现疼痛等感觉异常时,及时通知护理人员。

(三)输液外渗的处理

输液外渗的早期处理非常重要,对于输注化疗药物或血管活性药物较多的科室,应建立输液外渗处理流程,使护士在发现外渗后能及时有效地处理。

1.外渗或外漏征象

一旦发现外渗或外漏征象,所有经外周导管或中心血管通路的装置,都应立即停止输液,断开输液装置,应尽量抽出导管中及外渗的药液,并使用相应的拮抗剂,可从原静脉通路注入或局部皮下注入。外渗量较大时,可用粗针头针刺或小切口切开外渗部位,以达到促进药物流出及局部减压的作用。有报道血管活性药物多巴胺所致外渗,在外渗早期局部注射生理盐水稀释的酚妥拉明,效果良好,但缺乏大样本的研究和报道。

2.局部处理

在药物外渗的 48 小时内,应抬高患肢,促进血液回流与药物的吸收。冷敷可减轻紫杉醇、阿霉素、蒽环类抗肿瘤药物及氮芥外渗所致的局部疼痛感及烧灼感,降低局部损伤。可用冰袋间断冷敷局部 48 小时。热敷可用于植物生物碱类抗肿瘤药物的外渗,如长春酰胺、长春新碱等。蒽环类药物外渗禁用热敷。植物生物碱类外渗禁用冷敷。因此,在使用热敷或冷敷前,一定要先确定药物的种类。局部湿敷也是常用方法,可用于湿敷的药物有 50%葡萄糖、25%的硫酸镁,也有报道用维生素 B_{12} 的高渗混合液、75%的酒精及中药等湿敷。

3.封闭治疗

常用肾上腺皮质激素稀释后局部注射。常用药物有氢化可的松 100~200 mg 或倍他米松 4~8 mg,也可用地塞米松和利多卡因混合液,用生理盐水稀释后,在外渗局部皮下包围注射。

4.特异性解毒剂的使用

仍处于研究阶段。目前,美国食品和药物管理局(FDA)核准盐酸右雷佐生静脉注射用于蒽环类药物外渗的处理。在发生蒽环类药物外渗时,可选择远离外渗区域(如对侧肢体的血管)的大静脉输注右雷佐生。欧洲肿瘤护理协会(ONS)建议用透明质酸酶处理植物生物碱外渗,可将透明质酸酶局部皮下注射到外渗区域。目前,我国尚没有公布化疗性发疱剂外渗的治疗准则。

5.外渗损伤所致溃疡的处理

外渗损伤所致溃疡的处理原则与一般溃疡伤口的处理原则一致,主要为保持伤口湿润,清除坏死组织,预防和处理伤口感染,必要时由外科医师手术切除治疗。清创期使用水凝胶等,使伤口湿润,促进自溶性清创,清创结束,促进创口肉芽生长,可使用藻酸盐敷料、泡沫敷料,也可使用生物活性敷料,缺损过大,关节肌腱等部位,可请烧伤整形科医师尽早介入。

(四)健康教育

(1)在进行化疗或刺激性药物治疗前,对患者进行相关并发症的教育十分重要,护患配合,更有利于及早发现药物外渗。

(2)一旦发生药物外渗性溃疡,易引起患者的不满与纠纷,要充分讲解药物外渗发生的原因,做好与家属的沟通,争取家属的理解和积极配合,保证治疗措施的顺利实施。

(3)饮食教育。化疗期间患者的食欲往往受到影响,指导患者多食高维生素、高蛋白、低脂肪的易消化食物,多食新鲜蔬菜水果。

(刘　群)

第五节　下肢静脉性溃疡

一、流行病学

下肢静脉性溃疡为下肢慢性静脉功能不全(chronic venous insufficiency,CVI)最严重和最难治的并发症,人群总发病率为 0.4%～1.3%,约有 45% 患者的下肢静脉溃疡持续时间超过 10 年。下肢静脉曲张、静脉性溃疡和溃疡复发的发病率分别为 20.0%、0.5%～3.0% 和 67.0%。国际静脉联盟(International Union of Phlebology,UIP)组织的迄今为止静脉领域最大规模的流行病学调查显示,在 50 岁左右的下肢不适人群中,慢性静脉疾病的发生率为 63.9%。在中国,下肢静脉疾病的患病率为 8.89%,即近 1 亿患者,每年新发病率为 0.5%～3.0%,其中静脉性溃疡占 1.5%。在西方国家中约有 1% 的人有静脉淤血疾病,是发展成为静脉溃疡的高危险群。静脉溃疡形成的男女比例为 1∶3。

二、发病机制与病理生理

(一)发病机制

1.动静脉瘘学说

动静脉瘘学说是最早的静脉性溃疡形成的微循环理论。该理论认为微动静脉瘘导致血管通透性增加,影响组织营养,阻断了皮肤血流产生缺氧以及继发细胞坏死,但不被现代资料支持。

2.静脉血流淤滞学说

Homans 提出,该理论认为淤滞的血流在曲张、膨胀的血管中停滞,造成皮肤的相对封闭,使组织产生缺氧和细胞坏死。

3.纤维蛋白袖口学说

Burnand 等首先提出。

(二)病理生理

1.下肢静脉高压

下肢静脉高压是慢性静脉性疾病主要病理生理改变,下肢静脉性溃疡是静脉高压终末期的结果。静脉高压对下肢组织的病理改变是整体的,包括神经、骨骼、肌肉、结缔组织在内。对静脉性溃疡的病理顺序,现代研究认为是:静脉高压→血红细胞和蛋白外渗至皮内→降解产物化学诱发剂形成→释放胞质和生长因子→皮肤坏死和溃疡形成。

2.静脉反流

静脉反流是慢性静脉功能不全,也是静脉性溃疡最常见的机制。当下肢静脉高压时,深静脉血流就会通过功能不全的交通静脉逆流进入浅静脉,引起小腿浅静脉曲张、淤血,组织缺氧,导致相应的皮肤营养障碍性改变,同时不可避免地继发、加重静脉穿支瓣膜不全,造成由深到浅的高压静脉反流。

3.深浅交通支静脉瓣膜功能不全

持续的静脉高压由于血流阻力增高引起静脉功能不全,可导致局部代谢障碍,初期只是足部及踝部肿胀,但若不及时治疗,则会因高静脉压而致瓣膜损坏加剧,使整个小腿肿胀,而致组织缺氧是引起静脉性溃疡的主要原因。

4.腓肠肌泵功能不全

腓肠肌泵功能受小腿肌肉收缩力、前负荷及后负荷影响。毛细血管床的损害使腓肠肌泵功能减退。当患者因疾病的关系,下肢肌肉失去活动能力,会对静脉回流造成阻碍。静脉功能不全与腓肠肌泵功能衰退并存时静脉性溃疡发生率明显增高,肌泵功能衰退与溃疡的严重程度直接有关,溃疡的愈合与肌泵功能改善有关。腓肠肌的肌泵功能不全使下肢静脉压升高,交通静脉瓣膜破坏,浅静脉曲张肢体淤血,最终因为缺氧发生静脉溃疡。

5.血流动力学改变

高压性血液反流和腓肠肌泵衰竭是下肢静脉溃疡的主要原因,孤立浅静脉瓣膜不全也可造成静脉溃疡,但静脉溃疡多系静脉瓣膜功能不全的结果。

三、病因与高危因素

(一)血管病变

静脉功能不全、血管炎、系统性红斑狼疮、风湿性坏疽等。

(二)淋巴系统病变

淋巴管的病变、淋巴癌等。

(三)血液系统病变

先天性血液凝固异常、白血病等。

(四)感染

梅毒、蜂窝织炎、各种慢性感染症等。

(五)创伤变态反应

昆虫咬伤、接触性皮炎等。

（六）新陈代谢紊乱

糖尿病、营养失调、维生素缺乏、贫血等。

（七）基底细胞癌

皮肤癌等。

（八）其他高危因素

高龄、肥胖、孕产、腿部外伤、药物中毒、下肢末梢肌肉功能不良、自体免疫疾病、遗传、气候因素、从事长时间站立工作等。

四、临床表现

（一）水肿

可以是最早出现的症状，以踝部与小腿最明显，通常不累及足，抬高可减轻或完全消退。在皮下组织出现纤维性改变或炎症后，水肿可表现为非压凹性水肿。

（二）浅静脉扩张或曲张

浅静脉扩张或曲张是最常见的症状，主要为大隐静脉及其属支的曲张性病变，初发部位多见于小腿内侧，可以伴有内踝区小静脉扩张、隆起、迂曲。久站或月经期曲张静脉更为明显，妊娠期可加重。病情进展可累及整个隐静脉系统。

（三）疼痛

常见的症状，常分为间歇性疼痛、体位性疼痛、持续性疼痛 3 类。

1.间歇性疼痛

间歇性疼痛是指静脉功能不全时，步行时可以出现的小腿疼痛，迫使患者止步，休息片刻后疼痛缓解，表现为沉重、乏力、胀痛、钝痛、痉挛痛或锐痛。

2.体位性疼痛

患肢下垂会因淤血加重而诱发或加重胀痛，抬高患肢或压力治疗后疼痛缓解。

3.持续性静息痛

有持续性胀痛，伴有肢体肿胀及静脉曲张等，抬高患肢可减轻症状，静脉性溃疡周围炎及活动性溃疡，因激惹邻近感觉神经引起持续性疼痛。

（四）小腿下段皮肤营养障碍性改变

1.皮肤脂质硬皮病

多发于足靴区，尤其是踝部内侧，其次是外踝和足背区，严重时可波及小腿下段甚至整个小腿。

2.白色萎缩

由毛细血管供血障碍使局部皮色苍白，通常见于溃疡愈合后的区域，周围皮肤则有明显的色素沉着及扩张的毛细血管。

3.湿疹

局部皮肤变薄、干燥。

4.静脉性溃疡

溃疡 80% 位于小腿下 1/3 内侧足踝区（又称足靴区）且较难愈合。初期溃疡浅，类圆形，单个或多个，大小各异，经久不愈或是很快复发，少数甚至发生癌变，溃疡表面大量黄色坏死组织或暗红色肉芽组织，底部常为湿润的肉芽组织覆盖，呈现粉红色易出血，溃疡面渗出多，边界不清，周围皮肤色素沉着伴硬皮样改变,溃疡愈合缓慢易复发。

(五)皮肤温度和色泽改变

正常皮肤温暖,呈淡红色,出现皮色暗红,伴有皮温轻度升高,是静脉淤血的征象。

五、诊断与鉴别诊断

(一)病史询问和体检

1.病史询问

临床上可以根据病史、体格检查和辅助检查获得初步诊断,并通过局部组织活检,结合临床表现作出正确的判断。

2.鉴别诊断

要与动脉供血不足、创伤性溃疡、糖尿病性溃疡、恶性肿瘤、风湿性溃疡、神经性溃疡、感染、血管炎、血液病性溃疡、凝血异常性溃疡、药物反应性溃疡等相鉴别。

3.辅助检查

持续发生 6 个月以上的下肢,需要检测下肢静脉功能和小腿腓肠肌泵功能。如浅静脉、交通静脉、深静脉的瓣膜功能试验,可用于了解静脉功能,但具一定的主观性。

(1)浅静脉瓣膜功能试验:患者仰卧,抬高患肢,使曲张静脉排空,在腹股沟下方扎止血带压迫大隐静脉,让患者站立,30 秒后放开止血带,10 秒钟内观察大隐静脉的充盈情况。在放开止血带前,大隐静脉萎瘪,当放开止血带后,大隐静脉立即自上而下充盈,则表示大隐静脉瓣膜关闭不全,而大隐静脉与深静脉之间的交通支静脉瓣膜功能正常。在放开止血带前,大隐静脉已部分充盈曲张,当放开止血带后,充盈曲张更为明显,则表示大隐静脉瓣膜与深静脉间的交通支静脉瓣膜功能均不全;在放开止血带前,大隐静脉即有充盈曲张,当放开止血带后,静脉充盈曲张并未加重,则表示大隐静脉与深静脉间的交通支静脉瓣膜功能不全,而大隐静脉瓣膜功能正常。同样原理,在腘窝处扎止血带后观察可检测小隐静脉瓣膜功能。

(2)交通静脉瓣膜功能试验:患者仰卧,抬高下肢,使充盈浅静脉空虚,于腹股沟下方扎止血带,先从足趾向上至腘窝处缠第一根弹性绷带,再自止血带处向下缠第二根弹性绷带。患者站立,一边向下解开第一根弹性绷带,一边向下继续缠第二根弹性绷带,如果在二根绷带之间的间隙内出现曲张静脉,即意味着该处有功能不全的交通静脉。

(3)深静脉通畅试验(又称踢腿试验):患者站立,用止血带在腹股沟下方压迫大隐静脉,待静脉充盈后,患者迅速用力踢腿或下蹲 10～20 次,以促进下肢血液从深静脉系统回流,如充盈的曲张静脉迅速消失或明显减轻,且无下肢坠胀感时,即表示深层静脉通畅且交通支静脉完好。反之,则有可能深层静脉栓塞。

(二)彩色多普勒超声检查

了解静脉内有无阻塞或反流,观察静脉瓣膜的功能,提供可靠的诊断依据。

(三)体积描记检测

如空气体积描记和光电体积描记,不仅可提示静脉阻塞的存在和阻塞的严重程度,还可测量浅表侧支循环建立的程度,便于评价静脉再通、侧支循环和深静脉反流的发生率。

(四)动态静脉压

动态静脉压是评价静脉高压的最好方法,指行走时静脉内的压力。由于行走时腓肠肌泵的作用,静脉压常低至 0～2.7 kPa(0～20 mmHg)。

静息时的压力(P_0)和10次抬脚跟运动末的压力(P_{00}),两个压力差(P_0-P_{00}),以及再充盈时间是最有用的指标。

(五)放射性核素扫描

主要用于周围静脉检查和肺扫描,以诊断深静脉血栓及肺栓塞。

(六)CT 静脉造影(CTC)和磁共振静脉造影(MRV)

主要用于下肢静脉功能不全和先天性静脉疾病的诊断。

(七)静脉造影

下肢静脉造影术(包括顺行和逆行静脉造影)是了解下肢深静脉通畅情况和瓣膜功能最可靠的"金标准"但作为有创性检查,可重复性差。根据造影剂反流的情况将下肢静脉瓣膜功能不全分为5级:造影剂无反流或受阻于股浅静脉第1对瓣膜以上者为0级,反流至大腿中段为1级,至膝关节为2级,至膝以下为3级,反流至踝关节为4级。

(八)D-二聚体检测

D-二聚体是混合性纤维蛋白被第Ⅷ因子作用时所产生的降解产物,已被证明适用于评价可疑的深静脉血栓患者。D-二聚体水平正常时,基本可排除深静脉血栓,其阴性预测值可达97%。

六、治疗与预防

(一)治疗目标

下肢静脉性溃疡治疗的主要目标是应用规范治疗,解除静脉回流障碍和静脉高压问题。对患有严重下肢静脉性溃疡的患者,在治疗全身疾病的同时需要对伤口进行长期的专业护理。以促进伤口愈合、降低伤口疼痛、增加患者活动能力。次要目标是预防溃疡复发,改善患者生活质量。

(二)治疗原则

首先要治疗原发病、控制静脉压,下肢静脉性溃疡主要是由慢性静脉疾病引起的,因此纠正病因,应以保守的压力治疗为主。从长远考虑,如何控制静脉压升高才是治疗的关键。其次,采取综合的治疗手段促进溃疡愈合、预防复发。最后,根据现有医疗条件对静脉溃疡患者全面检查,排除合并的神经与动脉疾病,对单纯的浅静脉和(或)伴有交通静脉功能不全的患者采用外科手术治疗,避免溃疡的复发。

(三)治疗策略

根据下肢静脉性溃疡形成的病因,首选保守治疗,包括压力治疗,血流动力学研究证明下肢静脉的压力从下而上是递减的,所以最有效的压力应该是在下肢远端到近端压力逐渐减弱,形成阶梯性的压力,特别需要避免某一个部位的压力过大,以免造成区域压力的不平衡,产生止血带效应,影响血液循环。压力治疗可以抑制皮肤浅静脉膨胀,降低脉管容积借以弥补静脉瓣的功能不全。压力治疗还可以协同小腿腓肠肌泵功能,降低静脉张力,促进下肢血液回流,减轻下肢水肿。第二为溃疡伤口的正确处理,控制伤口感染和保持湿润环境,在治疗全身疾病的同时需要对伤口进行长期的专业护理。第三手术治疗。第四是其他治疗方法。

1.压力治疗的方式

包括穿弹力性绷带,非弹力性绷带,间歇性气体力学压力治疗、压力袜等。

(1)弹力绷带。①单层加压绷带:对于小伤口、局部水肿或需要经常更换敷料的患者非常有效。需要执行分层加压的技术。下床活动患者应6小时重新评估及固定。②多层加压绷带:对于不需要经常更换敷料且有水肿的患者建议使用,可以提供约 1 周的持续压力治疗,一般建议治疗应用四层加压绷带,从足踝远心端朝近心端,用约 5.3 kPa(40 mmHg)的压力治疗慢性静脉高压。③持续加压泵:主要治疗淋巴水肿。其他传统方法仍无法有效缓解腿部水肿者,可使用此种绷带,其优点是可长时间使用直到伤口愈合为止。治疗方式为 1~2 小时,2 次/天或 3 次/天。④弹性加压绷带:类似长张力性,内含弹性纤维,可以拉长及回弹,提供患者下床时血流的支持。较难维持持续固定不变的压力。通常运用在足跟到膝盖下。⑤无弹性绷带:类似短张力性,不含弹性纤维,只能稍微地拉长及回弹。其功能通常抵抗走路时膨胀的腓肠肌。患者躺下休息时协调使用。

(2)间歇性充气压力泵治疗仪:间歇性充气压力泵治疗仪的原理是利用数个独立的气袋,按照从下至上的顺序逐次充气对下肢加压,促使大部分静脉血或淋巴液向深静脉回流。每天使用 10~30 分钟,2 次/天。

(3)压力袜:压力袜可以帮助静脉血液回流至心脏,但困难于穿着,故多用于溃疡痊愈后,用以减低静脉高血压及防止溃疡复发。

英式标准的压力袜可以分为三级。①class Ⅰ:提供 1.9~2.3 kPa(14~17 mmHg)压力,适合于轻微或早期的静脉曲张患者,容易穿着但只提供轻微压力,不足以抵挡静脉性高血压。②class Ⅱ:提供 2.4~3.2 kPa(18~24 mmHg)压力,适合于中度或严重的静脉曲张、深静脉栓塞,可做治疗及预防静脉性溃疡复发。③class Ⅲ:提供 3.3~4.7 kPa(25~35 mmHg)压力,适合于慢性严重静脉性高血压、严重静脉曲张、淋巴液水肿,可做治疗及预防静脉性溃疡复发。

作用:减低静脉高压,促进血液回流至心脏;减少下肢水肿;帮助静脉溃疡愈合,防止复发;在静脉曲张患者,可防止静脉溃疡形成;防止深静脉血栓形成;减轻淋巴液下肢水肿症状。

禁忌证:动脉血管性病变,如 ABI<0.8 谨慎使用压力治疗,ABI<0.5 禁忌使用压力治疗。下肢严重水肿;心脏病患者;糖尿病或风湿性关节炎患者禁用。

使用压力袜时患者的评估:因有静脉高压,需要长期穿着压力袜来防止静脉溃疡形成或复发,但压力袜并不能治疗其静脉高血压。下肢若有严重水肿,应先用压力绷带,待水肿减退后才穿压力袜。皮肤若有皮炎、湿疹等,应先治疗。下肢若感觉迟钝,可能患者不知道是否过紧,应教育其观察足趾温度及颜色改变。观察下肢及足部是否有畸形异常。评估患者的手部活动能力,因穿压力袜需要特别技巧。

2.压力治疗注意事项

正确使用弹性绷带(袜)是下肢静脉性溃疡非手术治疗的重要保证。一般要求弹性袜从足部套到膝下,清晨起床就应穿上,睡前脱。如能根据溃疡的严重程度选择不同弹性梯度的弹性袜,则更为合理和有效。在使用弹力绷带(袜)时应防止压力过高引起下肢缺血,一般要求患者肱-踝指数 ABI>0.8。如果没有外周动脉疾病,推荐采取Ⅲ级水平压力治疗:采用三层法、四层法等多层弹力绷带进行压力治疗。

(四)局部伤口治疗

1.非手术治疗路线图

此处不做详细介绍,重点介绍手术治疗。

2.手术治疗

(1)浅静脉功能不全的治疗方法。①静脉剥脱(stripping)手术。②静脉曲张切除术。③静脉硬化疗法。④其他方法:近年以欧美国家为中心,开始将导管技术与高频波烧灼和激光照射技术相结合,形成微创大隐静脉闭塞的血管内治疗方法和腔内治疗技术。

(2)深静脉功能不全的治疗方法:①瓣膜成形术。②静脉剥脱术。③瓣膜移植手术。

(3)交通静脉功能不全的治疗方法。①直接切开结扎法。②Linton法。③内镜筋膜下交通静脉结扎术。

(五)预防

溃疡治愈后仍需要继续压力治疗,是预防静脉溃疡复发最基本的措施。研究表明43%溃疡复发的患者是由于不正常治疗或停止使用弹力袜所致,所以加强溃疡患者治疗方面的教育十分必要。医师应定期随访,增强患者使用压力治疗的信心,并推荐简单的物理疗法,如患肢抬高,鼓励患者进行适当的体育活动。药物辅助治疗如口服静脉活性药物等。静脉功能评估可以发现更适合外科治疗的静脉溃疡。

七、护理措施

(一)评估

1.全身综合性的评估

(1)一般情况评估:患者的年龄、性别;是否从事长时间站立、久坐或重体力工作;活动性、下肢活动能力;有无穿着紧束鞋袜。

(2)病因及相关因素评估:妊娠、长期慢性咳嗽、习惯性便秘等腹内压增高的因素;下肢深静脉血栓、布加综合征;是否外科手术、患内科疾病等。

(3)病史评估:溃疡发生及持续的时间、发展过程及治疗经过,静脉手术史,弹力袜使用过程及时间等。

(4)营养状况评估:营养不良及其程度、过度肥胖等。

(5)合并症评估:合并糖尿病、自身免疫性疾病、恶性肿瘤等疾病。

(6)全身用药情况评估:接受放化疗、使用免疫抑制剂、细胞毒性药物、类固醇皮质激素、非甾体抗炎药,全身使用抗生素等。

(7)疼痛的评估:疼痛发生的时间特点、强度(疼痛分级)、持续时间及缓解方式。

(8)知识水平评估:对于静脉性溃疡的形成及预防知识的掌握。

2.局部的评估

伤口评估:不同伤口有其不同的特性,需评估溃疡的部位、大小(长、宽、深)、基底颜色、渗液的色、质及量、气味、溃疡边缘的状况、溃疡周围皮肤以及动脉供血情况等。

3.心理-社会状态的评估

(1)心理:心理紧张会影响人体免疫系统的功能,影响组织的修复功能。可选用心理测试量表评估患者的心理状态,了解患者的适应能力、经济能力、家庭支持、社交活动、个人卫生、运动量、酒癖、烟癖、药物癖等。采取有针对性的心理干预措施。

(2)社会支持系统评估:患者的活动能力、社会经济地位、主要照顾者、照顾能力等。

(二)伤口护理

1.环境及用物的准备

环境温度适宜,冬天应特别注意。

2.去除敷料,暴露伤口

污染的敷料不应立即弃去,应评估敷料浸湿的范围、颜色及味道。

3.清创

(1)目的:去除坏死组织、细菌及异物,清洁伤口,促进肉芽组织生长。

(2)方法:根据伤口的深度、颜色、坏死程度选择清创方法。清创前应首先冲洗伤口,清洁伤口周围皮肤。冲洗液常选择生理盐水。应注意冲洗液的温度(一般略低于体温),冬天可将冲洗液加热后使用。建议使用 20 mL 注射器连接针头直接冲洗伤口,以达到一定的冲洗压力。伤口床的处理目前主张采用损伤小的自溶清创或酶学清创。值得注意的是,机械性清创会增加患者的疼痛感,可适当使用镇痛药物,或给予利多卡因局部浸润,以减轻疼痛。

4.渗液处理

(1)压力绷带可以减少渗液量,促进静脉血液回流至心脏,减轻水肿,因此为常用方法。

(2)负压疗法可处理大量渗液,并可促进肉芽组织生长,可用于静脉溃疡治疗。

5.敷料的选择

根据伤口愈合分期、伤口渗液量的多少、是否存在感染及感染程度,选择相应的敷料。选择敷料时必须依据伤口的特点(清洁与否)、伤口周围皮肤情况(是否被浸渍)、渗出物多少、溃疡深度、治疗费用、气味以及患者合作与否,选择合适的敷料。

(三)常见并发症及处理

溃疡破裂出血,外力可使溃疡以及溃疡周围静脉曲张团块破裂出血,由于静脉内压力较高,静脉壁缺乏弹性,因此出血很难自行停止,需抬高患肢,并以弹力绷带压迫止血,必要时缝合止血。

(四)伤口处理重点及难点

(1)溃疡周围皮肤的处理是静脉性溃疡处理的难点,亦是重点。

(2)下肢静脉性溃疡患者常下肢水肿,皮肤薄弱,且多伴有皮肤湿疹或脂溢性皮炎,皮肤瘙痒明显。如果患者不停地抓挠可破坏皮肤完整性,形成新的溃疡。

(3)使用有黏边的敷料以及胶布时可能出现变态反应,去除胶布和敷料时也易导致皮肤完整性受损。应尽量减少胶布和有黏边敷料的使用,可用纱布绷带固定。

(五)建立持续护理计划

患者必须接受长期的压力治疗、持续护理追踪、了解疾病过程及预防创伤、患者教育(如:走路及运动、抬高下肢、戒烟等),并在复发前早期接受处置。久站或是久坐,时常引起静脉曲张或静脉栓塞而进一步引发静脉溃疡,如果忽视这些伤口,可能会造成细菌感染或更严重的蜂窝织炎,甚至截肢。虽然听起来很可怕,但是静脉溃疡在早期的时候有很多征象(如红肿、疼痛、足部冰凉),如果能够早期做预防,如穿弹性袜、减轻体重,并定期检查自己的脚部是否有静脉曲张及疼痛的情形,早期的就医与治疗,可以降低静脉溃疡带来后续的并发症与医疗花费。

（刘　　群）

第六节　坏疽性脓皮病

一、概述

坏疽性脓皮病是一种慢性、复发性、坏死性、溃疡性、瘢痕性、疼痛性皮肤病,属于嗜中性皮肤病,常与炎症性肠病、关节病、血液病等并发。

二、病因

本病病因不完全清楚,一般认为与免疫学异常有关,主要是细胞免疫和体液免疫失调伴中性粒细胞功能异常。有人证实,坏疽性脓皮病患者对二硝基氯苯(DNCB)、念珠菌素和链激酶延迟反应有缺陷。

本病可伴有溃疡性结肠炎、类风湿关节炎等自身免疫疾病,血清中 γ 球蛋白水平常增高,皮损活动病变免疫荧光检查,真皮小血管壁可有 IgM 和 C_3 沉积,细胞免疫功能减低,结核菌素、念珠菌素、DNCB 等皮试反应低下。这可以解释当单核巨噬细胞系统功能极度低下,当有微小的损伤或伤害时,即可出现皮损。皮肤外伤常为本病的诱发因素,这一超敏反应尤其在疾病急性期和接近皮损处最强烈。此现象可能是属于阿蒂斯反应或施瓦茨曼反应,患者中性粒细胞趋化功能伴有异常,主要表现为中性粒细胞吞噬功能降低,已证实在豚鼠皮肤中有一种能引起皮肤坏死的血清皮肤坏死因子,但其特异性不明。

坏疽性脓皮病的组织病理并无特异性改变。多表现为无菌性脓肿,其中静脉和毛细血管血栓形成、出血、坏死和肥大细胞浸润。凝结是一个重要的表现。在活动边缘表现淋巴细胞性血管炎,提示血管内皮是一个早期的靶器官。早期坏疽性脓皮病的皮损与白塞综合征、中性粒细胞性皮炎相仿。与白细胞破碎性血管炎也有部分相似。浸润细胞中存在较多的多形核白细胞,也有上皮细胞和巨细胞,特别是在慢性病例中,单核细胞显著,甚至有上皮瘤样增生。病理检查可排除阿米巴病和深部真菌感染。

三、临床表现

坏疽性脓皮病的皮损可累及全身,主要累及小腿、大腿、臀部和面部、唇和口腔黏膜,甚至眼睑和结膜可出现脓疱和侵蚀性水疱。原发皮损因累及深度不同,表现如下。

(一)触痛性的结节红斑

初为红色,以后中央变蓝色,最终形成溃疡。

(二)水疱、脓疱

一个或多个水疱、脓疱,类似痤疮、毛囊炎、一过性棘层松解性皮病或疱疹样皮炎等。两种皮损可同时出现,也可互相转变。皮损可发生于正常皮肤或原有皮肤病的部位。

原发皮损逐渐水肿,并迅速形成溃疡,境界清楚,边缘淡蓝色,常增厚隆起,有时呈高低不平和潜行破坏,中央溃疡基底呈红色,深浅不一,像火山口,表面附有恶臭的黄绿色脓液,溃疡周围早期绕有红晕。因皮肤和皮下组织毛细血管-静脉血栓形成,皮损不断向四周呈离心性扩大。溃疡大小不等,小如黄豆,大者直径可至 10 cm 或更大。数目较多,最多可达百余个。皮损多伴有疼痛,也有患者可长期不痛。部分病例可自愈,愈后留下萎缩性筛状瘢痕。常不伴淋巴结或淋巴管病变。

真皮深部型或大疱型也较多见,此型皮损多为单发,并伴有其他症状。出血性大疱型通常为大疱,较表浅,伴疼痛,疱液可达 0.5 L 以上,此型常与急性白血病和其他髓性增生性疾病有关,但也有 15% 的病例无此相关疾病。个别病例有白塞综合征的表现,如口腔-生殖器溃疡或浅表性血栓性静脉炎。

非典型病例与暴发性紫癜、中性粒细胞性皮病、结节性红斑或结节性血管炎相似。

在病情活动时常伴有毒血症状和长期发热等全身症状,约 40％患者于外伤处可诱发皮损,如注射部位、活检或手术部位等。这些全身症状迅速消退依赖于皮质激素的应用,体温可在 24 小时内降至正常。

坏疽性脓皮症溃疡常反复发作,可持续数年,但患者一般情况尚好。约半数病例伴有内脏疾病,因此有人认为本病是系统性疾病的皮肤表现,最常见的伴随疾病为溃疡性结肠炎,也可伴随类风湿关节炎和系统性红斑狼疮等结缔组织病,也可伴随血液病如多发性骨髓瘤、急性或慢性髓细胞性白血病、骨髓增生性疾病、单克隆性丙种球蛋白病等,还可伴随慢性活动性肝炎和糖尿病等。伴发溃疡性结肠炎,结肠炎或与皮损同时出现或在其后出现。另外,本病还与许多有关节炎表现的疾病有关,如白塞综合征等。

四、诊断与鉴别诊断

(一)诊断

诊断主要依赖临床表现。根据原发疹为丘脓疱或结节,迅速形成潜行性溃疡,脓培养阴性,剧烈疼痛,伴发热等全身症状,应考虑本病。组织病理对本病无诊断意义。需与其他原因引起的溃疡性疾病如皮肤结核、深部真菌病、晚期梅毒、非典型性分枝杆菌感染、增殖性脓皮病等鉴别。同时应进行全身性检查,以明确是否伴有潜在性内在疾病。

(二)鉴别诊断

坏疽性脓皮病需与以下疾病相鉴别。

1.白塞综合征

起病突然,脓疱成分为淋巴细胞,无溃疡,皮损愈后无瘢痕。

2.术后进行性坏疽

多见胸部或腹部,常是单个损害,可从皮损中分离出微需氧的链球菌,对抗生素敏感。

3.梅勒尼坏疽

潜行性溃疡与本病相似,但现今由梭状芽孢杆菌引起的感染并不常见。

4.韦氏肉芽肿

除皮损之外,容易侵犯呼吸道、累及肾脏,实验室检查胞浆型 ANCA(C-ANCA)阳性,组织病理检查可见肉芽肿形成。

5.暴发性紫癜

皮损分布较广泛,进展较快。

6.结节性动脉周围炎

多发性皮下结节沿脉管走向分布,可发生破溃,本病容易侵犯心血管系统而表现为高血压、心动过速,也容易引起肝脏肿大、腹痛、肾功能不全等全身脏器侵犯的表现,病理可见真皮与皮下交界处的中小动脉血管炎症、闭塞与坏死,以及周围组织的缺血性坏死。

五、治疗与护理

(一)治疗

1.支持、对症治疗

增强营养,改善患者的全身状况;积极治疗原发性内在疾病;避免皮肤损伤及创伤性操作;切忌摄入碘化钾以防病情加重。

2.药物治疗

(1)糖皮质激素:病情较重的急性病例宜用糖皮质激素治疗。泼尼松口服,多数患者有显著疗效。当常规剂量治疗无效时,可考虑甲泼尼龙冲击疗法,待病情控制后,改为泼尼松维持治疗。当糖皮质激素治疗无效或出现严重不良反应以及不能耐受者考虑使用免疫抑制剂。

(2)柳氮磺胺吡啶:适用于伴活动性肠病的患者。

(3)氨苯砜:适用于慢性、顽固性病例。

(4)沙利度胺:晚间一次顿服,病情控制后,逐渐减至维持剂量。

(5)抗生素:伴细菌感染者,可试用抗生素,如四环素,具有抗炎及抗感染作用。

(6)其他:雷公藤制剂、利福平、转移因子、胸腺肽等均有报道用于治疗本病。

3.特殊治疗

包括大剂量静脉输注丙种球蛋白、血浆置换、高压氧疗法等。适用其他方法无效的患者。

4.局部治疗

目的在于清洁创面、预防继发感染、促进溃疡愈合。

5.手术治疗

由于手术可诱发本病,原则上不采用。但如溃疡底部有较多坏死组织,可行手术清除病灶坏死组织,以保持局部的清洁。当皮损被有效控制后,可立即进行植皮手术,修复创面。

(二)护理

1.伤口护理

(1)疼痛控制:多数患者疼痛明显,伤口较大者,疼痛更甚,处理伤口更换敷料前应先有效控制疼痛。

(2)初期感染比较明显时,可用碘溶液清洗后再用生理盐水清洗;若感染症状不明显,使用生理盐水清洗即可。

(3)敷料选择的原则为吸收渗液,控制感染。根据伤口的具体情况选择。

(4)清创可能使伤口进一步扩展,宜谨慎进行。

(5)伤口处理进展不明显时,宜及时转入皮肤科治疗原发疾病。

2.其他护理

(1)伴发其他脏器损伤时,宜尽早转专科治疗。

(2)累及腿部,疼痛明显导致活动减少,应协助患者定时转变体位,或使用必要的减压产品,防止压力性损伤形成。

(3)累及颜面部常引起明显的形象改变,患者心理压力较大,应重点关注,适当疏导。

六、并发症

常伴发系统性疾病如溃疡性结肠炎、克罗恩病(Crohn病)、急性粒细胞性白血病、多发性骨髓瘤、淋巴瘤、慢性活动性肝炎、糖尿病、结缔组织病等,因此对本病应仔细全面检查,及时发现全身潜在性疾病。

(刘 群)

第七节　坏死性筋膜炎

一、概述

坏死性筋膜炎是一种罕见的潜在威胁生命的进行性感染性疾病。它累及的范围包括皮下组织、表浅及深层筋膜，以广泛而迅速的皮下组织和筋膜坏死为特征的软组织感染，常伴有全身中毒性休克。它最先由一位名为 Joseph Jones 的军队外科医师所描述。

二、病因

坏死性筋膜炎是多种细菌的混合感染，其中主要是化脓性链球菌和金黄色葡萄球菌等需氧菌。本病感染只损害皮下组织和筋膜，以广泛组织麻木和坏疽为特点，但不累及感染部位的肌肉组织。常伴有全身和局部组织的免疫功能损害，如继发于擦伤、挫伤、昆虫叮咬等皮肤轻度损伤后，空腔脏器手术后，肛周脓肿引流、拔牙、腹腔镜操作后，甚至是注射后（多在注射毒品后）均可发生。长期使用类固醇皮质激素和免疫抑制剂者好发本病。根据病情，坏死性筋膜炎可分为以下两种类型。

第一种类型为致病菌通过创伤或原发病灶扩散，使病情突然恶化，软组织迅速坏死。可由单一菌株感染，主要由 A 型链球菌（化脓性链球菌）或混合金黄色葡萄球菌引致。此类感染主要发生于身体健康的人群，多发生于四肢。也可由弧菌感染引致，此种细菌多生长于海水环境中，故而感染多因为受损皮肤暴露于海水或伤口经由海产类生物引起。慢性肝病患者为高危人群。

第二种类型：病情发展较慢，以蜂窝织炎为主要病变，皮肤常有多发性溃疡，脓液稀薄伴有奇臭，呈洗碗水样，溃疡周围皮肤伴广泛潜行，且有捻发音，局部感觉麻木或疼痛，这些特点非一般蜂窝织炎所有。患者常有明显毒血症，出现寒战、高热和低血压。皮下组织广泛坏死时可出现低钙血症。

大部分病例，细菌经损伤的皮肤、脏器穿破处，尤其是直肠、肛门或泌尿生殖器侵入皮下组织。细菌沿着疏松的浅筋膜和皮下组织，制造内、外毒素而导致组织缺氧、液化性坏死而导致全身反应。

三、病理改变

（一）皮肤筋膜大面积坏死

在全身或局部组织出现免疫损害后，多种细菌侵入皮下组织和筋膜，需氧菌先消耗组织中的氧，使氧还原电势降低，体系还原性增强。同时细菌分泌的酶将组织中的过氧化氢分解，创造出适宜厌氧菌生存繁殖的少氧环境。由于细菌及毒素的作用引起浅筋膜炎症。有研究认为，多种细菌均可产生透明质酸酶、肝素酶等加速了血管内凝血，使小血管内血栓形成，导致血液循环及淋巴回流障碍。酶分解、破坏组织，使病变沿皮下间隙迅速向周围扩散，引起感染组织广泛性地炎症充血、水肿，继而皮肤和皮下的小血管网发生炎性栓塞，组织营养障碍导致皮肤缺血性坑道样坏死甚至发生环行坏死。这种进程进展极为迅速，可以每小时 1 英寸（1 英寸＝2.54 cm）的速度扩散。NF病灶仅侵犯皮肤、皮下组织,一般不侵犯肌层。

(二)渗出液恶臭

坏死性筋膜炎病变迅速坏死液化,液体从破溃创口渗出,渗出液污黑、恶臭难闻,液体可随皮下间隙向外扩散,从而使病变迅速扩散。

(三)捻发音

坏死性筋膜炎病灶内细菌繁殖及组织坏死液化产生气体,气体充盈皮下间隙。因此在触诊病变皮下时可有捻发音。气体及液体中有大量细菌,可迅速通过皮下间隙向外扩散。

(四)镜检所见

可见血管壁有明显炎性表现,真皮层深部和筋膜中有中性粒细胞浸润受累筋膜内血管有纤维性栓塞,动静脉壁出现纤维素性坏死,革兰染色可在破坏的筋膜和真皮中发现病原菌,肌肉无损害的表现。

四、临床表现

(一)局部症状

1.片状红肿、疼痛明显

起病急,早期局部体征常较隐匿而不引起患者注意,24小时内可波及整个肢体。局部早期皮肤出现红肿,呈紫红色片状,边界模糊,疼痛。此时皮下组织已经坏死,因淋巴通路已被迅速破坏,故少有淋巴管炎和淋巴结炎。感染24小时内可波及整个肢体。个别病例可起病缓慢、早期处于潜伏状态。受累皮肤发红或发白、水肿,触痛明显,病灶边界模糊,呈弥漫性蜂窝织炎状。

2.疼痛缓解、转而麻木

由于炎性物质的刺激和病菌的侵袭,早期感染局部有剧烈疼痛。当病灶部位的感觉神经被破坏后,则剧烈疼痛可被麻木或麻痹所替代,这是本病特征之一。

3.血性水疱

由于营养血管被破坏和血管栓塞,皮肤的颜色逐渐发紫、发黑,出现含血性液体的水疱或大疱。

4.奇臭的血性渗液

皮下脂肪和筋膜水肿、渗液黏滞、浑浊、发黑,最终液化坏死。渗出液为血性浆液性液体,伴奇臭。坏死广泛扩散,呈潜行状,有时产生皮下气体,检查可发现捻发音。

(二)全身中毒症状

疾病早期,局部感染症状尚轻,患者即出现畏寒、高热、厌食、脱水、意识障碍、低血压、贫血、黄疸等严重的全身性中毒症状。若未及时救治,可出现弥散性血管内凝血和中毒性休克等。局部体征与全身症状的轻重不相称是本病主要特征。

五、诊断与鉴别诊断

(一)诊断

Fisher提出六条诊断标准。

(1)皮下浅筋膜的广泛性坏死伴广泛潜行的坑道,向周围组织内扩散。

(2)中度至重度的全身中毒症状伴神志改变。

(3)未累及肌肉。

（4）伤口、血培养未发现梭状芽孢杆菌。

（5）无重要血管阻塞情况。

（6）清创组织病检发现有广泛白细胞浸润，筋膜和邻近组织灶性坏死和微血管栓塞。细菌学检查对诊断具有重要意义，培养取材最好采自进展性病变的边缘和水疱液，做涂片检查，并分别行需氧菌和厌氧菌培养。测定血中有无链球菌诱导产生的抗体（链球菌释放的透明质酸酶和脱氧核糖核酸酶 B，能产生效价很高的抗体），有助于诊断。

（二）鉴别诊断

需要将坏死性筋膜炎与以下几种疾病鉴别。

1.丹毒

局部为片状红斑，无水肿，边界清楚，且常有淋巴结、淋巴管炎。有发热，但全身症状相对较轻，不具有坏死性筋膜炎的特征性表现。

2.链球菌坏死

由 β 溶血性链球菌感染引起。以皮肤坏死为主，不累及筋膜。早期局部皮肤红肿，继而变成暗红，出现水疱，内含血性浆液和细菌。皮肤坏死后呈干结、类似烧伤的焦痂。

3.细菌协同性坏死

主要是皮肤坏死，很少累及筋膜。致病菌包括非溶血性链球菌、金黄色葡萄球菌、专性厌氧菌、变形杆菌和肠杆菌等。患者全身中毒症状轻微，但伤口疼痛剧烈，炎症区中央呈紫红色硬结，周围潮红，中央区坏死后形成溃疡，皮缘潜行，周围有散在的小溃疡。

4.梭菌性肌坏死

梭菌性肌坏死为专性厌氧菌的感染，常发生在战伤、创伤、伤口污染的条件下。早期局部皮肤光亮、紧张、有捻发音，病变可累及肌肉深部。分泌物涂片可检出革兰阳性粗大杆菌。肌肉污秽坏死，可有肌红蛋白尿出现，X 线片可发现肌间有游离气体。

5.非产气荚膜梭菌性肌坏死

此病由厌氧性链球菌或多种厌氧菌引起，较为罕见。诱因与气性坏疽相似，但病情较轻，伤口内有浆液性脓液，炎症组织中有局限性气体。

六、治疗

坏死性筋膜炎是外科危重急症，其治疗原则：早期诊断，尽早清创，应用大量有效抗生素和全身支持治疗是基本的治疗原则。

（一）抗生素治疗

坏死性筋膜炎是多种细菌的混合感染（各种需氧菌和厌氧菌），全身中毒症状出现早、病情重，应联合应用抗生素。

（二）清创引流

清创宜尽早和彻底。病变组织及周围存在着广泛的血管血栓，药物常难以到达，故积极、大剂量抗生素治疗 1～3 天无明显效果时，应立即手术治疗。彻底清创，充分引流是治疗成功的关键。手术应彻底清除坏死筋膜和皮下组织，直至不能用手指分开组织为止。常用方法如下。

1.清创

清除坏死组织，清洗创面。研究发现，可采用 3％过氧化氢溶液、甲硝唑溶液或 0.5％～1.5％ 高锰酸钾溶液等冲洗伤口，创造不利于厌氧菌生长的环境；然后用浸有抗菌药液的纱条湿敷，每

4～6 小时换药 1 次。换药时需探查有否皮肤、皮下组织与深筋膜分离情况存在,以决定是否需要进一步扩大引流。

2.适宜时机游离植皮,覆盖创面

此法可防止创面大量的血清渗出,有利于维持术后体液和电解质的平衡。皮肤缺损较大,难以自愈时,应待炎症消退后,择期行植皮术。手术操作中应注意健康筋膜的保护,损伤后易造成感染扩散。甲硝唑局部湿敷可延缓皮肤生长,不宜长期应用。

3.营养支持治疗

积极纠正水、电解质紊乱。贫血和低蛋白血症者,可输注新鲜血、清蛋白或血浆;可采用鼻饲或静脉高营养、要素饮食等保证足够的热量摄入。

4.伤口护理

坏死性筋膜炎患者伤口通常较大,疼痛明显,在更换敷料和清洗伤口前应有效控制疼痛。当伤口范围较大接近会阴部,应让患者沐浴局部清洁后再处理。若伤口感染严重可使用碘溶液清洗。应选择具有较强吸收渗液、能控制感染功能的敷料。渗液量大时可使用负压冲洗引流装置以达到有效的渗液控制。处理伤口时要注意无效腔、窦道等,以避免组织感染及渗液积聚而使伤口恶化。

5.其他治疗

补液、人工呼吸机及控制血糖等。

6.预防并发症

在治疗全程中均应密切观察患者的血压、脉搏、尿量,及时行血细胞比容、电解质、凝血机制、血气分析等检查,及时治疗心力衰竭、肾衰竭,预防弥散性血管内凝血与休克的发生。

(刘　群)

第八节　糖　尿　病　足

世界卫生组织(WHO)对糖尿病足(diabetes foot,DF)的定义是:发生于糖尿病患者踝关节或踝关节以下的部位,由于合并神经病变及各种不同程度的末梢血管病变而导致下肢感染、溃疡形成和(或)深层组织的破坏。患者从皮肤到骨与关节的各层组织均可受害,其主要临床表现为足溃疡和坏疽。糖尿病患者中有 4%～10% 并发 DF,糖尿病患者一生中并发 DF 的风险高达25%。DF 是糖尿病患者尤其是老年糖尿病患者最严重的慢性并发症之一,也是患者致残、致死的主要原因之一。

一、诱因

常见诱因:鞋创伤、切割伤、温度创伤、重复性应激、压疮、医源性创伤、血管堵塞、甲沟炎及其他皮肤病、皮肤水肿等。

二、溃疡的高危因素

DF 溃疡的高危因素包括合并有周围神经病变、周围血管病变、视网膜病变、肾脏病变(特别是肾衰竭)、老年人(特别是男性)、独居、既往曾有足溃疡史或截肢史、足畸形、足底压力增加、足部皮肤异常、关节活动受限、胼胝、糖尿病知识缺乏、糖尿病病程超过 10 年、糖尿病控制差、职业危害、不能进行有效足部保护、吸烟、酗酒等。对于这些高危人群应定期随访,加强足部相关知识教育,预防足溃疡的发生。

三、分类和分级

(一)分类

按照病因,DF 溃疡可分为神经性、缺血性和神经-缺血性溃疡。

(二)分级

DF 的分级方法有很多,国内临床常用的分级方法为 Wagner 分级法,分为 0～5 级。0 级:有发生足溃疡危险因素,目前无溃疡;1 级:浅表溃疡,临床上无感染;2 级:较深的溃疡,影响到肌肉,无脓肿或骨的感染;3 级:深度感染,伴有骨组织病变或脓肿;4 级:局限性坏疽(趾、足跟或前足);5 级:全足坏疽。

四、护理评估

(一)整体评估

年龄、血糖、血脂、血压、营养状况;肝肾功能;心理状况;全身用药;过敏史;既往住院史及手术史;糖尿病病史;有无心血管、肾脏、视网膜病变;是否吸烟、饮酒;是否存在 DF 的其他高危因素等。

(二)局部评估

足部是否畸形、肿胀;是否肌肉萎缩;有无胼胝及鸡眼;足部皮肤温度、颜色;趾甲、汗毛生长情况;有无化学品暴露史;既往足部外伤及手术史;神经病变和血管病变的临床症状;溃疡的诱因、位置、大小、深度、颜色、分类分级;渗液的量、色、性;有无异味、感染;肉芽生长情况;鞋袜是否合适等。

(三)周围神经病变的筛查

主要是了解患者是否存在保护性感觉,包括 10 g 尼龙丝压力觉检查、痛觉检查、温度觉检查、利用音叉或震动感觉阈值测量仪测量震动觉、肌腱反射五项检查和神经传导功能检查(NCS)等。做检查前先让患者体验正常的感觉作为参照,不要让患者看到或听到筛查仪器,注意避开胼胝、溃疡、瘢痕和坏死组织等部位,双侧都要检查。临床常以神经传导功能检查作为诊断周围神经病变的金标准,但该检查为有创检查,不易被患者接受。在周围神经病变筛查中,目前推荐多种方法联合使用,而非单一检查,更有助于早期诊断,早期治疗,同时更好地预防 DF 的发生。

(四)下肢血管检查

周围动脉疾病是重要的预测糖尿病患者足溃疡结局的因素,对糖尿病患者下肢血供的评估,有助于下肢血管病变的早期诊断和预后。检查的方法有很多,包括:触诊足背动脉、胫后动脉、腘动脉搏动,如果动脉搏动减弱或消失,则提示可能存在糖尿病性周围动脉疾病,容易发生足溃疡,且有更高的心血管病变发生率。但动脉搏动受检查者主观因素影响太多,缺乏统一的标准。ABI 可以反映下肢血压和血管状态,具有无创、操作简单、价廉、省时、患者容易接受等优点,有较好的特异性和敏感性,是诊断外周动脉疾病的有效手段,也是心脑血管事件和死亡率的强烈预测因子,其临床价值在国外早已被广泛认可。跨皮氧分压(transcutaneous oxygen tension,TcPO$_2$)反映微循环状态,因此也反映了周围动脉的供血。测定方法为采用热敏感探头置于足背皮肤,正常值为>5.3 kPa(40 mmHg);$TcPO_2$<4.0 kPa(30 mmHg),提示周围血液供应不足,足部易发生溃疡,或已有的溃疡难以愈合;$TcPO_2$<2.7 kPa(20 mmHg),足溃疡几乎没有愈合的可能,需要进行血管重建手术以改善周围血供;如吸入100%氧气后,$TcPO_2$提高1.3 kPa(10 mmHg),则说明溃疡预后良好。此外,血管彩色多普勒超声检查可发现动脉的形态和血流动力学异常,常作为下肢血管病变的筛查。利用多源多排CT血管造影(MDCTA)、增强磁共振血管造影(CE-MRA),对于有肾功能损害的患者是较理想的检查方法。动脉内数字剪影血管造影(DSA)长期作为血管检查的"金标准",能准确反映血管病变情况,但为有创检查且费用昂贵,有一定并发症。

(五)骨、关节检查

对临床上可疑的骨与关节病变但X线检查中没有看到异常征象时,可选择CT或MRI等检查。

(六)足底压力测定

国外已经研制出多种方法测定足部不同部位的压力,如MatScan系统、FootScan系统,这些系统通过测定足部压力,筛查高危人群,了解患者足部压力是否异常,发现溃疡高风险区域,有助于DF的诊断,同时为定做矫形辅具(鞋或鞋垫)做指导。

五、糖尿病足的治疗

DF的治疗强调多学科协作,防治相结合,治疗目标是预防足溃疡的发生和避免截肢。首先是全身治疗,即控制高血糖、血脂异常、高血压,戒烟,改善全身营养不良状态和纠正水肿等,只有在全身治疗基础上局部换药才会有效。对糖尿病患者足的评估应该作为整个糖尿病治疗的一部分。

(一)缺血性病变的处理

对于血管阻塞不是非常严重或没有手术指征者,可以采取内科治疗,使用扩张血管和改善微循环的药物,如川芎嗪、丹参、培达、前列腺素E等。如果血管病变严重,应行血管重建手术,如血管成形术或血管旁路术。坏疽患者在休息时,有疼痛并有广泛病变但又不能保守治疗者,应给予截肢。截肢前最好做血管造影,以决定截肢平面。血管完全闭塞且没有流出道的患者,尤其是不能行血管外科手术者,可采用干细胞移植法,以促使侧支循环的形成。也可采用超声消融的方法,使已经狭窄或闭塞的血管再通。另外,还有血管腔内介入治疗如支架植入术、球囊扩张,也可使闭塞的血管再通,改善局部供血,降低截肢率。

(二)神经性足溃疡的处理

关键是减轻原发病变所造成的压力,可通过矫形鞋或矫形器等改变足的压力。同时根据溃疡的深度、大小、渗出量以及是否合并感染再决定换药的次数和局部敷料的选用。

(三)足溃疡合并感染的处理

足溃疡合并感染的是糖尿病患者截肢的重要原因。美国感染病学会(IDSA)临床指南所列出的可能感染证据如下:非脓性渗出、松散或变色粗糙组织、未局限的伤口边缘和恶臭;骨探测试验阳性;溃疡形成时间超过30天;有足部溃疡复发的病史;足部外伤、患肢周围血管疾病;既往下肢截肢史;感觉丧失、肾功能不全和(或)赤脚走路的病史,这些都会增加DF感染的风险。应从深部组织采集标本进行培养,采取活检或者剪除的方法,要在创面清洁和清创之后进行。避免拭子法和不合适的清创处理,以免出现不良后果。可先经验性地选择广谱抗生素治疗,待细菌培养结果出来后,再根据药物敏感试验,选用合适的抗生素。轻度软组织感染用抗生素治疗的疗程为1~2周,中度感染和严重感染需要抗生素治疗2~3周。除了抗感染治疗外,对感染性伤口的治疗还包括外科去除坏死组织、适当的伤口换药、解除对伤口的压迫和改善感染部位的血供。

(四)足溃疡的创面处理

原则为清创、引流、保湿、减轻压力、控制感染、改善血供,促进肉芽组织生长及上皮爬行。

(1)在清创之前必须全面考虑病情,进行创面评估包括血管评估及溃疡的分类分级,采用"蚕食法"清除坏死组织。有严重血管病变时,清创不要太积极,视血供情况及时进行血管重建等治疗。趾端干性坏疽,暂不进行清创,可待其自行脱落。胼胝可能掩盖深部的溃疡,应及时去除。当有危及肢体和生命的感染时,即使是缺血的患者也应该立即清创。

(2)对于由敷料、鞋袜、行走时造成的压力而导致的溃疡,减轻负重足部的压力以促进溃疡愈合是十分重要的,减压措施应贯穿于创面愈合的全过程。

(3)敷料的选择要保证湿性修复环境和渗出液的吸收,根据溃疡的面积、深度和性质(干性伤口、渗出多的伤口和红肿的伤口)来选择敷料,选择原则如下:①对于有焦痂、不易清创的溃疡,有暴露的肌腱、骨骼需要保护者,可选用水凝胶敷料。②对于有感染的溃疡,可选用含银、含碘敷料局部抗感染,并取标本作培养,尤其是有骨髓炎和深部脓肿者,应根据药敏试验选用抗生素静脉滴注,并及时切开引流。严重溃疡合并感染者,特别是有坏疽者,可能同时需要截肢。③有窦道或腔隙者,可选用藻酸盐敷料等填充,松紧应适宜。无感染者,亦可采用含生长因子类敷料填充,但一定要有充足的血供。④对于渗液过多者,可利用泡沫敷料的高效吸收能力管理渗液。⑤处于肉芽组织生长及上皮爬行阶段者,可选用水胶体类、泡沫类等敷料。

(4)每次换药时应对创面充分评估,以便及时调整治疗方案。

(五)DF治疗护理新进展

1.自体富血小板凝胶在糖尿病难治性皮肤溃疡中的应用

自体富血小板凝胶(autologous platelet-rich gel,APG)系取自患者自身外周静脉血,经离心、分离、浓缩制得的富含血小板血浆(platelet-rich plasma,PRP)按一定的比例与凝血酶-钙剂混合凝固形成。具有减少创面疼痛,减少分泌物渗出,加速止血,且含有丰富的生长因子的特点,能加速创面的愈合。

根据溃疡发生的位置,术前需要做好体位训练,防止术中凝胶流失。尽量清除坏死组织、炎性肉芽和过度角化的组织,对于较深的窦道或常规清除困难的部位,可采用超声清创刀辅助清创。创面凝胶凝固后予油纱覆盖,无菌纱布包扎。术后指导患者保持正确的体位,以免凝胶受压,降低效果。

2.负压封闭引流技术

负压封闭引流(vacuum sealing drainage,VSD)对DF溃疡的治疗作用主要表现在及时、有效地清除创面或窦道内的渗液、脓液及坏死组织;减少创面的细菌菌落数,降低伤口感染率;促进创面血供的恢复,增加血管通透性,促进水肿消退及肉芽组织生成等。

根据创面大小裁剪VSD敷料并覆盖于创面,每根引流管周围的VSD敷料不超过2 cm,半透膜封闭整个创面,用"系膜法"封闭引流管出创面边缘,调节负压在−16.7~−60.0 kPa(−125~−450 mmHg),以看到敷料收缩,手触变硬并有液体引流出为度,每天用无菌生理盐水冲管1~2次,4~7天后拆除VSD敷料。注意引流管质地软硬适中、透明,长度以90~120 cm为宜,负压吸引瓶的位置应低于创面。如果瘪陷的海绵恢复原状,贴膜下出现积液,提示负压失效,应立即查找原因,检查管道是否堵塞、松脱,封闭膜是否漏气,必要时重新封闭被引流区或更换引流装置,以维持有效负压。

六、糖尿病足的筛查

筛查并识别出有 DF 危险因素的患者是成功处理 DF 的关键。所有患者应在诊断为糖尿病后至少每年检查一次足部情况,有足溃疡危险因素的患者检查应该更加频繁,建议根据实际情况每 1～6 个月 1 次。

七、预防和护理

DF 重在预防,尽管 DF 的治疗困难,但 DF 的预防却十分有效。对于有发生足溃疡危险因素的患者,应该及时地对患者和其家属提出防治措施并予具体指导。足部损伤的预防包括:定期观察和检查足以及鞋袜;识别高危患者;教育患者及其亲属和有关医务人员;合适的足部保护措施;对非溃疡性病变进行治疗。

(一)定期检查

全面控制血糖、血脂、血压、戒烟、限酒,还应强调营养神经、抗凝、改善微循环。每年至少进行一次足部的专科检查,以确定足溃疡和截肢的危险因素。如足部结构、生物力学、足部供血状况、皮肤完整性、保护性感觉的评估等。

(二)做好足部的自我检查

在光线充分的情况下,眼睛不好者戴上眼镜,看不清的地方,请家人帮忙,看不到的地方,可借助镜子。重点检查足趾、足底、足变形部位,是否有损伤、水泡、皮肤温度、颜色、是否干燥、皲裂、趾甲有无异常、鸡眼、足癣、足部动脉搏动等。

(三)足部的日常护理

(1)每天用温水洗脚,洗的时间不要太长,10 分钟左右,不要用脚试水温,可用手或请家人代试水温,洗完后用柔软的浅色毛巾擦干,尤其脚趾间。

(2)双脚涂上润肤霜,保持皮肤柔润,不要太油,不要涂在趾间和溃疡处;有皮肤皲裂者,可擦含有尿素成分的皲裂霜;脚出汗较多者,可用滑石粉置于鞋中或脚趾间擦乙醇,再以纱布隔开,以保持足部的干爽。

(3)进行下肢、足部的按摩,动作轻柔,避免搓、捏等损伤性动作。

(4)适当运动,改善肢端血液循环。

(5)冬天要防止冻伤、烫伤,不要用热水袋或电热毯直接取暖,不要烤火及热水烫脚。夏天要防止蚊虫叮咬。

(6)不要自行处理伤口,不要用鸡眼膏等化学药物处理鸡眼或胼胝。

(7)避免足部针灸,防止意外感染。

(8)不要盘腿坐、不要跷二郎腿。

(9)不要吸烟。

(10)穿鞋前,检查鞋内是否有异物,防止足部损伤。

(11)确保在看得清楚的情况下修剪趾甲,平着修剪,不要修剪得过短,挫圆边角尖锐的部分。

(12)选择适合的袜子,如吸水性、透气性好的浅色棉袜、羊毛袜,不宜太小或太大,袜口不要太紧,内部接缝不要太粗糙、无破洞。

（13）选择适合的鞋子，如面料柔软、透气性好、圆头、厚底、鞋内部平整光滑最好能放下预防足病的个性化鞋垫。禁穿尖头鞋、高跟鞋、露趾凉鞋。最好下午买鞋，双脚需穿着袜子同时试穿；新鞋穿20～30分钟后应脱下，检查双脚皮肤是否有异常，每天逐渐增加穿鞋时间以便及时发现潜在问题。

（14）出现任何症状应及时就医，如水泡、陷甲、足癣、甲沟炎、鸡眼、胼胝、皮肤破损等。

（刘　群）

第三章

急诊科护理

第一节　急性呼吸窘迫综合征

急性呼吸窘迫综合征(acute respiratory distress syndrome,ARDS)是指严重感染、创伤、休克等非心源性疾病过程中,肺毛细血管内皮细胞和肺泡上皮细胞损伤造成弥漫性肺间质及肺泡水肿,导致的急性低氧性呼吸功能不全或衰竭,属于急性肺损伤(acute lung injury,ALI)的严重阶段。以肺容积减少、肺顺应性降低、严重的通气/血流比例失调为病理生理特征。临床上表现为进行性低氧血症和呼吸窘迫,肺部影像学表现为非均一性的渗出性病变。本病起病急、进展快、死亡率高。

ALI 和 ARDS 是同一疾病过程中的两个不同阶段,ALI 代表早期和病情相对较轻的阶段,而 ARDS 代表后期病情较为严重的阶段。发生 ARDS 时患者必然经历过 ALI,但并非所有的 ALI 都会发展为 ARDS。引起 ALI 和 ARDS 的原因和危险因素很多,根据肺部直接和间接损伤对危险因素进行分类,可分为肺内因素和肺外因素。肺内因素是指致病因素对肺的直接损伤,包括:①化学性因素,如吸入毒气和烟尘、胃内容物及氧中毒等。②物理性因素,如肺挫伤、放射性损伤等。③生物性因素,如重症肺炎。肺外因素是指致病因素通过神经体液因素间接引起肺损伤,包括严重休克、感染中毒症、严重非胸部创伤、大面积烧伤、大量输血、急性胰腺炎、药物或麻醉品中毒等。ALI 和 ARDS 的发生机制非常复杂,目前尚不完全清楚。多数学者认为,ALI 和 ARDS 是由多种炎性细胞、细胞因子和炎性介质共同参与引起的广泛肺毛细血管急性炎症性损伤过程。

一、临床特点

ARDS 的临床表现可以有很大差别,取决于潜在疾病和受累器官的数目和类型。

(一)症状、体征

(1)发病迅速:ARDS 多发病迅速,通常在发病因素攻击(如严重创伤、休克、败血症、误吸)后12～48 小时发病,偶尔有长达 5 天者。

(2)呼吸窘迫:是 ARDS 最常见的症状,主要表现为气急和呼吸频率增快,呼吸频率大多在25～50 次/分。其严重程度与基础呼吸频率和肺损伤的严重程度有关。

(3)咳嗽、咳痰、烦躁和神志变化:ARDS 可有不同程度的咳嗽、咳痰,可咳出典型的血水样痰,可出现烦躁、神志恍惚。

(4)发绀:是未经治疗 ARDS 的常见体征。

(5)ARDS 患者也常出现呼吸类型的改变,主要为呼吸浅快或潮气量的变化。病变越严重,这一改变越明显,甚至伴有吸气时鼻翼翕动及三凹征。在早期自主呼吸能力强时,常表现为深快呼吸,当呼吸肌疲劳后,则表现为浅快呼吸。

(6)早期可无异常体征,或仅有少许湿啰音;后期多有水泡音,亦可出现管状呼吸音。

(二)影像学表现

1.胸部 X 线片检查

早期病变以间质性为主,胸部 X 线片常无明显异常或仅见血管纹理增多,边缘模糊,双肺散在分布的小斑片状阴影。随着病情进展,上述的斑片状阴影进一步扩展,融合成大片状,或两肺均匀一致增加的毛玻璃样改变,伴有支气管充气征,心脏边缘不清或消失,称为"白肺"。

2.胸部 CT 检查

与胸部 X 线片检查相比,胸部 CT 检查尤其是高分辨 CT 检查可更为清晰地显示出肺部病变分布、范围和形态,为早期诊断提供帮助。由于肺毛细血管膜通透性一致性增高,引起血管内液体渗出,两肺斑片状阴影呈现重力依赖性现象,还可出现变换体位后的重力依赖性变化。在 CT 中上表现为病变分布不均匀:①非重力依赖区(仰卧时主要在前胸部)正常或接近正常。②前部和中间区域呈毛玻璃样阴影。③重力依赖区呈现实变影。这些均提示肺实质的实变出现在受重力影响最明显的区域。无肺泡毛细血管膜损伤时,两肺斑片状阴影均匀分布,既不出现重力依赖现象,也无变换体位后的重力依赖性变化。这一特点有助于与感染性疾病鉴别。

(三)实验室检查

1.动脉血气分析

$PaO_2 < 8.0\ kPa(60\ mmHg)$,有进行性下降趋势,在早期 $PaCO_2$ 多不升高,甚至可因过度通气而低于正常;早期多为单纯呼吸性碱中毒;随病情进展可合并代谢性酸中毒,晚期可出现呼吸性酸中毒。氧合指数较动脉氧分压更能反映吸氧时呼吸功能的障碍,而且与肺内分流量有良好的相关性,计算简便。氧合指数参照范围为 $53.2 \sim 66.5\ kPa(400 \sim 500\ mmHg)$,在 ALI 时 $\leqslant 40.0\ kPa(300\ mmHg)$,ARDS 时 $\leqslant 26.7\ kPa(200\ mmHg)$。

2.血流动力学监测

通过漂浮导管,可同时测定并计算肺动脉压、肺动脉楔压等,不仅对诊断、鉴别诊断有价值,而且对机械通气治疗亦为重要的监测指标。肺动脉楔压一般 $< 1.6\ kPa(12\ mmHg)$,若 $> 2.4\ kPa$ $(18\ mmHg)$,则支持左心衰竭的诊断。

3.肺功能检查

ARDS 发生后呼吸力学发生明显改变,包括肺顺应性降低和气道阻力增高,肺无效腔/潮气量是不断增加的,肺无效腔/潮气量增加是早期 ARDS 的一种特征。

二、诊断与鉴别诊断

中华医学会呼吸病学分会制订的诊断标准如下。

(1)有 ALI 和(或)ARDS 的高危因素。

(2)急性起病、呼吸频数和(或)呼吸窘迫。

(3)低氧血症:ALI 时氧合指数 $\leqslant 40.0\ kPa(300\ mmHg)$;ARDS 时氧合指数 $\leqslant 26.7\ kPa$

(200 mmHg)。

(4)胸部 X 线检查显示两肺浸润阴影。

(5)肺动脉楔压≤2.4 kPa(18 mmHg)或临床上能除外心源性肺水肿。

符合以上 5 项条件者,可以诊断 ALI 或 ARDS。必须指出,ARDS 的诊断标准并不具有特异性,诊断时必须排除大片肺不张、自发性气胸、重症肺炎、急性肺栓塞和心源性肺水肿(表 3-1)。

表 3-1 ARDS 与心源性肺水肿的鉴别

类别	ARDS	心源性肺水肿
特点	高渗透性	高静水压
病史	创伤、感染等	心脏疾病
双肺浸润阴影	+	+
重力依赖性分布现象	+	+
发热	+	可能
白细胞增多	+	可能
胸腔积液	—	+
吸纯氧后分流	较高	可较高
肺动脉楔压	正常	高
肺泡液体蛋白	高	低

三、急诊处理

ARDS 是呼吸系统的一个急症,必须在严密监护下进行合理治疗。治疗目标是改善肺的氧合功能、纠正缺氧、维护脏器功能和防治并发症。治疗措施如下。

(一)氧疗

应采取一切有效措施尽快提高 PaO₂,纠正缺氧。可给高浓度吸氧,使 $PaO_2 \geqslant 8.0$ kPa(60 mmHg)或 $SaO_2 \geqslant 90\%$。轻症患者可使用面罩给氧,但多数患者需采用机械通气。

(二)去除病因

病因治疗在 ARDS 的防治中占有重要地位,主要是针对涉及的基础疾病。感染是 ALI 和 ARDS 常见原因,也是首位高危因素,而 ALI 和 ARDS 又易并发感染。如果 ARDS 的基础疾病是脓毒症,除了清除感染灶外,还应选择敏感抗生素,同时收集痰液或血液标本分离培养病原菌和进行药敏试验,指导下一步抗生素的选择。一旦建立人工气道并进行机械通气,即应给予广谱抗生素,以预防呼吸道感染。

(三)机械通气

机械通气是最重要的支持手段。如果没有机械通气,许多 ARDS 患者会因呼吸衰竭在数小时至数天内死亡。机械通气的指征目前尚无统一标准,多数学者认为一旦诊断为 ARDS,就应进行机械通气。在 ALI 阶段可试用无创正压通气,使用无创机械通气治疗时应严密监测患者的生命体征及治疗反应。神志不清、休克、气道自洁能力障碍的 ALI 和 ARDS 患者不宜应用无创机械通气。如无创机械通气治疗无效或病情继续加重,应尽快建立人工气道,行有创机械通气。

为了防止肺泡萎陷,保持肺泡开放,改善氧合功能,避免机械通气所致的肺损伤,目前常采用肺保护性通气策略,主要措施包括以下两方面。

1.呼气末正压

适当加用呼气末正压可使呼气末肺泡内压增大,肺泡保持开放状态,从而达到防止肺泡萎陷,减轻肺泡水肿,改善氧合功能和提高肺顺应性的目的。应用呼气末正压应首先保证有效循环血容量足够,以免因胸内正压增加而降低心排血量,而减少实际的组织氧运输;呼气末正压先从低水平 $0.29\sim0.49$ kPa($3\sim5$ cmH$_2$O)开始,逐渐增加,直到 PaO$_2$>8.0 kPa(60 mmHg)、SaO$_2$>90%时的呼气末正压水平,一般呼气末正压水平为 $0.49\sim1.76$ kPa($5\sim18$ cmH$_2$O)。

2.小潮气量通气和允许性高碳酸血症

ARDS 患者采用小潮气量($6\sim8$ mL/kg)通气,使吸气平台压控制在 $2.94\sim34.3$ kPa($30\sim35$ cmH$_2$O)以下,可有效防止因肺泡过度充气而引起的肺损伤。为保证小潮气量通气的进行,可允许一定程度的 CO$_2$ 潴留[PaCO$_2$ 一般不宜高于 13.3 kPa(100 mmHg)]和呼吸性酸中毒(pH 7.25$\sim$7.30)。

(四)控制液体入量

在维持血压稳定的前提下,适当限制液体入量,配合利尿药,使出入量保持轻度负平衡(每天 500 mL 左右),使肺脏处于相对"干燥"状态,有利于肺水肿的消除。液体管理的目标是在最低 $0.7\sim1.1$ kPa($5\sim8$ mmHg)的肺动脉楔压下维持足够的心排血量及氧运输量。在早期可给予高渗晶体液,一般不推荐使用胶体液。存在低蛋白血症的 ARDS 患者,可通过补充清蛋白等胶体溶液和应用利尿药,有助于实现液体负平衡,并改善氧合。若限液后血压偏低,可使用多巴胺和多巴酚丁胺等血管活性药物。

(五)加强营养支持

营养支持的目的在于不但纠正现有的患者的营养不良,还应预防患者营养不良的恶化。营养支持可经胃肠道或胃肠外途径实施。如有可能应尽早经胃肠补充部分营养,不但可以减少补液量,而且可获得经胃肠营养的有益效果。

(六)加强护理、防治并发症

有条件时应在重症监护病房中动态监测患者的呼吸、心律、血压、尿量及动脉血气分析等,及时纠正酸碱失衡和电解质紊乱。注意预防呼吸机相关性肺炎的发生,尽量缩短病程和机械通气时间,加强物理治疗,包括体位、翻身、拍背、排痰和气道湿化等。积极防治应激性溃疡和多器官功能障碍综合征。

(七)其他治疗

糖皮质激素、肺泡表面活性物质替代治疗、吸入一氧化氮在 ALI 和 ARDS 的治疗中可能有一定价值,但疗效尚不肯定。不推荐常规应用糖皮质激素预防和治疗 ARDS。糖皮质激素既不能预防 ARDS 的发生,对早期 ARDS 也没有治疗作用。ARDS 发病>14 天应用糖皮质激素会明显增加死亡率。感染性休克并发 ARDS 的患者,如合并肾上腺皮质功能不全,可考虑应用替代剂量的糖皮质激素。肺表面活性物质有助于改善氧合,但是还不能将其作为 ARDS 的常规治疗手段。

四、急救护理

在救治 ARDS 过程中,精心护理是抢救成功的重要环节。护士应做到及早发现病情,迅速协助医师采取有力的抢救措施。密切观察患者生命体征,做好各项记录,准确完成各种治疗,备齐抢救器械和药品,防止机械通气和气管切开的并发症。

（一）护理目标

（1）及早发现 ARDS 的迹象，及早有效地协助抢救。维持生命体征稳定，挽救患者生命。

（2）做好人工气道的管理，维持患者最佳气体交换，改善低氧血症，减少机械通气并发症。

（3）采取俯卧位通气护理，缓解肺部压迫，改善心脏的灌注。

（4）积极预防感染等各种并发症，提高救治成功率。

（5）加强基础护理，增加患者舒适感。

（6）减轻患者心理不适，使其合作、平静。

（二）护理措施

（1）及早发现病情变化，ARDS 通常在疾病或严重损伤的最初 24～48 小时后发生。首先出现呼吸困难，通常呼吸浅快。吸气时可存在肋间隙和胸骨上窝凹陷。皮肤可出现发绀和斑纹，吸氧不能使之改善。

护士发现上述情况要高度警惕，及时报告医师，进行动脉血气和胸部 X 线等相关检查。一旦诊断考虑 ARDS，立即积极治疗。若没有机械通气的相应措施，应尽早转至有条件的医院。患者转运过程中应有专业医师和护士陪同，并准备必要的抢救设备，其中氧气必不可少。若有指征行机械通气治疗，可以先行气管插管后转运。

（2）迅速连接监测仪，密切监护心率、心律、血压等生命体征，尤其是呼吸的频率、节律、深度及血氧饱和度等。观察患者意识、发绀情况、末梢温度等。注意有无呕血、黑便等消化道出血的表现。

（3）氧疗和机械通气的护理：治疗 ARDS 最紧迫问题在于纠正顽固性低氧、改善呼吸困难，为治疗基础疾病赢得时间。需要对患者实施氧疗甚至机械通气。

严密监测患者呼吸情况及缺氧症状。若单纯面罩吸氧不能维持满意的血氧饱和度，应予以辅助通气。首先可尝试采用经面罩持续气道正压吸氧等无创通气，但大多需要机械通气吸入氧气。遵医嘱给予高浓度氧气吸入或使用呼气末正压通气（positive end expiratory pressure，PEEP）并根据动脉血气分析值的变化调节氧浓度。

使用 PEEP 时应严密观察，防止患者出现气压伤。PEEP 是在呼气终末时给予气道以一恒定正压使之不能回复到大气压的水平。可以增加肺泡内压和功能残气量改善氧合，防止呼气使肺泡萎陷，增加气体分布和交换，减少肺内分流，从而提高 PaO_2。由于 PEEP 使胸腔内压升高，静脉回流受阻，致心搏减少、血压下降，严重者可引起循环衰竭，另外正压过高，肺泡过度膨胀、破裂有导致气胸的危险。所以在监护过程中，注意 PEEP 观察有无心率增快、突然胸痛、呼吸困难加重等相关症状，发现异常立即调节 PEEP 压力并报告医师处理。

帮助患者采取有利于呼吸的体位，如端坐位或高枕卧位。

人工气道的管理有以下几方面：①妥善固定气管插管，观察气道是否通畅，定时对比听诊双肺呼吸音。经口插管者要固定好牙垫，防止阻塞气道。每班检查并记录导管刻度，观察有无脱出或误入一侧主支气管。套管固定松紧适宜，以能放入一指为准。②气囊充气适量。充气过少易产生漏气，充气过多可压迫气管黏膜导致气管食管瘘，可以采用最小漏气技术，用来减少并发症发生。方法：用 10 mL 注射器将气体缓慢注入，直至在喉及气管部位听不到漏气声，每次向外抽出气体 0.25～0.5 mL，至吸气压力到达峰值时出现少量漏气为止，再注入 0.25～0.5 mL 气体，此时气囊容积为最小封闭容积，气囊压力为最小封闭压力，记录注气量。观察呼吸机上气道峰压是否下降及患者能否发音说话，长期机械通气患者要观察气囊有无破损、漏气现象。③保持气道通畅。严格无菌操作,按需适时吸痰。过多反复抽吸会刺激黏膜,使分泌物增加。先吸气道再吸口、鼻腔,吸痰前给予充分气道湿化、翻身叩背、吸纯氧3分钟,吸痰管最大外径不超过气管导管内径的1/2,迅速插吸痰管至气管插管,感到阻力后撤回吸痰管1~2 cm,打开负压边后退边旋转吸痰管,吸痰时间不应超过15秒。吸痰后密切观察痰液的颜色、性状、量及患者心率、心律、血压和血氧饱和度的变化,一旦出现心律失常和呼吸窘迫,立即停止吸痰,给予吸氧。④用加温湿化器对吸入气体进行湿化,根据病情需要加入盐酸氨溴索、异丙托溴铵等,每天3次雾化吸入。湿化满意标准为痰液稀薄、无泡沫、不附壁能顺利吸出。

呼吸机使用过程中注意电源插头要牢固,不要与其他仪器共用一个插座;机器外部要保持清洁,上端不可放置液体;开机使用期间定时倒掉管道及集水瓶内的积水,集水瓶安装要牢固;定时检查管道是否漏气、有无打折、压缩机工作是否正常。

(4)维持有效循环,维持出入液量轻度负平衡。循环支持治疗的目的是恢复和提供充分的全身灌注,保证组织的灌流和氧供,促进受损组织的恢复。在能保持酸碱平衡和肾功能前提下达到最低水平的血管内容量。①护士应迅速帮助完成该治疗目标。选择大血管,建立2个以上的静脉通道,正确补液,改善循环血容量不足。②严格记录出入量、每小时尿量。出入量管理的目标是在保证血容量、血压稳定前提下,24小时出量大于入量500~1 000 mL,利于肺内水肿液的消退。充分补充血容量后,护士遵医嘱给予利尿药,消除肺水肿。观察患者对治疗的反应。

(5)俯卧位通气护理:由仰卧位改变为俯卧位,可使75%ARDS患者的氧合改善。可能与血流重新分布,改善背侧肺泡的通气,使部分萎陷肺泡再膨胀达到"开放肺"的效果有关。随着通气/血流比例的改善进而改善了氧合。但存在血流动力学不稳定、颅内压增高、脊柱外伤、急性出血、骨科手术、近期腹部手术、妊娠等禁忌实施俯卧位。①患者发病24~36小时后取俯卧位,翻身前给予纯氧吸入3分钟。预留足够的管路长度,注意防止气管插管过度牵拉致脱出。②为减少特殊体位给患者带来的不适,用软枕垫高头部15°~30°,嘱患者双手放在枕上,并在髋、膝、踝部放软枕,每1~2小时更换1次软枕的位置,每4小时更换1次体位,同时考虑患者的耐受程度。③注意血压变化,因俯卧位时支撑物放置不当,可使腹压增加,下腔静脉回流受阻而引起低血压,必要时在翻身前提高吸氧浓度。④注意安全、防坠床。

(6)预防感染的护理:①注意严格无菌操作,每天更换气管插管切口敷料,保持局部清洁干燥,预防或消除继发感染。②加强口腔及皮肤护理,以防护理不当而加重呼吸道感染及发生压疮。③密切观察体温变化,注意呼吸道分泌物的情况。

(7)心理护理,减轻恐惧,增加心理舒适度:①评估患者的焦虑程度,指导患者学会自我调整心理状态,调控不良情绪。主动向患者介绍环境,解释治疗原则,解释机械通气、监测及呼吸机的报警系统,尽量消除患者的紧张感。②耐心向患者解释病情,对患者提出的问题要给予明确、有效和积极的信息,消除心理紧张和顾虑。③护理患者时保持冷静和耐心,表现出自信和镇静。④如果患者由于呼吸困难或人工通气不能讲话,可提供纸笔或以手势与患者交流。⑤加强巡视,了解患者的需要,帮助患者解决问题。⑥帮助并指导患者及家属应用松弛疗法、按摩等。

(8)营养护理:ARDS患者处于高代谢状态,应及时补充热量和高蛋白、高脂肪营养物质。能量的摄取既应满足代谢的需要,又应避免糖类的摄取过多,蛋白摄取量一般为每天1.2~1.5 g/kg。

尽早采用肠内营养,协助患者取半卧位,充盈气囊,证实胃管在胃内后,用加温器和输液泵匀速泵入营养液。若有肠鸣音消失或胃潴留,暂停鼻饲,给予胃肠减压。一般留置5~7天拔除,更换到对侧鼻孔,以减少鼻窦炎的发生。

(三)健康指导

在疾病的不同阶段,根据患者的文化程度做好有关知识的宣传和教育,让患者了解病情的变化过程。

(1)提供舒适安静的环境以利于患者休息,指导患者正确卧位休息,讲解由仰卧位改变为俯卧位的意义,尽可能减少特殊体位给患者带来的不适。

(2)向患者解释咳嗽、咳痰的重要性,指导患者掌握有效咳痰的方法,鼓励并协助患者咳嗽、排痰。

(3)指导患者自己观察病情变化,如有不适及时通知医护人员。

(4)嘱患者严格按医嘱用药,按时服药,不要随意增减药物剂量及种类。服药过程中,需密切观察患者用药后反应,以指导用药剂量。

(5)出院指导指导患者出院后仍以休息为主,活动量要循序渐进,注意劳逸结合。此外,患者病后生活方式的改变需要家人的积极配合和支持,应指导患者家属给患者创造一个良好的身心休养环境。出院后 1 个月内来院复查 1～2 次,出现情况随时来院复查。

(王永霞)

第二节 急性肺栓塞

一、定义

急性肺栓塞是指内源性或外源性栓子堵塞肺动脉或其分支引起肺循环障碍的病理综合征。如发生肺出血或坏死则称为肺梗死。急性肺栓塞是世界上误诊率和死亡率较高的疾病之一,对人类的健康造成了严重的威胁。

二、临床表现

(一)症状

临床症状多种多样,但缺乏特异性。常见症状:①不明原因的呼吸困难及气促,尤以活动后明显,为肺栓塞最多见的症状。②胸痛,包括胸膜炎性胸痛或心绞痛样胸痛。③晕厥,可为肺栓塞的唯一或首发症状。④烦躁不安、惊恐甚至濒死感。⑤咯血,常为小量咯血,大咯血少见。⑥咳嗽、心悸等。各病例可出现以上症状的不同组合。临床上有时出现所谓"三联征",即同时出现呼吸困难、胸痛及咯血,但仅见于约 20% 的患者。

(二)体征

1.呼吸系统

呼吸急促最常见,发绀,肺部有时可闻及哮鸣音和(或)细湿啰音,肺野偶可闻及血管杂音,合并肺不张或胸腔积液时出现相应的体征。

2.循环系统

心动过速;血压变化,严重者可出现血压下降,甚至休克;颈静脉充盈或异常搏动;肺动脉瓣区第二心音亢进或分裂,三尖瓣区收缩期杂音。

157

3.其他

可伴发热,多为低热,少数患者体温达 38 ℃以上。

三、病因及发病机制

(一)病因

临床上常见的栓子包括深静脉血栓、感染性病灶、右心房或右心室附壁血栓、空气栓、羊水栓等。引起肺栓塞的基础疾病及诱因有深静脉血栓形成、创伤、肿瘤、制动、妊娠和分娩、口服避孕药、肥胖等。

(二)发病机制

急性肺栓塞所致病理生理改变及其严重程度受多种因素影响,包括栓子的大小和数量、多次栓塞的时间间隔、是否同时存在其他心肺疾病、个体反应的差异及血栓溶解的快慢等。其病理生理改变主要包括血流动力学改变、右心功能不全、心室间相互作用及呼吸生理变化等。轻者可无任何异常改变,重者肺循环阻力突然升高,肺动脉压突然升高,心排血量急骤下降,患者出现休克,甚至死亡。

四、辅助检查

(一)动脉血气分析

动脉血气分析显示低氧血症、低碳酸血症,肺泡-动脉血氧分压差增大。

(二)实验室检查

急性肺栓塞时,血浆 D-二聚体升高,但多种病因可导致其升高,故在临床中对肺栓塞有较大的排除价值,若其含量低于 $500\ \mu g/L$,则可基本排除肺栓塞。

(三)影像学检查

肺动脉造影为过去诊断急性肺栓塞的"金标准",但属于有创检查。近年来,CT、MRI 的发展使急性肺栓塞的诊断率明显提高。

(四)心电图检查

心电图缺乏特异性表现,但若发现心电图动态性变化多较单一固定性异常,对肺栓塞有更大的临床意义。

(五)深静脉血栓的检查

静脉超声检查和静脉造影可辅助诊断深静脉血栓,后者是深静脉血栓诊断的"金标准"。

五、诊断要点

肺栓塞的临床表现多样,有时隐匿,缺乏特异性,确诊需特殊检查。检出肺栓塞的关键是提高诊断意识,对有疑似表现、特别是高危人群中出现疑似表现者,应及时安排相应检查。诊断程序一般包括疑诊、确诊、求因 3 个步骤。

(一)疑诊

如患者出现上述临床症状、体征,特别是存在前述危险因素的病例出现不明原因的呼吸困难、胸痛、晕厥、休克,或伴有单侧或双侧不对称性下肢肿胀、疼痛等,应进行如下检查:动脉血气分析、心电图、胸部 X 线片、超声心动图和血浆 D-二聚体检查。

（二）确诊

在临床表现和初步检查提示肺栓塞的情况下,应安排肺栓塞的确诊检查:放射性核素肺通气/灌注扫描、螺旋 CT 和电子束 CT、磁共振成像和肺动脉造影。

（三）求因

对怀疑肺栓塞的病例,无论其是否有深静脉血栓性成症状,均应进行体检,并行静脉超声、放射性核素或 X 线静脉造影、CT 静脉造影、MRI 静脉造影、肢体阻抗容积图等检查,以帮助明确是否存在深静脉血栓性成及栓子的来源。

六、治疗要点

（一）一般处理

对患者进行严密监护,监测呼吸、心率、血压、静脉压、心电图及动脉血气的变化;卧床休息,保持大便通畅,避免用力,以防血栓脱落;可适当使用镇静、止痛、镇咳等相应的对症治疗。

（二）呼吸循环支持治疗

纠正低氧血症。出现心功能不全但血压正常者,可使用多巴酚丁胺和多巴胺;若出现血压下降,可增大剂量或使用其他血管加压药物,如去甲肾上腺素等。

（三）抗凝治疗

可防止血栓的发展和再发。主要抗凝剂有肝素、华法林。

（四）溶栓治疗

可迅速溶解血栓、恢复肺组织的血液灌注,降低肺动脉压、改善右心室功能。常用的溶栓药物有尿激酶、链激酶和阿替普酶。

七、护理问题

（一）气体交换受损

其与肺通气、换气功能障碍有关。

（二）疼痛

其与肺栓塞有关。

（三）低效型呼吸形态

其与肺的顺应性降低、气道阻力增加不能维持自主呼吸有关。

（四）焦虑/恐惧

其与担心疾病预后有关。

（五）睡眠形态紊乱

其与呼吸困难、咳嗽、咯血等有关。

（六）活动无耐力

其与日常活动供氧不足、疲乏有关。

（七）体液不足

其与痰液排出、出汗增加、摄入减少有关。

（八）营养失调

低于机体需要量与食欲下降、摄入不足、消耗增加有关。

(九)有皮肤完整性受损的危险

其与长期卧床有关。

八、护理措施

(一)病情观察

评估患者的呼吸频率、节律和深度,呼吸困难程度,呼吸音的变化,患者意识状态、瞳孔、皮肤温度及颜色,询问患者胸闷、憋气、胸部疼痛等症状有无改善。严密监测患者的呼吸、血压、心率、血氧饱和度、心律失常的变化情况,如有异常,及时通知医师。昏迷患者应评估瞳孔、肌张力、腱反射及病理反射。观察痰液的量、颜色及性状,及时了解尿常规、血电解质检查结果。准确记录24小时出入量。

(二)抢救配合

急性肺栓塞属临床急症,抢救不及时可危及患者生命。应加强患者病情的观察和血流动力学的监测,严密观察心率、心律、血氧饱和度、血压、呼吸的变化,备好抢救物品和药品,如发现患者出现剧烈胸痛、呼吸困难、咯血、面色苍白、血压下降等,立即通知医师并协助抢救。

(三)一般护理

1.环境

提供安静、舒适、整洁的休息环境,限制探视,减少交叉感染。保持室温在20～22 ℃和相对湿度60％～70％;没有层流装置的病室,应注意经常通风换气,每天通风3次。装有层流装置的病室,应保持层流装置的有效。

2.体位

急性肺栓塞患者应绝对卧床休息、肢体制动。若肺栓塞的位置已经确定,应取健侧卧位。床上活动时应避免突然坐起、转身及改变体位,禁止搬动患者,防止栓子的脱落。下肢静脉血栓者应抬高患肢,并高于肺平面20～30 cm,密切观察患肢的皮肤有无发绀、肿胀、发冷、麻木等感觉障碍,发现异常及时通知医师给予处理,严禁挤压、热敷、按摩患肢,防止血栓脱落。

3.饮食护理

指导患者进食富含维生素、高蛋白、粗纤维、易消化的饮食,多饮水,保持大便通畅,避免便秘、咳嗽等,以免增加腹腔压力,影响下肢静脉血液回流。做好口腔护理,以增进食欲。

4.吸氧

及早给予氧气吸入,遵医嘱合理氧疗。采用鼻导管或鼻塞给氧,必要时面罩吸氧。氧流量控制在4～6 L/min。注意及时根据血氧饱和度指数或血气分析结果来调整氧流量。必要时行机械通气。

5.疼痛护理

教会患者自我放松的技巧,如缓慢深呼吸、全身肌肉放松、听音乐、看书报等,以分散注意力,减轻疼痛。剧烈疼痛时,遵医嘱给予药物止痛,如吗啡、哌替啶、可待因等,及时评价止痛效果并观察可能出现的不良反应。

6.心理护理

胸闷、胸痛、呼吸困难,易给患者带来紧张、恐惧的情绪,甚至造成濒死感。尽量帮助患者适应环境,向患者讲解治疗的目的、要求、方法,减少其焦虑和恐惧心理。采取心理暗示和现身说教,帮助患者树立信心,使其积极配合治疗。情绪过于激动可诱发栓子脱落,应指导患者保持情绪稳定。启动家庭支持系统,帮助患者树立治疗的信心。

(四)溶栓及抗凝的护理

(1)使用抗凝剂时,应严格掌握药物的剂量、用法及速度,认真核对,严密观察用药后的反应,发现异常及时通知医师,调整剂量。

(2)进行溶栓、抗凝治疗期间,最主要的并发症是出血,因此应严密观察患者有无出血倾向。注意观察患者皮肤、黏膜、牙龈及穿刺部位有无出血,有无咯血、呕血、便血等现象。观察患者的意识状态、神志的变化,发现患者出现头痛、呕吐症状,要及时报告医师并给予处理,谨防颅内出血的发生。溶栓治疗期间应准备好各种抢救物品。

(3)用药期间应监测凝血时间及凝血酶原时间,避免各种侵入性的操作。指导患者预防出血的方法,如选用质软的牙刷,防止碰伤、抓伤、勿挖鼻、用力咳嗽、排便等。

(王永霞)

第三节　急性呼吸衰竭

呼吸衰竭是指由于各种原因引起的肺通气和(或)换气功能严重障碍,以致不能进行有效的气体交换,导致缺氧和(或)二氧化碳潴留,从而引起一系列生理功能和代谢功能紊乱的临床综合征。一般认为在海平面、标准大气压、休息状态、呼吸空气条件下($FiO_2＝21\%$),动脉血氧分压(PaO_2)<8.0 kPa(60 mmHg)和(或)血二氧化碳分压($PaCO_2$)>6.7 kPa(50 mmHg)时,作为呼吸衰竭的血气诊断标准。根据血气变化,将呼吸衰竭分为两型:Ⅰ型(换气性)指 PaO_2 下降而 $PaCO_2$ 正常或降低,多为急性呼吸衰竭的表现;Ⅱ型(通气性)指 PaO_2 下降伴有 $PaCO_2$ 升高,多为慢性呼吸衰竭或兼有急性发作的表现。急性呼吸衰竭是指由于某些突发的致病因素,使肺通气和(或)换气功能迅速出现严重障碍,在短时间内引起呼吸衰竭。因机体不能很快代偿,若不及时抢救,会危及患者生命。

一、病因与发病机制

(一)病因

1.呼吸道及肺疾病

严重支气管哮喘、原发性或继发性肺炎、急性肺损伤、ARDS、肺水肿、上呼吸道异物堵塞、喉头水肿、慢性支气管炎急性发作及肺气肿等。

2.中枢神经及传导系统疾病

急性脑炎、颅脑外伤、脑出血、脑梗死、脑肿瘤、安眠药中毒及吸入有害气体等。

3.周围神经传导系统及呼吸肌疾病

脊髓灰质炎、重症肌无力、颈椎外伤、有机磷农药中毒等。

4.胸部病变

胸廓狭窄、胸外伤、自发性气胸、手术损伤、急剧增加的胸腔积液等。

5.肺血管性疾病

急性肺栓塞、肺血管炎、多发性肺微血管栓塞等。

(二)发病机制

急性呼吸衰竭的发生主要有肺泡通气不足、通气/血流比例(V/Q)失调、气体弥散障碍、肺内分流四种机制。

1.肺泡通气不足

肺泡通气不足其结果引起低氧和高碳酸血症。机制主要有以下几点。

(1)呼吸驱动不足:如中枢神经系统病变或中枢神经抑制药过量抑制呼吸中枢,使呼吸驱动力减弱,导致肺容量减少和肺泡通气不足。

(2)呼吸负荷过重:胸廓或横膈机械性运动能力下降,致肺泡通气下降及气道阻力增加,胸肺顺应性下降。

(3)呼吸泵功能障碍:由于呼吸肌本身的病变导致呼吸运动受限,如呼吸肌疾病、有机磷农药中毒等。

2.通气/血流比例(V/Q)失调

正常人肺泡通气量(V)约为 4 L/min,流经肺泡的血流(Q)约为 5 L/min,V/Q 约为 0.8。有效的气体交换主要取决于 V/Q 保持在 0.8 水平。当 V/Q 低于 0.8 时,肺泡通气不足、血流过剩,肺动脉内混合静脉血未经充分氧合即进入肺静脉,引起低氧血症。当 V/Q 大于 0.8 时,肺泡过度通气,肺泡内气体不能与血液进行充分的气体交换而成为无效通气,结果也导致低氧血症。严重的通气/血流比例失调亦可导致二氧化碳潴留。

3.气体弥散障碍

氧和二氧化碳可自由通过肺泡毛细血管膜进行气体交换,氧的弥散能力约为二氧化碳的 1/20。当肺不张、肺水肿、肺气肿、肺纤维化导致气体弥散面积减少、弥散距离加大时,往往影响氧的弥散,从而引起低氧血症。

4.肺内分流

肺动脉内的静脉血未经氧合直接流入肺静脉,引起低氧血症,是通气/血流比例失调的特例。常见于肺动脉-静脉瘘。

二、病情评估

(一)临床表现

急性呼吸衰竭患者除原发病表现外,还表现为低氧血症、高碳酸血症或两者兼有,可使机体各组织器官发生不同程度的功能改变。

1.呼吸系统改变

呼吸困难是临床最早出现的症状,表现为呼吸频率加快、呼吸费力、辅助呼吸肌活动增强、胸闷、发绀等。严重时表现为呼吸节律改变,如潮式呼吸、叹息样呼吸、陈-施呼吸。呼吸系统病变所致者,肺部有喘鸣音、湿啰音或呼吸音降低等原发病体征。

2.循环系统改变

早期心率加快,血压正常或轻度升高,严重时心率减慢、心律失常、血压下降。晚期由于严重缺氧和二氧化碳潴留可引起心肌损害,发生心力衰竭、休克、心搏骤停。

3.神经系统改变

大脑皮质对缺氧最敏感。轻度缺氧时出现头晕、注意力下降。明显缺氧时出现焦虑不安、躁动、定向力障碍和精神错乱。明显高碳酸血症时出现中枢神经系统抑制症状,如嗜睡、昏睡,严重缺氧和高碳酸血症均可导致昏迷。

4.其他系统改变

急性缺氧可造成凝血功能障碍、造血功能衰竭、弥散性血管内凝血。急性缺氧和二氧化碳潴留可致胃肠黏膜充血、水肿、糜烂而引起胃肠道出血。也可引起肾血管收缩、肾血流量减少、肾小球滤过率下降而致肾功能不全。

(二)辅助检查

1.实验室检查

尽早抽动脉血进行血气分析,PaO_2、$PaCO_2$ 和 pH 是最重要的血气参数。定时检查有助于判断呼吸衰竭的程度、类型、代偿情况及酸碱平衡紊乱程度和类型。

2.胸部 X 线检查

有助于明确病因、病变范围和程度。根据 X 线检查能了解心脏及血管的状态,分析气胸和血胸的存在及有无肺栓塞、肺炎、肺水肿等。

3.心电图检查

急性呼吸衰竭者可出现心动过速和其他各种心律失常。急性大块肺栓塞者,心电图检查可表现为心动过速,并有电轴右偏、完全性右束支传导阻滞和肺型 P 波。

三、急救护理

(一)紧急处理

1.保持气道通畅

患者缺氧与二氧化碳潴留,主要是由于通气功能障碍所致,而通气功能障碍主要原因是气道阻塞。因此及时清除气道分泌物,保持气道通畅,维持气道完整性,是纠正缺氧与二氧化碳潴留的前提。护理措施包括胸部物理治疗、气道吸引、必要时建立人工气道。

(1)胸部物理治疗:包括指导患者有效咳嗽、协助翻身、体位引流、背部叩击和振动,以促进痰液排出,有助于改善通气和血流灌注,促进某些肺段的痰液引流。

(2)气道吸引:吸引导管可经鼻或经口通过咽部到达呼吸道进行分泌物和痰液抽吸。吸痰时会造成短暂的缺氧,应注意心率、心律、血氧饱和度的变化。

(3)建立人工气道:对昏迷舌根后坠的患者,采用口咽通气管或鼻咽通气管支撑舌体,使其离开咽后壁,从而在短期内保持气道通畅。对需机械通气的患者,采用经鼻或经口气管内插管。经鼻气管插管易于固定,清醒患者易于耐受,用于需气管内插管时间较长者;经口气管插管操作简便,常用于紧急情况,但不易固定,易引起牙齿脱落与口腔黏膜破损。对需长期机械通气者,应行气管造口。气管造口包括气管切开术与经皮扩张气管导管留置术,均需严格无菌操作。

2.氧疗

缺氧是引起呼吸衰竭的直接原因,氧疗是急性呼吸衰竭的重要治疗措施。氧疗要根据缺氧原因和程度调整氧流量与氧浓度,严格掌握适应证,防止不良反应发生。Ⅰ型呼吸衰竭,原则上是按需给氧,根据血气分析结果及时调整氧浓度,一般为 50%～60%。Ⅱ型呼吸衰竭,应采用控制性氧疗,持续性低流量吸氧。一般氧流量为 1～3 L/min,浓度为 25%～30%。氧疗途径采用鼻塞法、面罩法等,对危重患者常规氧疗无效时,及早考虑机械通气给氧。

3.机械通气

机械通气是治疗急性呼吸衰竭重要而有效的措施。但因引起急性呼吸衰竭的病因各异,所造成的病理生理改变不同,故应根据具体病情特点来选择不同的通气模式。机械通气护理:保持呼吸机正常运行;保持各连接口紧密;了解通气量是否合适;及时解除报警原因;积极防治机械通气并发症;防止感染与交叉感染。

4.病因治疗

原发病治疗至关重要。有些病例在去除病因后可逆转呼吸衰竭,如急性上呼吸道阻塞时,治疗关键是建立人工气道;严重肺部感染或全身感染所致者,应尽早给予有效抗生素治疗;心源性肺水肿所致者,可给予硝酸甘油、利尿药或正性肌力药治疗;气胸或大量胸腔积液所致者,应行胸膜腔穿刺或置导管引流。

(二)用药观察

1.呼吸兴奋剂

(1)尼可刹米:用于各种原因引起的中枢性呼吸抑制,特别是肺性脑病时常用。能兴奋脑干呼吸中枢或刺激颈动脉体的化学感受器,反射性兴奋呼吸中枢,提高呼吸中枢对二氧化碳的敏感性。静脉注射给药,每次 0.375 g,必要时每 1~2 小时重复 1 次,也可用 1.875~3.75 g 静脉微量注射泵维持。

(2)纳洛酮:主要用于解除外源性阿片(吗啡和美沙酮等)对中枢神经系统的抑制,对麻醉、镇静催眠药过量和乙醇中毒也有效。能与脑干特异性阿片受体竞争性结合,阻断内源性和外源性阿片的呼吸抑制作用。推荐剂量为 0.4~0.8 mg,静脉注射,作用维持时间短。对长效呼吸抑制药如美沙酮过量者,首次静脉注射后,继续以 0.4~2.0 mg/h 速度静脉滴注,持续 12~24 小时。

应用呼吸兴奋剂时注意:①保持气道通畅。②有心功能不全或 ARDS 时不宜使用。③观察不良反应,如尼可刹米可致心动过速、血压升高、肌肉震颤或僵直、咳嗽、呕吐、出汗等症状。

2.糖皮质激素

严重支气管哮喘患者对支气管扩张药无效时,给予糖皮质激素治疗。氢化可的松 2 mg/kg,静脉注射,继而 0.5 mg/(kg·h),静脉滴注;或甲泼尼龙 40~125 mg 静脉注射,每 6 小时 1 次。吸入性糖皮质激素对严重支气管哮喘无效。ARDS 患者发病后 7~10 天应用糖皮质激素可减少肺纤维化。

应用糖皮质激素时注意:①用糖皮质激素期间应经常检测血糖,以便及时发现类固醇性糖尿病。②防止各种感染的发生,特别是防止多重感染的发生。③为减少对胃肠道的刺激,加用胃黏膜保护药物。

3.镇静药

预防呼吸衰竭患者的氧输送与氧消耗比例失常。

(1)丙泊酚:用于维持镇静,为短效静脉全身麻醉药,起效迅速,无明显蓄积,停药后苏醒快而完全。根据患者病情及所需镇静深度,可在静脉注射 0.2~0.7 mg/kg 负荷量后,以 0.3~4.0 mg/(kg·h)持续静脉微量注射泵输入,保持患者镇静,可使患者耐受机械通气。小儿禁用丙泊酚镇静。

(2)咪达唑仑:咪达唑仑为最新的苯二氮䓬类药物,起效和消除迅速。咪达唑仑 1~2 mg 静脉注射,根据病情需要也可持续静脉微量注射泵输入。

应用镇静药时注意:①应用镇静药时必须建立人工气道和机械通气。②定时评估患者精神状态,防止镇静过深。③丙泊酚可致血压下降需动态观察血压变化。

4.肌肉松弛药

应用于人机对抗时,消除自主呼吸;减少心肺功能不全者的氧消耗。常选用非去极化性肌肉松弛药。常用药物有潘库溴铵、阿曲库铵和维库溴铵。应用肌肉松弛药时注意:①必须在机械通气下使用。②必须先镇静后肌松。

5.祛痰药

呼吸系统感染常产生黏稠痰液。祛痰药能降低气道分泌物的黏滞性,有利于气道分泌物的清除。常用药物为氨溴索,可静脉注射,也可雾化吸入。应用祛痰药时注意与胸部物理治疗相结合。

(三)病情观察

1.观察生命体征

(1)呼吸:观察呼吸节律、频率、幅度。正常人呼吸频率为 16～20 次/分,新生儿为 30～40 次/分,呼吸幅度均匀,节律规则。成人自主呼吸频率超过 20 次/分,提示呼吸功能不全。超过 30 次/分,常需要机械辅助通气。呼吸节律改变提示脑干呼吸中枢病变或脑水肿。听诊两肺呼吸音是否对称,听诊顺序:肺尖—前胸—侧胸—背部,左右对比,有无痰鸣音、哮鸣音、湿啰音,是否伴咳嗽、咳痰,注意患者对治疗的反应。

(2)心率:观察心率、心律变化。缺氧早期心脏发生代偿作用,导致心率增快。严重缺氧可出现各种类型的心律失常如窦性心动过缓、期前收缩、心室颤动等。如进一步加重,可发展为周围循环衰竭甚至心搏停止。气道吸引时可引起短暂缺氧会诱发各种心律失常,需及时发现和纠正。

(3)体温:建立人工气道及应用机械通气期间,患者鼻、咽、喉自然防御屏障功能丧失、咳嗽咳痰能力减弱或丧失、气道吸引及全身抵抗力下降等增加感染机会,体温波动较大。观察体温变化,有助于判断感染控制情况。当体温升高超过 38.5 ℃时,积极做好降温处理,遵医嘱留取细菌培养标本。

(4)意识:意识反映脑血流灌注和脑组织氧供情况。氧供正常时,患者意识清楚,定向力、计算力良好,能配合治疗。轻度缺氧时,患者兴奋、焦虑和烦躁不安。严重缺氧时出现意识模糊、嗜睡甚至昏迷。当患者出现意识异常时,注意安全防护,适当约束肢体,防止坠床与意外拔管。

2.血氧饱和度

原理:通过红外光传感器来测量毛细血管内氧合血红蛋白的含量。通过氧饱和度估计氧分压,氧饱和度小于 95%,氧分压小于 10.7 kPa(80 mmHg),显示轻度缺氧;氧饱和度小于 90%,氧分压小于 8.0 kPa(60 mmHg),显示中度缺氧;氧饱和度小于 75%,氧分压小于 5.3 kPa(40 mmHg),显示重度缺氧。影响脉搏血氧饱和度测定结果的有:末梢循环不良如低血压、血管收缩药、低温、动脉压迫等;指甲条件如灰指甲、涂抹指甲油等。对水肿或末梢循环较差的患者,应经常检查、更换检测部位。注意氧饱和度高低不能真正反映组织供氧情况,只能作为参考。

3.血气指标

动态测定血气指标有助于判断血液氧合及酸碱平衡状态,可作为诊断呼吸衰竭、指导机械通气参数调节、纠正酸碱失衡的重要依据。PaO_2 反映机体氧合情况,对诊断缺氧和判断缺氧程度有重要价值。$PaCO_2$ 是判断肺通气功能的重要参数。机械通气开始前及治疗后 30 分钟常规测定血气指标,以了解治疗效果。根据血气数据调整呼吸机参数。

(王永霞)

第四节　急性一氧化碳中毒

一、概述

急性一氧化碳中毒是吸入较高浓度一氧化碳(CO)后引起的急性脑缺氧性疾病,少数患者可有迟发的神经精神症状,部分患者亦可有其他脏器的缺氧性改变。

二、病情观察与评估

(1)监测生命体征,观察患者有无体温升高、血压下降、呼吸浅快的临床表现。

(2)观察患者有无颜面潮红、口唇呈樱桃红色或口唇苍白或发绀。

(3)观察有无恶心、呕吐、步态蹒跚、大汗、大小便失禁、无尿等。

(4)观察有无头痛、头昏、意识模糊、嗜睡,甚至昏迷,有无瞳孔缩小或散大及抽搐等。

(5)评估患者的中毒程度。①轻度中毒:头痛、头昏、恶心、呕吐、四肢无力,有短暂的意识模糊。②中度中毒:颜面潮红、口唇呈樱桃红色、脉快多汗、步态蹒跚、嗜睡,甚至昏迷。③重度中毒:各种反射明显减弱或消失,大小便失禁、四肢湿冷、血压下降、潮式呼吸,瞳孔缩小、不等大或扩大等休克症状及脑水肿、酸中毒及肾功能不全等表现。

三、护理措施

(一)迅速脱离有毒现场
在房间内应立即开窗通风,将患者置于空气新鲜、通风良好处。

(二)氧疗
1.高流量吸氧

8~10 L/min,一般认为吸氧浓度>60%,持续24小时以上,则可能发生氧中毒。

2.高压氧治疗

尽早行高压氧治疗可以使血液中物理溶解氧增加,供组织、细胞利用,并使肺泡氧分压提高,可加速碳氧血红蛋白的解离,促进一氧化碳清除。

(三)用药护理
1.脑保护剂

遵医嘱使用保护脑细胞药物,如醒脑静、胞磷胆碱等,观察用药后的疗效。

2.脱水剂

重度一氧化碳中毒后24~48小时是脑水肿发展高峰期,应遵医嘱给予20%甘露醇注射液快速静脉滴注、地塞米松或氢化可的松静脉注射,防治脑水肿。

(四)防止意外受伤
抽搐者加床挡,防跌倒或坠床的发生,必要时使用舌钳防止舌咬伤。

(五)加强心理护理
必要时给予心理干预,防止再次自伤。

四、健康指导

(1)告知患者及家属安全用氧及高压氧治疗的注意事项。

(2)宣传有关一氧化碳中毒的防护知识。

(3)出院后 3 个月内门诊随访,一旦有不适及时就诊。

（王永霞）

第五节　百草枯中毒

一、定义

百草枯(PQ)又名克芜踪,属于吡啶类除草剂,国内商品为 20％的百草枯溶液,是目前我国农村使用比较广泛的、毒性最大的除草剂之一,国外报道中毒病死率为 64％,国内有报道病死率高达 95％。

百草枯可经皮肤、呼吸道、消化道吸收,吸收后通过血液循环几乎分布于所有的组织器官,肺中浓度最高,肺纤维化常在第 5～9 天发生,2～3 周达到高峰,最终因肺纤维化呼吸窘迫综合征死亡。中毒机制与超氧离子的产生有关,急性中毒主要以肺水肿、肺出血、肺纤维化和肝、肾损害为主要表现。吸收后主要蓄积于肺组织,被肺泡Ⅰ、Ⅱ型细胞主动摄取和转运,经线粒体还原酶Ⅱ、细胞色素 C 还原酶催化,产生超氧化物阴离子(O_2)、羟自由基(OH$-$)过氧化氢(H_2O_2)等,引起细胞膜脂质过氧化,造成细胞破坏,导致多系统损害。

二、护理评估

(1)评估神志、面色、呼吸、氧饱和度。

(2)询问服用毒物名称、剂量、时间,服毒前后是否饮酒,是否在当地医院洗胃或采取其他抢救措施。

(3)了解患者的生活史、过去史、近期精神状况等。

(4)查看药液是否溅在皮肤上或双眼上。

(5)局部皮肤有否擦伤。

(6)评估患者有无洗胃的禁忌证。

(7)体位、饮食、活动、睡眠状况。

(8)皮肤颜色,尿量、尿色。

(9)心理状况:有无紧张、焦虑等心理反应。

(10)家庭支持和经济状况。

(11)实验室检查:血常规、电解质、肝功、肾功。

(12)辅助检查:胸部 X 线片、CT。

(13)用药的效果及不良反应。

三、护理问题/关键点

舌、口及咽部烧灼疼痛;咳嗽;进行性呼吸困难;发绀;少尿;黄疸;恐惧。

四、护理措施

(1)无心跳呼吸立即给予心肺脑复苏及进一步生命支持;有心跳呼吸,清除口鼻分泌物,保持呼吸道通畅;昏迷患者去枕平卧位,头偏向一侧,并给予持续心电监护、血压、氧饱和度监测。

(2)立即洗胃:患者来院后立即洗胃,洗胃时洗胃液体温度要适宜,适宜温度即可避免促进毒物吸收,又可避免因温度低而使患者发生寒战等不良反应,每次注入量以 200～300 mL 为宜,若>500 mL,会促进胃内容物进入肠道,影响洗胃效果。

(3)清除体内尚未吸收的毒物,在尽早洗胃的基础上,口服 20%甘露醇导泻,口服活性炭吸附毒物。

(4)开通静脉通路,根据患者情况给予胃黏膜保护剂、保肝药物,给予抗氧化剂(维生素 C)及抗生素等。尽早应用激素、抗自由基药物,尽早应用大剂量激素可预防肺纤维化的形成。激素应早期、足量、全程。

(5)密切观察病情变化:百草枯中毒后密切观察患者意识状态、瞳孔、心率、心律、血压、脉搏、呼吸、血氧饱和度等情况,发现异常及时报告医师,积极抢救。准确记录尿量,必要时留置尿管,观察尿液性状、颜色、有无肉眼血尿、茶色尿,有无少尿、无尿症状出现。观察呕吐物及大便颜色、性状及量,以判断有无消化道出血,还要防止呕吐物误吸入呼吸道引起窒息。特别注意有无肺损害现象,因百草枯对机体各个组织器官有严重损害,尤以肺损害为主。应密切观察呼吸的频率、节律,有无胸闷、咳嗽及进行性呼吸困难,有无呼吸道梗阻及咯血等。

(6)口腔护理:百草枯具有腐蚀性,口服 2～3 天可出现口腔黏膜、咽喉部糜烂溃疡,舌体、扁桃体肿大疼痛,黏膜脱落易继发感染。在护理过程中要特别注意保持口腔清洁,可用生理盐水及利多卡因溶液交替含漱,随时保持口腔清洁,减少因分泌物渗出引起的粘连、出血、感染。出现腹部疼痛、消化道出血,给予止血药物,并仔细观察大便的颜色、次数和量。

(7)呼吸道护理:由于肺是百草枯毒性作用的靶器官,进入人体的百草枯被组织细胞摄取后在肺内产生氧自由基,造成细胞膜脂质氧化,破坏细胞结构,引起细胞肿胀、变性、坏死,进而导致肺内出血、肺水肿、透明膜变性或纤维细胞增生。肺纤维化多在中毒后 5～9 天内发生,2 周或 3 周达高峰。因此,应保持呼吸道通畅,鼓励患者深呼吸,用力咳嗽,积极进行肺功能锻炼,定期进行胸部 X 线检查,发现异常及时处理。

(8)肾功能的监测:百草枯中毒可造成肾小管急性坏死,导致不同程度的肾功能损害。百草枯中毒 1～3 天即可出现肾功能损害,在中毒 12 小时,患者即可出现蛋白尿及血尿,甚至出现肾衰竭。尿量是反映肾功能情况最直接的指标,严格记录 24 小时尿量,观察尿量及有无尿频、尿急、尿痛等膀胱刺激症状;根据尿量调整输液量及输液速度,发现少尿或多尿,要及时报告医师,定期做生化、肾功能、尿常规化验。

(9)饮食护理:禁食期过后鼓励患者饮食,早期如牛奶、米汤等,逐渐加入鸡蛋、瘦肉等高蛋白、高维生素、高碳水化合物类食品,如因咽喉部疼痛不能进食时,可于进食前给予利多卡因稀释后含漱,以减轻疼痛,必要时给予鼻饲,以保证营养供给。

(10)基础护理:患者入院后立即脱去污染衣物并清洗皮肤,有呕吐者,随时更换衣服及床单,给患者创造一个整洁、舒适的环境;同时加强营养支持,按医嘱要求完成当天补液量及输入各种药物。

(11)心理护理:服药中毒后给患者造成的身心痛苦及预后的担忧使之产生焦虑、恐惧心理,护理人员应同情、理解患者,给患者讲解治疗措施对抢救生命的重要性,加强心理疏导、安慰。多给予劝导、鼓励,尽可能满足患者的合理要求,帮助患者渡过情绪的低谷,使其能积极配合治疗与护理。

五、护理评价

(1)患者生命体征是否稳定。

(2)洗胃是否彻底。

(3)患者有无并发症发生。

六、健康教育

(1)向患者和家属讲解此病的疗程,让患者和家属积极配合治疗。

(2)普及防毒知识,讲解口服百草枯的毒性和危害性。

(3)定期随访,了解患者的活动能力和生存质量。

（王永霞）

第六节　电　击　伤

一、定义

电击伤(亦称触电)是指当一定的电流或电能量(静电)通过人体后致使机体组织损伤或功能障碍,甚至死亡的病理过程,一般常见于违章用电、电器年久失修、漏电、雷击及意外事故等。电击伤可以分为超高压电或雷击伤、高压电伤和低压电伤 3 种。

二、临床表现

轻者仅有瞬间感觉异常,重者可致死亡。

(一)全身表现

1.轻型

表现为精神紧张、表情呆滞、面色苍白、四肢软弱、呼吸及心搏加速。敏感患者可发生晕厥、短暂意识丧失。

2.重型

表现为神志清醒患者有恐惧、心悸和呼吸频率快;昏迷患者则出现肌肉抽搐、血压下降、呼吸由浅快转为不规则以至停止,心律失常,很快导致心搏骤停。

(二)局部表现

主要表现为电流通过的部位出现电灼伤。

1.低压电引起的灼伤

伤口小,呈椭圆形或圆形,焦黄或灰白色,干燥,边缘整齐,与正常皮肤分界清楚,一般不损伤内脏。如有衣服点燃,可出现与触电部位无关的大面积烧伤。

2.高压电引起的烧伤

烧伤面积不大,但可深达肌肉、血管、神经和骨骼,有"口小底大,外浅内深"的特征;肌肉组织常呈夹心性坏死;电流可造成血管壁变性、坏死或血管栓塞,从而引起继发性出血或组织的继发性坏死。

(三)并发症

可有短期精神异常、心律失常、肢体瘫痪、继发性出血或血供障碍、局部组织坏死继发感染、急性肾功能障碍、内脏破裂或穿孔、周围性神经病、永久性失明或耳聋等。孕妇电击后常发生死胎、流产。

三、病因及发病机制

(一)病因

1.人体直接接触电源

如电动机、变压器等电器设备不检修,不装接地线;不懂安全用电知识,自行安装电器;家用电器漏电而手直接接触开关等。

2.电流或静电电荷经空气或其他介质电击人体

因台风、火灾、地震、房屋倒塌等使高压线断后掉在地上,在高压和超高压电场中,10 cm内都有电击伤的危险;在大树下避雷雨,衣服被淋湿后更易被雷击。

(二)发病机制

电击伤主要发病机制是组织缺氧。人体作为导体,在接触电流时,即成为电路中的一部分。电击通过产热和电化学作用引起人体器官生理功能障碍,如抽搐、心室颤动、呼吸中枢麻痹或呼吸停止等,以及组织损伤。电击伤对人体的危害与接触电压高低、电流强弱、电流类型、频率高低、电流接触时间、接触部位、电流方向和所在环境的气象条件都有密切关系。

(1)电流类型:同样电压下,交流电比直流电的危险性大3倍。交流电能使肌肉持续抽搐,能牵引住接触者,使其脱离不开电流,因而危险性较直流电大。

(2)电流强度:一般而论,通过人体的电流越强,对人体造成的损害越重,危险也越大。

(3)电压高低:电压越高,流经人体的电流越大,机体受到的损害也越严重。

(4)电阻大小:在一定电压下,皮肤电阻越低,通过的电流越大,造成的损伤越大。

(5)电流接触时间:电流对人体的损害程度与接触电源时间成正比。

(6)通电途径:电流通过人体的途径不同,对人体造成的伤害也不同。

四、辅助检查

早期可出现肌酸磷酸激酶(CK)及其同工酶(CK-MB)/乳酸脱氢酶(LDH)、丙氨酸氨基转移酶(ALT)的活性增高。尿液检测可见血红蛋白尿或肌红蛋白尿。

五、诊断要点

(一)病史

患者有明确的触电史或被雷、电击伤史。

(二)诊断注意事项

应了解有无从高处坠落或被电击抛开的情节,注意颈髓损伤、骨折和内脏损伤的可能性。监测血 LDH、CK-MB、淀粉酶,尿肌红蛋白,肝、肾功能等,可辅助判断组织器官损伤程度。有些患者触电后,心跳和呼吸极其微弱,甚至暂时停止,处于"假死状态",因此要认真鉴别,不可轻易放弃对触电患者的抢救。

六、治疗要点

救治原则为迅速脱离电源,争分夺秒地实施有效的心肺复苏及心电监护。

(一)现场急救

1.迅速脱离电源

根据触电现场情况,采用最安全、最迅速的办法脱离电源。

(1)切断电源:拉开电源闸刀或者拔除电源插头。

(2)挑开电线:应用绝缘物或干燥的木棒、竹竿、扁担等将电线挑开。

(3)拉开触电者:施救者可穿胶鞋,站在木凳上,用干燥的绳子、围巾或干衣服等拧成条状套在触电者身上拉开触电者。

(4)切断电线:如在野外或远离电源及存在电磁场效应的触电现场,施救者不能接近触电者,不便将电线挑开时,可用干燥绝缘的木柄刀、斧或锄头等物将电线斩断,中断电流,并妥善处理残端。

2.防止感染

现场应保护好电烧伤创面,防止感染。

3.轻型触电者:

就地观察及休息 1～2 小时,以减轻心脏负荷,促进恢复。

4.重型触电者

对心搏骤停或呼吸停止者,应立即实施心肺复苏术。

(二)院内急救

1.维持有效呼吸

呼吸停止者应立即气管插管,给予呼吸机辅助通气。

2.补液

低血容量性休克和组织严重电烧伤的患者,应迅速给予静脉补液,补液量较同等面积烧伤患者要多。

3.纠正心律失常

最严重的心律失常是心室颤动,室颤者应尽早给予除颤。

4.创面处理

创面应用无菌液冲洗后以无菌敷料包扎,局部坏死组织如与周围组织分界清楚,应在伤后 3～6 天及时切除焦痂。如皮肤缺损较大,则需植皮治疗,必要时应用抗生素和 TAT 预防破伤风的发生。

5.筋膜松解术和截肢

肢体受高压电热灼伤,大块软组织灼伤引起的局部水肿和小血管内血栓形成,可使电热灼伤远端肢体发生缺血性坏死,因而有时需要进行筋膜松解术,减轻灼伤部位周围压力,改善肢体远端血液循环,严重时可能需要做截肢手术。

6.对症处理

预防感染,纠正水和电解质紊乱,抗休克,防治应激性溃疡、脑水肿、急性肾衰竭等。

七、护理问题

(一)焦虑/恐惧
其与电击伤后出现短暂的电休克、担心植皮、截肢(指、趾)、电击伤知识的缺乏有关。

(二)皮肤完整性受损
其与皮肤烧伤,失去皮肤屏障功能有关。

(三)心排血量减少
其与电击伤后心律失常有关。

(四)体液不足
其与大面积电击伤后大量体液自创面丢失、血容量减少有关。

(五)疼痛
其与电击伤后创面疼痛及局部炎症有关。

(六)潜在并发症
急性肾衰竭、感染、继发性出血、高钾血症。

八、护理措施

(一)即刻护理
心搏骤停或呼吸骤停者应立即实施心肺复苏术,应配合医师做好抢救,尽早尽快建立人工气道和机械通气,注意清除气道内分泌物。

(二)用药护理
尽快建立静脉通路,根据医嘱给予输液,恢复循环容量。应用抗生素后所造成的厌氧菌感染,遵医嘱注射破伤风抗毒素预防发生破伤风。

(三)合并伤的护理
因触电后弹离电源或自高空跌下,常伴有颅脑伤、气胸、血胸、内脏破裂、四肢与骨盆骨折等合并伤。搬运过程注意保护颈部、脊柱和骨折处,配合医师做好抢救。如有颅脑外伤,心搏呼吸停止时间较长,伤员昏迷不醒等情况,应遵医嘱在伤员头部放置冰袋,并快速静脉滴注20%甘露醇250 mL或50%葡萄糖溶液60~100 mL,脱水降低颅压,防止脑疝引起突然死亡。

(四)严密观察病情变化
1.密切监测生命体征变化

测量呼吸、脉搏、血压及体温。注意呼吸频率,判断有无呼吸抑制及窒息发生;注意患者神志变化,对清醒患者应予心理安慰,消除其恐惧心理,同时注意患者出现电击后精神兴奋症状,应说服患者休息。

2.心律失常的监测

复苏后患者尤其应仔细检查心率和心律,每次心脏听诊应保持5分钟以上,判断有无心律失常。

3.肾功能监测

观察尿的颜色和量的变化,对严重肾功能损害或脑水肿损害使用利尿药和脱水剂者,应准确记录尿量。

(五)加强基础护理

保持患者局部伤口敷料的清洁、干燥,防止脱落。观察创面颜色、气味,有无发绀、干性坏死等,警惕糜烂坏死组织腐蚀血管致大出血。保守治疗效果不好的,应及早截肢,并遵医嘱应用止痛药,注意观察患者有无幻肢痛。做好口腔和皮肤护理,预防发生口腔感染和压疮等。

(六)心理护理

医务人员应沉着冷静,操作熟练,多与患者进行肢体接触和眼神沟通,给患者更多的信任感;同时多安慰患者,告知其治疗方法、过程及效果,鼓励患者表达自身感受,教会患者自我放松的方法;适当延长患者家属探视时间,家属的关心鼓励和陪伴能够给予患者更多战胜疾病的信心。

(七)健康教育

教育患者出院后自我保健知识、普及安全用电知识,尤其应加强学龄前儿童和小学生的安全用电知识教育。

（王永霞）

第四章

普外科护理

第一节 急性乳腺炎

一、疾病概述

(一)概念

急性乳腺炎是乳腺的急性化脓性感染。多发生于产后 3～4 周的哺乳期妇女,以初产妇最常见。主要致病菌为金黄色葡萄球菌,少数为链球菌。

(二)相关病理生理

急性乳腺炎开始时局部出现炎性肿块,数天后可形成单房或多房性的脓肿。表浅脓肿可向外破溃或破入乳管自乳头流出;深部脓肿不仅可向外破溃,也可向深部穿至乳房与胸肌间的疏松组织中,形成乳房后脓肿。感染严重者,还可并发脓毒血症。

(三)病因与诱因

病因主要有以下几种。

1.乳汁淤积

乳汁是细菌繁殖的理想培养基,引起乳汁淤积的主要原因:①乳头发育不良(过小或凹陷)妨碍哺乳;②乳汁过多或婴儿吸乳过少导致乳汁不能完全排空;③乳管不通(脱落上皮或衣服纤维堵塞),影响乳汁排出。

2.细菌入侵

当乳头破损时,细菌沿淋巴管入侵是感染的主要途径。细菌也可直接侵入乳管,上行至腺小叶而致感染。细菌主要来自婴儿口腔、母亲乳头或周围皮肤。多数发生于初产妇,因其缺乏哺乳经验;也可发生于断奶时,6 个月以后的婴儿已经长牙,易致乳头损伤。

(四)临床表现

1.局部表现

初期患侧乳房红、肿、胀、痛,可有压痛性肿块,随病情发展症状进行性加重,数天后可形成单房或多房性的脓肿。脓肿表浅时局部皮肤可有波动感和疼痛,脓肿向深部发展可穿至乳房与胸肌间的疏松组织中,形成乳房后脓肿和腋窝脓肿,并出现患侧腋窝淋巴结肿大、压痛。局部表现可有个体差异,应用抗生素治疗的患者,局部症状可被掩盖。

2.全身表现

感染严重者,可并发败血症,出现寒战、高热、脉快、食欲减退、全身不适、白细胞增多等症状。

(五)辅助检查

1.实验室检查

白细胞计数及中性粒细胞比例增多。

2.B超检查

确定有无脓肿及脓肿的大小和位置。

3.诊断性穿刺

在乳房肿块波动最明显处或压痛最明显的区域穿刺,抽出脓液可确诊脓肿已经形成。脓液应做细菌培养和药敏试验。

(六)治疗原则

主要原则为控制感染,排空乳汁。脓肿形成以前以抗菌药治疗为主,脓肿形成后,需及时切开引流。

1.非手术治疗

(1)一般处理:①患乳停止哺乳,定时排空乳汁,消除乳汁淤积。②局部外敷,用25%硫酸镁湿敷,或采用中药蒲公英外敷,也可用物理疗法促进炎症吸收。

(2)全身抗菌治疗:原则为早期、足量应用抗生素。针对革兰阳性球菌有效的药物,如青霉素、头孢菌素等。由于抗生素可被分泌至乳汁,故避免使用对婴儿有不良影响的抗菌药,如四环素、氨基苷类、磺胺类和甲硝唑。如治疗后病情无明显改善,则应重复穿刺以了解有无脓肿形成,或根据脓液的细菌培养和药敏试验结果选用抗生素。

(3)中止乳汁分泌:患者治疗期间一般不停止哺乳,因停止哺乳不仅影响婴儿的喂养,且提供了乳汁淤积的机会。但患侧乳房应停止哺乳,并以吸乳器或手法按摩排出乳汁,局部热敷。若感染严重或脓肿引流后并发乳瘘(切口常出现乳汁)需回乳,常用方法:①口服溴隐亭1.25 mg,每天2次,服用7~14天;或口服己烯雌酚1~2 mg,每天3次,2~3天。②肌内注射苯甲酸雌二醇,每次2 mg,每天1次,至乳汁分泌停止。③中药炒麦芽,每天60 mg,分2次煎服或芒硝外敷。

2.手术治疗

脓肿形成后切开引流。于压痛、波动最明显处先穿刺抽吸取得脓液后,于该处切开放置引流,脓液做细菌培养及药物敏感试验。脓肿切开引流时注意:①切口一般呈放射状,避免损伤乳管引起乳瘘;乳晕部脓肿沿乳晕边缘做弧形切口;乳房深部较大脓肿或乳房后脓肿,沿乳房下缘做弧形切口,经乳房后间隙引流。②分离多房脓肿的房间隔以利引流。③为保证引流通畅,引流条应放在脓腔最低部位,必要时另加切口做对口引流。

二、护理评估

(一)一般评估

1.生命体征

评估是否有体温升高,脉搏加快。急性乳腺炎患者通常有发热,可有低热或高热;发热时呼吸、脉搏加快。

2.患者主诉

询问患者是否为初产妇,有无乳腺炎、乳房肿块、乳头异常溢液等病史;询问有无乳头内陷;评估有无不良哺乳习惯,如婴儿含乳睡觉、乳头未每天清洁等;询问有无乳房胀痛,浑身发热、无力、寒战等症状。

3.相关记录

体温、脉搏、皮肤异常等记录结果。

(二)身体评估

1.视诊

乳房皮肤有无红、肿、破溃、流脓等异常情况;乳房皮肤红肿的开始时间、位置、范围、进展情况。

2.触诊

评估乳房乳汁淤积的位置、范围、程度及进展情况;乳房有无肿块,乳房皮下有无波动感,脓肿是否形成,脓肿形成的位置、大小。

(三)心理-社会评估

评估患者心理状况,是否担心婴儿喂养与发育、乳房功能及形态改变。

(四)辅助检查阳性结果评估

患者血常规检查示血白细胞计数及中性粒细胞比例升高提示有炎症的存在;根据 B 超检查的结果判断脓肿的大小及位置,诊断性穿刺后方可确诊脓肿形成;根据脓液的药物敏感试验选择抗生素。

(五)治疗效果的评估

1.非手术治疗评估要点

应用抗生素是否有效,乳腺炎症是否得到控制,患者体温是否恢复正常;回乳措施是否起效,乳汁淤积情况有无改善,患者乳房肿胀疼痛有无减轻或加重;患者是否了解哺乳卫生和预防乳腺炎的知识,情绪是否稳定。

2.手术治疗评估要点

手术切开排脓是否彻底;伤口愈合情况是否良好。

三、主要护理诊断(问题)

(一)疼痛

疼痛与乳汁淤积、乳房急性炎症使乳房压力显著增加有关。

(二)体温过高

体温过高与乳腺急性化脓性感染有关。

(三)知识缺乏

知识缺乏与不了解乳房保健和正确哺乳知识有关。

(四)潜在并发症

乳瘘。

四、主要护理措施

(一)对症处理

定时测患者体温、脉搏、呼吸、血压,监测白细胞计数及分类变化,必要时做血培养及药物敏感试验。密切观察患者伤口敷料引流、渗液情况。

1.发热

高热者,给予冰袋、乙醇擦浴等物理降温措施,必要时遵医嘱应用解热镇痛药;脓肿切开引流后,保持引流通畅,定时更换切口敷料。

2.缓解疼痛

(1)患乳暂停哺乳,定时用吸乳器吸空乳汁。若乳房肿胀过大,不能使用吸乳器,应每天坚持用手揉挤乳房以排空乳汁,防止乳汁淤积。

(2)用乳罩托起肿大的乳房以减轻疼痛。

(3)疼痛严重时遵医嘱给予止痛药。

3.炎症

(1)消除乳汁淤积,用吸乳器吸出乳汁或用手顺乳管方向加压按摩,使乳管通畅。

(2)局部热敷,每次 20～30 分钟,促进血液循环,利于炎症消散。

(二)饮食与运动

给予高蛋白、高维生素、低脂肪食物,保证足量水分摄入。注意休息,适当运动,劳逸结合。

(三)用药护理

遵医嘱早期使用抗菌药,根据药物敏感试验选择合适的抗菌药,注意评估患者有无药物不良反应。

(四)心理护理

观察了解患者心理状况,给予必要的疾病有关的知识宣教,抚慰其紧张急躁情绪。

(五)健康教育

1.保持乳头和乳晕清洁

每次哺乳前后清洁乳头,保持局部干燥清洁。

2.纠正乳头内陷

妊娠期每天挤捏、提拉乳头。

3.养成良好的哺乳习惯

定时哺乳,每次哺乳时让婴儿吸净乳汁,如有淤积及时用吸乳器或手法按摩排出乳汁;培养婴儿不含乳头睡眠的习惯;注意婴儿口腔卫生,及时治疗婴儿口腔炎症。

4.及时处理乳头破损

乳晕破损或皲裂时暂停哺乳,用吸乳器吸出乳汁哺乳婴儿;局部用温水清洁后涂以抗菌药软膏,待愈合后再行哺乳;症状严重时及时诊治。

五、护理效果评估

(1)患者的乳汁淤积情况有无改善,是否学会正确排出淤积乳汁的方法,是否坚持每天挤出已经淤积的乳汁,回乳措施是否产生效果,乳房胀痛有无逐渐减轻。

(2)患者乳房皮肤的红肿情况有无好转,乳房皮肤有无溃烂,乳房肿块有无消失或增大。

(3)患者应用抗生素后体温有无恢复正常,炎症有无消退,炎症有无进一步发展为脓肿。

(4)患者脓肿有无及时切开引流,伤口愈合情况是否良好。

(5)患者是否了解哺乳卫生和预防乳腺炎的知识,焦虑情绪是否改善。

（杨东兰）

第二节 乳腺增生症

乳腺增生症是女性最常见乳房疾病,在专科门诊就诊的乳腺疾病患者中,乳腺增生症占80%以上,是明显影响女性健康的疾病。但是,目前关于乳腺增生症的诊断、治疗和护理还存在很多未解决的问题。诸如,①在我国该病的发病率如此之高,而病因尚不十分明确。与节育、生育、哺乳等的关系不清楚,相关女性激素变化情况缺乏大规模流行病学调查。②临床诊断标准不明确,临床表现为一组以乳房疼痛、乳腺张力增高、乳腺局限性增厚、结节等改变为主的综合征,但发病年龄跨度很大,不同年龄组的发病原因和发病特点有无区别不清楚。③相应的临床病理过程研究较少,在病理学上该病有多种相关的组织形态学改变,临床症状、体征与这些组织形态学改变的相对应关系不清楚。④缺少辅助检查的诊断标准,如X线、超声等常规检查的特征性表现及其临床意义尚未达到共识。⑤已有明确的资料表明乳腺增生症上皮不典型增生属癌前病变,与部分乳腺癌发生相关,对其发生癌变的特点和规律认识不清,缺少大规模的研究。目前临床上缺乏监测疾病进展的有效方法,可能造成患者的心理恐慌。⑥针对该病的治疗方法很多,没有明确的治疗指导方案和治愈标准,治疗方法及疗效判断缺乏共识。临床上同时存在重视不够和治疗过度情况。⑦世界卫生组织关于乳腺肿瘤组织学分类中对乳腺增生症的分类有明显的变化,如何用以指导临床诊断、治疗和监测尚无完善的方法。在我国综合医院中,乳腺疾病属于外科诊疗范围,但乳腺增生症绝大多数患者不需要外科手术治疗,面对如此大量的患者,哪些患者需要临床干预,哪些患者可能存在癌变风险需要密切随访等尚不明确,是造成该病诊疗无序的原因。有鉴于此,本病应该引起临床医师高度的重视,开展相应基础和临床研究,并适时制定出适合我国患者情况的相关标准和规范。

一、病因

正常妇女乳腺的发育及变化受性激素调节,其腺体和间质随女性周期(月经周期)的性激素变化而重复增生和复旧过程。在卵泡期,雌激素作用使乳腺腺体的末端导管和腺泡上皮细胞增生,DNA合成及有丝分裂增加,间质细胞增生、水分潴留;在黄体期,雌激素和孕激素共同作用,促进正常乳腺小叶中导管、腺泡结构生成,同时孕激素调节和拮抗部分雌激素的作用,抑制细胞的有丝分裂、减轻间质反应,通过抵消醛固酮在远端肾单位的作用,促进肾脏的水、盐排出;黄体期末,腺泡上皮细胞高度分化,在基础水平催乳素的作用下,腺小叶可生成和分泌小量液体;在月经期,由于下丘脑—垂体—卵巢轴的反馈抑制作用,性激素分泌降低,伴随着月经期开始,乳腺导管—腺泡结构由于失去激素支持而复旧。如此循环往复,维持着乳腺的正常结构和功能。

国外已有临床研究显示,在育龄妇女各种原因引起的卵巢分泌功能失调,导致在月经周期中雌激素占优势,孕激素绝对或相对不足,或黄体期缩短,乳腺组织长期处于雌激素优势的作用,使之过度增生和复旧过程不完全,造成乳腺正常结构紊乱即导致本病发生。患者可在卵泡期血浆雌二醇含量明显高于正常,在黄体期血浆黄体酮浓度降低,雌激素正常或增高而黄体期黄体酮浓度低于正常,可减低至正常的1/3或出现黄体期缩短。部分患者可伴有月经紊乱或既往曾患有卵巢、子宫疾病。第三军医大学西南医院单组样本临床研究亦证实本病症状明显时确有女性内分泌激素不平衡,雌激素优势明显、孕激素相对不足或黄体期缩短等,临床常见表现为月经紊乱、不规则或月经期缩短等。但尚缺乏大样本或随机对照研究证实。在绝经期后,卵巢分泌激素锐减,乳腺小叶腺泡结构萎缩,代之以脂肪和结缔组织,仅较大的导管保留。此时患者的雌激素可来源于脂肪组织、肝脏、肌肉和大量再生器官的组织,将卵巢和肾上腺上皮细胞生成的雄烯二醇转化为雌醇。另外绝经后应用雌激素替代治疗亦是导致本病的原因之一,而因缺乏孕激素的协调作用,易导致乳腺导管上皮细胞增生。

二、病理

乳腺增生症在疾病的不同时期其病变特征不同,使病理组织学改变形态多样。其基本病理过程如下。

(一)初期

首先引起上皮下基质反应,结缔组织水肿、成纤维细胞增生,在典型病例黄体末期乳房实质体积可增加 15%,患者出现月经前期乳房胀痛。继之乳腺小叶内腺上皮细胞增生,导管分支增多,腺泡增生并可有分泌现象,有将此类形态学变化称为"乳腺小叶增生",如卵巢功能失调恢复,组织学改变可完全恢复正常。

(二)进展期

乳腺小叶增生进一步发展,小叶内导管和腺泡及纤维结缔组织呈中度或重度增生,腺小叶增大,甚至相互融合,致使小叶形态不规则、变形。部分腺小叶因纤维组织增生原有结构紊乱,部分区域导管增多、密集、受压,并有纤维组织增生,呈现腺瘤样改变,其间可有多少不等的淋巴细胞浸润。因此又称之为纤维性乳腺病、乳腺结构不良症或乳腺腺病伴腺瘤样结构形成等。

由于间质纤维化及导管上皮细胞增生,腺泡分泌物滞留导致末端导管、腺泡扩张,可形成大小不等的囊状改变,囊内液中含有蛋白质、葡萄糖、矿物质和胆固醇等。在囊肿形成过程中,可因无菌性炎症反应及囊内成分分解和降解导致囊肿内液体颜色变化,水分被逐渐吸收后内容物浓集成糜状,并有吞噬性细胞(巨噬细胞和吞噬脂类物质后形成的泡沫细胞)集聚,部分患者可见囊内容物钙化。称为囊性增生病或纤维囊性增生病。长期雌激素作用和分泌物滞留的刺激可致导管、腺泡上皮细胞增生、增生上皮细胞向管腔内生长呈乳头状、筛状或实性,部分可发生不典型增生或大汗腺样化生。

(三)慢性期

因纤维组织增生压迫血管,乳腺小叶呈退行性改变,导管一腺泡系统萎缩、硬化,间质透明变性,存留的导管或腺泡可扩张。常见纤维组织包绕的扩张导管内上皮细胞增生。

由于乳腺组织的增生和复旧过程失调,可在病灶中同时存在进行性和退行性变化,纤维组织增生、小叶增生、导管扩张、囊肿形成、上皮细胞增生和间质淋巴细胞浸润等可同时存在,呈现出组织学的多形性改变。

三、临床表现

患者多为育龄女性,以 30~40 岁发病率较高。初期病变可表现在一个乳房,仅乳房外上象限受累,但常发展成多灶性,半数以上为双侧同时发病。其自然病史较长,一般为数月至数年以上。主要表现为乳房疼痛、压痛、腺体局限性增厚或形成包块。40%~60%伴有月经不规则、经期提前、痛经、月经过多或有卵巢囊肿。

（一）乳房疼痛

乳房疼痛多为胀痛或针刺样痛，重者可向腋下及患侧上肢放射，影响工作和生活。早期乳房疼痛是由于结缔组织水肿和分泌物潴留，增加了末端导管和腺泡的压力，刺激神经所致。在进展期，因乳腺小叶增生、囊肿形成及纤维化和硬化性病变挤压神经，在纤维囊性变周围炎性细胞反应刺激神经可产生针刺样疼痛，或因肥大细胞释放组胺等引起疼痛。同时乳房的敏感性增强，触摸、压迫等均可加重疼痛。病变后期疼痛的规律性消失。有 10%～15% 的患者，尽管临床和乳腺 X 线检查、B 型超声检查等证实有乳腺囊性增生病，但很少或无乳房疼痛，仅以乳房包块就诊，其原因尚不清楚。

（二）乳房包块

乳房包块可限于一侧或为双侧，常呈多发性。早期外上象限最常受累，主要表现为乳腺组织增厚，触诊乳腺腺体可呈条索状、斑片状、结节状或团块状等不同改变。部分患者乳房张力增加，整个或部分腺体呈大盘片状，腺体边缘清楚、表面呈细颗粒状或触之厚韧，压痛明显。在月经期后可伴随乳房疼痛的缓解而乳房包块缩小或消失。在进展期乳房可扪及边界不清的条索状或斑片状增厚腺体，部分呈弥散性结节状，大小不一，质韧可推动，与深部和皮肤无粘连。部分出现斑块状或囊性肿块，与乳腺组织无明显界线，而不易与乳腺癌或其他病理性肿块鉴别。

（三）乳头溢液

部分乳腺囊性增生者有乳头溢液，多为双侧多个乳腺导管溢液，溢液可为水样、黄色浆液样、乳样或呈浑浊状，需与乳腺癌或乳腺导管内乳头状瘤所致的乳头溢液鉴别。后两者多表现为一侧乳腺单个乳管溢液，可伴有乳房包块。乳管镜检查、选择性乳腺导管造影和溢液脱落细胞学检查有助于鉴别诊断。

绝经期后乳腺腺体萎缩，逐渐被脂肪组织所代替，多数患者的症状、体征缓解。但部分患者原有的乳腺导管扩张、囊肿和上皮增生等变化未能消失。临床上，40%～80% 的绝经期后患者因乳腺导管扩张、囊肿、包块或疼痛就诊，此时乳腺导管内上皮细胞增生和不典型增生的比例增加。

四、诊断

乳腺增生症的临床诊断尚不统一，虽然国内不同的学术组织曾制定过各种诊断标准，但缺乏广泛认同性和可操作性。目前，临床上一般将女性有明显乳房疼痛、乳房团块样增厚或伴有多导管乳头溢液者诊断为乳腺增生症。辅助检查是进一步明确诊断的手段，乳腺影像学诊断方法均可用于乳腺增生症的诊断，常用的乳腺影像检查方法包括彩色超声检查、乳腺 X 线钼靶摄片和选择性乳腺导管造影 X 线检查，对有乳头溢液者还可进行纤维乳管镜检查。乳腺增生症影像学等辅助诊断的目的包括：①明确病灶部位、性质和数量，为进一步检查和治疗作指示或参照。②评价治疗效果。③排除乳腺癌。

乳腺超声检查通过显示增生病变区和其他部分的声像差异了解乳房内部变化，尤其对囊性病灶可清楚显示是其独特的优点。为了能够较好显示乳腺不同层次尤其是乳腺腺体内的细微变化，应使用超高频超声仪检查乳腺疾病。

乳腺 X 线钼靶摄片通过对比乳腺组织局部密度和形态改变进行诊断，尤其便于显示乳腺内的微小钙化，但对致密型乳腺 X 线钼靶摄片的对比性较差。对有乳头溢液者，选择性乳腺导管造影 X 线检查和乳管镜检查常可做出病因诊断。选择性乳腺导管造影 X 线检查可显示单个乳腺导管树状结构改变以及导管周围情况,而乳管镜检查可直观检测乳腺导管内的真实情况。既往多用于单个导管的乳头溢液者的检查,但对乳腺增生症有多个导管溢液者乳管造影和乳管镜检查亦有一定诊断价值。

其他乳腺辅助检查方法用于乳腺增生症的诊断意义尚不明确。因此,可以根据不同目的选择不同的辅助检查方法。通过不同诊断方法的联合检查综合分析,有利于明确病变的性质及程度,选择治疗和确定需要活检的患者。对乳腺增生症的病理形态学诊断仍然是临床诊断的金标准。鉴于目前对乳腺增生症临床表现、影像改变与病理形态学的联系缺乏足够的认识,推荐扩大活检范围,开展相关临床研究,进一步提高对本病的认识和诊断水平。

五、治疗

(一)药物治疗

基于前述认识,临床上应针对不同情况对乳腺增生症患者给予有针对性的积极治疗,并密切监测随访,以预防和早期发现乳腺癌。常用药物包括以下几类。

1.激素类药物

(1)他莫昔芬:具有雌激素样活性,作为雌二醇的竞争剂竞争靶细胞的雌激素受体,从而使雌激素对靶细胞失去作用,而不影响血浆雌激素水平。实验观察发现对乳腺不典型增生细胞生长有抑制作用。临床上应用他莫昔芬对缓解乳腺增生症的症状较其他药物更显著。但因其对子宫等有雌激素受体的器官、组织均有影响,可引起月经紊乱和阴道分泌物增多,应在医师的指导和观察下使用。常用剂量为 10 mg,每天 2 次。

(2)溴隐亭:半合成的麦角生物碱衍生物,有多巴胺活性。作用于下丘脑,增加催乳素抑制激素的分泌,抑制催乳素的合成和释放,并可直接作用于垂体前叶,解除催乳素对促性腺激素的作用而促使黄体生成激素的周期性释放等,故将其用于治疗乳腺增生症。但本药不良反应较大,常引起恶心、呕吐等胃肠道症状,严重者可发生直立性低血压。需用时应在专科医师指导下用药。不推荐作为一线治疗药物。

(3)雄性激素:既往有利用其对抗雌激素、抑制卵巢功能的作用治疗本病。口服有甲基睾酮,肌内注射有丙酸睾酮。但长期使用可引起女性内分泌紊乱、女性男性化和肝功能损害。因此不推荐该类药物用于治疗乳腺增生症。

2.中药类

用于治疗本病的中药成药包括功效为调节冲任、舒肝解郁、活血化瘀、软坚散结、疏经通络、散结止痛等作用的药物。根据患者具体情况选择使用可有一定疗效。

3.维生素类

维生素 A、维生素 B、维生素 C、维生素 E 能保护肝脏及改善肝功能,从而改善雌激素的代谢。另外维 A 酸是上皮细胞的生长和分化的诱导剂,试验研究证实对预防乳腺癌发生有一定作用。维生素 E 可防止重要细胞成分过氧化,防止毒性氧化产物生成,对维持上皮细胞的正常功能起重要作用。目前维生素类常用作乳腺增生症治疗的辅助药物。

4.其他药物

(1)天冬素片:原由鲜天冬中分析提取,后经人工合成,有效成分为天冬酰胺,临床验证对部分乳腺增生症有治疗作用。常用剂量:0.25 g,每天 2 次。

(2)碘制剂类:其作用是刺激垂体前叶,产生黄体生成激素以促进卵巢滤泡囊黄体素化,调节和降低雌激素水平。常用药物为 10％碘化钾 10 mL,每天 3 次,对乳房疼痛有较好疗效,但对口腔有刺激作用。

5.用药方法及应注意的问题

(1)联合用药:乳腺增生症的治疗一般首选中药,可根据病情特点选用单独用药或不同作用机制的药物联合治疗,辅以维生素类药物。应用他莫昔芬需掌握指征,一般用于雌激素水平过高,女性周期明显失调且其他药物治疗无效者,有严重乳腺增生症用其他药物治疗增生性病变无改善者,病情反复发作且增生性病变逐渐加重者。因已有资料证实他莫昔芬有预防乳腺癌的作用,因此对 40 岁以上发病患者、有乳腺癌家族史和其他高危因素、已活检证实有乳腺上皮细胞不典型增生者应首选他莫昔芬,辅以其他药物。

(2)长期用药:由于本病发生的基础是激素分泌功能紊乱,而女性每月一个性周期(月经周期)。所使用的各种中西药以调整机体的周期性激素平衡为主要目的之一,希望能同时收到改善症状和组织学变化的效果。最终达到机体自身内分泌的平衡,防止增生性病变的发展。因此用药时间一般应以 2～3 个月为 1 个疗程,连续用药,待症状完全缓解、乳腺增生症主要体征消失、辅助检查提示病变好转或消退方可停药。同时患者可因各种原因再度导致女性内分泌系统紊乱而疾病复发,因此所选治疗药物应具有疗效较好、不良反应较少,可较长期和反复安全使用者。

(二)手术治疗

目前根据治疗目的不同,有 3 种手术。

1.空芯针活检术

乳腺增生症的导管上皮经一般性增生、不典型增生癌变是乳腺癌发生的原因之一。虽然本病实际癌变率不高,但因临床上不能根据症状和体征确定不典型增生和早期癌变,为了进一步提高对本病的认识,提高乳腺不典型增生和早期癌变的诊断,应注重空芯针活检诊断。已有研究证实,乳腺增生症局限性增厚不随月经周期改变同时经系统药物治疗不能改善者,40 岁以上出现乳腺增生症症状者,有乳腺癌家族史等易感因素者,辅助检查发现可疑病灶者等情况均是乳腺不典型增生和癌变的高危因素。对这些患者应行影像检查引导下的空芯针活检。空芯针活检方便、快捷,在超声或 X 线引导下空芯针活检对微小病灶诊断的准确性可明显提高。

2.包块切除术

对乳腺增生症有一般药物治疗无效或经治疗其他增生性病变已改善而有孤立的乳腺肿块不消失者,合并有单个乳腺导管的乳头溢液不能除外其他疾病者,更年期以后又出现症状和体征的单个病灶,超声或 X 线检查有瘤样病灶或不能除外癌变者应予病变区手术切除。对孤立性病灶的手术切除和病理检查有助于简化治疗程序,减少对早期乳腺癌的漏诊和误诊。

3.乳房切除术

对活检证实有多灶性Ⅱ级以上不典型增生者,伴有乳腺导管内乳头状瘤病者和发病早、症状明显、药物治疗效果欠佳同时证实有乳腺癌易感基因突变者应行乳房切除术。目前,乳房切除术是预防此类高危癌前病变的有效方法。经腋窝入路行腔镜皮下乳腺切除加一期假体植入术可在切除病灶的同时恢复女性乳房完美形态,且胸部无切口。对于治疗乳腺癌前病变是一种较好选择。

(三)随访观察

对乳腺增生症患者,尤其是有高危因素的患者,在积极治疗的同时应注重长期随访、定期复查。观察研究疾病复发和病情进展的原因。制定实用有效的方法监测病情变化,警惕乳腺癌发生。

六、护理措施

(一)减轻疼痛
(1)解释疼痛发生的原因,消除患者的思想顾虑,保持心情舒畅。
(2)用宽松胸罩托起乳房。
(3)遵医嘱服用中药调理或其他对症治疗药物。

(二)定期复查
遵医嘱定期复查,以便及时发现恶性变。

(三)乳腺增生症的日常护理
为预防乳腺疾病,成年女性每月都要自检.月经正常的妇女,月经来潮后第 2~11 天是检查的最佳时间.以下介绍几种自检的方法。

1.对镜向照法

面对镜子,将双臂高举过头,观察乳房的形状和轮廓有无变化,皮肤有无异常(主要是有无红肿、皮疹、浅静脉曲张、发肤皱褶、橘皮样改变等),观察乳头是含在同一水平线上,是否有抬高、回缩、凹陷等现象,用拇指和示指轻轻挤捏乳头,检查是否有异常分泌物从乳头溢出,乳晕颜色是否改变。

2.平卧触摸法

平卧,双手高举过头,并在右肩下垫一小枕头,使右侧乳房变平.左手四指并拢,用指端检查乳房各部位是否有肿块或其他变化。

3.淋浴检查法

淋浴时,因皮肤湿润更易发现问题,用一手指指端掌面慢慢滑动,仔细检查乳房的各个部位及腋窝处是否有肿块。

(杨东兰)

第三节 胆囊结石

胆囊结石是指原发于胆囊的结石,是胆石症中最多的一种疾病。近年来随着卫生条件的改善以及饮食结构的变化,胆囊结石的发病率呈升高趋势,已高于胆管结石。胆囊结石以女性多见,男女之比为 1:(3~4),其以胆固醇结石或以胆固醇为主要成分的混合性结石为主。少数结石可经胆囊管排入胆总管,大多数存留于胆囊内,且结石越聚越大,可呈多颗小米粒状,在胆囊内可存在数百粒小结石,也可呈单个巨大结石,有些终身无症状而在尸检中发现(静止性胆囊结石),大多数反复发作腹痛症状,一般小结石容易嵌入胆囊管发生阻塞引起胆绞痛症状,发生急性胆囊炎。

一、诊断

(一)症状

1.胆绞痛

胆囊结石并发急性胆囊炎时的典型表现,多在进油腻食物后胆囊收缩,结合移位并嵌顿于胆囊颈部,胆囊压力升高后强力收缩而发生绞痛。小结石通过胆囊管或胆总管时可发生典型的胆绞痛,疼痛位于右上腹,呈阵发性,可向右肩背部放射,伴恶心、呕吐,呕吐物为胃内容物,吐后症状并不减轻。存留在胆囊内的大结石堵塞胆囊腔时并不引起典型的胆绞痛,故胆绞痛常反映结石在胆管内的移动。急性发作、特别是坏疽性胆囊炎时还可出现高热、畏寒等明显的感染症状,严重病例由于炎性渗出或胆囊穿孔可引起局限性腹膜炎,从而出现腹膜刺激症状。胆囊结石一般无黄疸,但30%的患者因伴有胆管炎或肿大的胆囊压迫胆管,肝细胞损害时也可有一过性黄疸。

2.胃肠道症状

大多数慢性胆囊炎患者有不同程度的胃肠道功能紊乱,表现为右上腹隐痛不适、厌油、进食后上腹饱胀感,常被误认为"胃病"。有近半数的患者早期无症状,称为静止性胆囊结石,此类患者在长期随访中仍有部分出现腹痛等症状。

(二)体征

1.一般情况

无症状期间患者大多一般情况良好,少数急性胆囊炎患者在发作期可有黄疸,症状重时可有感染中毒症状。

2.腹部情况

如无急性发作,患者腹部常无明显异常体征,部分患者右上腹可有深压痛。急性胆囊炎患者可有右上腹饱满、呼吸运动受限、右上腹触痛及肌紧张等局限性腹膜炎体征,Murphy 征阳性。有1/3~1/2的急性胆囊炎患者,在右上腹可扪及肿大的胆囊或由胆囊与大网膜粘连形成的炎性肿块。

(三)检查

1.化验检查

胆囊结石合并急性胆囊炎有血液白细胞计数升高,少数患者谷丙转氨酶也升高。

2.B超

B超检查简单易行,价格低廉,且不受胆囊大小、功能、胆管梗阻或结石含钙多少的影响,诊断正确率可达96%以上,是首选的检查手段。典型声像特征是胆囊腔内有强回声光团并伴声影,改变体位时光团可移动。

3.胆囊造影

胆囊造影能显示胆囊的大小及形态并了解胆囊收缩功能,但易受胃肠道功能、肝功能及胆囊管梗阻的影响,应用很少。

4.X线

腹部 X 线平片对胆囊结石的显示率为10%~15%。

5.十二指肠引流

十二指肠引流有无胆汁可确定是否有胆囊管梗阻,胆汁中出现胆固醇结晶提示结石存在,但此项检查目前已很少用。

6.CT、MRI、ERCP、PTC

在 B 超不能确诊或者怀疑有肝内胆管、肝外胆管结石或胆囊结石术后多年复发又疑有胆管结石者,可酌情选用其中某一项或几项诊断方法。

(四)诊断要点

1.症状

20%～40%的胆囊结石可终生无症状,称"静止性胆囊结石"。有症状的胆囊结石的主要临床表现:进食后,特别是进油腻食物后,出现上腹部或右上腹部隐痛不适、饱胀,伴嗳气、呃逆等。

2.胆绞痛

胆囊结石的典型表现,疼痛位于上腹部或右上腹部,呈阵发性,可向肩胛部和背部放射,多伴恶心、呕吐。

3.Mirizzi 综合征

持续嵌顿和压迫胆囊壶腹部和颈部的较大结石,可引起肝总管狭窄或胆囊管瘘,以及反复发作的胆囊炎、胆管炎及梗阻性黄疸,称"Mirizzi 综合征"。

4.Murphy 征

右上腹部局限性压痛、肌紧张,阳性。

5.B 超

胆囊暗区有一个或多个强回声光团,并伴声影。

(五)鉴别诊断

1.肾绞痛

胆绞痛需与肾绞痛相鉴别,后者疼痛部位在腰部,疼痛向外生殖器放射,伴有血尿,可有尿路刺激症状。

2.胆囊非结石性疾病

胆囊良、恶性肿瘤、胆囊息肉样病变等,B 超、CT 等影像学检查可提供鉴别线索。

3.胆总管结石

胆总管结石可表现为高热、黄疸、腹痛,超声等影像学检查可以鉴别,但有时胆囊结石可与胆总管结石并存。

4.消化性溃疡性穿孔

此类患者多有溃疡病史,腹痛发作突然并很快波及全腹,腹壁呈板状强直,腹部 X 线平片可见膈下游离气体。较小的十二指肠穿孔,或穿孔后很快被网膜包裹,形成一个局限性炎性病灶时,易与急性胆囊炎混淆。

5.内科疾病

一些内科疾病如肾盂肾炎、右侧胸膜炎、肺炎等,亦可发生右上腹疼痛症状,若注意分析不难获得正确的诊断。

二、治疗

(一)一般治疗

饮食宜清淡,防止急性发作,对无症状的胆囊结石应定期 B 超随诊,伴急性炎症者宜进食,注意维持水、电解质平衡,并静脉应用抗生素。

（二）药物治疗

溶石疗法服用鹅去氧胆酸或熊去氧胆酸对胆固醇结石有一定溶解效果，主要用于胆固醇结石。但此种药物有肝毒性，服药时间长，反应大，价格贵，停药后结石易复发。其适应证为胆囊结石直径在 2 cm 以下；结石为含钙少的 X 线能够透过的结石；胆囊管通畅；患者的肝脏功能正常，无明显的慢性腹泻史。目前多主张采取熊去氧胆酸单用或与鹅去氧胆酸合用，不主张单用鹅去氧胆酸。鹅去氧胆酸总量为 15 mg/(kg·d)，分次口服。熊去氧胆酸为 8～10 mg/(kg·d)，分餐后或晚餐后 2 次口服。疗程 1～2 年。

（三）手术治疗

对于无症状的静止胆囊结石，一般认为无须施行手术切除胆囊。但有下列情况时，应进行手术治疗：①胆囊造影胆囊不显影；②结石直径超过 2 cm；③并发糖尿病且在糖尿病已控制时；④老年人或有心肺功能障碍者。

腹腔镜胆囊切除术适于无上腹创伤及手术史者，无急性胆管炎、胰腺炎和腹膜炎及腹腔脓肿的患者。对并发胆总管结石的患者应同时行胆总管探查术。

1.术前准备

择期胆囊切除术后引起死亡的最常见原因是心血管疾病。这强调了详细询问病史发现心绞痛和仔细进行心电图检查注意有无心肌缺血或以往心肌梗死证据的重要性。此外还应寻找脑血管疾病特别是一过性缺血发作的症状。若病史阳性或有问题时应做非侵入性颈动脉血流检查。此时对择期胆囊切除术应当延期，按照指征在冠状动脉架桥或颈动脉重新恢复血管流通后施行。除心血管病外，引起择期胆囊切除术后第二位的死亡原因是肝胆疾病，主要是肝硬化。除术中出血外，还可发生肝衰竭和败血症。自从在特别挑选的患者中应用预防性措施以来，择期胆囊切除术后感染中毒性并发症的发生率已有明显下降。慢性胆囊炎患者胆汁内的细菌滋生率占10%～15%；而在急性胆囊炎消退期患者中则高达 50%。细菌菌种为肠道菌如大肠埃希菌、产气克雷伯杆菌和粪链球菌，其次也可见到产气荚膜杆菌、类杆菌和变形杆菌等。胆管内细菌的发生率随年龄而增长，故主张年龄在 60 岁以上、曾有过急性胆囊炎发作刚恢复的患者，术前应预防性使用抗生素。

2.手术治疗

对有症状胆石症已成定论的治疗是腹腔镜胆囊切除术。虽然此技术的常规应用时间尚短，但是其结果十分突出，以致仅在不能施行腹腔镜手术或手术不安全时，才选用开腹胆囊切除术，包括无法安全地进入腹腔完成气腹，或者由于腹内粘连，或者解剖异常不能安全地暴露胆囊等。外科医师在遇到胆囊和胆管解剖不清以及遇到止血或胆汁渗漏而不能满意地控制时，应当及时中转开腹。目前，中转开腹率在 5% 以下。

（四）其他治疗

体外震波碎石适用于胆囊内胆固醇结石，直径不超过 3 cm，且胆囊具收缩功能。治疗后部分患者可发生急性胆囊炎或结石碎片进入胆总管而引起胆绞痛和急性胆管炎，此外碎石后仍不能防止结石的复发。因其并发症多，疗效差，现已基本不用。

三、护理措施

（一）术前护理

1.饮食指导

患者选用低脂肪、高蛋白质、高糖饮食。因为脂肪饮食可促进胆囊收缩排出胆汁，加剧疼痛。

2.术前用药

严重的胆石症发作性疼痛可使用镇痛剂和解痉剂,但应避免使用吗啡,因吗啡有收缩胆总管的作用,可加重病情。

3.病情观察

应注意观察胆石症急性发作患者的体温、脉搏、呼吸、血压、尿量及腹痛情况,及时发现有无感染性休克征兆。注意患者皮肤有无黄染及粪便颜色变化,以确定有无胆管梗阻。

(二)术后护理

(1)症状观察及护理:定时监测患者生命体征的变化,注意有无血压下降、体温升高及尿量减少等全身中毒症状,及时补充液体,保持出入量平衡。

(2)T形管护理:胆总管切开放置T形管的目的是为了引流胆汁,使胆管减压。①T形管应妥善固定,防止扭曲、脱落。②保持T形管无菌,每天更换引流袋,下地活动时引流袋应低于胆囊水平,避免胆汁回流。③观察并记录每天胆汁引流量、颜色及性质,防止胆汁淤积引起感染。④拔管:如果T形管引流通畅,胆汁色淡黄、清澄、无沉渣且无腹痛无发热等症状,术后10～14天可夹闭管道。开始每天夹闭2～3小时,无不适可逐渐延长时间,直至全日夹管。在此过程中要观察患者有无体温增高,腹痛,恶心,呕吐及黄疸等。经T形管造影显示胆管通畅后,再引流2～3天,以及时排出造影剂。经观察无特殊反应,可拔除T形管。

(3)健康指导:进少油腻、高维生素、低脂饮食。烹调方式以蒸煮为宜,少吃油炸类的食物。

(4)适当体育锻炼,提高机体抵抗力。

(杨东兰)

第四节　胆　囊　炎

一、疾病概述

(一)概念

胆囊炎是指发生在胆囊的细菌性和(或)化学性炎症。根据发病的缓急和病程的长短分为急性胆囊炎、慢性胆囊炎和慢性胆囊炎急性发作三类。约95%的急性胆囊炎患者合并胆囊结石,称为急性胆石性胆囊炎;未合并胆囊结石者,称为急性非结石性胆囊炎。胆囊炎的发病率很高,仅次于阑尾炎。年龄多见于35岁以后,以40～60岁为高峰。女性发病率约为男性的4倍,肥胖者多于其他体型者。

(二)病因

1.急性胆囊炎

急性胆囊炎是外科常见急腹症,其发病率居于炎性急腹症的第二位,仅次于急性阑尾炎,女性居多。急性胆囊炎的病因复杂,胆囊结石和细菌感染是引发急性胆囊炎的两大重要因素,主要病因包括以下几点。

(1)胆道阻塞:由于结石阻塞或嵌顿于胆囊管或胆囊颈,导致胆汁排出受阻,胆汁潴留,其中水分吸收而胆汁浓缩,胆汁中的胆汁酸刺激胆囊黏膜而引起水肿、炎症,甚至坏死。90%～95%

的急性胆囊炎与胆石有关,在少数情况下,胰液从胰管和胆总管共同的腔道中反流,也可进入胆囊产生化学性刺激。结石亦可直接损伤受压部位的胆囊黏膜引起炎症。此外,胆囊颈或胆囊管腔的狭窄,或受到管外肿块的压迫也可以导致阻塞。胆管和胆囊颈结石嵌塞是引起急性胆囊炎重要的诱因。

(2)细菌入侵:急性胆囊炎时胆囊胆汁的细菌培养阳性率可高达 $80\%\sim90\%$,包括需氧菌与厌氧菌感染,其中大肠埃希菌最为常见。细菌多来源于胃肠道,致病菌通过胆道逆行、直接蔓延或经血液循环和淋巴途径入侵胆囊。结石压迫局部囊壁的静脉,使静脉回流受阻而淤血、出血,以至坏死而引起炎症。

(3)化学性刺激:胆汁酸、逆流的胰液和溶血卵磷脂,对细胞膜有毒性作用和损伤作用。

(4)病毒感染:乙肝病毒可以侵犯许多组织和器官,可以在胆管上皮中复制,对胆道系统有直接的侵害作用。

(5)胆囊的血流灌注量不足:如休克和动脉硬化等,可引起胆囊黏膜的局灶性坏死。

(6)其他:严重创伤、烧伤后、严重过敏、长期禁食或与胆囊无关的大手术等导致的内脏神经功能紊乱时发生急性胆囊炎。

2.慢性胆囊炎

大多继发于急性胆囊炎,是急性胆囊炎反复发作的结果。有较多的病例直接由化学刺激引起。胆囊结石或有阻塞常伴有慢性胆囊炎,这些原因不去除,浓缩胆汁长期刺激可造成慢性炎症。结石和慢性胆囊炎的关系尤为密切,约 95% 的慢性胆囊炎有胆石存在和反复急性发作的病史。

(三)病理生理

1.急性胆囊炎

(1)急性结石性胆囊炎:当结石致胆囊管梗阻时,胆汁淤积,胆囊内压力升高,胆囊肿大、黏膜充血、水肿,渗出增多;镜下可见血管扩张和炎性细胞浸润,称为急性单纯性胆囊炎。若梗阻未解除或炎症未控制,病情继续发展,病变可累及胆囊壁的全层,胆囊壁充血、水肿加重,出现瘀斑或脓苔,部分黏膜坏死脱落,甚至浆膜液有纤维素和脓性渗出物;镜下可见组织中有广泛的中性粒细胞浸润,黏膜上皮脱落,即为急性化脓性胆囊炎;还可引起胆囊积脓。若梗阻仍未解除,胆囊内压力继续升高,胆囊壁张力增高,导致血液循环障碍时,胆囊组织除上述炎性改变外,整个胆囊呈片状缺血坏死;镜下见胆囊黏膜结构消失,血管内外充满红细胞,即为急性坏疽性胆囊炎。若胆囊炎症继续加重,积脓增多,胆囊内压力增高,在胆囊壁的缺血、坏死或溃疡处极易造成穿孔,会引起胆汁性腹膜炎,穿孔部位常在颈部和底部,如胆囊坏疽穿孔发生过程较慢,周围粘连包裹,则形成胆囊周围脓肿。

(2)急性非结石性胆囊炎:病理过程与急性结石性胆囊炎基本相同,但急性非结石性胆囊炎更容易发生胆囊坏疽和穿孔,约 75% 的患者发生胆囊坏疽,15% 的患者出现胆囊穿孔。

2.慢性胆囊炎

慢性胆囊炎是胆囊炎症和结石的反复刺激,胆囊壁炎性细胞浸润和纤维组织增生,胆囊壁增厚,可与周围组织粘连,甚至出现胆囊萎缩,失去收缩和浓缩胆汁的功能。可分为慢性结石性胆囊炎和慢性非结石性胆囊炎两大类,前者占本病的 $70\%\sim80\%$,后者占 $20\%\sim30\%$。

(四)临床表现

1.急性胆囊炎

(1)症状。①腹痛,多数患者有上腹部疼痛史,表现为右上腹阵发性绞痛,常在饱餐、进食油腻食物后或夜间发作,疼痛可放射至右肩及右肩胛下。②消化道症状,患者腹痛发作时常伴恶心、呕吐、厌食等消化道症状。③发热或中毒症状,根据胆囊炎症反应程度的不同,患者可出现不同程度的体温升高和脉搏加速。

(2)体征。①腹部压痛,早期可有右上腹压痛或叩痛。胆囊化脓坏疽时可扪及肿大的胆囊,可有不同程度和不同范围的右上腹压痛,或右季肋部叩痛,墨菲征常为阳性,伴有不同程度的肌紧张,如胆囊张力大时更加明显。腹式呼吸可因疼痛而减弱,常显吸气性抑制。②黄疸,10%~25%的患者可出现轻度黄疸,多见于胆囊炎症反复发作合并 Mirizzi 综合征的患者。

2.慢性胆囊炎

临床症状常不典型,主要表现为上腹部饱胀不适、厌食油腻和嗳气等消化不良的症状,以及右上腹和肩背部隐痛。多数患者曾有典型的胆绞痛病史。体检可发现右上腹胆囊区压痛或不适感,墨菲征可呈弱阳性,如胆囊肿大,右上腹肋下可及光滑圆形肿块。在并发胆道急性感染时可有寒战、发热等。

(五)辅助检查

1.急性胆囊炎

(1)实验室检查:血常规检查可见血白细胞计数和中性粒细胞比例升高;部分患者可有血清胆红素、转氨酶、碱性磷酸酶和淀粉酶升高。

(2)影像学检查:B超检查可显示胆囊肿大,胆囊壁增厚,大部分患者可见胆囊内有结石光团。^{99m}Tc-EHIDA 检查,急性胆囊炎时胆囊常不显影,但不作为常规检查。

2.慢性胆囊炎

B超检查是慢性胆囊炎首选的辅助检查方法,可显示胆囊增大,胆囊壁增厚,胆囊腔缩小或萎缩,排空功能减退或消失,并可探知有无结石。此外,CT、MRI、口服胆囊造影、腹部 X 线平片等也是重要的检查手段。

(六)主要处理原则

主要为手术治疗,手术时机和手术方式取决于患者的病情。

1.非手术治疗

(1)适应证:诊断明确、病情较轻的急性胆囊炎患者;老年人或伴有严重心血管疾病不能耐受手术的患者。在非手术治疗的基础上积极治疗各种并发症,待患者一般情况好转后再考虑择期手术治疗。作为手术前准备的一部分。

(2)常用的非手术治疗措施:主要包括禁饮食和(或)胃肠减压,纠正水、电解质和酸碱平衡紊乱,控制感染,使用消炎利胆及解痉止痛药物,全身支持、对症处理,还可以使用中药、针刺疗法等。在非手术治疗期间,若病情加重或出现胆囊坏疽、穿孔等并发症应及时进行手术治疗。

2.手术治疗

(1)急诊手术适应证:①发病在 48~72 小时者。②经非手术治疗无效且病情加重者。③合并胆囊穿孔、弥漫性腹膜炎、急性梗阻性化脓性胆管炎、急性坏死性胰腺炎等严重并发症者。④其余患者可根据具体情况择期手术。

(2)手术方式。①胆囊切除术,根据病情选择开腹或腹腔镜行胆囊切除术。手术过程中遇到下列情况应同时做胆总管切开探查加 T 管引流术。患者有黄疸史;胆总管内扣及结石或术前 B 超提示肝总管、胆总管结石;胆总管扩张,直径大于 1 cm 者;胆总管内抽出脓性胆汁或有胆色素沉淀者;患者合并有慢性复发性胰腺炎者。②胆囊造口术,目的是减压和引流胆汁。主要用于年老体弱,合并严重心、肺、肾等内脏器官功能障碍不能耐受手术的患者,或局部炎症水肿、粘连严重导致局部解剖不清者。待病情稳定、局部炎症消退后再根据患者情况决定是否行择期手术治疗。

二、护理评估

(一)术前评估

1.健康史及相关因素

(1)一般情况:患者的年龄、性别、职业、居住地及饮食习惯等。

(2)发病的病因和诱因:腹痛的病因和诱因,腹痛发生的时间,是否与饱餐、进食油腻食物及夜间睡眠改变体位有关。

(3)腹痛的性质:是否为突发性腹痛,疼痛的性质是绞痛、隐痛、阵发性或持续性疼痛,有无放射至右肩背部或右肩胛下等。

(4)既往史:有无胆石症、胆囊炎、胆道蛔虫病史;有无胆道手术史;有无消化性溃疡及类似疼痛发作史;有无用药史、过敏史及腹部手术史。

2.身体评估

(1)全身:患者有无寒战、发热、恶心、呕吐;有无面色苍白等贫血现象;有无黏膜和皮肤黄染等;有无体重减轻;有无意识及神经系统的其他改变等。

(2)局部:腹痛的部位是位于右上腹还是剑突下,有无全腹疼痛;有无压痛、肌紧张及反跳痛;能否触及胆囊及胆囊肿大的程度,墨菲征是否阳性等。

(3)辅助检查:血常规检查中白细胞计数及中性粒细胞比例是否升高;血清胆红素、转氨酶、碱性磷酸酶及淀粉酶有无升高;B 超是否观察到胆囊增大或结石影;^{99m}Tc-EHIDA 检查胆囊是否显影;心、肺、肾等器官功能有无异常。

3.心理-社会评估

了解患者及其家属在疾病治疗过程中的心理反应与需求,家庭及社会支持情况,心理承受程度及对治疗的期望等,引导患者正确配合疾病的治疗与护理。

(二)术后评估

1.手术中情况

了解手术的方式和手术范围,如是胆囊切除还是胆囊造口术,是开腹还是腹腔镜;术中有无行胆总管探查,术中出血量及输血、补液情况;有无留置引流管及其位置和目的。

2.术后病情

术后生命体征及手术切口愈合情况;T 管及其他引流管引流情况,包括引流液的量、颜色、性质等;对老年患者尤其要评估其呼吸及循环功能等状况。

3.心理-社会评估

患者及其家属对术后和术后康复的认知和期望。

三、主要护理诊断(问题)

(一)疼痛

与胆囊结石突然嵌顿、胆汁排空受阻致胆囊强烈收缩或继发胆囊感染、术后伤口疼痛有关。

(二)有体液不足的危险

与恶心、呕吐、不能进食和手术前后需要禁食有关。

(三)潜在并发症

胆囊穿孔、感染等。

四、主要护理措施

(一)减轻或控制疼痛

根据疼痛的程度,采取非药物或药物方法止痛。

1.卧床休息

协助患者采取舒适体位,指导其有节律的深呼吸,达到放松和减轻疼痛的效果。

2.合理饮食

病情较轻且决定采取非手术治疗的急性胆囊炎患者,指导其清淡饮食,忌食油腻食物;病情严重需急诊手术的患者予以禁食和胃肠减压,以减轻腹胀和腹痛。

3.药物止痛

对诊断明确的剧烈疼痛者,可遵医嘱通过口服、注射等方式给予消炎利胆、解痉或止痛药,以缓解疼痛。

4.控制感染

遵医嘱及时合理应用抗生素。通过控制胆囊炎症,减轻胆囊肿胀和胆囊压力达到减轻疼痛的效果。

(二)维持体液平衡

对于禁食患者,根据医嘱经静脉补充足够的热量、氨基酸、维生素、水、电解质等,以维持水、电解质及酸碱平衡。对能进食、进食量不足者,指导和鼓励其进食高蛋白、高碳水化合物、高维生素和低脂的食物,以保持良好的营养状态。

(三)并发症的预防和护理

1.加强观察

严密观察患者的生命体征变化,了解腹痛的程度、性质、发作的时间、诱因及缓解的相关因素和腹部体征的变化。若腹痛进行性加重,且范围扩大,出现压痛、反跳痛、肌紧张等,同时伴有寒战、高热的症状,提示胆囊穿孔或病情加重。

2.减轻胆囊内压力

遵医嘱应用敏感抗菌药,以有效控制感染,减轻炎性渗出,达到减少胆囊内压力、预防胆囊穿孔的目的。

3.及时处理胆囊穿孔

一旦发生胆囊穿孔,应及时报告医师,并配合做好紧急手术的准备。

五、护理效果评估

(1)患者腹痛得到缓解,能叙述自我缓解疼痛的方法。

（2）患者在禁食期间得到相应的体液补充。

（3）患者没有发生胆囊穿孔或能及时发现和处理已发生的胆囊穿孔。

（4）疾病愈合良好，无并发症发生。

（5）患者对疾病的心理压力得到及时的调适与干预。依从性较好，并对疾病的治疗和预防有一定的了解。

（杨东兰）

第五节　急性梗阻性化脓性胆管炎

一、疾病概述

（一）概念

急性梗阻性化脓性胆管炎又称急性重症胆管炎，是在胆道梗阻基础上并发的急性化脓性细菌感染，急性胆管炎和急性梗阻性化脓性胆管炎是同一疾病的不同发展阶段。

（二）病因

1.胆道梗阻

最常见的原因为胆道结石性梗阻。此外，胆道蛔虫、胆管狭窄、吻合口狭窄、胆管及壶腹部肿瘤等亦可引起胆道梗阻而导致急性化脓性炎症。胆道发生梗阻时，胆盐不能进入肠道，易造成细菌移位。

2.细菌感染

胆道内细菌多来源于胃肠道，其感染途径可经十二指肠逆行进入胆道，或小肠炎症时，细菌经门静脉系统入肝到达胆道引起感染。可以是单一菌种感染，也可是两种以上的菌种感染。以大肠埃希菌、变形杆菌、克雷伯菌、绿脓杆菌等革兰阴性杆菌多见。近年来，厌氧菌及革兰阳性球菌在胆道感染中的比例有增高的趋势。

（三）病理生理

急性梗阻性化脓性胆管炎的基本病理改变是胆管梗阻、肝实质及胆道系统胆汁淤滞和胆管内化脓性感染。胆管梗阻及随之而来的胆道感染造成梗阻以上胆管扩张、胆管壁黏膜肿胀，使梗阻进一步加重并趋向完全性；胆管内压力升高，胆管壁充血、水肿、炎性细胞浸润及溃疡形成，管腔内逐渐充满脓性胆汁或脓液，使胆管内压力继续升高，当胆管内压力超过 3.92 kPa 时，肝细胞停止分泌胆汁，胆管内脓性胆汁及细菌逆流，引起肝内胆管及肝细胞化脓性感染；若感染进一步加重，可使肝细胞发生大片坏死；胆小管破溃后形成胆小管与肝动脉或门静脉瘘，可在肝内形成多发性脓肿及胆道出血；大量细菌和毒素还可经肝静脉进入人体循环引起全身化脓性感染和多器官功能损害，甚至引起全身脓毒血症或感染性休克，严重者可导致多器官功能障碍综合征或多器官功能衰竭。

（四）临床表现

多数患者有胆道疾病史，部分患者有胆道手术史。本病发病急骤，病情进展迅速，除了具有急性胆管炎的夏科氏三联征（腹痛、寒战高热、黄疸）外，还有休克及中枢神经系统受抑制的表现，即雷诺五联征。

1.症状

(1)腹痛:患者常表现为突发的剑突下或右上腹持续性疼痛,可阵发性加重,并向右肩胛下及腰背部放射。腹痛及其程度可因梗阻的部位不同而有差异。肝内梗阻者疼痛较轻,肝外梗阻时症状明显。

(2)寒战、高热:体温持续升高达 39～40 ℃或更高,呈弛张热热型。

(3)胃肠道症状:多数患者伴恶心、呕吐,黄疸。

2.体征

(1)腹部压痛或腹膜刺激征:剑突下或右上腹部可有不同程度和不同范围的压痛或腹膜刺激征,可有肝大及肝区叩痛,可扪及肿大的胆囊。

(2)黄疸:多数患者可出现不同程度的黄疸,若仅为一侧胆管梗阻可不出现黄疸。

(3)神志改变:主要表现为神志淡漠、烦躁、谵妄或嗜睡、神志不清,甚至昏迷,病情严重者可在短期内出现感染性休克表现。

(4)休克表现:呼吸急促、出冷汗、脉搏细速,可达 120 次/分以上,血压在短时间内迅速下降,可出现全身发绀或皮下瘀斑。

(五)辅助检查

1.实验室检查

血常规检查可见白细胞计数升高,可超过 $20×10^9/L$;中性粒细胞比例明显升高;细胞质内可出现中毒颗粒;凝血酶原时间延长;血生化检查可见肝功能损害、电解质紊乱和 BUN 增高等;血气分析检查可提示血氧分压降低和代谢性酸中毒的表现。尿常规检查可发现蛋白及颗粒管型。寒战时做血培养,多有细菌生长。

2.影像学检查

B 超是主要的辅助检查方法。B 超检查可显示肝和胆囊肿大,胆囊壁增厚。肝、内外胆管扩张及胆管内结石光团伴声影。必要时可行 CT、经内镜逆行胆胰管成像(ERCP)、磁共振胆胰管成像(MRCP)、经皮穿刺肝胆道成像(PTC)等检查,以了解梗阻部位、程度、结石大小和数量等。

(六)主要处理原则

紧急手术解除胆道梗阻并引流,尽早而有效降低胆管内压力,积极控制感染和抢救患者生命。

1.非手术治疗

既是治疗手段又是手术前准备。在严密观察下进行,若非手术治疗期间症状不能缓解或病情进一步加重,则应紧急手术治疗。主要措施如下。

(1)禁食、持续胃肠减压及解痉止痛。

(2)抗休克治疗:建立通畅的静脉输液通道,加快补液扩容,恢复有效循环血量;及时应用肾上腺皮质激素,必要时使用血管活性药物;纠正水、电解质、酸碱平衡紊乱。

(3)抗感染治疗:联合应用足量、有效、广谱并对肝肾毒性小的抗菌药物。

(4)其他:包括吸氧、降温、支持治疗等,以保护重要内脏器官功能。

(5)引流:非手术方法进行胆管减压引流,如经皮肝穿刺胆道引流术、经内镜鼻胆管引流术等。

2.手术治疗

主要目的是解除梗阻、胆道减压,挽救患者生命。手术力求简单而有效。多采用胆总管切开减压加 T 管引流术。术中注意肝内胆管是否引流通畅,以防形成多发性肝脓肿。若病情无改善,应及时手术治疗。

二、护理评估

(一)术前评估

1.健康史及相关因素

(1)发病情况:是否为突然发病,有无表现为起病急、症状重、进展快的特点。

(2)发病的病因和诱因:此次发病与饮食、活动的关系,有无肝内、外胆管结石或胆囊炎反复发作史,有无类似疼痛史等。

(3)病情及其程度:是否表现为急性病容,有无神经精神症状,是否为短期内即出现感染性休克的表现。

(4)既往史:有无胆道手术史;有无用药史、过敏史及腹部手术史。

2.身体状况

(1)全身。①生命体征:患者是否在发病初期即出现畏寒发热,体温持续升高至 39～40 ℃或更高。有无伴呼吸急促、出冷汗、脉搏细速及血压在短时间内迅速下降等。②黄疸:患者有无巩膜及皮肤黄染及黄染的程度。③神志:有无神志改变的表现,如神志淡漠、谵妄或嗜睡、神志不清甚至昏迷等。④感染:有无感染、中毒的表现,如全身皮肤湿冷、发绀和皮下瘀斑等。

(2)局部:腹痛的部位、性质、程度及有无放射痛等;肝区有无压痛、叩击痛;腹膜刺激征是否为阳性;腹部有无不对称性肿大等。

(3)辅助检查:血常规检查白细胞计数升高及中性粒细胞比例是否明显升高;细胞质内是否出现中毒颗粒;尿常规检查有无异常;凝血酶原时间有无延长;血生化检查是否提示肝功能损害、电解质紊乱、代谢性酸中毒及 BUN 增高等;血气分析检查是否提示血氧分压降低。B 超及其他影像学检查是否提示肝和胆囊肿大,肝内外胆管扩张和结石。心、肺、肾等器官功能有无异常。

3.心理和社会支持状况

了解患者和家属对疾病的认知、家庭经济状况、心理承受程度及对治疗的期望。

(二)术后评估

1.手术中情况

了解术中胆总管探查及解除梗阻、胆道减压、胆汁引流情况;术中患者生命体征是否平稳;肝内、外胆管结石清除及引流情况;有无多发性肝脓肿及处理情况;各种引流管放置位置和目的等。

2.术后病情

术后生命体征及手术切口愈合情况;T 管及其他引流管引流情况等。

3.心理-社会评估

患者及其家属对术后康复的认知和期望程度。

三、主要护理诊断

(一)疼痛

与胆道梗阻、胆管扩张及手术后伤口疼痛有关。

(二)体液不足

与呕吐、禁食、胃肠减压及感染性休克有关。

(三)体温过高

与胆道梗阻并继发感染有关。

(四)低效性呼吸困难

与感染中毒有关。

(五)潜在并发症

胆道出血、胆瘘、多器官功能障碍或衰竭。

四、主要护理措施

(一)减轻或控制疼痛

根据疼痛的程度,采取非药物或药物方法止痛。

1.卧床休息

协助患者采取舒适体位,指导其有节律的深呼吸,达到放松和减轻疼痛的效果。

2.合理饮食

病情较轻且决定采取非手术治疗的急性胆囊炎患者,指导其清淡饮食,忌食油腻食物;病情严重需急诊手术的患者予以禁食和胃肠减压,以减轻腹胀和腹痛。

3.解痉镇痛

对诊断明确的剧烈疼痛者,可遵医嘱通过口服、注射等方式给予消炎利胆、解痉或止痛药,以缓解疼痛。

4.控制感染

遵医嘱及时合理应用抗生素。通过控制胆囊炎症,减轻胆囊肿胀和胆囊压力达到减轻疼痛的效果。

(二)维持体液平衡

1.加强观察

严密观察患者的生命体征和循环功能,如脉搏、血压、中心静脉压和每小时尿量等,以及时准确记录出入水量,为补液提供可靠依据。

2.补液扩容

对于休克患者应迅速建立静脉输液通路,补液扩容,尽快恢复血容量。遵医嘱及时给予肾上腺皮质激素,必要时应用血管活性药物,以改善和保证组织器官的血流灌注及供氧。

3.纠正水、电解质、酸碱平衡紊乱

根据病情、中心静脉压、胃肠减压及每小时尿量等情况,确定补液的种类和输液量,合理安排输液的顺序和速度,维持水、电解质及酸碱平衡。

(三)降低体温

1.物理降温

温水擦浴、冰敷等物理方法。

2.药物降温

在物理降温的基础上,根据病情遵医嘱通过口服、注射或其他途径给予药物降温。

3.控制感染

遵医嘱联合应用足量有效的广谱抗生素,以有效控制感染,使体温恢复正常。

(四)维持有效呼吸

1.加强观察

密切观察患者的呼吸频率、节律和深浅度;动态监测血氧饱和度的变化,定期进行动脉血气分析检查,以了解患者的呼吸功能状况。若患者呼吸急促、血氧饱和度下降、氧分压降低,提示患者呼吸功能受损。

2.采取合适体位

协助患者卧床休息,减少耗氧量。非休克患者取半卧位,使腹肌放松、膈肌下降,有助于改善呼吸和减轻疼痛。半卧位还可促使腹腔内炎性渗出物局限于盆腔,减轻中毒症状。休克患者应取头低足高位。

3.禁食和胃肠减压

禁食可减少消化液的分泌,减轻腹部胀痛。通过胃肠减压,可吸出胃内容物,减少胃内积气和积液,从而达到减轻腹胀、避免膈肌抬高和改善呼吸功能的效果。

4.解痉镇痛

对诊断明确的剧烈疼痛患者,可遵医嘱给予消炎利胆、解痉或止痛药,以缓解疼痛,利于平稳呼吸,尤其是腹式呼吸。

5.吸入氧气

根据患者呼吸的频率、节律、深浅度及血气分析情况选择给氧的方式和确定氧气流量和浓度,如可通过鼻导管、面罩、呼吸机辅助等方法给氧,以维持患者正常的血氧饱和度及动脉血氧分压,改善缺氧症状,保证组织器官的氧气供给。

(五)营养支持

1.术前

不能进食或禁食及胃肠减压的患者,可从静脉补充能量、氨基酸、维生素、水、电解质等,以维持和改善营养状况。对凝血机制障碍的患者,遵医嘱给予维生素 K_1 肌内注射。

2.术后

在患者恢复进食前或进食量不足时,仍需从胃肠外途径补充营养素;当患者恢复进食后,应鼓励患者从清淡饮食逐步转为高蛋白、高碳水化合物、高维生素和低脂饮食。

(六)并发症的预防和护理

(1)加强观察:包括神志、生命体征、每小时尿量、腹部体征及引流液的量、颜色、性质,同时注意血常规、电解质、血气分析和心电图等检查结果的变化。若 T 管引流液呈血性,伴腹痛、发热等症状,应考虑胆道出血;若腹腔引流液呈黄绿色胆汁样,应警惕胆瘘的可能;若患者出现神志淡漠、黄疸加深、每小时尿量减少或无尿、肝肾功能异常、血氧分压降低或代谢性酸中毒,以及凝血酶原时间延长等,提示多器官功能障碍或衰竭,应及时报告医师,并协助处理。

(2)加强腹壁切口、引流管和 T 管护理。

(3)加强支持治疗:患者发生胆瘘时,在观察并准确记录引流液的量、颜色的基础上,遵医嘱补充水、电解质及维生素,以维持水、电解质平衡;鼓励患者进食高蛋白、高碳水化合物、高维生素和低脂、易消化的食物,防止因胆汁丢失影响消化吸收而造成营养障碍。

(4)维护器官功能:一旦出现多器官功能障碍或衰竭的征象,应立即与医师联系,并配合医师采取相应的急救措施。

五、护理效果评估

(1)患者及时得到补液,体液代谢维持平衡。

(2)患者感染得到有效控制,体温恢复正常。

(3)患者能维持有效呼吸,没有发生低氧血症或发生后得到及时发现和纠正。

(4)患者的营养状况得到改善或维持。

(5)患者没有发生胆道出血、胆瘘及多器官功能障碍或衰竭等并发症,或发生后得到及时发现和处理。

(杨东兰)

第六节 急性阑尾炎

急性阑尾炎是外科最常见的急腹症之一,多发生于青年人,男性发病率高于女性。

一、病因、病理

(一)病因

1.阑尾管腔梗阻

阑尾管腔梗阻是引起急性阑尾炎最常见的病因。阑尾管腔细长,开口较小,容易被食物残渣、粪石、蛔虫等阻塞而引起管腔梗阻。

2.细菌入侵

阑尾内存有大量大肠埃希菌和厌氧菌,当阑尾管腔阻塞后,细菌繁殖并产生毒素,损伤黏膜上皮,细菌经溃疡面侵入阑尾引起感染。

3.胃肠道疾病的影响

急性肠炎、血吸虫病等可直接蔓延至阑尾或引起阑尾管壁肌肉痉挛,使管壁血运障碍而致炎症。

(二)病理

根据急性阑尾炎发病过程的病理解剖学变化,可分为急性单纯性阑尾炎、急性化脓性阑尾炎、坏疽性及穿孔性阑尾炎、阑尾周围脓肿四种病理类型。

急性阑尾炎的转归取决于机体的抵抗力和治疗是否及时,可有炎症消退、炎症局限化、炎症扩散 3 种转归。

二、临床表现

(一)症状

1.腹痛

典型症状是转移性右下腹痛。因初期炎症仅限于阑尾黏膜或黏膜下层,由内脏神经反射引起上腹或脐部周围疼痛,范围较弥散。当炎症波及浆膜层和壁腹膜时,刺激了躯体神经,疼痛固定于右下腹。单纯性阑尾炎的腹痛程度较轻,化脓性及坏疽性阑尾炎的腹痛程度较重。当阑尾穿孔时,腹痛可减轻,因阑尾管腔内的压力骤减,但随着腹膜炎的出现,腹痛可继续加重。

2.胃肠道症状

早期可有轻度恶心、呕吐,部分患者可发生腹泻或便秘。盆腔阑尾炎时,炎症刺激直肠和膀胱,引起里急后重和排尿痛。

3.全身症状

早期有乏力、头痛,炎症发展时,可出现脉快、发热等,体温多在 38 ℃内。坏疽性阑尾炎时,出现寒战、体温明显升高。若发生门静脉炎,可出现寒战、高热和轻度黄疸。

(二)体征

1.右下腹固定压痛

右下腹固定压痛是急性阑尾炎最重要的体征。腹部压痛点常位于麦氏点。

2.反跳痛和腹肌紧张

提示阑尾已化脓、坏死或即将穿孔。

三、辅助检查

(1)腰大肌试验:若为阳性,提示阑尾位于盲肠后位贴近腰大肌。

(2)结肠充气试验:若为阳性,表示阑尾已有急性炎症。

(3)闭孔内肌试验:若为阳性,提示阑尾位置靠近闭孔内肌。

(4)直肠指诊:直肠右前方有触痛者,提示盆腔位置阑尾炎。若触及痛性肿块,提示盆腔脓肿。

四、治疗原则

急性阑尾炎诊断明确后应尽早行阑尾切除术。部分急性单纯性阑尾炎,可经非手术治疗而获得痊愈;阑尾周围脓肿,先行非手术治疗,待肿块缩小局限、体温正常,3 个月后再行阑尾切除术。

五、护理诊断(问题)

(1)疼痛:与阑尾炎症、手术创伤有关。

(2)体温过高:与化脓性感染有关。

(3)潜在并发症:急性腹膜炎、感染性休克、腹腔脓肿、门静脉炎。

(4)潜在术后并发症:腹腔出血、切口感染、腹腔脓肿、粘连性肠梗阻。

六、护理措施

(一)非手术治疗的护理

(1)取半卧位。

(2)饮食和输液:流质饮食或禁食,禁食期间做好静脉输液的护理。

(3)控制感染:应用抗生素。

(4)严密观察病情:观察患者的生命体征、精神状态、腹部症状和体征、白细胞计数及中性粒细胞比例的变化。

（二）术后护理

1.体位

血压平稳后取半卧位。

2.饮食

术后 1～2 天胃肠蠕动恢复、肛门排气后可进流食,如无不适可改半流食,术后 3～4 天可进软质普食。

3.早期活动

轻症患者术后当天麻醉反应消失后,即可下床活动,以促进肠蠕动的恢复,防止肠粘连的发生。重症患者应在床上多翻身、活动四肢,待病情稳定后,及早下床活动。

4.并发症的观察和护理

（1）腹腔内出血:常发生在术后 24 小时内,表现为腹痛、腹胀、面色苍白、脉搏细速、血压下降等内出血表现或腹腔引流管有血性液引出。应嘱患者立即平卧,快速静脉输液、输血,并做好紧急手术止血的准备。

（2）切口感染:是术后最常见的并发症,表现为术后 2～3 天体温升高,切口胀痛、红肿、压痛等。可给予抗生素、理疗等,如已化脓应拆线引流脓液。

（3）腹腔脓肿:多见于化脓性或坏疽性阑尾炎术后。表现为术后 5～7 天体温升高或下降后又升高,有腹痛、腹胀、腹部压痛、腹肌紧张或腹部包块,常发生于盆腔、膈下、肠间隙等处,可出现直肠膀胱刺激症状及全身中毒症状。

（4）粘连性肠梗阻:常为不完全性肠梗阻,以非手术治疗为主,完全性肠梗阻者应手术治疗。

（5）粪瘘:少见,一般经非手术治疗后粪瘘可自行闭合。

七、特殊类型阑尾炎

（一）小儿急性阑尾炎

小儿大网膜发育不全,难以包裹发炎的阑尾。其临床特点:①病情发展快且重,早期出现高热、呕吐等胃肠道症状。②右下腹体征不明显。③小儿阑尾管壁薄,极易发生穿孔,并发症和死亡率较高。处理原则:及早手术。

（二）妊娠期急性阑尾炎

较常见,发病多在妊娠前 6 个月。其临床特点:①妊娠期盲肠和阑尾被增大的子宫推压上移,压痛点也随之上移。②腹膜刺激征不明显。③大网膜不易包裹炎症的阑尾,炎症易扩散。④炎症刺激子宫收缩,易引起流产或早产,威胁母子安全。处理原则:及早手术。

（三）老年人急性阑尾炎

老年人对疼痛反应迟钝,防御功能减退,其临床特点:①主诉不强烈,体征不典型,易延误诊断和治疗。②阑尾动脉多硬化,易致阑尾缺血坏死或穿孔。③常伴有心血管病、糖尿病等,使病情复杂严重。处理原则:及早手术。

（杨东兰）

第七节　急性化脓性腹膜炎

一、概念

急性化脓性腹膜炎是指由化脓性细菌,包括需氧菌和厌氧菌或两者混合所引起的腹膜腔急性感染。急性化脓性腹膜炎累及整个腹腔称为急性弥散性腹膜炎,腹膜腔炎症仅局限于病灶局部称为局限性腹膜炎,并可形成脓肿。根据腹腔内有无病变又分为原发性腹膜炎和继发性腹膜炎。腹腔内无原发病灶,而是血源性引起的,称为原发性腹膜炎,占 2%。继发于腹腔内空腔脏器穿孔、损伤破裂、炎症扩散和手术污染等所引起的腹膜炎,称之为继发性腹膜炎,是急性化脓性腹膜炎中最常见的一种占 98%。

二、临床表现

(一)腹痛

腹痛是最主要的症状,一般都很剧烈,不能忍受,且呈持续性,当患者深呼吸、咳嗽、转动体位时加重,故患者多不愿意改变体位。疼痛先以原发病灶处最明显,随炎症扩散可波及全腹。

(二)恶心、呕吐

恶心、呕吐为早期出现胃肠道症状。腹膜受到刺激,引起反射性恶心,呕吐,呕吐物为胃内容物。当出现麻痹性肠梗阻时,可吐出黄绿色胆汁,甚至粪质样内容物。

(三)全身症状

随着炎症发展,患者出现高热、大汗、口干、脉速、呼吸浅快等全身中毒症状,后期出现眼窝凹陷、四肢发冷、呼吸急促、脉搏细弱、血压下降、严重缺水、代谢性酸中毒及感染性休克的表现。但年老体衰或病情晚期者体温不一定升高,如脉搏加快,体温反而下降,提示病情恶化。

(四)腹部体征

腹胀明显,腹式呼吸减弱或消失。腹部有压痛、反跳痛、肌紧张,是腹膜炎的重要体征,称为腹膜刺激征。腹肌呈“木板样”多为胃十二指肠穿孔的临床表现,而老年、幼儿或极度虚弱的患者腹肌紧张可不明显,易被忽视。胃十二指肠穿孔时,腹腔可有游离气体,叩诊肝浊音界缩小或消失。腹腔内有较多积液时,移动性浊音呈阳性。

三、辅助检查

(一)血液检查

白细胞总数及中性粒细胞升高,可出现中毒性颗粒。病情危重或机体反应低下时,白细胞计数可不增高。

(二)腹部 X 线检查

立位平片,可见膈下游离气体;卧位片,在腹膜炎有肠麻痹时可见肠袢普遍胀气,肠间隙增宽及腹膜外脂肪线模糊以至消失。

（三）直肠指检

有无直肠前壁触痛、饱满，可判断有无盆腔感染或盆腔脓肿形成。

（四）B 超检查

B 超检查可帮助判断腹腔病变部位。

（五）腹腔穿刺

可根据抽出液性状、气味、混浊度做细菌培养、涂片，以及淀粉酶测定来帮助诊断及确定病变部位和性质。

四、护理措施

急性腹膜炎的治疗分为非手术和手术两种方法。非手术疗法主要适用于原发性腹膜炎；急性腹膜炎原因不明，病情不重，全身情况较好；炎症已有局限化趋势，症状有所好转。手术疗法主要适用于腹腔内病变严重；腹膜炎重或腹膜炎原因不明，无局限趋势；患者一般情况差，腹水多，肠麻痹重或中毒症状明显，甚至出现休克者；经短期（一般不超过 12 小时）非手术治疗症状及体征不缓解反而加重者。其治疗原则是处理原发病灶，消除引起腹膜炎的病因，清理或引流腹腔，促使腹腔脓性渗出液尽早局限、吸收。

（一）术前护理

（1）病情观察：定时监测体温、脉搏、呼吸、血压，准确记录 24 小时出入量。观察腹部体征变化，对休克患者应监测中心静脉压及血气分析数值。

（2）禁食：尤其是胃肠道穿孔者，可减少胃肠道内容物继续溢入腹腔。

（3）胃肠减压：可减轻胃肠道内积气、积液，减少胃肠内容物继续溢入腹腔，有利或减轻腹膜的疼痛刺激，减少毒素吸收，降低肠壁张力，改善肠壁血液供给，利于炎症局限，并促进胃肠道蠕动恢复。

（4）保持水、电解质平衡：腹膜炎时，腹腔内有大量液体渗出，加之呕吐，患者不仅丧失水、电解质，也丧失了大量的血浆，应根据患者的临床表现和血生化测定、中心静脉压等监测，输入适量的晶体液和胶体液，纠正水、电解质和酸碱失衡，保持尿量每小时 30 mL 以上。

（5）抗感染：继发性腹膜炎常为混合感染，因此需针对性地、大剂量联合应用抗生素。

（6）对诊断不明确者，应严禁使用止痛剂，以免掩盖病情，贻误诊断和治疗。

（7）积极做好手术准备，做好患者及家属的工作，解除思想顾虑，积极配合治疗。

（二）术后护理

（1）定时监测体温、脉搏、呼吸、血压及尿量的变化。

（2）患者血压平稳后，应取半卧位，以利于腹腔引流，减轻腹胀，改善呼吸。

（3）补液与营养：由于术前大量体液丧失，患者术后又需禁食，故要注意水、电解质平衡，酸碱平衡和营养的补充。

（4）继续胃肠减压：腹膜炎患者虽经手术治疗，但腹膜的炎症尚未清除，肠蠕动尚未恢复，故应禁食，同时采用有效的胃肠减压，直至肠蠕动恢复，肛门排气后，方可拔除胃管，开始进食。

（5）引流的护理：妥善固定引流管，避免受压、扭曲，保持通畅，观察并记录引流量、颜色、气味等。如需用负压吸引者应注意负压大小，如用双套管引流者，常需用抗生素盐水冲洗，冲洗时应注意无菌操作，记录冲洗量和引流量及性状。冲洗时注意保持床铺的干燥。

（6）应用抗生素以减轻和防治腹腔残余感染。

(7)为了减少患者的不适,酌情使用止痛剂。

(8)鼓励患者早期活动,防止肠粘连。

(9)观察有无腹腔残余脓肿,如患者体温持续不退或下降后又有升高,白细胞计数升高,全身有中毒症状,以及腹部局部体征的变化,大便次数增多等提示有残余脓肿,应及时报告医师处理。

(三)健康教育

(1)术后肠功能恢复后的饮食要根据不同疾病具体计划,先进流质饮食,再过渡到半流质饮食。应指导和鼓励患者吃易消化、高蛋白、高热量、高维生素的食物。

(2)向患者解释术后半卧位的意义。在病情允许的情况下,应鼓励患者尽早下床活动。

(3)出院后如突然出现腹痛加重,应及时到医院就诊。

(杨东兰)

第八节　腹　外　疝

一、疾病概述

(一)概念

体内某个脏器或组织离开其正常解剖部位,通过先天或后天形成的薄弱点、缺损或孔隙进入另一部位,成为疝。疝多发生于腹部,腹部疝分为腹内疝和腹外疝。腹内疝是由脏器或组织进入腹腔内的间隙囊内形成,如网膜孔疝。腹外疝是腹腔内的脏器或组织连同壁腹膜,经腹壁薄弱点或孔隙,向体表突出所形成。常见的有腹股沟疝、股疝、脐疝、切口疝等。临床上以腹外疝多见。

(二)相关病理生理

典型的腹外疝由疝环、疝囊、疝内容物和疝外被盖等组成。

1.疝环

疝环也称为疝门,是疝突出体表的门户,也是腹壁薄弱点或缺损所在。各类疝多以疝门而命名,如腹股沟疝、股疝、脐疝、切口疝等。

2.疝囊

疝囊是壁腹膜经疝门向外突出形成的囊袋。一般分为疝囊颈、疝囊体、疝囊底。疝囊颈是疝囊与腹腔的连接部,其位置相当于疝环,常是疝囊比较狭窄的部分,也是疝内容物脱出和回纳的必经之处,因疝内容物进出反复摩擦刺激易产生瘢痕而增厚,若疝囊颈狭小易使疝内容物在此处受到嵌闭和狭窄,如股疝和脐疝等。

3.疝内容物

疝内容物是进入疝囊的腹内脏器和组织,以小肠多见,大网膜次之。比较少见的有盲肠、阑尾、乙状结肠、横结肠、膀胱等,卵巢及输卵管则罕见。

4.疝外被盖

疝外被盖是指疝囊以外的腹壁各层组织,一般为筋膜、皮下组织及皮肤。

(三)病因与诱因

1.基本病因

腹壁强度降低是腹外疝发病的基本病因。腹壁强度降低有先天性和后天性两种情况。

(1)先天性因素:最常见的是在胚胎发育过程中某些组织穿过腹壁的部位,如精索或子宫圆韧带穿过腹股沟管、腹内股动静脉穿过股管、脐血管穿过脐环等处;其他如腹白线发育不全等。

(2)后天性因素:见于手术切口愈合不良、外伤、感染造成的腹壁缺损,腹壁神经损伤、年老、久病、肥胖等所致肌萎缩等。

2.诱发因素

腹内压力增高易诱发腹外疝的发生。引起腹内压力增高的常见原因有慢性咳嗽、慢性便秘、排尿困难(如前列腺增生症、膀胱结石)、腹水、妊娠、搬运重物、婴儿经常啼哭等。正常人因腹壁压力强度正常,虽时有腹内压增高的情况,但不致发生疝。

(四)临床表现

腹外疝有易复性、难复性、嵌顿性和绞窄性等临床类型,其临床表现各异。

1.易复性疝

最常见,疝内容物很容易回纳入腹腔,称为易复性疝。在患者站立、行走、咳嗽等导致腹内压增高时肿块突出,平卧、休息或用手将疝内容物向腹腔推送时可回纳入腹腔。除疝块巨大者可有行走不便和下坠感,或伴腹部隐痛外,一般无不适。

2.难复性疝

疝内容物不能或不能完全回纳入腹腔内,但并不引起严重症状者,称为难复性疝。此类疝内容物大多数为大网膜,滑动性疝也属难复性疝的一种。患者常有轻微不适、坠胀、便秘或腹痛等。

3.嵌顿性疝

疝环较小而腹内压突然增高时,较多的疝内容物强行扩张疝环挤入疝囊,随后由于疝囊颈的弹性回缩,使疝内容物不能回纳,称为嵌顿性疝。此时疝内容物尚未发生血运障碍,多发生于股疝、腹股沟斜疝等。患者可有腹部或包块部疼痛,若嵌顿为肠管可有腹痛、恶心呕吐、肛门停止排便排气等。

4.绞窄性疝

嵌顿若不能及时解除,嵌闭的疝内容物持续受压,出现血液回流受阻而充血、水肿、渗出,并逐渐影响动脉血供,成为绞窄性疝。发生绞窄后,包块局部出现红、肿、痛、热,甚至形成脓肿,全身有畏寒、发热、脱水、腹膜炎、休克等症状。

(五)辅助检查

1.透光试验

用透光试验检查肿块,因疝块不透光,故腹股沟斜疝呈阴性,而鞘膜积液多为透光(阳性),可以此鉴别。但幼儿的疝块,因组织菲薄,常能透光,勿与鞘膜积液混淆。

2.实验室检查

疝内容物继发感染时,血常规检查提示白细胞和中性粒细胞比例升高;粪便检查显示隐血试验阳性或见白细胞。

3.影像学检查

疝嵌顿或绞窄时 X 线检查可见肠梗阻征象。

(六)治疗原则

除少数特殊情况外,腹股沟疝一般均应尽快施行手术治疗。腹股沟疝早期手术效果好、复发率低;若历时过久,疝块逐渐增大后,加重腹壁的损伤而影响劳动力,也使术后复发率增高;而斜疝又常可发生嵌顿或绞窄而威胁患者的生命。股疝因极易嵌顿、绞窄,确诊后应及时手术治疗。对于嵌顿性或绞窄性股疝,则应紧急手术。

1.非手术治疗

(1)棉线束带法或绷带压深环法:适用于1岁以下婴幼儿。因为婴幼儿腹肌可随躯体生长逐渐强壮,疝有自行消失的可能。可采用棉线束带或绷带压住腹股沟深环,防止疝块突出。

(2)医用疝带的使用:此方法适用于年老体弱或伴有其他严重疾病而禁忌手术者,可用疝带压迫阻止疝内容物外突。但长期使用疝带可使疝囊颈增厚,增加疝嵌顿的发病率,易与疝内容物粘连,形成难复性疝和嵌顿性疝。

(3)嵌顿性疝的复位:复位方法是将患者取头低足高位,注射吗啡或哌替啶以止痛、镇静并放松腹肌,后用手持续缓慢地将疝块推向腹腔,同时用左手轻轻按摩浅环和深环以协助疝内容物回纳。复位方法应轻柔,切忌粗暴,以防损伤肠管,手法复位后必须严密观察腹部体征,若有腹膜炎或肠梗阻的表现,应尽早手术探查。

2.手术治疗

手术是治疗腹外疝的有效方法,但术前必须处理慢性咳嗽、便秘、排尿困难、腹水、妊娠等腹内压增高因素,以免术后复发。常用的手术方式有以下几种。

(1)疝囊高位结扎术:暴露疝囊颈,予以高位结扎或是贯穿缝合,然后切去疝囊。单纯性疝囊高位结扎适用于婴幼儿或儿童,以及绞窄性斜疝因肠坏死而局部严重感染者。

(2)无张力疝修补术:将疝囊内翻入腹腔,无须高位结扎,而用合成纤维网片填充疝环的缺损,再用一个合成纤维片缝合于后壁,替代传统的张力缝合。传统的疝修补术是将不同层次的组织强行缝合在一起,可引起较大张力,局部有牵拉感、疼痛,不利于愈合。现代疝手术强调在无张力情况下,利用人工高分子修补材料进行缝合修补,具有创伤小、术后疼痛轻、无须制动、复发率低等优点。

(3)经腹腔镜疝修补术:其基本原理是从腹腔内部用网片加强腹壁缺损或用钉(缝线)使内环缩小,可同时检查双侧腹股沟疝和股疝,有助于发现亚临床的对侧疝并同时予以修补。该术式具有创伤小、痛苦少、恢复快、美观等特点,但对技术设备要求高,需全身麻醉,手术费用高,目前临床应用较少。

(4)嵌顿疝和绞窄性疝的手术处理:手术处理嵌顿或绞窄性疝时,关键在于准确判断肠管活力。若肠管坏死,应行肠切除术,不做疝修补,以防感染使修补失败;若嵌顿的肠袢较多,应警惕有无逆行性嵌顿,术中必须把腹腔内有关肠管牵出检查,以防隐匿于腹腔内坏死的中间肠袢被遗漏。

二、护理评估

(一)一般评估

1.生命体征

发生感染时可出现发热、脉搏细速、血压下降等征象。

2.患者主诉

突出于腹腔的疝块是否可回纳,有无压痛和坠胀感,有无肠梗阻和腹膜刺激征等。

3.相关记录

疝块的部位、大小、质地等;有无腹内压增高的因素等。

(二)身体评估

1.视诊

腹壁有无肿块。

2.触诊

疝块的部位、大小、质地、有无压痛,能否回纳,有无压痛、反跳痛、腹肌紧张等腹膜刺激征。

3.叩诊

无特殊。

4.听诊

无特殊。

(三)心理-社会评估

了解患者有无因疝块长期反复突出影响工作和生活并感到焦虑不安,对手术治疗有无思想顾虑。了解家庭经济承受能力,患者及家属对预防腹内压升高等相关知识的掌握程度。

(四)辅助检查阳性结果评估

了解阴囊透光试验是否阳性,血常规检查有无白细胞计数及中性粒细胞比例的升高,粪便潜血试验是否阳性等,腹部 X 线检查有无肠梗阻等。

(五)治疗效果的评估

1.非手术治疗评估要点

(1)有无病情变化:观察患者疼痛性状及病情有无变化,若出现明显腹痛,伴疝块突然增大、发硬且触痛明显、不能回纳腹腔,应高度警惕嵌顿疝发生的可能。

(2)有无引起腹内压升高的因素:患者是否戒烟,是否注意保暖防感冒,有无慢性咳嗽、腹水、便秘、排尿困难、妊娠等引起腹内压增高的因素。

(3)棉线束带或绷带压深环的患者:注意观察局部皮肤的血运情况;棉束带是否过松或过紧,过松达不到治疗作用,过紧则使患儿感到不适而哭闹;束带有无被粪尿污染等,若有污染应及时更换,防止发生皮炎。

(4)使用医用疝带的患者:患者是否正确佩戴疝带,以防因疝带压迫错位而起不到效果;长期戴疝带的患者是否因疝带压迫有不舒适感而产生厌烦情绪,应详细说明戴疝带的作用,使其能配合治疗。

(5)行手法复位的患者:手法复位后 24 小时内严密观察患者的生命体征,尤其脉搏、血压的变化,注意观察腹部情况,注意有无腹膜炎或肠梗阻的表现。

2.手术治疗评估要点

(1)有无引起腹内压升高的因素:患者是否注意保暖防感冒,是否保持大小便通畅,有无慢性咳嗽、便秘、尿潴留等引起腹内压增高的因素。

(2)术中有无损伤肠管或膀胱:患者是否有急性腹膜炎或排尿困难、血尿、尿外渗等表现,应怀疑术中可能有肠管或膀胱损伤。

(3)局部切口的愈合情况:注意观察有无伤口渗血,有无发生切口感染,注意观察体温和脉搏的变化,切口有无红、肿、疼痛。术后 48 小时后,患者如仍有发热,并有切口处疼痛,则可能为切口感染。

(4)有无发生阴囊血肿:注意观察阴囊部有无水肿、出血、血肿。术后 24 小时内,阴囊肿胀,呈暗紫色,穿刺有陈旧血液,则可能为阴囊血肿。

三、主要护理诊断(问题)

(一)疼痛
与疝块嵌顿或绞窄、手术创伤有关。

(二)知识缺乏
与缺乏腹外疝成因、预防腹内压增高及促进术后康复的知识有关。

(三)有感染的危险
与手术、术中使用人工合成材料有关。

(四)潜在并发症
1.切口感染

与术中无菌操作不严,止血不彻底,或全身抵抗力弱等有关。

2.阴囊水肿

与阴囊比较松弛、位置低,容易引起渗血、渗液的积聚有关。

四、主要护理措施

(一)休息与活动
术后当日取平卧位,膝下垫一软枕,使髋关节微屈,以降低腹股沟区切口张力和减少腹腔内压力,利于切口愈合和减轻切口疼痛,次日可改为半卧位。术后卧床期间鼓励床上翻身及活动肢体。传统疝修补术后 3～5 天患者可离床活动,采用无张力疝修补术的患者一般术后次日即可下床活动,年老体弱、复发性疝、绞窄性疝、巨大疝等患者可适当推迟下床活动的时间。

(二)饮食护理
术后 6～12 小时,若无恶心、呕吐,可进流食,次日可进软食或普食,应多食粗纤维食物,利于排便。行肠切除、肠吻合术者应待肠功能恢复后方可进食。

(三)避免腹内压增高
术后注意保暖,防止受凉、咳嗽,若有咳嗽,教患者用手掌按压伤口处后再咳嗽。保持大小便通畅,及时处理便秘,避免用力排便。术后有尿潴留者应及时处理。

(四)预防阴囊水肿
术后可用"丁"字带托起阴囊,防止渗血、渗液积聚阴囊。

(五)预防切口感染
术后切口一般不需加沙袋压迫,有切口血肿时应予适当加压。术后遵医嘱使用抗菌药物,并注意保持伤口敷料干燥、清洁,不被粪尿污染,发现敷料脱落或污染应及时更换。

(六)健康教育
1.活动指导

患者出院后生活要规律,避免过度紧张和劳累,应逐渐增加活动量,3 个月内应避免重体力劳动或提举重物等。

2.饮食指导

调整饮食习惯,多饮水,多进食高纤维食物,养成定时大便习惯,保持排便通畅。

3.防止复发

减少和消除引起腹外疝复发的因素,并注意避免增加腹内压的动作,如剧烈咳嗽、用力排便等。防止感冒,若有咳嗽应尽早治疗。

4.定期随访

若疝复发,应及早诊治。

五、护理效果评估

(1)患者自述疼痛减轻,舒适感增强。

(2)患者能正确描述形成腹外疝的原因,预防腹内压升高及促进术后康复的有关知识。

(3)患者伤口愈合良好,使用人工合成材料无排斥、感染现象。

(4)患者未发生阴囊水肿、切口感染;若发生,得到及时发现和处理。

（杨东兰）

第五章

妇 科 护 理

第一节　外阴炎与阴道炎

一、外阴炎

外阴炎是妇科常见病,是外阴部的皮肤与黏膜的炎症,可发生于任何年龄,以生育期及绝经后妇女多见。

(一)护理评估

1.健康史

(1)病因评估:外阴炎主要指外阴部的皮肤与黏膜的炎症,以大、小阴唇为多见。由于外阴与尿道、肛门、阴道邻近且暴露,同时,阴道分泌物、月经血、产后的恶露、尿液、粪便的刺激、糖尿病患者的糖尿的长期浸渍,均可引起外阴不同程度的炎症,此外,穿化纤内裤、紧身内裤、使用卫生巾使局部透气性差等,均可诱发外阴部的炎症。

(2)病史评估:评估有无外阴炎的因素存在,有无糖尿病、阴道炎病史。

2.身心状况

(1)症状:外阴瘙痒、疼痛、红、肿、灼热,性交及排尿时加重。

(2)体征:局部充血、肿胀、糜烂,常有抓痕,严重者形成溃疡或湿疹。慢性炎症者,外阴局部皮肤或黏膜增厚、粗糙、皲裂等。

(3)心理-社会状况:了解病程,了解患者对症状的反应,有无烦躁、不安等心理。

(二)护理诊断及合作性问题

(1)皮肤或黏膜完整性受损:与皮肤黏膜炎症有关。

(2)舒适改变:与外阴瘙痒、疼痛、分泌物增多有关。

(3)焦虑:与性交障碍、行动不便有关。

(三)护理目标

(1)患者皮肤与黏膜完整。

(2)患者病情缓解或好转,舒适感增加。

(3)患者情绪稳定,积极配合治疗与护理。

（四）护理措施

1.一般护理

炎症期间宜进食清淡且富含营养的食物，禁食辛辣、刺激性食物。

2.心理护理

患者常出现烦躁不安、焦虑紧张，应帮助患者树立信心，减轻心理负担，坚持治疗，讲究卫生。

3.病情监护

积极寻找病因，消除刺激原。

4.治疗护理

（1）治疗原则：去除病因，积极治疗原发病，如阴道炎、尿瘘、粪瘘、糖尿病等。

（2）治疗配合：保持外阴清洁干燥，局部使用约 40 ℃的 1：5 000 高锰酸钾溶液坐浴，每天 2 次，每次15～30分钟，5～10 次为 1 个疗程。如有破溃，可涂抗生素软膏或紫草油，急性期可用物理治疗。

（五）健康指导

（1）卫生宣教，指导妇女穿棉质内裤，减少分泌物刺激，公共场所（如游泳池、公共浴室等）谨慎出入，注意经期、孕期、产期及流产后的生殖道清洁，防止感染。

（2）定期妇科检查，积极参与普查与普治。

（3）指导用药方法及注意事项。

（4）加强性道德教育，纠正不良性行为。

（六）护理评价

（1）患者外阴瘙痒症状减轻或消失，舒适感增加。

（2）患者焦虑缓解或消失，掌握卫生保健常识，养成良好卫生习惯。

二、前庭大腺炎

细菌侵入前庭大腺腺管内致腺管充血、水肿称为前庭大腺炎。

（一）护理评估

1.健康史

（1）病因评估：前庭大腺腺管开口位于小阴唇与处女膜之间，在性交、流产、分娩或其他情况污染外阴部时，病原体易侵入引起炎症，因此，以育龄妇女多见，主要病原体为葡萄球菌、链球菌、大肠埃希菌、淋病奈瑟菌及沙眼衣原体等。急性炎症发作时，细菌先侵犯腺管，腺管口因炎症肿胀阻塞，渗出物不能排出，积存而形成脓肿，称为前庭大腺脓肿（又称巴氏腺脓肿），多发于一侧。如急性炎症消退，腺管口粘连阻塞，分泌物不能外流，脓液转清，则形成前庭大腺囊肿，多为单侧，大小不等，可持续数年不增大。患者往往无自觉症状。

（2）病史评估：了解患者有无反复的外阴感染史及卫生习惯。

2.身心状况

（1）症状：初起时局部肿胀、疼痛、烧灼感，行走不便，可伴有大小便困难等。有时可出现发热等全身症状（表 5-1）。

表 5-1 前庭大腺炎临床类型及身体状况

临床类型	身体状况
急性期	(1)大阴唇下 1/3 处疼痛、肿胀,严重时行走受限。检查局部可见皮肤红、肿、热、压痛。 (2)脓肿形成时,可触及波动感,脓肿直径可达 5～6 cm,可自行破溃。如破口大,引流通畅,脓液流出后炎症消退;如破口小,引流欠佳,炎症持续不退或反复发作。 (3)可出现全身不适、发热等全身症状
慢性期	慢性期囊肿形成,患者感到外阴部有坠胀感或性交不适。检查时局部可触及囊性肿物,大小不一,有时可反复急性发作

(2)体征:外阴部皮肤红肿、压痛明显。当脓肿形成时,疼痛加剧,并可触及波动感,脓肿直径可达5～6 cm。

(3)心理-社会状况:了解病程,了解患者对症状的反应,有无烦躁、不安等心理,患者常有因害羞或怕痛而未及时诊治的心理障碍。

(二)辅助检查

取前庭大腺开口处分泌物做细菌培养,确定病原体。

(三)护理诊断及合作性问题

(1)皮肤完整性受损:与脓肿自行破溃或手术切开引流有关。

(2)疼痛:与局部炎症刺激有关。

(四)护理目标

(1)患者皮肤保持完整。

(2)疼痛缓解或好转。

(五)护理措施

1.一般护理

急性期患者应卧床休息,饮食易消化、富含营养。

2.心理护理

患者常常烦躁不安、焦虑紧张,应尊重患者,为患者保密,以解除其忧虑,使其积极治疗,帮助其建立治愈疾病的信心和生活的勇气。

3.病情监护

观察患者的生命体征,重点观察体温变化,观察伤口愈合情况。

4.治病护理

(1)治疗原则:急性期局部热敷或坐浴,抗生素消炎治疗;脓肿形成或囊肿较大时,切开引流或行囊肿造口术,保持腺体功能,防止复发。

(2)治疗配合:急性炎症发作时,取前庭大腺开口处分泌物做细菌培养,确定病原体。根据细菌培养结果和药物敏感试验选用抗生素口服或肌内注射。脓肿形成或囊肿较大时,切开引流或行囊肿造口术,并放置引流条。术后保持局部清洁,引流条每天更换一次,外阴用 1∶5 000 氯己定棉球擦拭,每天擦洗外阴2次,也可用清热解毒中药热敷或坐浴,每天 2 次。

(六)健康指导

(1)向患者及家属讲解此病的病因及预防措施,指导患者注意外阴清洁卫生。

(2)告知患者及家属月经期、产褥期禁止性交;月经期应使用消毒卫生巾预防感染;术后注意事项及正确用药。告知患者相关卫生保健常识,养成良好卫生习惯。

(七)护理评价

(1)患者诉说外阴不适症状减轻,舒适感增加。

(2)患者接受医护人员指导,焦虑缓解或消失。

阴道炎是阴道黏膜及黏膜下结缔组织的炎症,是妇科常见病。正常健康妇女由于解剖结构、组织特点,阴道对病原体的侵入有自然防御功能。当各种因素导致自然防御功能降低,阴道内生态平衡遭到破坏时,病原体侵入导致阴道炎症。幼女及绝经后妇女由于雌激素缺乏,阴道上皮薄,阴道抵抗力低,比青春期及育龄期妇女更易受感染。

三、滴虫性阴道炎

滴虫性阴道炎是由阴道毛滴虫引起的最常见的阴道炎。阴道毛滴虫主要寄生于女性阴道,也可存在于尿道、尿道旁腺及膀胱。男性可存在于包皮皱襞、尿道及前列腺内。滴虫适宜生长在温度为 25～40 ℃,pH 为 5.2～6.6 的潮湿环境。月经前后,阴道内酸性减弱,接近中性,隐藏在腺体及阴道皱襞中的滴虫常得以繁殖,而发生滴虫性阴道炎。此病的传播途径有经性交的直接传播及经游泳池、浴盆、厕所、衣物、器械等途径的间接传播。

(一)护理评估

1.健康史

(1)病因评估:阴道毛滴虫呈梨形,体积为多核白细胞的 2～3 倍。滴虫顶端有 4 根鞭毛,体部有波动膜,后端尖并有轴柱凸出。活的滴虫透明无色,如水滴,鞭毛随波动膜的波动而活动(图 5-1)。阴道毛滴虫极易传播,pH 在 4.5 以下时便受到抑制甚至致死。pH 上升到 7.5 时,其繁殖可完全被抑制。在妊娠期和月经来潮前后,阴道 pH 升高,可使阴道毛滴虫的感染率和发病率升高。

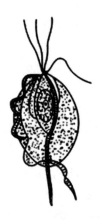

图 5-1　滴虫模式图

(2)病史评估:评估发作与月经周期的关系,既往阴道炎病史,个人卫生情况;分析感染经过;了解治疗经过。

2.身心状况

(1)症状:主要症状为白带呈稀薄泡沫状,量多及伴有外阴、阴道口瘙痒。如有其他细菌混合感染,白带可呈黄绿色、血性、脓性且有臭味。局部可有灼热、疼痛、性交痛。合并尿路感染,可有尿频、尿痛、血尿。阴道毛滴虫能吞噬精子,阻碍乳酸生成,影响精子在阴道内存活,可致不孕。

(2)体征:妇科检查时可见阴道黏膜充血,严重时有散在的出血点。有时可见阴道后穹隆处有液性或脓性泡沫状分泌物。

(3)心理-社会状况:患者常因炎症反复发作而烦恼,出现无助感。

(二)辅助检查

(1)悬滴法:在玻片上加 1 滴温生理盐水,自阴道后穹隆处取少许分泌物混于生理盐水中,用低倍镜检查,如有滴虫,可见其活动。阳性率可达 80%～90%。取分泌物检查前 24～48 小时,避免性交、阴道灌洗及阴道上药。

(2)培养法:适于症状典型而悬滴法未见滴虫者,可用培养基培养,其准确率可达 98%。

(三)护理诊断及合作性问题

(1)知识缺乏:缺乏对疾病传染途径的认识及缺乏阴道炎治疗的知识。

(2)舒适改变:与外阴瘙痒、分泌物增多有关。

(3)组织完整性受损:与分泌物增多、外阴瘙痒、搔抓有关。

(四)护理目标

(1)患者能说出疾病传染的途径、阴道炎的治疗与日常防护知识。

(2)患者分泌物减少.舒适度提高。保持组织完整性,无破损。

(五)护理措施

1.一般护理

注意个人卫生,保持外阴部清洁、干燥,避免搔抓外阴导致皮肤破损。

2.心理护理

解除患者因疾病带来的烦恼,减轻其对确诊后的心理压力,增强治疗疾病的信心。告知患者夫妇滴虫性阴道炎的传播途径、临床表现、治疗方法和注意事项,减轻他们的焦虑心理,同时鼓励他们积极配合治疗。

3.病情观察

观察患者的外阴瘙痒症状、阴道分泌物的量及颜色等。

4.治疗护理

(1)治疗原则:杀灭阴道毛滴虫,保持阴道的自净作用,防止复发,夫妻双方要同时治疗,切断直接传染途径。

(2)治疗配合:①局部治疗:增强阴道酸性环境,用 1% 乳酸溶液、0.5% 醋酸溶液或 1：5 000 高锰酸钾溶液冲洗阴道后,每晚睡前用甲硝唑 200 mg,置于阴道后穹隆,每天一次,10 天为 1 个疗程。②全身治疗:甲硝唑(灭滴灵)每次 200～400 mg,每天 3 次,口服,10 天为 1 个疗程。③指导患者正确用药,按疗程坚持用药,注意冲洗液的浓度、温度。④观察用药后反应:甲硝唑口服后偶见胃肠道反应,如食欲缺乏、恶心、呕吐、白细胞减少、皮疹等,一旦发现,应报告医师并停药。妊娠期、哺乳期妇女应慎用,因为药能通过胎盘进入胎儿体内,并可由乳汁排泄。

(六)健康指导

(1)做好卫生宣教,积极开展普查普治,消灭传染源,严格禁止滴虫阴道炎或带虫者进入游泳池。医疗单位做好消毒隔离,防止交叉感染。治疗期间勤换内裤,内裤、坐浴及洗涤用物应煮沸消毒 5～10 分钟以消灭病原体,禁止性生活,避免交叉或重复感染的机会。哺乳期妇女在用药期间或药后 24 小时内不宜哺乳。经期暂停坐浴、阴道冲洗及阴道用药。

(2)夫妻应双双检查,男方若查出毛滴虫,夫妻应同治,有助于提高疗效,治疗期间应禁止性生活。

(3)治愈标准:治疗后应在每次月经干净后复查1次,连续3次均为阴性,方为治愈。

(七)护理评价

(1)患者自诉外阴不适症状减轻,舒适感增加,悬滴法试验连续3个周期复查为阴性。

(2)患者正确复述预防及治疗此疾病的相关知识。

四、外阴阴道假丝酵母菌病

外阴阴道假丝酵母菌病(vulvovaginal candidiasis,VVC)也称外阴阴道念珠菌病,是一种常见的外阴、阴道炎,80%～90%的病原体为白假丝酵母菌,其发病率仅次于滴虫阴道炎。白假丝酵母菌是真菌,不耐热,加热至60 ℃,持续1小时,即可死亡;但对干燥、日光、紫外线及化学制剂的抵抗力较强。

(一)护理评估

1.健康史

(1)病因评估:念珠菌为条件致病菌,可存在口腔、肠道和阴道而不引起症状。当阴道内糖原增多、酸度增加、局部细胞免疫力下降时,念珠菌可繁殖并引起炎症,故外阴阴道假丝酵母菌病多见于孕妇、糖尿病患者及接受大量雌激素治疗者。此外,长期应用抗生素、服用类固醇皮质激素或免疫缺陷综合征等,可以改变阴道内微生物之间的相互制约关系,易发此症;紧身化纤内裤、肥胖可使会阴局部的温度及湿度增加,也易使念珠菌得以繁殖而引起感染。

(2)传播途径评估:①内源性感染为主要感染,假丝酵母菌除寄生阴道外,还可寄生于人的口腔、肠道,这些部位的假丝酵母菌可互相传染。②通过性交直接传染。③通过接触感染的衣物等间接传染。

(3)病史评估:了解有无糖尿病及长期使用抗生素、雌激素、类固醇皮质激素病史,了解个人卫生习惯及有无不洁性生活史。

2.身心状况

(1)症状:外阴、阴道奇痒,坐卧不安,痛苦异常,可伴有尿痛、尿频、性交痛。阴道分泌物为干酪样或豆渣样。

(2)体征:妇科检查见小阴唇内侧、阴道黏膜红肿并附着白色块状薄膜,容易剥离,下面为糜烂及溃疡。

(3)心理-社会状况:患者常因外阴瘙痒痛苦不堪,由于影响休息与睡眠,产生忧虑与烦躁,评估患者心理障碍及影响疾病治疗的原因。

3.辅助检查

(1)悬滴法:在玻片上加1滴温生理盐水,自阴道后穹隆处取少许分泌物混于生理盐水中,用低倍镜检查,若找到白假丝酵母菌的芽孢和假菌丝即可确诊。

(2)培养法:适于症状典型而悬滴法未见白假丝酵母菌者,可用培养基培养。

(二)护理诊断及合作性问题

1.焦虑

焦虑与易复发,影响休息与睡眠有关。

2.组织完整性受损

组织完整性受损与分泌物增多、外阴瘙痒、搔抓有关。

(三)护理目标

(1)患者情绪稳定,积极配合治疗与护理。

(2)患者病情改善,舒适度提高。

(3)保持组织完整性,组织无破损。

(四)护理措施

1.一般护理

注意个人卫生,保持外阴部清洁、干燥,避免搔抓外阴以免皮肤破损。

2.心理护理

向患者讲解外阴阴道假丝酵母菌病的病因、治疗方法和注意事项等,消除患者的顾虑和焦虑心理,使其积极配合治疗。

3.病情观察

观察患者的外阴瘙痒症状、阴道分泌物的量及颜色等。

4.治疗护理

(1)治疗原则:消除诱因,改变阴道酸碱度,根据患者情况选择局部或全身应用抗真菌药杀灭致病菌。

(2)用药护理:①局部治疗,用 2‰～4‰碳酸氢钠溶液冲洗阴道或坐浴,再选用制霉菌素栓剂、克霉唑栓剂、咪康唑栓剂等置于阴道内,一般 7～10 天为 1 个疗程。②全身用药,若局部用药效果较差或病情顽固者,可选用伊曲康唑、氟康唑、酮康唑等口服。③用药注意,孕妇要积极治疗,否则阴道分娩时新生儿易感染发生鹅口疮。妊娠期坚持局部治疗,禁用口服唑类药物。勤换内裤,内裤、坐浴及洗涤用物应煮沸消毒 5～10 分钟以消灭病原体,避免交叉和重复感染的机会。④用药护理,嘱阴道灌洗或坐浴应注意药液浓度和治疗时间,灌洗药物要充分溶化,温度一般为 40 ℃,切忌过烫,以免烫伤皮肤。

(五)健康指导

(1)做好卫生宣教,养成良好的卫生习惯,每天洗外阴、换内裤。切忌搔抓。

(2)约 15‰的男性与女性患者接触后患有龟头炎,对有症状男性也应进行检查与治疗。

(3)鼓励患者坚持用药,不随意中断疗程。

(4)嘱积极治疗糖尿病等疾病,正确使用抗生素、雌激素,以免诱发外阴阴道假丝酵母菌病。

(六)护理评价

(1)患者分泌物减少,性状转为正常,舒适感增加。

(2)患者正确复述预防及治疗此疾病的相关知识,做到积极配合并坚持治疗。

五、萎缩性阴道炎

萎缩性阴道炎属非特异性阴道炎,常见于绝经后及卵巢切除后或盆腔放射治疗(简称放疗)者。绝经后的萎缩性阴道炎又称老年性阴道炎。

(一)护理评估

1.健康史

(1)病因评估:①妇女绝经后;②手术切除卵巢;③产后闭经;④药物假绝经治疗;⑤盆腔放疗

后等。由于雌激素水平降低,阴道上皮萎缩变薄,上皮细胞内糖原减少,阴道内 pH 增高,阴道自净作用减弱,局部抵抗力降低,致病菌入侵后易繁殖引起炎症。

(2)病史评估:了解有无糖尿病及长期使用抗生素、雌激素、类固醇皮质激素病史;了解个人卫生习惯及有无不洁性生活史;了解有无进行盆腔放疗等。

2.身心状况

(1)症状:白带增多,多为黄水状,严重感染时可呈脓性,有臭味。黏膜有浅表溃疡时,分泌物可为血性,有的患者可有点滴出血,可伴有外阴瘙痒、灼热、尿频、尿痛、尿失禁等症状。

(2)体征:妇科检查可见阴道皱襞消失,上皮菲薄,黏膜出血,表面可有小出血点或片状出血点;严重时可形成浅表溃疡,阴道弹性消失、狭窄,慢性炎症、溃疡还可引起阴道粘连,导致阴道闭锁。

(3)心理-社会状况:老年人常因思想比较保守,不愿就医而出现无助感。其他患者常因知识缺乏而病急乱投医,因此,应注意评估影响患者不愿就医的因素及家庭支持系统。

3.辅助检查

取分泌物检查,悬滴法排除滴虫性阴道炎和外阴阴道假丝酵母菌病;有血性分泌物时,常需做宫颈刮片或分段诊刮排除宫颈癌和子宫内膜癌。

(二)护理诊断及合作性问题

(1)舒适改变:与外阴瘙痒、疼痛、分泌物增多有关。

(2)知识缺乏:与缺乏绝经后妇女预防保健知识有关。

(3)有感染的危险:与局部分泌物增多、破溃有关。

(三)护理目标

(1)患者分泌物减少,性状转为正常,舒适感增加。

(2)患者正确复述预防及治疗此疾病的相关知识,做到积极配合并坚持治疗。

(3)患者无感染发生或感染被及时发现和控制,体温、血常规正常。

(四)护理措施

1.一般护理

嘱患者保持外阴清洁,勤换内裤。穿棉织内裤,减少刺激等。

2.心理护理

使患者了解老年性阴道炎的病因和治疗方法,减轻其焦虑;对卵巢切除、放疗者给予心理安慰与相关医学知识解释,增强其治疗疾病的信心;解释雌激素替代疗法可缓解症状,帮助其建立治愈疾病的信心。

3.病情观察

观察白带性状、量、气味,有无外阴瘙痒、灼热及膀胱刺激症状等。

4.治疗护理

(1)治疗原则:增强阴道黏膜的抵抗力,抑制细菌生长繁殖。

(2)治疗配合:①增加阴道酸度,用 0.5% 醋酸或 1% 乳酸溶液冲洗阴道,每天 1 次。阴道冲洗后,将甲硝唑 200 mg 或氧氟沙星 200 mg,放入阴道深部,每天 1 次,7～10 天为 1 个疗程。②增加阴道抵抗力,针对病因给予雌激素制剂,可局部用药,也可全身用药。将己烯雌酚 0.125～0.25 mg,每晚放入阴道深部,4 天为 1 个疗程。③全身用药,可口服尼尔雌醇,首次 4 mg,以后每2～4 周 1 次,每晚 2 mg,维持 2～3 个月。

（五）健康指导

（1）对围绝经期、老年妇女进行健康教育,使其掌握预防老年性阴道炎的措施及技巧。

（2）指导患者及其家属阴道灌洗、上药的方法和注意事项。用药前洗净双手及会阴,减少感染的机会。自己用药有困难者,指导其家属协助用药或由医务人员帮助使用。

（3）告知使用雌激素治疗可出现的症状,嘱乳癌或子宫内膜癌患者慎用雌激素制剂。

（六）护理评价

（1）患者分泌物减少,性状转为正常,舒适感增加。

（2）患者正确复述预防及治疗此疾病的相关知识,做到积极配合并坚持治疗。

（刘　芳）

第二节　子 宫 颈 炎

子宫颈炎是指子宫颈发生的急性/慢性炎症。子宫颈炎是妇科常见疾病之一,包括宫颈阴道部炎症及宫颈管黏膜炎症。临床上分为急性子宫颈炎和慢性子宫颈炎。临床多见的子宫颈炎是急性子宫颈管黏膜炎,若急性子宫颈炎未经及时诊治或病原体持续存在,可导致慢性子宫颈炎症。

由于宫颈管黏膜上皮为单层柱状上皮,抗感染能力较差,当遇到多种病原体侵袭、物理化学因素刺激、机械性子宫颈损伤、子宫颈异物等,引起子宫颈局部充血、水肿,上皮变性、坏死,黏膜、黏膜下组织、腺体周围大量中性粒细胞浸润,或子宫颈间质内有大量淋巴细胞、浆细胞等慢性炎细胞浸润,可伴有子宫颈腺上皮及间质增生和鳞状上皮化生。因子宫颈阴道部鳞状上皮与阴道鳞状上皮相延续,亦可由阴道炎症引起宫颈阴道部炎症。

病原体种类:①性传播疾病的病原体主要是淋病奈瑟菌及沙眼衣原体。②内源性病原体,与细菌性阴道病病原体、生殖道支原体感染有关。

一、护理评估

（一）健康史

1.一般资料

年龄、月经史、婚育史,是否处在妊娠期。

2.既往疾病史

详细了解有无阴道炎、性传播疾病及子宫颈炎症的病史,包括发病时间、病程经过、治疗方法及效果。

3.既往手术史

详细询问分娩手术史,了解阴道分娩时有无宫颈裂伤;是否做过妇科阴道手术操作及有无宫颈损伤、感染史。

4.个人生活史

了解个人卫生习惯,分析可能的感染途径。

(二)生理状况

1.症状

(1)急性子宫颈炎:阴道分泌物增多,呈黏液脓性,阴道分泌物的刺激可引起外阴瘙痒及灼热感;可出现月经间期出血、性交后出血等症状;常伴有尿道症状,如尿急、尿频、尿痛。

(2)慢性子宫颈炎:患者多无症状,少数患者可有阴道分泌物增多,呈淡黄色或脓性,偶有接触性出血、月经间期出血,偶有分泌物刺激引起外阴瘙痒或不适。

2.体征

(1)急性子宫颈炎:检查见脓性或黏液性分泌物从子宫颈管流出;用棉拭子擦拭子宫颈管时,容易诱发子宫颈管内出血。

(2)慢性子宫颈炎:检查可见宫颈呈糜烂样改变,或有黄色分泌物覆盖子宫颈口或从宫颈管流出,也可见子宫颈息肉或子宫颈肥大。

3.辅助检查

(1)实验室检查:分泌物涂片做革兰染色,中性粒细胞>30/高倍视野;阴道分泌物湿片检查白细胞>10/高倍视野;做淋菌奈瑟菌及沙眼衣原体检测,以明确病原体。

(2)宫腔镜检查:镜下可见血管充血,宫颈黏膜及黏膜下组织、腺体周围大量中性粒细胞浸润,腺腔内可见脓性分泌物。

(3)宫颈细胞学检查:宫颈刮片、宫颈管吸片,与宫颈上皮瘤样病变或早期宫颈癌相鉴别。

(4)阴道镜及活组织检查:必要时进行,以明确诊断。

(三)高危因素

(1)性传播疾病,年龄<25岁,多位性伴侣或新性伴侣且为无保护性交。

(2)细菌性阴道病。

(3)分娩、流产或手术致子宫颈损伤。

(4)卫生不良或雌激素缺乏,局部抗感染能力差。

(四)心理-社会因素

1.对健康问题的感受

是否存在因无明显症状,而不重视或延误治疗。

2.对疾病的反应

是否因病变在宫颈,又涉及生殖器官与性,而不愿及时就诊;或因阴道分泌物增多引起不适;或治疗效果不明显而烦躁不安;或遇有白带带血或接触性出血时,担心疾病的严重程度,疑有癌变而恐惧、焦虑。

3.家庭、社会及经济状况

家人对患者是否关心;家庭经济状况及是否有医疗保险。

二、护理诊断

(一)皮肤完整性受损

其与宫颈上皮糜烂及炎性刺激有关。

(二)舒适的改变

其与白带增多有关。

（三）焦虑

其与害怕宫颈癌有关。

三、护理措施

（一）症状护理

1.阴道分泌物增多

观察阴道分泌物颜色、性状、气味及量,选择合适的药液进行阴道冲洗。在不清楚种类时,不可滥用冲洗液,指导患者勤换会阴垫及内裤,保持外阴清洁干燥。

2.外阴瘙痒与灼痛

嘱患者尽量避免搔抓,防止外阴部皮肤破损,减少活动,避免摩擦外阴。

（二）用药护理

药物治疗主要用于急性子宫颈炎。

1.遵医嘱用药

(1)经验性抗生素治疗:在未获得病原体检测结果前,采用针对衣原体的经验性抗生素治疗,阿奇霉素 1 g,单次顿服,或多西环素 100 mg,每天 2 次,连服 7 天。

(2)针对病原体的抗生素治疗:临床上除选用抗淋病奈瑟菌的药物外,同时应用抗衣原体感染的药物。对于单纯急性淋病奈瑟菌性子宫颈炎,常用药物有头孢菌素,如头孢曲松钠 250 mg,单次肌内注射,或头孢克肟 400 mg,单次口服等;对沙眼衣原体所致子宫颈炎,治疗药物有四环素类,如多西环素 100 mg,每天 2 次,连服 7 天。

2.用药观察

注意观察药物的不良反应,若出现不良反应,立即停药并通知医师。

3.用药注意事项

注意药物的半衰期及有效作用时间;注意药物的配伍禁忌;抗生素应现配现用。

4.用药指导

若病原体为沙眼衣原体及淋病奈瑟菌,应对性伴侣进行相应的检查和治疗。

（三）物理治疗及手术治疗的护理

1.宫颈糜烂样改变

若为无症状的生理性柱状上皮异位,无须处理;对伴有分泌物增多、乳头状增生或接触性出血,可给予局部物理治疗,包括激光、冷冻、微波等,也可以给予中药作为物理治疗前后的辅助治疗。

2.慢性子宫颈黏膜炎

针对病因给予治疗,若病原体不清可试用物理治疗,方法同上。

3.子宫颈息肉

配合医师行息肉摘除术。

4.子宫颈肥大

一般无须治疗。

（四）心理护理

(1)加强疾病知识宣传,引导患者正确认识疾病,以及时就诊,接受规范治疗。

(2)向患者解释疾病与健康的问题,鼓励患者表达自己的想法。对病程长、迁延不愈的患者,给予关心和耐心解说,告知疾病的过程及防治措施;对病理检查发现宫颈上皮有异常增生的病例,告知通过密切监测,坚持治疗,可阻断癌变途径,以缓解焦虑心理,增加治疗的信心。

(3)与家属沟通,让其多关心患者,支持患者,坚持治疗,促进康复。

四、健康指导

(一)讲解疾病知识
向患者讲解子宫颈炎的疾病知识,告知及时就诊和规范治疗的重要性。

(二)个人卫生指导
嘱患者保持外阴清洁,每天清洗外阴 2 次,养成良好的卫生习惯,尤其是经期、孕产期及产褥期卫生,避免感染发生。

(三)随访指导
告知患者,物理治疗后有分泌物增多,甚至有多量水样排液,在术后 1~2 周脱痂时可有少量出血,是创面愈合的过程,不必应诊;如出血量多于月经量则需到医院就诊处理;在物理治疗后2 个月内禁止性生活、盆浴和阴道冲洗;治疗后经过 2 个月经周期,于月经干净后 3~7 天来院复查,评价治疗效果,效果欠佳者可进行第二次治疗。

(四)体检指导
坚持每 1~2 年做 1 次体检,以及早发现异常,以及早治疗。

五、注意事项

(1)治疗前,应常规做宫颈刮片行细胞学检查。

(2)在急性生殖器炎症期不做物理治疗。

(3)治疗时间应选在月经干净后 3~7 天内进行。

(4)物理治疗后可出现阴道分泌物增多,甚至有大量水样排液,在术后 1~2 周脱痂时可有少许出血。

(5)应告知患者,创面完全愈合时间为 4~8 周,期间禁盆浴、性交和阴道冲洗。

(6)物理治疗有引起术后出血、宫颈管狭窄、感染的可能,应定期复查,观察创面愈合情况直到痊愈,同时检查有无宫颈管狭窄。

(刘　芳)

第三节　盆腔炎性疾病

盆腔炎性疾病(PID)是指女性上生殖道的一组炎性疾病,主要包括子宫内膜炎、输卵管炎、输卵管卵巢脓肿、盆腔腹膜炎。最常见的是输卵管炎及输卵管卵巢脓肿。

女性生殖系统具有比较完善的自然防御功能,当自然防御功能遭到破坏,或机体免疫力降低、内分泌发生变化或外源性病原体入侵而导致子宫内膜、输卵管、卵巢、盆腔腹膜、盆腔结缔组织发生炎症。感染严重时,可累及周围器官和组织,当病原体毒性强、数量多、患者抵抗力低时,常发生败血症及脓毒血症,若未得到及时治疗可能发生盆腔炎性疾病后遗症。

一、护理评估

(一)健康史

(1)了解既往疾病史、用药史、月经史及药物过敏史。

(2)了解流产、分娩的时间、经过及处理。

(3)了解本次患病的起病时间、症状、疼痛性质、部位、有无全身症状。

(二)生理状况

1.症状

(1)轻者无症状或症状轻微不易被发现,常表现为持续性下腹痛,活动或性交后加重;发热、阴道分泌物增多等。

(2)重者可表现为寒战、高热、头痛、食欲减退;月经期发病者可表现为经量增多、经期延长;腹膜炎者出现消化道症状,如恶心、呕吐、腹胀等;若脓肿形成,可有下腹包块及局部刺激症状。

2.体征

(1)急性面容、体温升高、心率加快。

(2)下腹部压痛、反跳痛及肌紧张。

(3)检查见阴道充血;大量脓性臭味分泌物从宫颈口外流;穹隆有明显触痛;宫颈充血、水肿、举痛明显;子宫体增大有压痛且活动受限;一侧或双侧附件增厚,有包块,压痛。

3.辅助检查

(1)实验室检查:宫颈黏液脓性分泌物,或阴道分泌物0.9%氯化钠溶液湿片中见到大量白细胞;红细胞沉降率升高;血C反应蛋白升高;宫颈分泌物培养或革兰染色涂片淋病奈瑟菌阳性或沙眼衣原体阳性。

(2)阴道超声检查:显示输卵管增粗,输卵管积液,伴或不伴有盆腔积液、输卵管卵巢肿块。

(3)腹腔镜检查:输卵管表面明显充血;输卵管壁水肿;输卵管伞端或浆膜面有脓性渗透物。

(4)子宫内膜活组织检查证实子宫内膜炎。

(三)高危因素

1.年龄

盆腔炎性疾病高发年龄为15～25岁。

2.性活动及性卫生

初次性交年龄小、有多个性伴侣、性交过频及性伴侣有性传播疾病;有使用不洁的月经垫、经期性交等。

3.下生殖道感染

性传播疾病,如淋病奈瑟菌性宫颈炎、衣原体性宫颈炎及细菌性阴道病。

4.子宫腔内手术操作后感染

刮宫术、输卵管通液术、子宫输卵管造影术、宫腔镜检查、人工流产、放置宫内节育器等手术时,消毒不严格或术前适应证选择不当,导致感染。

5.邻近器官炎症直接蔓延

如阑尾炎、腹膜炎等蔓延至盆腔。

6.复发

盆腔炎性疾病再次发作。

(四)心理-社会因素

1.对健康问题的感受

是否存在因无明显症状或症状轻,而不重视致延误治疗。

2.对疾病的反应

是否由于慢性疾病过程长,患者思想压力大而产生焦虑、烦躁情绪;若病情严重,则担心预后,患者往往有恐惧、无助感。

3.家庭、社会及经济状况

是否存在因炎症反复发作,严重影响妇女生殖健康甚至导致不孕,且增加家庭与社会经济负担。

二、护理诊断

(一)疼痛

其与感染症状有关。

(二)体温过高

其与盆腔急性炎症有关。

(三)睡眠形态紊乱

其与疼痛或心理障碍有关。

(四)焦虑

其与病程长治疗效果不明显或不孕有关。

(五)知识缺乏

其与缺乏经期卫生知识有关。

三、护理措施

(一)症状护理

1.密切观察

分泌物增多,观察阴道分泌物颜色、性状、气味及量,选择合适的药液进行阴道冲洗。在不清楚阴道炎的种类时,不可滥用冲洗液,指导患者勤换会阴垫及内裤,保持外阴清洁干燥。

2.支持疗法

卧床休息,取半卧位,有利于脓液积聚于直肠子宫陷凹,使炎症局限;给高热量、高蛋白、高维生素饮食或半流质饮食,以及时补充丢失的液体;对出现高热的患者,采取物理降温,出汗时及时更衣,保持身体清洁舒服;若患者腹胀严重,应行胃肠减压。

3.症状观察

密切监测生命体征,测体温、脉搏、呼吸、血压,每4小时1次;物理降温后30分钟测体温,以观察降温效果。若患者突然出现腹痛加剧,寒战、高热、恶心、呕吐、腹胀,应立即报告医师,同时做好剖腹探查的准备。

(二)用药护理

1.门诊治疗

指导患者遵医嘱用药,了解用药方案并告知注意事项。常用方案:头孢西丁钠2 g,单次肌内注射,同时口服丙磺舒1 g,然后改为多西环素100 mg,每天2次,连服14天,可同时加服甲硝唑

400 mg,每天 2～3 次,连服 14 天;或选用其他第三代头孢菌素与多西环素、甲硝唑合用。

2.住院治疗

严格遵医嘱用药,了解用药方案并密切观察用药反应。

(1)头霉素类或头孢菌素类药物:头孢西丁钠 2 g,静脉滴注,每 6 小时 1 次。头孢替坦二钠 2 g,静脉滴注,每 12 小时 1 次。加多西环素 100 mg,每 12 小时 1 次,静脉输注或口服。对不能耐受多西环素者,可用阿奇霉素替代,每次 500 mg,每天 1 次,连用 3 天。对输卵管卵巢脓肿患者,可加用克林霉素或甲硝唑。

(2)克林霉素与氨基糖苷类药物联合方案:克林霉素 900 mg,每 8 小时 1 次,静脉滴注;庆大霉素先给予负荷量(2 mg/kg),然后予维持量(1.5 mg/kg),每 8 小时 1 次,静脉滴注;临床症状、体征改善后继续静脉应用 24～48 小时,克林霉素改口服,每次 450 mg,1 天 4 次,连用 14 天;或多西环素 100 mg,每 12 小时 1 次,连续用药 14 天。

3.观察药物疗效

若用药后 48～72 小时,体温持续不降,患者症状加重,应及时报告医师处理。

4.中药治疗

主要为活血化瘀、清热解毒药物。可遵医嘱指导服中药或用中药外敷腹部,若需进行中药保留灌肠,按保留灌肠操作规程完成。

(三)手术护理

1.药物治疗无效

经药物治疗 48～72 小时,体温持续不降,患者中毒症状加重或包块增大者。

2.脓肿持续存在

经药物治疗病情好转,继续控制炎症数天(2～3 周),包块仍未消失但已局限化。

3.脓肿破裂

突然腹痛加剧,寒战、高热、恶心、呕吐、腹胀,检查腹部拒按或有中毒性休克表现。

(四)心理护理

(1)关心患者,倾听患者诉说,鼓励患者表达内心感受,通过与患者进行交流,建立良好的护患关系,尽可能满足患者的合理需求。

(2)加强疾病知识宣传,解除患者思想顾虑,增加其对治疗的信心。

(3)与家属沟通,指导家属关心患者,与患者及家属共同探讨适合个人的治疗方案,取得家人的理解和帮助,减轻患者心理压力。

四、健康指导

(一)讲解疾病知识

向患者讲解盆腔炎性疾病的疾病知识,告知及时就诊和规范治疗的重要性。

(二)个人卫生指导

保持会阴清洁做好经期、孕期及产褥期的卫生宣传。

(三)性生活指导及性伴侣治疗

注意性生活卫生,月经期禁止性交。

(四)饮食生活指导

给予高热量、高蛋白、高维生素饮食,增加营养,积极锻炼身体,注意劳逸结合,不断提高机体抵抗力。

(五)随访指导

对于抗生素治疗的患者,应在72小时内随诊,明确有无体温下降、反跳痛减轻等临床症状改善。若无改善,需做进一步检查。对沙眼衣原体及淋病奈瑟菌感染者,可在治疗后4~6周复查病原体。

五、注意事项

(一)倾听患者主诉

应仔细倾听患者主诉,全面了解患者疾病史,认真阅读治疗方案,制订相应的护理计划,配合完成相应治疗和处理。

(二)预防宣传

(1)注意性生活卫生,减少性传播疾病。

(2)及时治疗下生殖道感染。

(3)进行公共卫生教育,提高公民对生殖道感染的认识,明白预防感染的重要性。

(4)严格掌握妇科手术指征,做好术前准备,严格无菌操作,预防感染。

(5)及时治疗盆腔炎性疾病,防止后遗症发生。

(刘 芳)

第四节 经前紧张综合征

经前紧张综合征是指妇女在月经来潮前出现的一系列异常现象,如头痛、乳房胀痛、失眠、情绪不稳定、抑郁、焦虑、全身水肿等。严重时影响正常的生活和社会活动。

一、护理评估

(一)病史

经前紧张综合征常发生于30~40岁的妇女,年轻女性很少出现。症状在排卵后即开始,月经来潮前几天达高峰,经血出现后消失。

(二)身心状况

主要表现为紧张、烦躁易怒、抑郁、焦虑、失眠、注意力不集中、疲乏无力、头痛等。有些妇女出现手足及面部水肿、乳房胀痛,少数妇女因肠黏膜水肿而出现腹泻现象。

(三)检查

盆腔检查及实验室检查均属正常。

二、护理诊断

(一)焦虑

其与一系列精神症状及不被人理解有关。

(二)体液过多

其与水钠潴留有关。

三、护理目标

让患者正确认识经前紧张综合征,以减轻症状。

四、护理措施

(1)进行关于经前紧张综合征的有关知识的教育和指导,避免经前过度紧张,注意休息和充足的睡眠。

(2)帮助患者适当控制食盐和水的摄入。

(3)给患者服用适当的镇静剂如安定,也可服用谷维素来控制神经和精神症状,还可服用适当的利尿剂减轻水肿,以改善头痛等不适。

(4)遵医嘱用孕激素或雄激素拮抗雌激素与醛固酮的作用。

五、评价

(1)患者能够了解经前紧张综合征的相关知识。

(2)患者症状减轻,自我控制能力增强。

(刘　芳)

第五节　痛　　经

痛经是指在行经前、后或月经期出现下腹疼痛、坠胀伴腰酸及其他不适,严重影响生活和工作质量者。痛经分为原发性痛经与继发性痛经两类。前者指生殖器官无器质性病变的痛经,称功能性痛经;后者指盆腔器质性病变引起的痛经,如子宫内膜异位症等。本节仅叙述原发性痛经。

一、护理评估

(一)健康史

原发性痛经常见于青少年,多发生在有排卵的月经周期,精神紧张、恐惧、寒冷刺激及经期剧烈运动可加重疼痛。评估时需了解患者的年龄和月经史、疼痛特点及与月经的关系、伴随症状和缓解疼痛的方法等。

(二)身体状况

1.痛经

痛经是主要症状,多自月经来潮后开始,最早出现在月经来潮前12小时,月经第1天疼痛最剧烈,持续2~3天后逐渐缓解。疼痛呈痉挛性,多位于下腹正中,常放射至腰骶部、外阴与肛门,少数人的疼痛可放射至大脚内侧。可伴面色苍白、出冷汗、恶心、呕吐、腹泻、头晕、乏力等。痛经多于月经初潮后1~2年发病。

2.妇科检查

生殖器官无器质性病变。

（三）心理-社会状况

患者缺乏痛经的相关知识,担心痛经可能影响健康及婚后的生育能力,表现为情绪低落、烦躁、焦虑;伴随着月经的疼痛,常常使患者抱怨自己是女性。

（四）辅助检查

B超检查生殖器官有无器质性病变。

（五）处理要点

以解痉、镇痛等对症治疗为主,并注意对患者的心理治疗。

二、护理问题

（一）急性疼痛

与经期宫缩有关

（二）焦虑

与反复疼痛及缺乏相关知识有关。

三、护理措施

（一）一般护理

（1）下腹部局部可用热水袋热敷。

（2）鼓励患者多饮热茶、热汤。

（3）注意休息,避免紧张。

（二）病情观察

（1）观察疼痛的发生时间、性质、程度。

（2）观察疼痛时的伴随症状,如恶心、呕吐、腹泻。

（3）了解引起疼痛的精神因素。

（三）用药护理

遵医嘱给予解痉、镇痛药,常用药物有前列腺素合成酶抑制剂（如吲哚美辛、布洛芬等）,亦可选用避孕药或中药治疗。

（四）心理护理

讲解有关痛经的知识及缓解疼痛的方法,使患者了解经期下腹坠胀、腰酸、头痛等轻度不适是生理反应。原发性痛经不影响生育,生育后痛经可缓解或消失,从而消除患者紧张、焦虑的情绪。

（五）健康指导

进行经期保健的教育,包括注意经期清洁卫生,保持精神愉快,加强经期保护,避免剧烈运动及过度劳累,防寒保暖等。疼痛难忍时一般选择非麻醉性镇痛药治疗。

（刘　芳）

第六节 围绝经期综合征

绝经是每一个妇女生命过程中必然发生的生理过程。绝经提示卵巢功能衰退,生殖功能终止,绝经过渡期是指围绕绝经前、后的一段时期,包括从绝经前出现与绝经有关的内分泌、生理学和临床特征起,至最后一次月经后一年。

围绝经期综合征(menopausal syndrome,MPS)以往称为更年期综合征,是指妇女在绝经前、后由于卵巢功能衰退、雌激素水平波动或下降所致的以自主神经功能紊乱为主,伴有神经心理症状的一组症候群。多发生于 45~55 岁,约 2/3 的妇女出现不同程度的低雌激素血症引发的一系列症状。绝经分为自然绝经和人工绝经。自然绝经是指卵巢内卵泡生理性耗竭所致的绝经;人工绝经是指双侧卵巢经手术切除或受放射线损坏导致的绝经,后者更易发生围绝经期综合征。

一、护理评估

(一)健康史

了解患者的发病年龄、职业、文化水平及性格特征,询问月经情况及生育史,有无卵巢切除或盆腔肿瘤放疗,有无心血管疾病及其他疾病病史。

(二)身体状况

1.月经紊乱

半数以上妇女出现 2~8 年无排卵性月经,表现为月经频发、不规则子宫出血、月经稀发(月经周期超过 35 天)以至绝经,少数妇女可突然绝经。

2.雌激素下降相关征象

(1)血管舒缩症状:主要表现为潮热、出汗,是血管舒缩功能不稳定的表现,是围绝经期综合征最突出的特征性症状。潮热起自前胸,涌向头颈部,然后波及全身。在潮红的区域患者感到灼热,皮肤发红,紧接着大量出汗。持续数秒至数分钟不等。此种血管功能不稳定可历时 1 年,有时长达 5 年或更长。

(2)精神神经症状:常有焦虑、抑郁、激动、喜怒无常、脾气暴躁、记忆力下降、注意力不集中、失眠多梦等。

(3)泌尿生殖系统症状:出现阴道干燥、性交困难及老年性阴道炎,排尿困难、尿频、尿急、尿失禁及反复发作的尿路感染。

(4)心血管疾病:绝经后妇女冠状动脉粥样硬化性心脏病(简称冠心病)、高血压和脑出血的发病率及死亡率逐渐增加。

(5)骨质疏松症:绝经后妇女约有 25%患骨质疏松症、腰酸背痛、腿抽搐、肌肉关节疼痛等。

3.体格检查

全身检查注意血压、精神状态、皮肤、毛发、乳房改变及心脏功能,妇科检查注意生殖器官有无萎缩、炎症及张力性尿失禁。

（三）心理-社会状况

因家庭和社会环境的变化或绝经前曾有精神状态不稳定等，更易引起患者心情不畅、忧虑、多疑、孤独等。

（四）辅助检查

根据患者的具体情况不同，可选择血常规、尿常规、心电图及血脂检查、B超、宫颈刮片及诊断性刮宫等。

（五）处理要点

1.一般治疗

加强心理治疗及体育锻炼，补充钙剂，必要时选用镇静剂、谷维素。

2.激素替代疗法

补充雌激素是关键，可改善症状、提高生活质量。

二、护理问题

（一）自我形象紊乱

与对疾病不正确认识及精神神经症状有关。

（二）知识缺乏

缺乏性激素治疗相关知识。

三、护理措施

（一）一般护理

改善饮食，摄入高蛋白质、高维生素、高钙饮食，必要时可补充钙剂，能延缓骨质疏松症的发生，达到抗衰老效果。

（二）病情观察

（1）观察月经改变情况，注意经量、周期、经期有无异常。

（2）观察面部潮红时间和程度。

（3）观察血压波动、心悸、胸闷及情绪变化。

（4）观察骨质疏松症的影响，如关节酸痛、行动不便等。

（5）观察情绪变化，如情绪不稳定、易怒、易激动、多言多语、记忆力降低。

（三）用药护理

指导应用性激素。

1.适应证

主要用于治疗雌激素缺乏所致的潮热多汗、精神症状、老年性阴道炎、尿路感染，预防存在高危因素的心血管疾病、骨质疏松症等。

2.药物选择及用法

在医师指导下使用，尽量选用天然性激素，剂量个体化，以最小有效量为佳。

3.禁忌证

原因不明的子宫出血、肝胆疾病、血栓性静脉炎及乳腺癌等。

4.注意事项

（1）雌激素剂量过大可引起乳房胀痛、白带多、头痛、水肿、色素沉着、体重增加等，可酌情减量或改用雌三醇。

(2)用药期间可能发生异常子宫出血,多为突破性出血,但应排除子宫内膜癌。

(3)较长时间的口服用药可能影响肝功能,应定期复查肝功能。

(4)单一雌激素长期应用,可使子宫内膜癌危险性增加,雌、孕激素联合用药能够降低风险。坚持体育锻炼,多参加社会活动;定期健康体检,积极防治围绝经期妇女常见病。

(四)心理护理

使患者及其家属了解围绝经期是必然的生理过程,介绍减轻压力的方法,改变患者的认知、情绪和行为,使其正确评价自己。

(五)健康指导

(1)向围绝经期妇女及其家属介绍绝经是一个生理过程,绝经发生的原因及绝经前、后身体将发生的变化,帮助患者消除因绝经变化产生的恐惧心理,并对将发生的变化做好心理准备。

(2)介绍绝经前、后减轻症状的方法,适当的摄取钙质和维生素 D;坚持锻炼如散步、骑自行车等。合理安排工作,注意劳逸结合。

(3)定期普查,更年期妇女最好半年至一年进行 1 次体格检查,包括妇科检查和防癌检查,有选择地做内分泌检查。

(4)绝经前行双侧卵巢切除术者,宜适时补充雌激素。

(刘　芳)

第七节　子宫脱垂

子宫脱垂是指子宫从正常位置沿阴道下降,子宫颈外口达到坐骨棘水平以下,甚至子宫部分或全部脱出阴道口外,常伴有阴道前后壁膨出。

一、护理评估

(一)健康史

1.病因与发病机制

(1)分娩损伤:分娩损伤是最主要的原因。在分娩过程中,产妇过早屏气,第二产程延长或经阴道手术助产,盆底肌肉、筋膜以及子宫韧带过度伸展,甚至撕裂,分娩后未及时修补或修补不佳。产褥期产妇过早体力劳动,过高的腹压会压迫子宫向下移位发生脱垂。

(2)长期腹压增加:如长期慢性咳嗽、习惯性便秘、久站、久蹲等使腹内压增高,迫使子宫向下移位,导致脱出,产褥期腹压增加更容易导致子宫脱垂。

(3)盆底组织发育不良或退行性变:子宫脱垂偶见于未产妇女,主要为先天性盆底组织发育不良所致。老年妇女盆底组织萎缩退化或支持组织削弱,也可发生子宫脱垂。

2.病史评估

了解患者分娩史,评估其有无第二产程延长、阴道助产等难产史,产后恢复情况;了解患者有无慢性病病史,如长期慢性咳嗽等;是否存在先天性盆底组织发育不良。

(二)身心状况

1.症状

子宫脱垂轻度时（Ⅰ度）可无自觉症状，加重后（Ⅱ度、Ⅲ度）出现以下症状。

(1)下坠感及腰背酸痛：常在久站、走路与重体力劳动时加重，卧床休息后症状减轻。

(2)肿物自阴道脱出：走路、蹲或排便等腹压增加时，阴道口有一肿物脱出。轻者平卧休息后可自行恢复，重者不能自行恢复，需用手还纳，甚至用手也难以还纳，行走不便。

(3)阴道分泌物增多：脱出的子宫及阴道壁由于反复摩擦而发生感染，有脓血性分泌物渗出。

(4)大小便异常：由于膀胱、尿道膨出，患者常伴有尿频、尿急甚至尿潴留或压力性尿失禁。直肠膨出的患者可伴有便秘和排便困难等。

2.体征

患者取膀胱截石位，根据患者向下用力屏气时子宫下降的程度，将子宫脱垂分为三度。

Ⅰ度：轻型为子宫颈外口距处女膜处小于 4 cm，但未达处女膜缘；重型为宫颈外口已达处女膜缘，检查时在阴道口可见子宫颈。

Ⅱ度：轻型为宫颈已脱出阴道口，但宫体仍在阴道内；重型为宫颈或部分宫体脱出阴道口外。

Ⅲ度：子宫颈及宫体全部脱出至阴道口外。脱出的子宫及阴道壁由于长期暴露摩擦，导致宫颈及阴道壁可见溃疡，有少量阴道出血或脓性分泌物。

3.心理-社会状况

由于长期的子宫脱垂使患者行动不便，不能从事体力劳动，使工作和生活受到影响，患者感到烦恼、痛苦；严重会影响性生活，患者常出现烦躁、焦虑、情绪低落等。

二、辅助检查

注意检查血常规，注意压力性尿失禁及妇科检查情况。

三、护理诊断及合作性问题

(1)焦虑：与长期的子宫脱出影响日常生活和工作有关。

(2)舒适的改变：与子宫脱出影响行动有关。

(3)组织完整性受损：与外露子宫、阴道前后壁长期摩擦有关。

四、护理目标

(1)患者情绪稳定，能配合治疗、护理活动。

(2)患者病情缓解，舒适感增加。

(3)患者组织完整，无受损。

五、护理措施

(一)一般护理

(1)指导患者保持外阴干燥、清洁，每天用流水冲洗外阴，禁止使用刺激性强的药液。有溃疡者每天用 0.02% 高锰酸钾液坐浴 1～2 次，每次 20～30 分钟，勤换内衣裤。

(2)有肿块脱出者及早就医，及时回纳脱出物并教会患者正确的回纳手法，病情重不能回纳者,应卧床休息,减少下地活动次数和时间。

(3)教给患者做盆底肌肉锻炼,如做提肛运动;指导患者避免增加腹压的因素,如咳嗽、久站及久蹲等;保持大便通畅,每天进食蔬菜应保持 500 g。

(4)每天为患者提供酸性果汁,可保持尿液呈酸性,不利于细菌生长;指导患者练习卧床排尿;若有肿块脱出影响排尿,指导患者排尿前先将脱出物还纳。尿潴留留置尿管者,应间歇放尿以训练膀胱功能。排尿功能恢复正常后,鼓励患者每天饮水 2 000 mL 以上。

(5)嘱患者加强营养,进食高蛋白、高维生素食物,增强体质。

(二)心理护理

帮助患者树立战胜疾病的信心,耐心讲解子宫脱垂的知识和预后,鼓励病友间交流沟通,促进积极因素。

(三)病情监护

观察患者有无外阴异物感,子宫脱垂的程度;注意阴道分泌物的颜色、气味、性状。

(四)治疗护理

1.治疗原则

治疗以安全、简单、有效为原则。

(1)非手术治疗:用于Ⅰ度轻型子宫脱垂,年老不能耐受手术或需要生育者。①支持疗法:注意休息,增加营养,保持大便通畅,避免重体力劳动,治疗增加腹压的疾病,加强盆底肌的锻炼。②子宫托:子宫托是一种支持子宫和阴道壁使其维持在阴道内不脱出的工具,适用于各度子宫脱垂及阴道前后壁膨出的患者。重度子宫脱垂伴盆底肌明显萎缩以及宫颈或阴道壁有炎症或有溃疡者均不宜使用,经期和妊娠期停用。

(2)手术治疗:适用于非手术治疗无效或Ⅱ度、Ⅲ度子宫脱垂者。手术方式主要包括:阴道前后壁修补术;阴道前后壁修补加主韧带缩短及宫颈部分切除术,也叫曼彻斯特手术;经阴道子宫全切除及阴道前后壁修补术;阴道纵隔成形术等。

2.治疗配合及特殊专科护理

(1)支持治疗的护理:教会患者做盆底肌肉锻炼增强盆底肌肉张力。做缩肛运动,用力收缩 3～10 秒,放松 5～10 秒,每次连续 5～10 分钟,每天 3～4 次,持续 3 个月。

(2)教会患者使用子宫托(图 5-2)。①放托:患者排空直肠、膀胱,洗净双手,取半卧位或蹲位,双腿分开,一手持子宫托盘呈倾斜位进入阴道内,将托柄向内、向上旋转,直至托盘达子宫颈,向下屏气,使托盘吸附于宫颈,托柄弯曲度朝前,对正耻骨弓后面。②取托:手指捏住托柄轻轻摇晃,待负压消失后向后外方牵拉取出。③注意事项:放置子宫托之前阴道应有一定水平的雌激素作用,绝经后的妇女可用阴道雌激素霜剂,4～6 周后再使用子宫托;经期和妊娠期停用;选择大小合适的子宫托,以放置后不脱出又无不适为宜;每晚取出洗净,次晨放入,切忌久置不取,以免过久压迫导致生殖道糜烂、溃疡甚至瘘;放托后,分别于第 1、3、6 个月时到医院检查 1 次,以后每 3～6 个月到医院复查。

(3)做好术前、术后护理。术前护理同外阴、阴道手术护理。术后除按外阴、阴道手术患者的护理外,应卧床休息 7～10 天,留尿管 10～14 天。避免增加腹压,坚持肛提肌锻炼。

六、健康指导

休息 3 个月,3 个月内禁止性生活、盆浴,半年内避免重体力劳动;术后 2 个月、3 个月分别门诊复查;宣传产后护理保健知识,进行产后体操锻炼和盆底肌锻炼,增强体质;积极治疗便秘、慢性咳嗽等长期性疾病;实行计划生育。

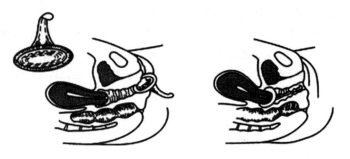

图 5-2　喇叭形子宫托及放置

七、护理评价

评价护理目标是否达到,护理措施的实施情况,健康指导是否落实到位,有无新的护理问题出现。

（刘　芳）

第八节　子宫内膜异位症

子宫内膜异位症是指具有生长功能的子宫内膜生长在子宫腔内壁以外引起的症状和体征。异位的子宫内膜绝大多数局限在盆腔内的生殖器官和邻近器官的腹膜面,故临床上称为盆腔子宫内膜异位症。当子宫内膜生长在子宫肌层内称子宫腺肌病,部分患者两者可合并存在。

子宫内膜异位症的发病率近年来明显增高,是目前常见的妇科病之一。多见于 $30\sim40$ 岁的妇女。本病为良性病变,但有远距离转移和种植能力。初潮前无发病者,绝经后异位的子宫内膜组织可逐渐萎缩吸收,妊娠或使用性激素抑制卵巢功能可暂时阻止本病的发展,因此,子宫内膜的发病与卵巢的周期性变化有关。也发生周期性出血,引起周围组织纤维化、粘连,病变局部形成紫蓝色硬结或包块。卵巢的子宫内膜异位症最为常见,卵巢内的异位内膜因反复出血而形成多个囊肿,但以单个多见,故又称为卵巢子宫内膜异位囊肿。囊肿内含暗褐色黏稠的陈旧血,状似巧克力液体,故又称为卵巢巧克力囊肿。

一、护理评估

(一)病史

1.月经史

初潮年龄,月经周期、经期、经量是否正常,有无痛经或其他伴随症状。痛经的性质,是否为进行性加重。

2.婚育史

结婚年龄,婚次,夫妻性生活情况,有无经期性交,生育情况,足月产、早产、流产次数,现有子女数等。

3.既往病史

有无先天性生殖道畸形、子宫手术或经期盆腔检查等情况。

(二)身心状态

1.身体状态

(1)痛经:痛经是子宫内膜异位症的典型症状,其特点为继发性和进行性加重。疼痛多位于下腹部和腰骶部,可放射至阴道、会阴、肛门或大腿,常于月经来潮前1～2天开始,经期第一天最为剧烈,以后逐渐减轻,至月经干净时消失。

(2)月经失调:部分患者有经量增多和经期延长,少数出现经前期点滴出血。月经失调可能与卵巢无排卵、黄体功能不足等有关。

(3)性交痛:由于异位的内膜出现在子宫直肠陷凹或病变导致子宫后倾固定,性交时子宫颈受到碰撞及子宫收缩和向上提升,可引起疼痛。

(4)不孕:占40%左右,其不孕的原因可能与盆腔内器官和组织广泛粘连和输卵管的蠕动减弱,影响卵子的排出、摄取和受精卵的运行有关。

2.心理状态

由于疼痛、不孕造成患者顾虑重重,心理压力大,需要手术的患者会有紧张、恐惧等心理问题。

(三)诊断性检查

1.妇科检查

典型者子宫后倾固定,盆腔检查可扪及盆腔内有触痛性结节或子宫旁有不活动的囊性包块。

2.辅助检查

(1)B超检查:可确定卵巢子宫内膜异位囊肿的位置、大小和形状。

(2)腹腔镜检查:可发现盆腔内器官或子宫直肠陷凹、子宫骶骨韧带等处有紫蓝色结节。

二、护理诊断

(一)焦虑

其与不孕和需要手术有关。

(二)知识缺乏

其与缺乏自我照顾及与手术相关的知识有关。

(三)舒适改变

其与痛经及手术后伤口有关。

三、护理目标

(1)患者能正确认识疾病的性质及发生原因,解除紧张、恐惧的心理,坚定治疗信心。

(2)患者自觉疼痛症状缓解。

四、护理措施

(1)心理护理:许多年轻患者因顽固的痛经、不孕等情况而焦虑。护理人员应多关心和理解患者,说明该病只要坚持用药或采取必要的手术便可改善症状,鼓励患者树立信心,积极配合治疗,对尚未生育的患者应给予指导和帮助,促使其尽早受孕。

（2）做好卫生宣传教育工作，防止经血逆流，如有先天性生殖道畸形或后天性炎性阴道狭窄、宫颈粘连等应及时手术。凡进入宫腔内的经腹手术，应保护腹壁切口和子宫切口，防止子宫内膜种植到腹壁切口或子宫切口。经期应避免盆腔检查和性交。

（3）使用激素治疗患者，应介绍服药的注意事项及用后可能出现的反应（恶心、食欲缺乏、闭经、乏力或体重增加等），使其解除思想顾虑，提高治疗效果。

（4）用药期间注意有无卵巢子宫内膜异位囊肿破裂的征象，如出现急性腹痛应及时通知医师，并做好剖腹探查的各项准备。

（5）对需要手术者应按腹部手术做好术前准备和术后护理。

（6）出院健康教育，加强患者对病程及治疗的认识，指导伤口处理和康复教育，术后 6 周避免盆浴和性生活，6 周后来院复查。

五、评价

（1）患者无焦虑的表现并对治疗充满信心。

（2）患者能按时服药并了解药物的反应。

（3）自觉症状缓解和消失。

（刘　芳）

第九节　子宫腺肌病

子宫腺肌病是指当子宫内膜腺体和间质侵入子宫肌层时，形成弥漫或局限性的病变，是妇科常见病。多发生于 30～50 岁经产妇；约 15％的患者同时合并子宫内膜异位症；约 50％的患者合并子宫肌瘤；临床病理切片检查，发现 10％～47％子宫肌层中有子宫内膜组织，但 35％无临床症状。

多次妊娠及分娩、人工流产、慢性子宫内膜炎等造成子宫内膜基底层损伤，子宫内膜自基底层侵入子宫肌层内生长，可能是主要原因。此外，由于内膜基底层缺乏黏膜下层的保护，在解剖机构上子宫内膜易于侵入肌层。腺肌病常合并子宫肌瘤和子宫内膜增生，提示高水平雌孕激素刺激，也可能是促进内膜向肌层生长的原因之一。

应视患者症状、年龄、生育要求而定。药物治疗，适用于症状较轻，有生育要求和接近绝经期的患者；年轻或希望生育的子宫腺肌瘤患者，可试行病灶挖除术；症状严重、无生育要求或药物治疗无效者，应行全子宫切除术。

一、护理评估

（一）健康史

了解患者年龄、婚姻、月经史、婚育史、生育史、出现典型症状的情况以及对患者身心的影响，了解患者既往患病史。子宫腺肌病多发生于生育年龄的经产妇，常合并内异症和子宫肌瘤，有多次妊娠及分娩或过度刮宫史。生殖道阻塞，如单角子宫、宫颈阴道不通畅患者等常同时合并腺肌病。

(二)生理状况

1.症状

询问患者是否有经量过多、经期延长和逐渐加重的进行性痛经。

2.体征

妇科检查时子宫均匀性增大或局限性隆起、质硬且有压痛。

3.辅助检查

阴道 B 超提示子宫增大,肌层中不规则回声增强;盆腔 MRI 可协助诊断;宫腔镜下取子宫肌肉活检,可确诊。

(三)高危因素

1.年龄

40 岁以上的经产妇。

2.子宫损伤

多次妊娠、人工流产、慢性子宫内膜炎等造成子宫内膜基底层损伤。

3.先天不足

生殖道阻塞,如单角子宫、宫颈阴道不通、有子宫无阴道的先天畸形等。

4.卵巢功能失调

高水平雌孕激素刺激者,如子宫肌瘤、子宫内膜增生患者。

(四)心理-社会因素

了解患者对疾病的认知,是否存在焦虑、恐惧等表现;了解患者家庭关系,是否因不孕或继发不孕影响夫妻、家庭关系;了解患者的经济水平等。

二、护理诊断

(一)焦虑

其与月经改变和痛经有关。

(二)知识缺乏

其与缺乏自我照顾及与手术相关的知识有关。

(三)舒适改变

其与痛经有关。

三、护理目标

(1)患者能正确认识疾病的性质及发生原因,解除紧张、恐惧的心理,坚定治疗信心。

(2)患者自觉疼痛症状缓解。

四、护理措施

(一)症状护理

1.月经改变

经量增多者,指导患者使用透气棉质卫生巾,保留卫生巾称重,以评估月经量;经期延长者,早晚用温开水清洗外阴各 1 次,以防逆行感染。若合并贫血,需指导患者遵医嘱服用药物,观察贫血的改善情况。

2.痛经

询问患者疼痛部位、性质、疼痛开始时间及持续时间。疼痛轻者,指导患者腹部热敷、卧床休息;疼痛重者,遵医嘱给予前列腺素合成酶抑制剂。

(二)用药护理

1.口服避孕药

其适用于轻度内异症患者,常用低剂量高效孕激素和炔雌醇复合制剂,用法为每天 1 片,连续用 6～9 个月,护士需观察药物疗效,观察有无恶心、呕吐等不良反应。

2.促性腺激素释放激素激动剂

常用药物:亮丙瑞林 3.75 mg,月经第 1 天皮下注射后,每隔28 天注射 1 次,共 3～6 次。需观察有无潮热、阴道干燥、性欲减退和骨质丢失等不良反应,停药后可消失。连续用药 3 个月以上者,需添加小剂量雌激素和孕激素,以防止骨质丢失。

3.左炔诺黄体酮宫内节育器(LNG-ZUS)

治疗初期部分患者会出现淋漓出血、下移甚至脱落等,需加强随访。

(三)手术护理

1.保守手术

如小病灶挖除术或子宫肌壁楔形切除术,可明显减轻症状并增加妊娠概率。指导其术后 6 个月受孕。

2.子宫切除术

年轻或未绝经的患者可保留卵巢;绝经后或合并严重子宫内膜异位症者,可行双卵巢切除术。

(四)心理护理

(1)痛经、月经改变以及贫血者影响生活质量,患者焦虑烦躁,向患者说明月经时轻度疼痛不适是生理反应,给予舒缓的音乐、舒适的环境,保证足够的休息和睡眠,患者及家属、护士共同制订规律而适度的锻炼计划,家属督促患者适度锻炼,可缓解患者的心理压力。

(2)手术患者担心预后和性生活,说明子宫切除术后症状可基本消失,生活质量会得到改善。此外,子宫是月经来潮和孕育胎儿的器官,切除子宫不会男性化,增加对治疗的信心。

(五)健康指导

(1)指导患者随访:手术患者出院后 3 个月到门诊复查,了解术后康复情况。

(2)保守手术和子宫切除患者,术后休息 1～3 个月,3 个月之内避免性生活及阴道冲洗,避免提举重物,防止正在愈合的腹部肌肉用力,并应逐渐加强腹部肌肉的力量。未经医护人员许可避免从事可增加盆腔充血的活动,如跳舞、久站等。

(3)有生殖道阻塞疾病时,嘱患者积极治疗,实施整形手术。

(4)对实施保守手术治疗的患者,指导其术后 6 个月受孕。

(5)注意高危因素与妇科疾病的相关性,定期做好妇科病普查。

五、评估

(1)医务人员避免过度刮宫,减少内膜碎片进入肌层的机会。

(2)药物治疗过程中如出现严重的绝经期症状,可酌情反向添加治疗提高雌激素水平,降低相关血管症状和骨质疏松的发生,也可提高患者的顺应性。

(刘 芳)

第十节　子宫肌瘤

　　子宫肌瘤是女性生殖器官中最常见的一种良性肿瘤。主要由子宫平滑肌组织增生而成，其间还有少量的纤维结缔组织。多见于30～50岁女性。由于肌瘤生长速度慢，对机体影响不大。所以，子宫肌瘤的临床报道发病率远比真实的要低。

一、护理评估

(一)健康史
　　了解患者一般情况，评估月经史、婚育史，是否有不孕、流产史；询问有无长期使用雌激素类药物。如果接受过治疗，还应了解治疗的方法及所用药物的名称、剂量、用法及用药后的反应等。

(二)身体状况
1.症状

　　了解有无月经异常、腹部肿块、白带增多或贫血、腹痛等临床表现，了解出现症状的时间及具体表现。

2.体征

　　了解妇科检查结果，子宫是否均匀或不规则增大、变硬，阴道有无子宫肌瘤脱出等情况。了解B超检查所示结果中肌瘤的大小、个数及部位等。

(三)心理-社会状况
　　患者及家属对子宫肌瘤缺乏认识，担心肿瘤为恶性，对治疗方案的选择犹豫不决，对需要手术治疗而焦虑不安，担心手术切除子宫可能会影响其女性特征，影响夫妻生活。

二、护理诊断

　　(1)营养失调：低于机体需要量：与月经改变、长期出血导致贫血有关。

　　(2)知识缺乏：缺乏子宫肌瘤疾病发生、发展、治疗及护理知识。

　　(3)焦虑：与月经异常，影响正常生活有关。

　　(4)自我形象紊乱：与手术切除子宫有关。

三、护理目标

　　(1)患者获得子宫肌瘤及其健康保健知识。

　　(2)患者贫血得到纠正，营养状况改善。

　　(3)患者出院时，不适症状缓解。

四、护理措施

(一)心理护理
　　评估患者对疾病的认知程度，尊重患者，耐心解答患者提出的问题，告知患者和家属子宫肌瘤是妇科最常见的良性肿瘤，手术或药物治疗都不会影响今后日常生活和工作，让患者消除顾虑,纠正错误认识,配合治疗。

(二)缓解症状

对出血多需住院的患者,护士应严密观察并记录其生命体征变化情况,协助医师完成血常规及凝血功能检查、备血、核对血型、交叉配血等。注意收集会阴垫,评估出血量。按医嘱给予止血药和子宫收缩剂,必要时输血、补液、抗感染或刮宫止血。巨大子宫肌瘤者常出现局部压迫症状,如排尿不畅者应予以导尿;便秘者可用缓泻剂缓解不适症状。带蒂的浆膜下肌瘤发生扭转或肌瘤红色变性时应评估腹痛的程度、部位、性质,有无恶心、呕吐、体温升高征象。需剖腹探查时,护士应迅速做好急诊手术前准备和术中术后护理。保持患者的外阴清洁干燥,如黏膜下肌瘤脱出宫颈口者,应保持其局部清洁,预防感染,为经阴道摘取肌瘤者做好术前准备。

(三)手术护理

经腹或腹腔镜下行肌瘤切除或子宫切除术的患者按腹部手术患者的一般护理,并要特别注意观察术后阴道流血情况。经阴道黏膜下肌瘤摘除术常在蒂部留置止血钳 24～48 小时,取出止血钳后需继续观察阴道流血情况,按阴道手术患者进行护理。

(四)健康教育

1.保守治疗的患者

需定期随访,护士要告知患者随访的目的、意义和随访时间。应 3～6 个月定期复查,期间监测肌瘤生长状况、了解患者症状的变化,如有异常及时和医师联系,修正治疗方案。对应用激素治疗的患者,护士要向患者讲解用药的相关知识,使患者了解药物的治疗作用、使用剂量、服用时间、方法、不良反应及应对措施,避免擅自停药和服药过量引起撤退性出血和男性化。

2.手术后的患者

出院后 1 个月门诊复查,了解患者术后康复情况,并给予术后性生活、自我保健、日常工作恢复等健康指导。任何时候出现不适或异常症状,需及时随诊。

五、结果评价

(1)患者能叙述子宫肌瘤保守治疗的注意事项或术后自我护理措施。

(2)患者面色红润,无疲倦感。

(3)患者出院时,能列举康复期随访时间及注意问题。

(刘　芳)

第六章

新生儿科护理

第一节　新生儿危重症监护护理

一、高危新生儿

(一)概述

什么是高危新生儿,很难有一个明确的定义。总的来说,对高危新生儿的辨识,应建立在对围产期危险因素认识的基础上。为降低新生儿的发病率和死亡率,高危新生儿的识别越早越好。高危新生儿应该由有经验的医师和护士给予密切的观察,可能需要观察几小时到几天。国外有些医疗机构在产科建立了与NICU类似的观察单位,但又不与母亲分开。

(二)围产期影响新生儿的危险因素

1.人口社会学因素

怀孕年龄<16岁或>40岁,吸毒、酗酒、吸烟,贫穷,非婚怀孕,精神和体质的应激状态等。

2.母亲既往病史

遗传异常、糖尿病、高血压、无症状性菌尿、风湿性疾病、长时间服药史等。

3.怀孕前因素

胎儿宫内死亡史、新生儿死亡史、早产史、胎儿生长受限(FGR)史、先天畸形、子宫颈功能障碍、血型不合、新生儿血小板减少、水肿、先天性代谢障碍等。

4.怀孕时

阴道流血、性传播疾病、多胎、先兆子痫、胎膜早破、胎次间隔时间短、羊水过多或过少、急性疾病、围产期保健不当、家族性或获得性高凝状态等。

5.分娩时

早产、过期产、胎儿窘迫、不成熟的L/S比例、臀位产、羊水粪染、脐带绕颈、子宫切除、Apgar评分少于4分、钳产等。

6.新生儿自身

体重<2 500 g或>4 000 g、出生时胎龄<37周或>42周、小于或大于胎龄儿、呼吸急促、发绀、先天畸形、苍白、紫癜、多血质等。

(三)监测

1.呼吸

新生儿正常情况下呼吸频率 40～60 次/分,应密切注意有无出现进行性新生儿呼吸窘迫、呼吸暂停等。此外,肤色是否红润也是呼吸功能的一部分表现,可以使用脉搏氧饱和度计动态监测。

2.循环

新生儿正常心率 120～160 次/分,注意观察心率、心律的变化,可监测血压、肤色、毛细血管充盈时间。

3.体温

早产儿容易出现体温不升或新生儿硬肿症,出现原因不明的体温波动变化应警惕感染的存在甚至新生儿败血症。

4.新生儿兴奋度的观察

正常新生儿较活泼,可出现打哈欠、伸懒腰等动作,吸吮好。注意是否出现淡漠、拒奶、活动少、肌张力差或者激惹、颤抖、惊厥。

5.黄疸

黄疸出现的时间、黄疸的程度、黄疸消退的时间、黄疸退而复现等均对临床诊断和鉴别诊断有意义。

6.脐部

脐部是十分容易造成感染的一个创口,应观察有无化脓、渗液、渗血等。

(四)护理

(1)保暖。高危儿应置于室温 24～26 ℃环境中,早产或低体重儿最好用恒温培养箱保暖。

(2)尽可能给予母乳喂养,吸吮困难的新生儿可以使用鼻饲方法将母乳注入胃内或进行幽门下喂养。

(3)注意无菌观念,尽量将高危新生儿与普通人群进行隔离,医护人员触摸患儿时要洗手及消毒水泡手。

(4)每天给予五官、脐部、会阴部进行清洁护理。

(5)给予维生素 K_1 肌内注射,防止维生素 K 缺乏性出血。

(6)根据不同的高危新生儿,必要时给予心电、呼吸、氧合状态等多功能生理监护。

(7)建立必要的血管通道。

(8)及时氧疗,氧疗的目的是预防呼吸衰竭的出现而不是等到衰竭时再使用。

二、新生儿肺透明膜病

(一)概述

早产儿发育未成熟,肺泡Ⅱ型上皮细胞合成的肺表面活性物质不能满足生理需要,肺泡表面张力高,导致肺泡呼气末肺泡塌陷。由于通气障碍,产生低氧血症、高碳酸血症、代谢性酸中毒,使肺血管收缩,肺内通气血流比例差,可出现右向左分流增加,如卵圆孔未闭、动脉导管开放;由于缺氧酸中毒,肺血管通透性升高,血管内含蛋白质的物质渗出到肺泡腔中,形成一层均匀透明的膜状物,妨碍气体交换,从而使缺氧进一步加重,形成恶性循环。本病又叫新生儿呼吸窘迫综合征(respiratory distress syndrome,RDS),足月新生儿少见。

(二)临床表现

肺透明膜病常见于早产儿,其自然病程表现为进行性发绀、呼吸困难加重,如得不到适当的处理,可出现血压下降、反应差、肤色苍白,呻吟随着情况变坏而减少或消失,患儿在极其困难的情形下呼吸到一定时间,因疲倦、缺氧会出现呼吸暂停。

一般来说,临床上应注意到以下的表现。

(1)极早产、极低出生体重儿,很多患儿一出生时就会有临床症状,但往往表现为出生时窒息、评分不高。

(2)胎龄较大的早产儿会在 6 小时内出现症状。患儿症状一般在 72 小时之内达到高峰,此后呼吸窘迫症状渐渐改善。

(3)症状表现为呼吸困难,呼吸急促、呼吸性呻吟、典型的呼吸三凹征、鼻扇、肋缘和肋间隙塌陷、发绀或肤色苍白,对氧气无反应。

(4)听诊双肺呼吸音弱或听不到肺泡呼吸音,严重的病例可以听到肺内管状呼吸音。

(5)患儿呼吸困难一段时间得不到处理后,呼吸减弱,出现呼吸暂停,反应差,血压下降,肤温下降,尿少,休克。

(6)混合性酸中毒、水肿、腹胀;可并发动脉导管开放(PDA)、疾病终末期肺出血、恢复期患儿慢性肺疾病(CLD)。

(7)X 线片有特殊表现,但非特异性的。可见细小网状颗粒影、支气管充气征(由于心脏叠影,在左下叶肺容易看到),严重患儿可见 X 线片一片白影,与新生儿 B 族溶血性链球菌感染性疾病很难鉴别。

(8)血气表现为低氧血症、高碳酸血症、不同程度的酸中毒。

(9)病情改善的先兆是自发性的利尿,低浓度氧吸入时机体氧合改善。

(10)患儿死亡少见于发病第 1 天,通常见于第 2～7 天,常伴气漏(尤其是进行正压通气者)和肺出血。

(三)诊断

(1)早产病史、典型的临床病程和 X 线片、血气有助于诊断。

(2)B 族溶血性链球菌感染性鉴别诊断:胃和气管分泌物中找到革兰阳性球菌、尿链球菌抗原阳性、明显的中性粒细胞减少等提示链球菌感染。

(3)还应和先天性心脏病、持续肺动脉高压、吸入综合征、自发性气胸、胸膜渗出、膈肌突出、先天畸形(如囊性腺瘤样畸形、肺淋巴管扩张症、膈疝、肺水肿)等鉴别。

(四)治疗

(1)早期支持疗法:如对酸中毒、低氧血症、低血压和低体温的处理,可以减轻肺透明膜病的病情。

(2)静脉供应热量和液体:头 24 小时内,10％葡萄糖液和水 65～75 mL/(kg·24 h),随后应加入电解质且液体量逐渐增加到 120～150 mL/(kg·24 h)。

(3)氧气疗法:氧浓度应能使患儿动脉氧分压在 7.3～9.3 kPa(55～70 mmHg)(＞90％氧饱和度),且生命体征平稳,保证重要器官的氧合而氧中毒危险度最低。

(4)如果＞60％氧气浓度不能使患儿 PaO_2 维持在 6.7 kPa(50 mmHg),改用鼻塞 CPAP,压力 0.6～1.0 kPa(6～10 cmH$_2$O)。

(5)机械通气指征:①动脉血气 pH＜7.20;②PCO_2≥8.0 kPa(60 mmHg);③在 O_2 浓度

70%～100%、CPAP 压力 0.8～1.0 kPa(8～10 cmH₂O)条件下 PO₂≤6.7 kPa(50 mmHg);④持续呼吸暂停。

(6)外源性肺表面活性物质替代疗法:通过气管内滴入,提高患儿的生存率但没有减少 CLD 的发生率。肺表面活性物质的使用越早越好,可每 12 小时重复使用 2～4 次,但目前价钱昂贵。

(7)纠正代谢性酸中毒:NaHCO₃ 1～2 mEg/kg,10～15 分钟使用一次,30 分钟检测酸碱度一次。

(五)监护

(1)心率、呼吸频率持续监测。

(2)监测 pH、PCO₂、PO₂、HCO₃⁻。

(3)监测电解质、血糖、血细胞比容。

(4)体温、血压。

(5)监测患儿肺呼吸生理参数,特别是进行机械通气的患儿,当病情好转肺顺应性改善后潮气量增大,容易造成气漏。

(六)护理措施

(1)对新生儿的评估:①出生后 1 分钟、5 分钟的 Apgar 评分;②观察呼吸窘迫的程度:呼吸次数、鼻翼翕动、发绀、听诊有无啰音;③观察新生儿对氧气的反应;④心跳次数和节律;⑤患儿精神状态:不安、昏睡、对刺激的反应等;⑥体温;⑦肠鸣音,排便情况;⑧小便量、颜色。

(2)保持呼吸道通畅:①观察分泌物的颜色、量、黏稠度;②给氧时保证湿化;③机械通气的患儿每 1～2 小时吸痰一次,吸痰时动作要迅速,不要使患儿出现缺氧状态。

(3)氧气供给:选择给氧方式:头罩给氧、鼻塞 CPAP、面罩 CPAP、呼吸机给氧等。

(4)维持静脉输液的通畅。

(5)保持适当的体温,避免寒冷和减少 O₂ 消耗,患儿应置于中心温度为 36.5～37 ℃的温箱中。

(6)小心搬动,并尽量减少对患儿的干扰。

三、新生儿颅内感染

新生儿颅内感染,最常见的是化脓性脑膜炎,发生率占活产儿的 0.2‰～1‰。常和新生儿败血症有关,或者继发于败血症和机体其他部位的感染。研究认为新生儿颅内感染时的病原菌与败血症一致,但病原菌与其他年龄组的患儿有不同,而且新生儿临床表现很不典型,尤其是新生儿由于颅骨骨缝未闭,颅内压代偿能力较大,故早期患儿常常缺乏脑膜刺激征。因此,重症感染或新生儿败血症的患儿,应高度警惕颅内感染的可能性。

(一)临床表现

(1)一般情况差,精神欠佳,哭声弱,面色青灰,体温可高可低或正常。

(2)可有一般的败血症患儿的症状表现。

(3)食欲差,进食明显减少。

(4)活动能力降低。

(5)可出现呼吸不规则甚至呼吸暂停、呼吸停止。

(6)心动过速或过缓。

(7)神志萎靡、嗜睡、易激惹、惊跳、尖叫。

(8)出现颅内压增高征象：前囟饱满、压力高，晚期时前囟隆起、颅骨骨缝分离。

(9)抽搐可表现为多种形式，可以是脸部小肌肉的抽搐，也可以是全身大肌群的抽搐。

(10)伴有败血症者可出现休克、黄疸、肝脾大。

（二）诊断

(1)有感染危险因素的患儿如早产、胎膜早破、母亲分娩前发热、产程延长等要提高警惕。一旦这类患儿出现体温不稳定、精神状态变差、吸吮不好、哭声改变，要仔细对患儿进行检查，嗜睡、激惹、惊跳、凝视、前囟饱满、骨缝增宽均可提示颅内感染。

(2)脑脊液常规：可出现感染迹象，尽管早期新生儿脑脊液蛋白质、白细胞数均有可能增高，但综合几个指标，总有可能发现一些感染的依据。

(3)脑脊液涂片及培养：曾经使用抗生素的可能是阴性，或者涂片可以找到死细菌。

(4)血培养阳性率不高，但对帮助诊断和指导临床治疗很有意义。

(5)头颅影像学检查：有条件可直接行 CT 或 MRI 检查，无条件可用 B 超检查。

（三）治疗

(1)抗生素治疗：根据脑脊液常规检查结果，即可给予大剂量、可以通过血-脑屏障的抗生素静脉推注或静脉滴注。一般而言，在没有病原学和药敏检查结果之前，如革兰阴性细菌，可选用第三代头孢菌素；如为革兰阳性细菌，则可选用耐酶青霉素、头孢呋辛、万古霉素等。

(2)免疫球蛋白：静脉输注人血丙种球蛋白对抗菌治疗有效，特别是早产儿和极低出生体重儿等免疫功能不全的患儿。

(3)控制脑水肿：可用甘露醇 $0.5\sim1.0$ g/kg，每 6 小时一次。也可以用地塞米松 1mg 静脉注射，每 6 小时一次，症状缓解后停药。

(4)出现抽搐的患儿，给予地西泮及苯巴比妥止惊。抽搐持续状态可用地西泮静脉滴注或使用抗癫痫药物。

(5)并发硬脑膜下积液，可以穿刺抽出。

(6)支持疗法：可以多次输新鲜血或血浆，补充足够的能量，对患儿病情有十分重要的意义。

（四）监护

(1)严密观察患儿的生命体征，有条件的病区或 NICU 的患儿，应给予多功能生理监护，包括呼吸、心律、血氧饱和度、血压等。

(2)观察皮肤有无出血点及瘀斑，注意败血症或 DIC 的提示性体征。

(3)定期复查血常规，特别是血小板计数。

(4)脱水剂使用较强的患儿要监测电解质情况，以免出现低钾、低钠等情况。

(5)定时检查瞳孔及对光发射，判断颅内高压的变化及警惕脑疝的发生。

(6)观察有无抽搐症状。

（五）护理

(1)协助医师进行腰椎穿刺检查，注意无菌操作。

(2)患儿有明显的感染时要注意隔离，接触过患儿后要用消毒水洗手。

(3)日常基本护理要注意：有高热的患儿要给予头部冰敷；经常注意皮肤护理，以防压疮；新生儿眼、耳、口、鼻、脐的护理。

(4)呼吸机辅助呼吸的患儿要注意气管插管的处理，定时吸痰。

(5)记录液体的出入量，维持水、电解质平衡。

(6)血压监测,出现感染性休克或中枢神经性高血压时,及时报告医师给予处理。

(7)颅内压严重升高的患儿,操作时注意轻柔,避免过多搬动。

(赵　菡)

第二节　早产儿的护理

一、疾病概述

(一)概念

早产儿是指胎龄满 28 周至不足 37 周出生的新生儿。早产儿在宫内生活时间短,发育不成熟,对子宫外的适应能力差;出生后吸吮能力差,常有营养不良及代谢紊乱及免疫功能低下。因此,早产儿死亡率明显高于足月产儿。

(二)早产儿的特点

1.外观特点

早产儿皮肤薄嫩,胎毛多,胎脂少,皮下脂肪少,皱纹多,头发细而卷,乱如毛线头,耳郭软,紧贴颞部,耳舟不清。头相对较大,多有颅骨软化。指(趾)骨软,指甲多未超过指端,足底纹少且浅或无。乳腺无结节,外生殖器发育差,女婴大阴唇不能遮盖小阴唇,男婴阴囊皱襞少,睾丸未降入。

2.呼吸系统

早产儿呼吸中枢及呼吸肌发育不完善,常出现呼吸浅快、不规则、暂停或吮奶后暂时发绀。肺泡表面活性物质缺乏,易患呼吸窘迫综合征。另外,咳嗽及吞咽反射均弱。

3.循环系统

早产儿心率快,血压较足月儿低,在败血症或心功能不全等情况下,易出现血容量不足、低血压。同时因毛细血管脆弱,缺氧时易发生出血。

4.消化系统

早产儿吸吮能力差,吞咽反射弱,易呛奶;各种消化酶不足,特别是对脂肪的消化、吸收能力差,在缺氧、缺血、喂养不当情况下易发生坏死性小肠结肠炎。此外,由于早产儿胎粪形成较少和肠蠕动乏力,易发生胎粪延迟排出。肝功能不完善,葡萄糖醛酸转移酶不足,故黄疸持续时间长;蛋白合成不足,肝糖原转化为葡萄糖的能力差,易发生低血症和低蛋白血症;肝内维生素 K 依赖凝血因子不足,易发生出血性疾病。

5.血液系统

血小板不足,贫血较常见;维生素 K 依赖凝血因子不足,易发生肺出血、颅内出血。

6.泌尿系统

肾脏功能不成熟,易发生水肿、低钠血症、代谢性酸中毒等电解质紊乱。

7.神经系统

与胎龄有关,胎龄越小,功能越差,原始反射不易引出。易发生缺氧缺血性脑病、颅内出血。

8.体温调节

皮下脂肪薄,棕色脂肪少,保温能力差;体表面积相对较大容易散热;基础代谢低,产能量少;汗腺发育不成熟;中枢调节能力差,均导致体温不稳定,易随环境变化而变化,易发生硬肿症。

9.免疫系统

早产儿的免疫功能比足月儿差,感染性疾病发病率高,预后较差。

二、疾病护理

(一)护理评估

1.健康史

(1)母体因素:合并有急慢性疾病;生殖器官异常,如双子宫、宫颈口松弛;既往曾有早产史。

(2)胎儿-胎盘因素:前置胎盘、胎盘早剥、胎膜早破、胎盘功能不全、多胎妊娠。

(3)创伤:腹部手术,腹部受撞击,孕期过劳、性交及严重的精神创伤等。

2.身体评估

重点评估早产儿的外观特点;有无青紫、呼吸困难、呼吸暂停;体温调节情况有无低体温或发热;有无腹泻、腹胀、呕吐症状,大小便情况;黄疸出现时间及程度;有无皮肤硬肿;体重增长情况,吃奶情况;精神状态、肌张力及有无惊厥;有无皮肤、黏膜及其他部位的出血。

(二)护理诊断

1.有体温改变的危险

早产儿体温调节能力与产热能力低下有关。

2.营养失调

低于机体需要量与早产儿摄入能力不足、消化吸收功能差有关。

3.有窒息的危险

与早产儿呼吸中枢及呼吸系统不成熟、呼吸道分泌物未能及时清除有关。

4.有感染的危险

与早产儿免疫能力低下有关。

(三)护理目标

(1)呼吸功能正常。

(2)未发生窒息。

(3)体温能保持正常、稳定。

(4)没有出现感染征象。

(5)早产儿体重能如期增加。

(四)护理措施

1.维持体温恒定

早产儿大多需要保暖。①早产儿室温稳定,以 24～26 ℃ 为宜;晨间护理时,室温应在27～28 ℃,相对湿度为 55%～65%。②早产儿出生后迅速擦干,迅速保暖,并加强体温监测。

2.维持呼吸

(1)严密观察早产儿呼吸频率、节律,特别注意吃奶后有无缺氧,必要时在哺乳前后给氧数分钟。给氧原则是:间断、低浓度吸氧,氧浓度为 30%～40%。

（2）呼吸暂停的预防及护理：保持侧卧位，每 30 分钟更换一次体位，注意颈部不要过度弯曲，保持呼吸道通畅，观察早产儿的呼吸形态，当其深睡时要触动身体使其觉醒。喂奶后应避免呕吐造成窒息。发现呼吸暂停应立即清理呼吸道，刺激呼吸。刺激呼吸的方法有人工托背法，也可通过弹足底、针刺人中、捏耳垂等使其啼哭，以助恢复呼吸；同时给氧，可用气管插管、面罩或鼻导管给氧。

3.合理喂养

（1）开始喂养时间：目前认为早产儿体内储存的能源少，应及早喂奶。生后根据胎龄、出生时的体重及状况决定是否可实行早吸吮，并于生后 2～4 小时内开始正式喂奶。

（2）喂养方式：以母乳喂养最好。体重 1 500 g 以上，有吸吮能力的早产儿可直接母乳喂养，体重＜1 500 g 或无吸吮、吞咽能力者可用滴管、胃管喂母乳。

（3）喂养原则：人工喂养奶浓度由稀到稠，奶量由少到多。

4.预防感染

早产儿抵抗力比足月儿更低，尤应注意消毒隔离措施。早产儿所处的环境和所接触的物品应定期消毒，护理人员应着清洁工作服、口罩及帽子，接触新生儿前应洗手，感染者应及时隔离。加强口腔、皮肤和脐部的护理。注意及时清除呼吸道分泌物，保持呼吸道通畅，预防肺炎的发生。

5.密切观察病情

早产儿各器官功能不成熟，应密切观察病情变化，若出现面色发绀或苍白、呼吸不规则或呼气呻吟、体温异常、黄疸程度重、烦躁不安等异常情况，应及时报告医师，详细记录并协助处理。

（五）健康教育

（1）向家长讲解早产儿的有关生理表现及护理知识，教会正确的喂养、保暖、沐浴及皮肤护理等方法。

（2）嘱定期来医院检查，了解早产儿的生长发育情况以及智力发育、有无视力及听力异常等。

（赵　菡）

第三节　新生儿窒息与复苏

新生儿窒息是指生后 1 分钟内，无自主呼吸或未能建立规律呼吸而导致低氧血症和混合性酸中毒。凡能造成胎儿或新生儿缺氧的因素均可引起窒息。本病是引起新生儿伤残和死亡的重要原因之一，需要争分夺秒抢救。

一、临床特点

（一）胎动、胎心率改变

缺氧早期胎动增加，胎心率加快≥160 次/分；晚期为胎动减少或消失，胎心率减慢（＜100 次/分）或消失。

（二）羊水呈黄绿或墨绿色

缺氧胎儿肛门括约肌松弛，排出胎粪污染羊水所致。

(三)Apgar 评分降低

0～3 分为重度窒息,4～7 分为轻度窒息,8～10 分为正常。如出生 1 分钟评分 8～10 分,5 分钟后复评降到 7 分及以下亦属窒息。窒息患儿 5 分钟再评分仍低于 6 分,神经系统损伤较大,预后较差(表 6-1)。

表 6-1　Apgar 评分标准

评分项目	0 分	1 分	2 分
心率	无	<100 次/分	>100 次/分
呼吸	无	浅慢,哭声弱	正常、哭声响
肌张力	松弛	四肢稍屈曲	四肢动作好
刺激反应	无反应	少有动作,皱眉	咳嗽、喷嚏、哭
皮肤颜色	青紫或苍白	躯干红,四肢青紫	全身红

(四)部分患儿复苏后可出现各系统受损及并发症

1.呼吸系统

羊水、胎粪吸入性肺炎、肺透明膜病、呼吸暂停。

2.神经系统

颅内出血、缺氧缺血性脑病。

3.血液系统

出血倾向及 DIC。

4.消化系统

应激性溃疡、坏死性小肠结肠炎、肝功能损害。

5.泌尿系统

尿少、蛋白尿及管型,重者可发生急性肾小管坏死,有血尿素氮及肌酐增高、高钾血症等。

6.循环系统

心肌受损、三尖瓣闭锁不全、心力衰竭、心源性休克或肺动脉高压。

7.代谢紊乱

低血钙、低血糖或高血糖、酸中毒。

(五)辅助检查

1.血气分析

动脉血氧分压降低、二氧化碳分压增高、pH 下降。

2.血生化

血糖升高或降低、血钙降低、高血钾、心肌酶谱增高、血肌酐及尿素氮增高。

3.心电图

可有心肌受损改变。

4.胸部 X 线检查

可有肺气肿、肺不张等。

5.头颅 B 超或 CT

缺氧缺血性脑病或颅内出血改变。

二、护理评估

(一)健康史

详细询问妊娠期孕母身体状况,产前的胎心和胎动以及破膜时间、胎盘脐带情况、胎位、产程长短、羊水情况等。

(二)症状、体征

评估皮肤颜色、呼吸情况、心率、四肢肌张力及对刺激的反应;观察皮肤、指甲有无胎粪污染;评估有无各系统受损表现。

(三)社会、心理

了解家长对小儿治疗预后的担忧和焦虑,对后遗症康复护理知识与方法的了解程度。

(四)辅助检查

了解血气分析电解质检查结果,尤其注意酸中毒程度及新生儿窒息时二氧化碳分压情况;了解血生化检查值及胸部 X 线摄片、头颅 B 超或 CT 检查结果。

三、常见护理问题

(一)不能进行有效呼吸

与肺动脉收缩、肺血管阻力增加、肺血流减少,羊水胎粪吸入,中枢神经系统受损有关。

(二)心排血量减少

与肺水肿、肺动脉收缩、液体转移到组织间隙、心肌受损有关。

(三)组织灌注改变

与低血容量、缺血有关。

(四)体温异常

与缺氧、体温调节中枢受损有关。

(五)有感染危险

与免疫功能低下、污染的羊水吸入有关。

(六)焦虑(家长)

与病情危重及担心预后有关。

四、护理措施

(一)早期预测

估计胎儿娩出后有窒息危险时应事先做好复苏准备。复苏必备物品:婴儿辐射保暖台(事先预热)、负压吸引器、吸引管(5Fr、6Fr、8Fr)、复苏皮囊及面罩、供氧系统、新生儿喉镜、气管插管(2.5 mm、3 mm、3.5 mm、4 mm)、胃管、脐静脉插管包、各种型号注射器、手套、胶布、听诊器、心电监护仪、氧饱和度监护仪等。复苏药品:1∶10 000 肾上腺素、生理盐水、10%葡萄糖、5%碳酸氢钠、注射用水、多巴胺、纳洛酮、5%白蛋白等。

(二)正确复苏

熟练掌握复苏程序。新生儿娩出后立即对是否足月妊娠、羊水清否、有无呼吸及哭声、肌张力情况作快速评估,如果 4 个问题中有一个答案是"否",则通常认为这个婴儿需要按顺序进行 ABCD 下列 4 种措施中的一种或多种。新生儿复苏过程中每隔 30 秒评估一次,并根据呼吸、心率、肤色同步评估决定是否需要进行下一步措施。

A（最初复苏步骤）：新生儿出生后快速评估新生儿羊水情况、呼吸及哭声、肌张力、是否足月，如回答有"否"，立即将婴儿置于已预热好辐射保暖台上或用预热的毯子裹住以减少热量散失。摆正体位，将头摆成"鼻吸位"（新生儿仰卧或侧卧，颈部轻度伸仰到吸气位置），为使新生儿保持正确体位，仰卧时可在其肩胛下垫一折叠的毛巾（垫高 2～3 cm）。迅速清理呼吸道，先吸口腔后吸鼻腔（因鼻腔较敏感，吸引鼻腔时比吸口腔时更容易受刺激而引发呼吸运动，易造成口腔咽部的黏液、羊水在清理之前被吸入肺内），过度用力吸引可能导致喉痉挛和迷走神经性的心动过缓并使自主呼吸出现延迟，因此应限制吸管插入的深度和吸引时间（<10 秒/次），吸引器的负压不超过 13.3 kPa（100 mmHg）。用温热干毛巾快速擦干全身。重新摆正头部，使颈部轻微伸仰保持气道最佳开放状态。如患儿仍无呼吸，可拍打或弹足底 2 次或沿身体长轴快速摩擦腰背皮肤 1～2 次来促使呼吸出现。如出现正常呼吸、心率＞100 次/分、肤色红润做好观察。如出现正常心率、呼吸，但有中心性发绀则予常压吸氧。如这些努力无效则需要正压通气。

B（正压通气）：如经上述处理仍无规律呼吸建立，出现持续呼吸暂停或喘息或心率＜100 次/分或婴儿经 100% 浓度常压给氧仍持续中心性发绀，应进行正压通气。正压通气可使用气流充气式气囊、自动充气式气囊等设备。通气频率一般为 40～60 次/分（胸外按压时为 30 次/分）。最初的几次正压呼吸需要 2.9～3.9 kPa（30～40 cmH$_2$O）[早产儿 2.0～2.5 kPa（20～25 cmH$_2$O）]，以后维持在 2.0 kPa（20 cmH$_2$O），如无法监测压力应该使用能使心率增加的最小压力。充分的人工呼吸应显示双肺扩张，可由胸廓起伏、呼吸音、心率及肤色来评价，如胸廓扩张不良可能与密闭不良、气道阻塞或压力不足有关，应重新调整面罩位置（面罩应正好封住口鼻）或纠正患儿头部位置或检查并清除气道分泌物或增大压力，必要时气管插管。在新生儿复苏过程中应用气管插管术有以下几个指征：需要气管内吸引胎粪；复苏囊面罩通气无效或需长时间使用；需要胸外按压；需要气管内给药。正压通气 30 秒后如有自主呼吸，且心率＞100 次/分、肤色红润可停止正压通气。如自主呼吸不充分，或心率＜100 次/分，须继续正压人工呼吸。如心率＜60 次/分，继续正压人工呼吸并开始胸外按压。持续气囊面罩人工呼吸＞2 分钟可产生胃充盈，应常规插入 8Fr 胃管，用注射器抽气和在空气中敞开端口来缓解。

C（胸外按压）：100% 氧充分正压通气 30 秒后如心率＜60 次/分，开始胸外按压，并继续正压通气。胸外按压的部位位于胸骨下 1/3 处（两乳头连线下方，剑突之上）。按压深度为胸廓前后径的 1/3，产生可触及的脉搏为有效。按压有 2 种方法：双拇指重叠或并列按压，其余手指环抱胸廓支撑背部（双拇指-环抱术）；或以右手食、中指指尖放在胸骨上按压，另一手支撑背部（双指法）。因为双拇指-环抱术比双指法可产生更高的收缩期峰值和冠状动脉灌注压，所以建议采用前者。然而当需要进行脐插管术时，双指法也许更合适。胸外按压下压时间稍短于放松时间，这样的按压比率在理论上可以提供更多的血流，同时胸外按压与通气应该协调一致，避免同时施行。在放松时，胸壁应被完全扩张，但复苏者的拇指不应离开胸壁。胸外按压与通气应达到 3：1，即每分钟 120 次动作中给予 90 次胸外按压和 30 次通气，约 1/2 秒的时间完成每次动作，2 秒完成一个循环（做 3 次胸外按压和 1 次正压通气）。30 秒后再次评估心率，协调的胸外按压与通气应持续到自主心率＞60 次/分。如心率仍＜60 次/分，除继续胸外按压外，考虑使用肾上腺素。

D（用药）：在新生儿复苏时，很少需要用药。但如果 30 秒 100% 氧正压通气和胸外按压后心率仍持续＜60 次/分，则需要使用肾上腺素。①1：10 000 肾上腺素 0.1～0.3 mL/kg，过去的指南推荐通过气管插管给予初始剂量的肾上腺素,然而动物实验研究表明使用该推荐剂量插管内给药无效,插管内给予肾上腺素其剂量需较现在的推荐剂量高出很多,而高浓度、大剂量肾上腺素可导致新生儿高血压、心肌功能下降和神经功能受损。因此现在主张通过静脉给药。需要时3～5分钟重复1次(心率＞100次/分停止给药)。②扩容剂:当怀疑新生儿有失血或出现休克症状(皮肤苍白、低灌注、脉搏弱)和对复苏措施无明显反应时,应考虑使用扩容剂。等张晶体液较清蛋白好,推荐用生理盐水,剂量为10 mL/kg,静脉缓慢推入(＞10分钟),必要时可重复给予。当复苏早产儿时避免扩容剂输注太快,因为快速输注大量溶液可导致脑室内出血。③碳酸氢钠:在一般的心肺复苏过程中不鼓励使用碳酸氢钠,但在对其他治疗无反应时或严重代谢性酸中毒时可使用。剂量为2 mmol/kg,用5％(0.6 mmol/mL)碳酸氢钠溶液3.3 mL/kg,用等量5％～10％葡萄糖溶液稀释后经脐静脉或外周静脉缓慢注射(＞5分钟)。注意碳酸氢钠的高渗透性和产生CO_2的特性可对心肌和大脑功能有害,应在建立充分的人工呼吸和血液灌注后应用。④纳洛酮:不推荐在产房新生儿呼吸抑制的初步复苏过程中使用纳洛酮。如果需要使用纳洛酮,心率和肤色必须首先被通气支持纠正。首选的途径是静脉或肌内注射。推荐剂量为0.1 mg/kg。有报告提示吸毒母亲出生的婴儿给予纳洛酮后导致癫痫发作,因此纳洛酮应避免应用于那些长期暴露于阿片类物质母亲出生的新生儿身上。纳洛酮较母源性阿片类物质的半衰期更短,因此应严密监测新生儿,如反复呼吸暂停或通气不足,应给予后续剂量的纳洛酮。

(三)复苏后护理

1.加强监护

复苏后的新生儿不应将其视同正常新生儿对待,而必须给予密切观察监护,监护内容有以下几种。

(1)生命体征:包括呼吸、心率、血压、氧饱和度,呼吸是监护的重点,应密切观察呼吸的频率、节律的变化,注意有无呼吸困难。若复苏后患儿呼吸已正常2天后又加快者,常是继发肺炎的征兆。

(2)重要脏器受损的表现:观察患儿反应是否灵敏,有无两眼凝视、四肢抖动、肌张力改变、颅内压增高等神经系统表现;记录出入液量尤其注意小便的次数、量以及颜色,了解肾功能情况;注意观察有无腹胀、呕吐咖啡色物等应激性溃疡表现及腹胀、胃潴留、便血等坏死性小肠结肠炎表现等。

(3)皮肤颜色:如有发绀应仔细查找原因,及时处理。

(4)监测各种实验室检查结果:血气分析、血钾、血氯、血钠值;血糖、血胆红素、心肌酶谱、肌酐、尿素氮值等。

2.保证营养

维持血糖正常,严防低血糖造成神经系统损伤。如无并发症生后半小时可吸吮母亲乳头;重度窒息儿复苏恢复欠佳者,适当延迟开奶时间,并防止呕吐物吸入再次引起窒息,如果喂养不能保证营养者予静脉补液。

3.预防感染

曾气管插管,疑有感染者用抗生素预防感染,加强新生儿口腔、皮肤、脐部护理,工作人员应严格执行无菌操作技术,接触患儿前洗手。

(四)维持合适体温

有缺氧缺血损伤的婴儿应避免体温过高。必要时应用人工低温疗法如适度的全身低温

(34～34.5 ℃)或选择性脑部低温(34～35 ℃),但目前尚无足够的证据常规推荐使用。

(五)安慰家长

耐心细致地解答病情,取得家长的理解,减轻家长的恐惧心理,得到家长最佳的配合。

(赵　菡)

第四节　新生儿缺氧缺血性脑病

一、概念

新生儿缺氧缺血性脑病(hypoxic-ischemicencephalopathy,HIE)是指围产期窒息引起新生儿脑损伤,是新生儿窒息后严重的并发症之一。病情重,病死率高,少数幸存者常留下永久性功能性神经功能缺陷,如智力障碍、癫痫、脑性瘫痪等。

二、病因

HIE 的发生主要与围产期窒息有关。缺氧是本病的核心,凡是造成胎儿血液循环和(或)气体交换障碍引起血氧浓度降低的因素均可引起 HIE。

(一)产前缺氧

主要表现为胎儿宫内窘迫,其原因可能与孕母患有全身性疾病有关,如妊娠高血压综合征、贫血、糖尿病、心肺疾病等;也可由于胎盘、脐带异常,影响了胎盘的血液供应和胎-母间气体交换所致。

(二)出生时窒息

其原因可以是宫内窘迫的延续,也可以是由各种原因的异常分娩,或分娩过程中吸入大量羊水、胎粪所致,不恰当的复苏可以加重、延长缺氧状态。

(三)生后缺氧

主要原因是严重影响机体氧合状态的新生儿疾病,如胎粪吸入综合征、肺透明膜病、频发的呼吸暂停、严重溶血、休克等。

三、发病机制

(一)脑血流改变

缺氧和酸中毒导致体内血流重新分布,以保证心、脑、肾等重要器官的血液供应。若缺氧状态持续存在,得不到改善,脑血流代偿机制就会失败,从而脑血流量减少,最终引起缺氧缺血性脑损伤。

(二)脑组织代谢改变

脑组织所需的能量来源于葡萄糖的氧化过程。机体缺氧时无氧酵解使糖耗量增加、乳酸堆积,导致低血糖和代谢性酸中毒,ATP 产生减少。此外缺氧还导致细胞膜钠泵、钙泵功能不足,使钠离子、钙离子进入细胞内,激活某些受其调节的酶,破坏脑细胞膜的完整性及通透性。

（三）神经病理学改变

脑部缺氧时足月儿常见的神经病理学改变是皮质梗死及深部灰质核坏死；早产儿则脑室周围出血和脑室内出血多见，其次是白质病变。

四、临床表现

HIE 大多出现在生后 3 天内，主要表现为意识障碍、肌张力低下、中枢性呼吸衰竭。病情轻重不一，临床将其分为 3 度。

（一）轻度 HIE

主要表现为兴奋、易激惹，肢体及下颌可出现颤动，吸吮反射正常，拥抱反射活跃，肌张力正常，呼吸平稳，前囟平，一般不会出现惊厥。上述症状一般在生后 24 小时内明显，3 天内逐渐消失，预后良好。

（二）中度 HIE

表现为嗜睡、反应迟钝，肌张力减低，肢体自发动作减少，可出现惊厥。前囟张力正常或稍高，拥抱反射和吸吮反射减弱，瞳孔缩小，对光反射迟钝。症状在生后 72 小时内明显，病情恶化者嗜睡程度加深甚至昏迷，反复抽搐，可留有后遗症。

（三）重度 HIE

患儿意识不清，常处于昏迷状态，肌张力低下，肢体自发动作消失，惊厥频繁，反复呼吸暂停，前囟张力高，拥抱反射、吸吮反射消失，瞳孔不等大或瞳孔放大，对光反应差，心率减慢。脑电图及影像学诊断明显异常，脑干诱发电位也异常。重度患儿死亡率高，存活者多数留有后遗症。

五、辅助检查

（一）头颅 B 超

头颅 B 超可检测脑血流速度及阻力指数，对诊断和判断预后有帮助。

（二）头颅 CT

对脑水肿、脑梗死、颅内出血类型及病灶部位有确诊价值。

（三）磁共振

有助于超声和 CT 不能检测出部位的诊断，可检测出高能磷酸代谢物的相对浓度。

（四）脑电图

利于临床确定脑病变的严重度、惊厥的鉴别和判断预后。

（五）血液检查

血气分析可有 $PaCO_2$ 升高、PaO_2 降低、pH 降低；血生化检查有血清钾、血清钠、血清钙、血清镁及血糖降低，血清磷酸肌酸激酶脑型同工酶可帮助判断脑组织损伤的严重程度和判断预后。

六、治疗

（一）支持治疗

改善通气，纠正酸中毒；保持血压稳定，保证充分的脑血流灌注；纠正低血糖等。

1.供氧

选择适当的供氧方式，维持血气和 pH 在正常范围。

2.纠正酸中毒

改善通气目的是纠正呼吸性酸中毒,在此基础上可适当使用碳酸氢钠以纠正代谢性酸中毒。

3.保持良好的脑部灌注

维持有效循环,血压低者应用多巴胺和多巴酚丁胺静脉滴注纠正低血压。

4.维持正常的血糖水平

因新生儿尤其是早产儿肾糖阈低,输糖速度过快易造成高血糖、糖尿,故强调均匀滴入,一般以每分钟6～8 mg/kg的速度滴入葡萄糖。

(二)控制惊厥

首选苯巴比妥,负荷量为 20 mg/kg,1 次或分 2 次静脉缓慢滴注。若不能控制惊厥,1 小时后可加用 10 mg/kg,惊厥控制后改为维持量 5 mg/(kg·d)维持。如果苯巴比妥不能控制惊厥,可加用地西泮或水合氯醛控制。地西泮和水合氯醛起效快、排泄快,不易蓄积中毒;而苯巴比妥钠半衰期长,排泄慢,达到负荷量后如再加大剂量,易引起蓄积中毒。

(三)治疗脑水肿

控制液体入量是预防和治疗脑水肿的基础,每天液体总量不超过 60～80 mL/kg。颅内压增高时,首选利尿剂呋塞米,每次 1 mg/kg,静脉注射;严重者可用 20% 甘露醇,每次 0.25～0.5 g/kg,静脉注射,每4～6 小时1 次,连用 3～5 天。

亚低温治疗:采用人工诱导的方法适当降低脑温 2～4 ℃,以达到降低脑组织的热能需求和耗氧量的作用,同时还可保护血-脑屏障,减轻脑水肿,与其他治疗措施起协同作用。大量研究证明亚低温疗法对缺氧缺血性脑损伤具有明显的保护作用;同时对全身各器官和内环境无明显不良影响。

七、护理措施

(一)病情观察

患儿神经功能稳定性差,对外界的干扰有较强的反应,易出现生命体征的变化,要特别注意观察呼吸节律、频率的变化及有无呼吸暂停等;同时还应注意有无体温不升或体温过高。注意观察患儿的神志、瞳孔、前囟张力、肌张力及抽搐等症状,一旦发现颅内高压和其他器官受损的表现时,应通知医师并遵医嘱给予镇静、吸氧、止痉、降颅内压、抢救呼吸衰竭等治疗和护理。

(二)吸氧

脑组织对缺氧极为敏感,尽早合理的给氧是提高血氧浓度,减轻脑损伤的关键。如果脑组织持续缺氧,就可产生不可逆的损害。新生儿可选用鼻导管、面罩、头罩给氧,必要时使用机械通气辅助呼吸,维持 PaO_2 10.7～13.3 kPa(80～100 mmHg),$PaCO_2$ 4.7～5.3 kPa(35～40 mmHg)。给氧过程中,注意调节氧浓度及氧流量,避免长时间高浓度给氧造成晶状体后纤维组织增生(ROP)和支气管发育不良(BPD)。

(三)呼吸道管理

新生儿易发生呕吐或痰液堵塞而加重缺氧,因此必须及时清理呼吸道分泌物及呕吐物,保持呼吸道通畅。

(四)保暖

在整个治疗过程中(亚低温治疗除外)应注意保暖,维持体温在36～37 ℃。一切治疗和护理操作均在箱内集中进行,尽量减少打开箱门的次数,维持箱温的恒定。

(五)喂养护理

由于新生儿吸吮能力差,使得摄入量减少,热能供给不足,部分血浆蛋白直接作为热能供给被消耗,因此应及早给予合理的喂养,保证充足的热量供给。在喂养的过程中,应严密观察患儿的面色、呼吸,有无呕吐,防止窒息的发生。如果不能吸吮,可采用鼻饲管喂养,以保证充足的热量供给。有呕吐及喂养困难者应静脉补液以保证热量供给。

(六)基础护理

保持周围环境安静。各项护理操作集中进行,动作轻柔,技术娴熟,减少对患儿的刺激。严格遵守消毒隔离制度和无菌操作规程,认真执行手卫生规范,预防交叉感染。加强患儿口腔、眼部、脐部、臀部护理,保持全身皮肤清洁干燥。

八、康复指导

诊断为 HIE 的存活患儿中有 25%～30%留有不同类型和程度的远期后遗症。轻度表现为学习不能、入学困难、行为问题、多动症、注意力障碍和特殊的神经心理障碍性疾病等;严重的神经伤残远期表现为中-重度精神发育迟缓、脑瘫、听力丢失、失明和惊厥性疾病等。新生儿出生体重越小,其发生神经伤残的可能性越大,程度越重。对脑损伤新生儿进行早期干预,减轻神经伤残程度在近年越来越受到重视。0～3 岁是中枢神经系统快速发育的阶段,脑部可塑性最佳,早期干预可以促进脑细胞的修复,神经纤维代偿性生长,从而有效改善脑功能。大量研究证明,对脑损伤新生儿有计划、有针对性地进行康复训练和药物治疗,其远期预后明显好于其他脑损伤患儿。

(一)定期随访

诊断为 HIE 的患儿出院后随访是关键,足月儿日龄 12～14 天,早产儿矫正胎龄 42 周可行新生儿行为神经测定(NBNA),总分为 40 分,小于 35 分的患儿评估其预后不良的敏感度为 96.3%。新生儿期以外可行儿童发育商(DQ)测定,85 分为及格,分值没有上限,6 个月内每月随访 1 次,6 个月至 1 岁期间每 2 个月随访 1 次,1 岁以后每 3 个月随访 1 次。

(二)早期干预

婴幼儿神经系统发育是一个连续过程,康复治疗贵在坚持,且治疗时间越早效果越好。主要干预方法包括智力发育和动作发育的早期干预。

智力发育早期干预。①视觉刺激法:用颜色鲜艳的红球挂在婴儿床头,每天多次逗引婴儿注意,或让婴儿看人脸;②听觉刺激法:每天听音调悠扬的优美乐曲,每天 3 次,每次 15 分钟;③触觉刺激:被动屈曲婴儿肢体,抚摸和按摩婴儿,以及变换婴儿姿势等;④前庭运动刺激:给予宝宝适度的摇晃和震荡。以上干预的选择因人而异,需在专业人员的指引下进行。

动作发育早期干预的方法主要为按摩、婴儿体操和主动运动训练。家属可以在医护人员的指导下进行,以便出院后可在家自行对宝宝进行干预,每天 2～3 次,于宝宝两餐之间清醒时进行为宜。

此外,根据患儿情况,在医师的指导下辅以使用高压氧和营养神经药物等相关治疗,以更大程度促进患儿脑神经细胞的修复。

(赵 菌)

第五节 新生儿颅内出血

新生儿颅内出血(intracranial hemorrhage of the newborn,ICHN)是主要由缺氧或产伤引起的严重脑损伤性疾病,主要表现为神经系统的兴奋或抑制症状。早产儿多见,病死率高,存活者常留有神经系统后遗症。

一、概述

新生儿颅内出血主要由缺氧和产伤引起。

(一)缺氧

凡能引起缺氧的因素均可导致颅内出血,以早产儿多见。如宫内窘迫、产时及产后窒息缺氧,导致脑血管壁通透性增加,血液外渗,出现脑室管膜下、蛛网膜下腔、脑实质出血。

(二)产伤

产伤以足月儿、巨大儿多见。如胎头过大、头盆不称、急产、臀位产、高位产钳、负压吸引助产等,使胎儿头部受挤压、牵引导致大脑镰、小脑幕撕裂,引起硬脑膜下出血,脑表面静脉撕裂常伴有蛛网膜下腔出血。

(三)其他

快速输入高渗液体、机械通气不当、血压波动过大、颅内先天性血管畸形或全身出血性疾病等也可引起。

二、护理评估

(一)健康史

评估患儿有无窒息缺氧及产伤史;评估患儿惊厥发作的次数、部位、程度、持续时间及意识障碍、发绀、脑性尖叫等症状。

(二)身体状况

临床表现主要与出血部位和出血量有关,多于生后1～2天内出现。

(1)意识改变:激惹、过度兴奋或表情淡漠、嗜睡、昏迷等。

(2)颅内压增高表现:脑性尖叫、惊厥、前囟隆起、颅缝增宽等。

(3)眼部症状:凝视、斜视、眼球固定、眼震颤,并发脑疝时可出现两侧瞳孔大小不等、对光反射迟钝或消失。

(4)呼吸改变:增快或减慢、不规则或暂停等。

(5)肌张力及原始反射改变:肌张力早期增高以后减低,原始反射减弱或消失。

(6)其他表现:黄疸和贫血。

(7)后遗症:脑积水、智力低下、癫痫、脑瘫等。

(三)心理-社会状况

多数家长对本病的严重性、预后缺乏认识;因担心孩子致残,家长可出现焦虑、恐惧、内疚、悲伤等反应。应重点评估家长对本病的认知态度及心理、经济承受能力。

(四)辅助检查

头颅 B 超、CT 检查可提供出血部位和范围,有助于确诊和判断预后;腰穿脑脊液检查为均匀血性,镜下有皱缩红细胞,有助于脑室内及蛛网膜下腔出血的诊断,但病情重者不宜行腰穿检查。

(五)治疗原则及主要措施

(1)镇静止惊:选用苯巴比妥钠、地西泮等。

(2)止血:选用维生素 K_1、酚磺乙胺(止血敏)、卡巴克络(安络血)、巴曲酶(立止血)等,必要时输新鲜血、血浆。

(3)降低颅内压:选用呋塞米静脉注射,并发脑疝时应用小剂量 20%甘露醇静脉注射。

(4)给氧:呼吸困难、发绀者吸氧。

三、常见护理诊断(问题)

(1)潜在并发症:颅内压增高。

(2)低效性呼吸形态:与呼吸中枢受损有关。

(3)有窒息的危险:与惊厥、昏迷有关。

(4)营养失调:低于机体需要量与摄入不足及呕吐有关。

(5)体温调节无效:与体温调节中枢受损有关。

(6)焦虑、恐惧(家长):与患儿病情危重及预后差有关。

四、护理措施

(一)降低颅内压

(1)减少刺激,保持安静:所有护理操作与治疗尽量集中进行,动作要轻、稳、准,尽量减少移动和刺激患儿,静脉穿刺选用留置针,减少反复穿刺,以免加重颅内出血。

(2)护理体位:抬高头肩部 15°~30°,侧卧位或头偏向一侧。

(3)严密观察病情:观察患儿生命体征、神志、瞳孔、囟门、神经反射及肌张力等变化,及时发现颅内高压。

(4)遵医嘱降颅压:有颅内压增高时选用呋塞米降颅压;当出现两侧瞳孔大小不等、对光反射迟钝或消失、呼吸节律不规则等应考虑并发脑疝,选用 20%甘露醇降颅压。

(二)防止窒息,改善呼吸功能

及时清除呼吸道分泌物,保持呼吸道通畅,防止窒息;合理用氧,改善呼吸功能,呼吸衰竭或严重呼吸暂停者需气管插管、机械通气。

(三)保证营养和能量供给

不能进食者,应给予鼻饲,遵医嘱静脉输液,每天液体量为 60~80 mL/kg,速度宜慢,于24 小时内均匀输入,以保证患儿营养和能量的供给。

(四)维持体温稳定

体温过高时给予物理降温,体温过低时采用远红外辐射保温床、暖箱或热水袋保暖。

(赵　菌)

第六节　新生儿化脓性脑膜炎

一、概述

新生儿化脓性脑膜炎是新生儿期由各种化脓性细菌引起的中枢神经系统感染性疾病。本病常继发于败血症,临床症状不典型,颅内压增高出现较晚,一般认为败血症患者凡有以下任何表现:如意识障碍、眼部异常、可疑颅内压增高征或惊厥,均应立即做脑脊液检查确诊。

二、病情观察与评估

(一)生命体征
监测生命体征,观察有无体温不升或发热、呼吸暂停、血压波动及脉压变化。

(二)症状体征
(1)观察感染病灶,如脐部、皮肤、呼吸道等感染。

(2)观察神经系统症状,如有无嗜睡、易激惹、惊跳、尖叫等;有无双眼凝视、落日眼、眼球震颤或斜视、瞳孔对光反射迟钝或大小不等;有无前囟紧张、饱满、骨缝进行性增宽等颅内压增高征;有无眼睑抽动或面肌小抽动、阵发性面色发绀等惊厥发作表现。

(三)安全评估
(1)评估有无因惊厥导致窒息的危险。

(2)评估有无因抽搐导致外伤的危险。

三、护理措施

(一)环境与休息
保持环境安静,减少刺激,护理操作集中进行,不随意搬动头部。

(二)气道护理
保持呼吸道通畅,应少量多餐,避免呕吐,呕吐时及时清除鼻咽部分泌物及呕吐物,以防窒息。

(三)体温护理
高热者给予温水浴、合理下调暖箱温度、松解包被等物理降温方式,不宜药物降温、乙醇擦浴。

(四)急救护理
(1)床旁备齐急救用物,如吸氧、吸痰、气管插管用物,镇静药物等。

(2)发生惊厥、昏迷等病情骤变时,及时报告医师并进行相应处理。

四、健康指导

(一)住院期
(1)告知家属化脓性脑膜炎发生的原因、治疗过程与进展,缓解家属的恐惧感。

（2）告知家属腰穿对疾病诊断及治疗至关重要，取得家属理解及配合。

（二）居家期

（1）保持室内空气新鲜，每天开窗通风 2 次，每次 15～30 分钟。减少来访人员，预防感染。

（2）教会家属正确皮肤护理、脐部护理方法，避免发生感染等。

（3）指导有功能障碍患者家属坚持进行康复锻炼，定期随访。

（赵　菡）

第七节　新生儿坏死性小肠结肠炎

一、疾病概述

新生儿坏死性小肠结肠炎（necrotizing enterocolitis of newborn，NEC）是一种严重威胁新生儿的胃肠道急症，发病率为 1‰～5‰，多发于早产儿，且病死率高。新生儿坏死性小肠结肠炎临床以腹胀、呕吐、腹泻、便血为主要临床表现；起病急，可危及生命。

（一）病情进展分期

贝尔分期修正标准：包括临床表现、实验室检查及治疗。详见表 6-2。

表 6-2　新生儿坏死性小肠结肠炎的贝尔分期修正标准

分期	全身症状	肠道症状	X 线表现	治疗
ⅠA：疑似 NEC	体温不稳定，呼吸暂停、心动过缓、倦怠	鼻饲残留增加、轻度腹胀、呕吐、便血阳性	正常或肠管扩张、轻度梗阻	禁食、抗生素 3 天
ⅠB：疑似 NEC ⅡA：确诊 NEC 轻度病变	同上 同上	直肠出鲜红血 上述＋肠鸣音减弱或消失、有或无腹肌紧张	同上 肠管扩张、梗阻、积气	同上 禁食，如检查在 24～48 小时内正常，抗生素 9～10 天
ⅡB：确诊 NEC 中度病变	上述＋轻度代酸和轻度血小板减少症	上述＋明确的腹肌紧张、有或无蜂窝织炎或右下腹包块，肠鸣音消失；同ⅡA 有或无门静脉积气、有或无腹水	同上	禁食、抗生素 14 天、碳酸氢钠纠正酸中毒
ⅢA：进展 NEC 严重病变 肠壁未穿孔	同ⅡB，＋低血压、心动过缓、严重呼吸暂停、混合型呼吸和代谢性酸中毒、播散性血管内凝血、中性粒细胞减少症、无尿症	上述＋弥漫性腹膜炎、明显的腹肌紧张、腹胀、腹壁红斑	同ⅡB、明显腹水	同上＋补液200 mL(kg·d)、新鲜冰冻血浆、正性肌力药、气管插管通气治疗、穿刺术，如患者药物治疗24～48 小时无改善则外科干预
ⅢB：进展 NEC 严重病变 肠壁穿孔	同Ⅲ期	同Ⅲ期	同上述ⅡB＋气腹	同上＋外科干预

（二）症状和体征

详见图 6-1。

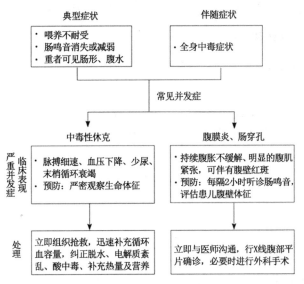

图 6-1　NEC 临床症状

(三)相关检查指标

1.X 线腹部平片

示肠壁积气、肠管扩张、肠腔多个液平面特征性表现时可确诊是否为 NEC。详见图 6-2。

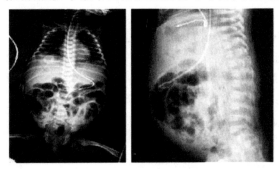

图 6-2　腹部 X 线平片

2.血常规、CRP

须结合临床症状考虑有无细菌感染。

3.血培养

确诊感染细菌的种类。

4.粪隐血试验(＋)、动态 HGB

提示有无消化道潜在或大量出血情况。

5.血气分析、电解质、肝肾功能

对于长期禁食患儿且全身感染,了解内环境是否稳定。

二、治疗概述

病情进展可根据贝尔分期修正标准分为 3 期。Ⅰ期、Ⅱ期时以内科保守治疗为主;须密切观察腹胀情况,定时量腹围;及时纠正酸中毒。对于确诊患儿应禁食、胃肠减压并同时予以营养支持；积极预防休克、肠穿孔等并发症的发生，Ⅲ期必要时须采取手术干预。

三、护理评估、诊断和措施

(一)NEC常见护理问题

1.症状相关

(1)舒适度的改变：腹胀、腹痛。与肠壁组织坏死、炎症有关。

(2)体液不足的危险：与腹水致体液丢失过多、补充不足有关。

(3)体温过低：体温≤36 ℃，与患儿保暖不当、体温中枢发育不完善有关。

2.治疗相关

(1)有感染的危险：与造瘘袋维护不当有关。

(2)有受伤的危险：与胃肠减压负压吸引力过大、清洁灌肠有关。

3.并发症相关

(1)潜在并发症：中毒性休克，与肠壁组织坏死、毒素吸收有关。

(2)潜在并发症：腹膜炎，与肠壁组织坏死有关。

(二)家庭基本资料

个人病史：患儿有无窒息史、高渗乳汁喂养史、感染、早产等引起NEC的危险因素。

1.早产儿

胃肠道功能不完善，细菌易在胃肠道繁殖并产生炎症反应。

2.感染

致肠道缺乏分泌型IgA、细菌分泌内毒素，入侵肠黏膜。

3.缺血后再灌注损伤

血液重新分布，肠系膜血管强烈收缩，致缺血，甚至坏死。

4.高渗乳汁喂养不当

可损伤肠黏膜，高渗乳汁中营养物质利于细菌生长。

(三)健康管理

1.体液不足的风险

患儿腹泻、呕吐为NEC患儿的术前的典型症状，此阶段的患儿不能耐受经肠道喂养，若未给予足够的肠外营养支持，可发生休克、低血糖。

(1)相关因素：腹泻、呕吐、静脉补液不足。

(2)护理诊断：体液不足的危险、有血糖不稳定的危险。

(3)护理措施：①严密观察患儿生命体征变化；每班评估患儿的神志、皮肤弹性、口唇黏膜、囟门及眼眶凹陷。②开放静脉，遵医嘱给予扩容、肠外营养支持。③观察呕吐色、性质、量；观察腹泻色、性质、量；每天测体重，记录24小时尿量。④暖床可在床表面覆盖保鲜膜，减少隐性失水；暖床/暖箱每班加水，保持相对湿度50%～60%。

2.有受伤的危险

腹胀为NEC患儿的首发临床症状。保守治疗或术前的患儿须行胃肠减压或清洁灌肠。在治疗过程中，可能存在肠黏膜受损的风险，当胃肠减压压力过大时可致胃肠黏膜出血；清洁灌肠操作不当严重时可致肠穿孔。

(1)相关因素：胃肠减压、清洁灌肠压力过大。

(2)护理诊断:有受伤的危险。

(3)护理措施:新生儿胃肠减压压力为 8.0～13.3 kPa(60～100 mmHg);清洁灌肠须量出为入。严格遵循新生儿护理常规。

胃肠减压护理:①确认患儿信息,并协助患儿摆舒适体位。②插胃管,调节吸引装置负压,用固定装置将引流管固定于床单。③胃肠减压开始后 30 分钟检查整个系统,确定在有效吸引中,再每 2 小时巡视一次。④告知患儿家长留置胃管减压期间的注意事项:禁止饮水和进食,保持口腔清洁,使患儿舒适,用清水清洁鼻腔每天两次或需要时口腔护理。⑤协助患儿取舒适体位,整理床单位。清理用物。

新生儿清洁灌肠。①确认患儿身份,协助患儿摆正确体位,取左侧卧位,膝屈曲,臀部移至床沿,垫一次性中单于臀下,盖被保暖;如患儿肛门外括约肌失去控制能力,可取仰卧位,臀下垫便盆。②暴露肛门,灌肠筒挂于输液架上,液面距肛门 40～60 cm,弯盘置臀边,润滑肛管前端,排出肛管内空气和冷溶液,夹紧橡胶管,暴露肛门,嘱患儿张口呼吸,放松腹部。③插入肛管:将肛管轻轻插入直肠,固定肛管,松开夹子,使溶液缓缓注入。④拔出肛管:待溶液将完时,夹住橡胶管,卫生纸包住肛管,拔出放于弯盘内,擦净肛门,嘱患儿平卧,尽可能保留 5～10 分钟,以便粪便软化。⑤排便。

3.有感染的风险

NEC 患儿术后手术伤口尚未闭合、造瘘袋维护不当,排便污染手术切口可致术后感染。

(1)相关因素:手术伤口感染、造瘘口污染、抵抗力弱。

(2)护理诊断:有感染的危险。

(3)护理措施:患儿体温≤38 ℃;未发生手术伤口感染、造瘘口渗液等感染征象。①手术后,护理人员应保持手术伤口、造瘘口清洁;及时更换伤口敷料;避免造瘘口粪便污染手术伤口。②重点监测:每隔 4 小时监测体温,观察有无手术伤口感染、造瘘口渗液等。③洗手:接触患者前后、操作前后、戴脱手套前后均需洗手,使用六步法。④操作时严格遵守无菌消毒技术。

(四)营养与代谢

营养不良(风险)NEC 患儿以肠道功能紊乱为主要临床症状,临床上常以腹胀为首发症状,重者可见肠型,并伴有肠鸣音减弱或消失。早期 NEC 肠道症状表现为呕吐胆汁样胃液,后转为咖啡渣样,且量逐渐增加;故患儿在场功能恢复前需要长期禁食,从而加大营养不良的风险,而营养不良又可增加感染危险。

1.相关因素

呕吐、腹泻、肠道功能紊乱。

2.护理诊断

(1)营养失调的危险:低于机体需要量。

(2)营养失调:低于机体需要量。

3.护理措施

早产儿体重增长≥15 g/d;足月儿体重增长 18～20 g/d。

(1)持续营养状况评估:入院、每周或有营养失调可能时使用 STAMP 量表进行营养风险评估;每天测量患儿的体重,每周测头围;血清蛋白、转铁蛋白等生化试验对一些患儿也是有帮助的;每天监测患儿的 24 小时出入量。此外,应评估患儿喂养史。

(2)支持性营养治疗:对 NEC 术前、术后患儿应较早安排 PICC 置管,早日建立长效静脉通路以保证肠道外营养(TPN)的使用;必要时遵医嘱予以丙球、输血质品。

(3)当患儿可进行肠内营养时,应耐心喂养,保证每顿奶量完成;每次喂养前须评估患儿腹部体征,有无喂养不耐受;经鼻饲管喂养,每次喂养前须评估有无潴留。

(4)定时训练吸吮吞咽功能,鼓励经口喂养。

(五)排泄

NEC 可致腹泻,临床表现为排血便;腹泻可导致脱水,电解质紊乱或肛周黏膜破损,严重时可导致中毒性休克。

1.相关因素

肠道炎症、坏死。

2.护理诊断

有腹泻的风险。

3.护理措施

排便≤3 次/天,肛周黏膜完整。

(1)观察大便次数、颜色、性状、量;测血压,密切观察生命体征的变化及有无脱水现象;当有休克的早期表现时应及时与医师沟通,配合扩容等急救处理。

(2)每天记录出入量,每天称体重;评估液体及饮食摄入量,评估肛周皮肤的完整性,保持肛周皮肤的清洁,预防红臀。

(3)评估腹泻的原因:如术前肠道感染造成的腹泻护理人员应立即禁食,防止奶液加重肠道感染、加重腹泻;如术后喂养不耐受导致的腹泻,应与医师沟通,遵医嘱给予治敏奶喂养等。

(赵　菡)

第八节　新生儿高胆红素血症

一、疾病概述

(一)分类

新生儿高胆红素血症又称新生儿黄疸,是由于胆红素在体内积聚而引起。它可分为生理性黄疸及病理性黄疸。新生儿溶血病为临床最常见的病理性黄疸,其发病率为11.9%,当血中未结合胆红素增高,通过血-脑脊液屏障,可引起胆红素脑病(核黄疸),严重时可致死亡,幸存者易留后遗症。可根据临床表现分为生理性黄疸与病理性黄疸,详见表6-3。

表 6-3　生理性黄疸与病理性黄疸的鉴别

鉴别点	生理性黄疸	病理性黄疸
黄疸出现的时间	出生后 2~3 天出现黄疸 出生后 4~5 天达到高峰	出生后 24 小时内
黄疸持续时间及特点	两周内消退	足月儿大于两周,早产儿大于四周;退而复现或进行性加重

续表

鉴别点	生理性黄疸	病理性黄疸
血清胆红素	足月儿<205 μmol/L(12 mg/dL) 早产儿<257 μmol/L(15 mg/dL)	足月儿>205 μmol/L(12 mg/dL) 早产儿>257 μmol/L(15 mg/dL) 血清结合胆红素>26 μmol/L(1.5 mg/dL)
伴随症状	无	感染等,常与病因相关

注:当出现以上任何一种病理性黄疸的特征表现时均应考虑为病理性黄疸

(二)症状和体征

皮肤黏膜黄染、贫血、肝大等。新生儿红细胞破坏,可是胆红素释放入血,加重黄疸的程度;严重时可致贫血、肝脾功能亢进,从而造成贫血、肝脾增大。详见图 6-3。

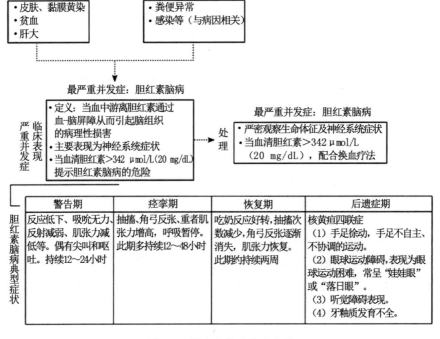

图 6-3　新生儿黄疸临床症状

1.判断生理性/病理性黄疸

首先根据黄疸发生发展的特点来区分属生理性还是病理性;病理性黄疸常伴有其他症状,且与其病因相关。

2.黄疸的程度

从黄染的部位和范围来估计血清胆红素,了解患儿病情进展。详见图 6-4 及表 6-4。

(三)相关检查指标

1.血液检查

总胆红素测定及直接胆红素测定、红细胞计数、网织红细胞计数。

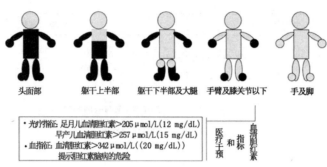

头面部　　躯干上半部　躯干下半部及大腿　手臂及膝关节以下　手及脚

- 光疗指征：足月儿血清胆红素>205μmol/L(12 mg/dL)
  早产儿血清胆红素>257μmol/L(15 mg/dL)
- 血指征：血清胆红素>342μmol/L((20 mg/dL))
  提示胆红素脑病的危险

医疗干预和指标｜血清胆红素

图 6-4　皮肤黄染示意图

表 6-4　皮肤黄疸分布与血清胆红素浓度的关系

黄疸出现的部位	血清胆红素 μmol/L(mg/dL)值	血清胆红素 μmol/L(mg/dL)值
头面部	100.9±5.1(5.9±0.3)	73.5~135.1(4.3~7.9)
躯干上半部	152.2±29.1(8.9±1.7)	92.3~208.6(5.4~12.2)
躯干下半部及大腿	201.8±30.8(11.8±1.8)	138.5~282.2.(8.1~16.5)
手臂及膝关节以下	256.5±29.1(15.0±1.7)	189.8~312.9(11.1~18.3)
手及脚	>256.5(>15)	

2.血型鉴定

检查母婴血型可协助诊断是否为新生儿溶血病。

3.抗体测定

溶血病三项试验可确诊是否为新生儿溶血病。

二、治疗概述

应首先区分生理性黄疸或病理性黄疸,生理性黄疸一般无须治疗两周内可消退,病理性黄疸需要临床治疗及干预,应尽快找出病因,治疗原发病的同时,积极对症治疗。对症治疗包括:光照疗法、换血治疗、纠正贫血及输清蛋白,纠正酸中毒等。新生儿黄疸常见护理问题表现如下。

(一)症状相关

1.排便异常

便秘或排绿糊便与肝肠循环增加有关。

2.活动无耐力

HGB≤140 g/L 与红细胞大量破坏,引起贫血有关。

(二)治疗相关

1.有受伤的危险

视网膜、会阴部损伤与光疗中的眼罩、尿布脱落有关。

2.皮肤完整性受损

光疗后出现皮疹、出血点与光疗不良反应有关。

3.体温过高

体温≥38 ℃与光疗箱温度设置过高有关。

(三)并发症相关

胆红素脑病与血清胆红素通过血-脑屏障有关。

三、护理评估、诊断和措施

(一)常见护理问题

1.生理性黄疸常见病因

(1)红细胞破坏胆红素释放入血。

(2)肝功能发育不完善,肝脏转化、排泄胆红素能力差。

(3)母乳性黄疸:母乳中含有较多脂肪酶及 β 葡萄糖醛酰苷酶,可抑制肝脏酶的活性,增加肝肠循环。母乳性黄疸是最常见的生理性黄疸。①特点:母乳喂养后 4～5 天出现黄疸,2～3 周达高峰,4～12 周后降至正常。②处理:停止母乳喂养24～72 小时后,黄疸即下降。

2.病理性黄疸常见病因

(1)胆红素排泄障碍:肝炎、先天性胆道闭锁。

(2)胆红素结合障碍:糖尿病母亲的婴儿、先天性非溶性高胆红素血症。

(3)胆红素产生过多:新生儿溶血病、感染、肝肠循环增加、G-6-PD 缺陷病。

(4)新生儿溶血病:临床最常见病理性黄疸。指母婴血型不合,母血中血型抗体通过胎盘进入胎儿循环,发生同种免疫反应导致胎儿、新生儿红细胞破坏而引起的溶血。①ABO 溶血:母亲 O 型,胎儿 A 或 B 型。ABO 溶血是最常见的溶血类型,约 50% 在第一胎发病。②Rh 溶血:母亲 Rh 阴性,胎儿 Rh 阳性。

(二)家庭基本资料

个人病史:评估患儿与母亲的血型,以确定是否为新生儿溶血症可能;有无感染史、母乳喂养史、胆道闭锁等相关可能导致新生儿黄疸的常见病因。

(三)健康管理

1.有受伤的危险

长期蓝光照射会损伤患儿视网膜、会阴部的功能。因此在光疗中须做好眼部、会阴部位的保护。

(1)相关因素:光照疗法中眼罩、尿布脱落。

(2)护理诊断:有受伤的危险。

(3)护理措施:在光疗过程中未发生眼罩、尿布脱落,无光疗引起的视网膜、会阴部损伤。妥善固定眼罩、尿布覆盖保护会阴部;光疗过程中每小时巡视。

2.有皮肤完整性受损的危险

由于蓝光照射对患儿皮肤的刺激,光疗后患儿皮肤可能出现皮疹、出血点等,一般无须干预,光疗停止后可自行消退。

(1)相关因素:光疗不良反应。

(2)护理诊断:皮肤完整性受损。

(3)护理措施:光疗后皮疹、出血点消退。①评估皮疹、出血点发生的原因,若为疾病原因引起的出血点应及时与医师沟通。②皮疹、出血点为光疗后的常见并发症,一般光疗后可自行消退;光疗中每小时巡视光疗箱的温度,可减少皮疹的发生。

(四)排泄

粪便形态的改变。经肠道排泄是胆红素的重要排泄途径。当患儿便秘时,可加重肠肝循环,导致体内胆红素的积聚过多,进而加重黄疸的程度;而光照疗法的原理是促进患儿胆红素经肠道排出体外,粪便中伴有胆红素排泄时可呈现绿糊便,故护理人员可通过每天观察黄疸患儿的排便情况,以评估胆红素的代谢情况。

1.相关因素和临床表现

见图 6-5。

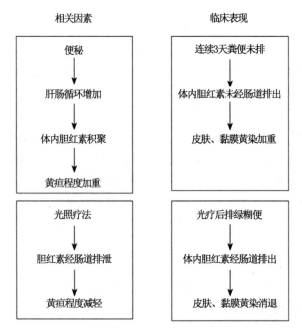

图 6-5　粪便形态改变的相关因素和临床表现

2.护理诊断

有便秘的危险。

3.护理措施

黄疸患儿每天排便。

(1)每天评估患儿有无排便及粪便的性状。

(2)每天按摩腹部,促进肠蠕动恢复。

(3)对于新生儿黄疸的患儿,可遵医嘱予助排便开塞露灌肠。

(五)活动和运动

新生儿出生后体缺氧或感染可使体内红细胞的大量破坏,严重时可致贫血,临床表现为精神萎靡、喂奶时吸吮无力、皮肤黏膜苍白;同时,红细胞破坏使大量胆红素释放入血,加重黄疸程度。

1.相关因素

新生儿出生后缺氧、感染、患儿与母亲血型不合造成溶血性黄疸时可导致红细胞大量破坏。

2.护理诊断

活动无耐力。

3.护理措施

患儿静脉 HGB≥140 g/L,毛细血管 HGB≥145 g/L。

(1)保证环境安静,集中治疗护理操作,保证患儿充足睡眠。

(2)沐浴方式选用床边擦浴,减少能量消耗。

(3)耐心喂养,保证患儿每次奶量完成。

(4)监测生命体征,了解患儿 HGB 的动态变化;护理人员应评估导致 HGB 破坏的原因(主要为感染、溶血、缺氧);溶血性黄疸是导致新生儿黄疸患儿中贫血发生的首要病因,对于此类患儿,护理人员应及时配合确诊病因,遵医嘱给予静脉输血、丙球、清蛋白。

(赵 菡)

第九节 新生儿破伤风

一、概述

新生儿破伤风是因破伤风梭状杆菌经脐部侵入引起的一种急性严重感染,常在七天左右发病。临床上以全身骨骼肌强直性痉挛、牙关紧闭为特征,并发症多,病死率高,多与不规范接生方式有关。

二、病情观察与评估

(一)生命体征

监测生命体征,观察患者抽搐时有无心率、心律变化;有无呼吸频率、节律、深浅度变化,有无呼吸暂停。

(二)症状体征

(1)观察抽搐部位、强度、持续时间、间隔时间,有无角弓反张等惊厥表现。

(2)观察脐周有无红肿及分泌物。

(三)安全评估

(1)评估有无因惊厥导致窒息的危险。

(2)评估有无因惊厥导致外伤的危险。

三、护理措施

(一)控制惊厥

1.环境

单间隔离、专人看护,病室隔音、避光,避免诱发惊厥。

2.减少刺激

患者戴避光眼罩,操作在使用止痉剂后有序集中进行,必要时置 PICC 导管,既能解决无法经口喂养造成的能量营养不足,同时也避免因反复外周静脉穿刺诱发惊厥。

3.药物止惊

惊厥发作时遵医嘱尽快使用镇静剂,如地西泮。使用镇静剂过程中,速度应缓慢,避免引起呼吸抑制。

(二)气道护理

缺氧、发绀者给予间歇吸氧,抽搐者予呼吸气囊加压给氧。必要时床旁备气管切开包。

(三)脐部护理

保持脐部清洁干燥,遵医嘱用3%过氧化氢或1:4 000高锰酸钾液清洗后涂以碘伏,必要时予破伤风抗毒素做脐周封闭。

(四)饮食护理

急性期禁食,以免误吸,静脉供给充足营养和热量。病情允许时,从鼻饲喂养过渡至经口喂养。

四、健康指导

(一)住院期

(1)告知家属破伤风发生原因、治疗过程及预后。

(2)告知家属安静环境对本病恢复的重要性,以及保护性约束的必要性,取得家属理解及配合。

(二)居家期

(1)告知家属新生儿护理和患者个性化护理要点,树立照护信心。

(2)告知家属此病多与生产时无菌技术不严格有关,如再次生育,应至规范医疗机构生产。

(赵　菌)

第七章

眼 科 护 理

第一节 泪 器 病

一、急性泪囊炎患者的护理

(一)概述

急性泪囊炎由毒力强的致病菌如金黄色葡萄球菌或β-溶血链球菌、少见的白色念珠菌引起，多为慢性泪囊炎的急性发作，也可以无溢泪史而突然发生。新生儿泪囊炎的致病菌多为流感嗜血杆菌。

(二)病因

(1)在慢性泪囊炎的基础上侵入毒力强的细菌。

(2)机体抵抗力下降。

(三)诊断要点

1.临床表现

起病急，泪囊部红、肿、热、痛明显，可波及眼睑及颜面部，甚至引起蜂窝织炎或脓肿，局部形成的脓肿破溃后可形成泪囊瘘，可伴有发热、畏寒等全身症状。

2.辅助检查

(1)血常规检查可见中性粒细胞计数升高。

(2)分泌物做细菌培养。

(四)治疗

(1)早期局部热敷，超短波治疗。

(2)滴抗生素眼药，全身使用抗生素或磺胺类药物。

(3)脓肿出现波动感则切开引流。

(4)炎症期禁忌泪道冲洗或泪道探通，以免感染扩散。

(五)主要护理问题

1.疼痛与泪

与泪囊感染有关。

2.焦虑/恐惧

与急性起病、疼痛及担心预后有关。

3.知识缺乏

缺乏急性泪囊炎相关治疗、护理的知识。

4.潜在并发症

眼眶蜂窝织炎。

(六)护理目标

(1)患者疼痛消除或程度减轻。

(2)患者焦虑/恐惧程度减轻,配合治疗及护理。

(3)患者能掌握急性泪囊炎治疗、护理的相关知识。

(4)无并发症的发生。

(七)护理措施

1.眼痛护理

(1)评估患者疼痛情况,了解疼痛的性质及程度,及时告知医师给予正确的处置。

(2)疼痛较轻,随时间的延长而消失或缓解,可安慰患者、给予解释,加强观察。

(3)疼痛较重,立即通知医师予以检查,按医嘱予止痛药并安慰患者。

(4)提供安静舒适的环境。

2.伤口观察及护理

(1)脓肿切开引流后注意观察敷料有无渗血、渗液,若有,应及时通知医师并更换敷料。

(2)保持敷料的清洁与干燥,如有污染及时更换。

3.用药护理

按医嘱局部及全身应用敏感抗生素。

4.基础护理

加强巡视,保持床单元卫生及患者的个人卫生。

5.其他护理

早期指导患者进行局部热敷。注意避免温度过高烫伤患者,注意观察热敷部位皮肤情况。

(八)并发症的处理及护理

并发症的处理及护理见表 7-1。

表 7-1　并发症的处理及护理

常见并发症	临床表现	处理
眼眶蜂窝组织炎	眼睑皮肤呈鲜红色,肿胀、隆起,波及同侧颜面部 压痛明显,皮肤接触坚硬球结膜水肿 全身伴寒战、高热、头痛等中毒症状	全身应用敏感抗生素,肿胀成熟后切开引流
泪囊瘘管	瘘管形成	全身应用敏感抗生素 急性炎症消退后再行鼻腔泪囊吻合术

常见并发症	临床表现	处理
全身脓毒血症	局部化脓病灶或多发性脓肿形成 全身高热、烦躁、恶心、头痛等症状 白细胞计数明显升高,C反应蛋白试验结果阳性	做体液培养,明确病原微生物 全身足量应用敏感抗生素 脓肿有波动感时切开引流
术后伤口裂开	出血 眼部不适、异物感	包扎、观察 必要时重新处理伤口

二、慢性泪囊炎患者的护理

(一)概述

慢性泪囊炎是由于鼻泪管下端阻塞,泪囊内分泌物滞留伴发感染引起。常见的致病菌有肺炎球菌、链球菌、葡萄球菌等。好发于婴儿和中老年女性,单侧发病较多。慢性泪囊炎是眼部的感染病灶,对眼球构成潜在威胁。一旦角膜损伤或行内眼手术时,泪囊中的致病菌及脓性分泌物反流到结膜囊或内眼导致角膜炎或眼内炎。

(二)病因

(1)成人发病的原因不明,可能与沙眼、泪道外伤、鼻中隔偏曲、下鼻甲肥大、鼻炎等因素有关。(2)新生儿由于鼻泪管下端的胚胎残膜尚未退化,造成鼻泪管下端阻塞,使泪液和细菌潴留于泪囊,引发感染。

(三)诊断要点

1.临床表现

主要表现为泪溢,泪溢使泪囊部皮肤潮红、糜烂,出现泪囊区湿疹样表现。鼻侧球结膜充血。挤压泪囊区有黏液脓性分泌物从泪小点溢出。泪囊区可出现囊样隆起。

2.辅助检查

(1)X线泪道造影检查。

(2)分泌物做细菌培养。

(四)治疗

1.手术治疗

手术是主要的治疗手段。

(1)鼻腔泪囊吻合术:在泪囊和鼻腔间建立永久性的泪液引流通道。

(2)内镜:通过鼻内镜行泪囊鼻腔道口术,重建泪液引流通道。

(3)泪囊摘除术:高龄患者可行泪囊摘除术,但术后泪溢症状仍然存在。

2.其他治疗

(1)药物治疗:可予抗生素眼液点眼治疗,或泪道冲洗后注入抗生素眼液。药物治疗仅能暂时减轻症状。

(2)不能耐受手术者:可使用 Transluminal 扩张球扩张远端鼻泪管。

(五)主要护理问题

1.舒适的改变

与泪溢及脓性分泌物的刺激有关。

2.焦虑

与长期泪溢有关。

3.知识缺乏

与缺乏慢性泪囊炎相关治疗、护理知识有关。

4.潜在并发症

角膜炎、眼内炎等。

(六)护理目标

(1)消除或减少患者的泪溢症状,及时清除脓性分泌物。

(2)患者焦虑程度减轻,积极配合治疗、护理。

(3)患者能掌握慢性泪囊炎治疗、护理的相关知识。

(4)减少并发症的发生。

(七)术前护理措施

1.心理护理

(1)向患者解释手术方式、术中配合方法、注意事项等。对于泪囊摘除的患者,术前应告知患者手术可以消除病灶,不能解决泪溢的问题。使患者提前做好心理准备。

(2)根据患者的具体情况采取针对性的心理干预措施。

2.生活护理

(1)主动巡视病房,尽量满足患者生活上的合理需求。

(2)将常用物品放在患者易于取放的位置,尽量定位放置。

(3)为患者提供不能自理部分的生活护理。

3.眼部准备

(1)术前滴用抗生素眼液。

(2)协助患者完成术前各项眼部检查。

(3)泪囊内有脓液时,禁忌做泪道探通术。

4.术前常规准备

(1)协助完善各项术前检查。

(2)测量生命体征。

(八)术后护理措施

1.泪囊炎术后护理常规

(1)密切观察伤口敷料情况。注意加压包扎的敷料是否固定,有无渗血的情况,若有,及时通知医师并给予处理。

(2)关注患者术后是否有眼痛、畏光、流泪等角膜刺激症状。并了解疼痛的性质及程度,及时告知医师给予正确的处置。

(3)嘱患者勿擤鼻、挖鼻,以免引起逆行感染或引流管的移位耽误伤口愈合。

(4)预防感冒、咳嗽,以免引起感染及出血,用1%麻黄碱液滴鼻,一天3次,用3～5天。

(5)加强巡视,做好患者的基础护理及生活护理。

(6)术后第二天拔除鼻腔填塞的油纱条,应注意与术中记录的纱条数吻合,防止遗漏。

2.体位与活动

术后患者取半坐卧位,有利于引流,减少活动。

3.健康宣教

(1)嘱患者保护术眼,避免搓揉及抓碰术眼。

(2)指导患者正确点眼药的方法。

(3)嘱患者多食用含维生素 A、B 族维生素丰富的食物。进食温凉饮食,减少出血。

(4)加强锻炼,增强抵抗力。

(九)特别关注

(1)慢性泪囊炎对眼球的潜在威胁,在行内眼手术前应彻底治疗慢性泪囊炎。拟行白内障手术时,应在泪囊炎术后 1 个月或连续 3 次结膜分泌物培养为阴性时方能接受白内障手术。

(2)行泪囊鼻腔吻合术后,在拔除鼻腔填塞的油纱条时,应注意与术中记录的纱条数吻合,防止遗漏。

(刘　丹)

第二节　角结膜干燥症

一、概述

角结膜干燥症(keratoconjunctivitis sicca,KCS)又称干眼症,是因泪腺分泌数量下降或泪液质量异常导致的泪膜功能异常,是常见的眼表疾病。临床上通常分为泪液生成不足型和蒸发过强型两类。

二、病因与发病机制

病因很多,研究认为主要因素为泪液质和量或动力学异常,导致泪膜不稳定和眼表组织病变。临床上通常分为泪液生成不足型和蒸发过强型两类。泪液生成不足型:为水样液缺乏性干眼症。蒸发过强型:泪液分泌正常,由于蒸发过强导致,如睑板腺功能障碍,长期配戴角膜接触镜等。

三、临床表现

眼部干涩、异物感为最常见症状,其他症状有烧灼感、痒感、视物模糊、畏光、容易视疲劳、粘丝状分泌物等。

四、辅助检查

(一)泪液分泌试验

正常 10～15 mm,低分泌为低于 10 mm,干眼为低于 5 mm。

(二)泪膜破裂时间

小于 10 秒为泪膜不稳定。

(三)角膜荧光素染色、角结膜虎红染色

观察角膜上皮缺损和判断泪河的高度,观察干燥失活的上皮细胞。

(四)泪液溶菌酶含量测定

溶菌区＜21.5 mm² 或含量＜120 μg/L,提示干眼症。

(五)泪液渗透压测定

有一定特异性,大于 312 mOms/L 可诊断为干眼症。

五、处理原则

对症治疗,人工泪液、泪小点封闭治疗。

六、护理评估

(一)健康史

多见于 40 岁以上人群;了解患者是否为长时间近距离用眼者;是否有沙眼病史或长时间配戴隐形眼镜史。

(二)身体评估

常见症状为眼部干涩和异物感。还可有烧灼感、痒感、视物模糊、畏光、容易视疲劳、粘丝状分泌物、不耐受烟尘环境等症状。

(三)心理、社会评估

干眼症为慢性病,需长期用药,且患者易产生视疲劳,影响学习工作。评估患者心理状况,有无焦虑、烦躁情绪。评估患者用眼卫生习惯、职业性质、对本病的认识程度。

七、主要护理诊断(问题)

(一)舒适改变

眼干涩、异物、灼烧感等与角结膜缺乏润滑液有关。

(二)知识缺乏

缺乏干眼症的防治及保健知识。

八、护理目标

(1)眼干涩、异物感等症状得到改善或消失,恢复舒适。

(2)了解角结膜干燥症的相关防治知识。

九、护理措施

(一)用药护理

干眼症是慢性病,鼓励患者坚持用药,常用药物:①人工泪液替代治疗,滴用不含防腐剂的人工泪液。一天不可超过 6 次,避免将正常的泪膜冲走,加重症状。②睑板腺功能障碍者可用 0.05%～0.1%环孢霉素 A 滴眼液,2 次/天,维持 6 个月,刺激泪液分泌。

（二）保留泪液

戴硅胶眼罩、湿房镜或潜水镜。暂时性或永久性泪点封闭（激光、烧灼、泪小点栓子等），使泪液不经泪小点排入鼻腔，减少人工泪液使用频率。

（三）严重干眼症者

可行自体游离颌下腺导管移植手术，按外眼手术做好围术期护理。

（四）消除诱因

避免长时间阅读、使用电脑等易产生视疲劳的因素。

十、护理评价

通过治疗和护理，患者能够达到：①眼部不适感减轻，恢复舒适。②了解角结膜干燥症的相关防治知识。

十一、健康教育

（1）干眼症是慢性病，鼓励患者坚持治疗，注意用眼卫生。

（2）避免长时间阅读或使用电脑，注意坐姿，适当做瞬目运动，眺望远方，休息眼睛。

（3）避免接触烟雾、风尘和空调环境，减少对眼睛的刺激。

（4）屈光不正者佩戴合适度数的眼镜；佩戴角膜接触镜者，应选用质量较好的护理液。

（5）饮食营养，多吃新鲜蔬菜、水果，增加维生素类的摄入。

（胡法娟）

第三节　结　膜　炎

一、急性细菌性结膜炎

（一）概述

急性细菌性结膜炎是由细菌感染引起的急性结膜炎症的总称，包括超急性化脓性结膜炎和急性卡他性结膜炎。

（二）病因与发病机制

超急性化脓性结膜炎传染性强、破坏性大，主要为淋球菌和脑膜炎球菌感染所致成人主要为淋球菌性尿道炎的自身感染，新生儿主要为出生时被患有淋球菌性阴道炎的母体产道感染。

急性细菌性结膜炎的常见致病菌为肺炎双球菌、Koch-Weeks 杆菌和葡萄球菌等。传染性较强，可在学校、工厂或公共场所如游泳馆等引起群体性传播。

（三）临床表现

超急性化脓性结膜炎：多见于生后 2～5 天的新生儿。起病急骤，多为双眼，有畏光、流泪，眼睑、结膜高度充血、水肿等症状，重者球结膜突出于睑裂外，有假膜形成。大量脓性分泌物，伴有耳前淋巴结肿大。成人症状与之相似，但较小儿轻。

急性细菌性结膜炎（急性卡他性结膜炎）：发病急，潜伏期为 1～3 天。可双眼同时或先后发病,自觉流泪、异物感、灼热感等,眼部分泌物多,晨起时睁眼困难。

(四)辅助检查

结膜分泌物涂片,结膜刮片,必要时可做细菌培养及药敏实验。

(五)处理原则

抗感染治疗,局部或全身应用抗生素。

(六)护理评估

1.健康史

了解患者有无传染性眼病接触史及用眼卫生情况。有无淋球菌性尿道炎病史。新生儿患儿母亲有无淋菌性尿道炎、阴道炎等病史。

2.身体评估

(1)超急性化脓性结膜炎:起病急骤,多双眼发病,有畏光、流泪,眼睑、结膜高度充血、水肿等症状,大量脓性分泌物,伴有耳前淋巴结肿大。重者球结膜突出于睑裂外,可有假膜形成。多见于生后2~5天的新生儿。

(2)急性细菌性结膜炎(急性卡他性结膜炎):发病急,潜伏期为1~3天。可双眼同时或先后发病,自觉流泪、异物感、灼热感等,眼部分泌物多,晨起时睁眼困难。眼睑肿胀,结膜充血,穹隆部和睑结膜最为显著,可发生结膜下出血斑点或边缘性角膜浸润或溃疡。

3.心理、社会评估

发病突然,畏光、流泪,眼睑、结膜高度充血、水肿,大量分泌物,常影响患者外观。本病具有传染性,容易造成患者孤僻、自卑心理。了解患者心理状况和对其工作、生活的影响。

(七)主要护理诊断(问题)

1.舒适改变

与畏光、流泪,眼睑、结膜高度充血、水肿等症状及并发症有关。

2.潜在并发症

角膜炎症、溃疡、穿孔、眼内炎等。

3.知识缺乏

缺乏相关疾病的预防、治疗知识。

(八)护理目标

(1)刺激症状减轻或消失,恢复舒适。

(2)无并发症发生或并发症及时控制。

(3)患者及家属无交叉感染发生。

(九)护理措施

1.结膜囊冲洗

冲洗结膜囊以清除分泌物,保持眼部清洁。淋球菌感染采用1 000~5 000 U/mL青霉素溶液冲洗。冲洗时患者头偏向患侧,避免冲洗液流入健眼。冲洗动作要轻柔,以免损伤角膜。有假膜形成者,先去除假膜再行冲洗。

2.用药护理

局部用5 000~10 000 U/mL青霉素溶液滴眼,急性期5~10分钟滴眼一次。眼睑可涂眼膏。累及角膜时,应用阿托品眼膏散瞳,减少并发症。分泌物较多时,清除分泌物后用药,必要时全身用药。

3.禁忌包扎或热敷

包扎或热敷患眼可导致分泌物排出不畅。结膜囊湿度、温度增高有利于细菌繁殖生长,加重病情。

4.预防交叉感染

实行隔离护理及治疗,注意洗手和个人卫生,接触患者后立即冲洗并消毒双手,眼药一人一瓶、一眼一瓶,禁忌互用。眼部检查时,先检查健眼,后检查患眼。患者用过的医疗器皿,接触过眼分泌物和病眼的仪器、用具等要及时彻底消毒,敷料烧毁。

(十)护理评价

经过精心治疗和护理,患者达到:①症状减轻或消失,恢复舒适。②无并发症发生或并发症得到及时控制。③患者及家属无交叉感染发生。

(十一)健康教育

(1)宣传预防知识,提倡个人卫生,与患者接触后立即洗手。

(2)淋菌性尿道炎患者应积极治疗尿道炎。

(3)患者患病期间不要外出,勤洗手、洗脸,切勿用手揉眼,避免进入公共场所及游泳池,以免发生交叉感染。

(4)做好学校、幼儿园、游泳池等公共场所的卫生管理工作。

二、病毒性结膜炎

(一)概述

病毒性结膜炎是一种常见的急性传染性眼病,可由多种病毒引起,传染性强,好发于夏、秋季节,通常有自限性。流行性角结膜炎、流行性出血性结膜炎临床上最常见。

(二)病因与发病机制

1.流行性角结膜炎

由腺病毒8、19、29和37型引起的接触性传染病,主要为8型引起。发病急剧,可散发或流行。

2.流行性出血性结膜炎

由肠道病毒70型引起,也可由柯萨奇病毒A24引起的接触性传染病。多为双眼,人群普遍易感,易引起大面积暴发流行。

(三)临床表现

自觉异物感、疼痛、畏光、流泪等症状。部分患者可有头痛、发热、咽痛等上呼吸道感染症状,伴有耳前淋巴结肿大、压痛。查体可见眼睑水肿、球结膜充血、睑结膜滤泡增生。水样分泌物,常侵犯角膜,角膜荧光染色见点状上皮脱落。流行性出血性结膜炎可见球结膜上点片状出血。

(四)辅助检查

分泌物涂片镜检见单核细胞增多,可分离到病毒。

(五)处理原则

支持疗法,抗病毒治疗。

(六)护理评估

1.健康史

了解患者有无与病毒性结膜炎患者接触史,或工作、生活环境中近期有无病毒性结膜炎流行。

2.身体评估

(1)症状:自觉异物感、疼痛、畏光、流泪。

(2)体征:眼睑水肿,球结膜充血,睑结膜滤泡增生,角膜点状上皮脱落,水样分泌物。流行性出血性结膜炎可见球结膜上点片状出血。

(3)部分患者可有头痛、发热、咽痛等上呼吸道感染症状,伴有耳前淋巴结肿大、压痛。

3.心理、社会评估

评估患者隔离后的心理状态及对疾病的认知程度。

(七)主要护理诊断(问题)

1.舒适改变

异物感、疼痛、畏光、流泪等症状与病毒侵犯角膜有关。

2.知识缺乏

缺乏病毒性结膜炎传染性及预防传染的相关知识。

(八)护理目标

(1)眼部疼痛、异物感等症状消失,恢复舒适。

(2)患者及家属无交叉感染发生。

(九)护理措施

(1)生理盐水冲洗结膜囊,眼局部冷敷以减轻症状及充血。

(2)抗病毒治疗:抗病毒滴眼液(1%碘苷、4%吗啉胍、0.1%阿昔洛韦等)每小时滴眼 1 次。合并角膜炎、混合感染者,可配合使用抗生素眼药水。角膜基质浸润者可酌情使用糖皮质激素。角膜上皮病变可选用人工泪液及促角膜上皮细胞修复药物。

(十)护理评价

通过精心的治疗与护理,患者能够达到:①疼痛、异物感、畏光、流泪等症状消失,恢复舒适。②严格隔离消毒,未发生交叉感染。

(十一)健康教育

(1)防止交叉感染,做好消毒隔离工作。

(2)患者不要到公共场所活动,家属不与患者共用洗漱用品,以免被传染。

三、沙眼

(一)概述

沙眼是由沙眼衣原体引起的一种慢性传染性结膜角膜炎。因其睑结膜表面粗糙不平,似沙粒状外观,故称沙眼。沙眼是主要的致盲性眼病之一。

(二)病因与发病机制

沙眼是由 A、B、C 或 Ba 抗原型沙眼衣原体感染结膜、角膜所致。通过直接接触眼分泌物或污染物进行传播。

(三)临床表现

急性期有眼红、眼痛、异物感、畏光等症状及少量黏液脓性分泌物。数周后症状逐渐消失进入慢性期,慢性期症状不明显。长期迁延不愈、反复感染,病程迁延数年至数十年。发生角膜并发症后,可导致不同程度视力障碍甚至失明。

（四）辅助检查

结膜刮片 Giemsa 染色后寻找包涵体,荧光抗体染色法及酶联免疫法测定沙眼衣原体抗体明确诊断。

（五）处理原则

局部及全身用药控制沙眼,及时处理并发症及后遗症。

（六）护理评估

1.健康史

了解患者有无沙眼接触史。了解患者个人卫生习惯、生活及环境卫生条件等。

2.身体评估

（1）症状:急性期有眼红、眼痛、异物感、畏光及少量黏液脓性分泌物。数周后症状逐渐消失进入慢性期,症状不明显。长期迁延不愈、反复感染,病程迁延数年至数十年。发生角膜并发症后,可导致不同程度视力障碍甚至失明。

（2）体征:急性期表现为急性滤泡性结膜炎,眼睑红肿,结膜充血,上穹隆部及上睑结膜血管模糊,睑结膜面乳头增生、布满滤泡,耳前淋巴结肿大。慢性期表现为结膜轻度充血,睑结膜面有乳头、滤泡形成,角膜血管翳、倒睫等。

（3）沙眼分期方法。①Ⅰ期（进行活动期）:上睑结膜乳头与滤泡并存,上穹隆结膜血管模糊不清,有角膜血管翳。②Ⅱ期（退行期）:除少许活动期病变外,有瘢痕形成。③Ⅲ期（完全瘢痕期）:活动性病变完全消失,代之以瘢痕,此期无传染性。

（4）后遗症与并发症:倒睫及睑内翻、上睑下垂与睑球粘连、结膜角膜干燥症、角膜混浊、慢性泪囊炎。

3.心理、社会评估

沙眼早期,患者因症状轻多不重视治疗。部分患者因病程长、反复发作,难以坚持药物治疗。晚期患者因并发症导致视力下降、容貌改变易产生悲观、自卑等心理。

（七）主要护理诊断（问题）

1.舒适改变

眼部刺激症状及眼部感染导致。

2.潜在并发症

倒睫、睑内翻、上睑下垂、睑球粘连、慢性泪囊炎、结膜干燥症、角膜混浊。

3.知识缺乏

缺乏沙眼相关预防及治疗知识。

（八）护理目标

（1）眼部刺激症状消失或减轻。

（2）无并发症发生。

（3）患者及家属无交叉感染。

（九）护理措施

1.局部治疗

常用药物有 0.1％利福平滴眼液、0.3％氧氟沙星滴眼液,每天4～6 次,晚间涂红霉素、四环素眼膏,持续用药 1～3 个月。

2.全身治疗

急性沙眼或严重沙眼患者口服阿奇霉素、红霉素和罗红霉素等。

3.并发症及后遗症治疗

倒睫可行电解术,睑内翻可行睑内翻矫正手术,角膜混浊可行角膜移植术。按外眼手术护理常规及角膜移植护理常规做好手术护理,向患者解释手术方法、目的,缓解患者紧张情绪,积极配合治疗。

(十)护理评价

通过精心的治疗与护理,患者能够达到:①刺激症状消失或减轻,恢复舒适。②无并发症发生。③患者及家属掌握相关疾病预防及治疗知识。

(十一)健康教育

(1)加强卫生宣教,加强对浴室、游泳馆等公共场所的卫生管理,做好水源清洁、消毒工作。

(2)提倡一人一盆一巾,培养不用手揉眼的良好卫生习惯。患者用过的物品应洗净、煮沸、晒干,防止交叉感染。

(3)避免接触传染,避免或减少沙眼反复感染的机会。

(胡法娟)

第四节 角 膜 炎

一、细菌性角膜炎患者的护理

(一)概述

细菌性角膜炎是由细菌感染引起的角膜上皮缺损及缺损区下角膜基质坏死的化脓性角膜炎,又称为细菌性角膜溃疡。病情较危重,如果得不到及时有效的治疗,可发生角膜溃疡穿孔,严重时眼球萎缩。即使病情得到及时控制,也会遗留轻重不同的角膜瘢痕或角膜新生血管,影响视力甚至失明。

(二)病因

(1)主要致病菌表皮葡萄球菌、铜绿假单胞菌、金黄色葡萄球菌等。

(2)条件致病菌由于抗生素和糖皮质激素的滥用,一些条件致病菌引起的感染日渐增多。

(3)外伤或佩戴角膜接触镜多为诱发因素。

(三)病理

角膜炎的病因不一,但其病理变化过程具有共同的特性,可以分为浸润期、溃疡期、溃疡消退期及愈合期4个阶段。浸润期可在角膜上形成局限性灰白色浸润灶,溃疡期表现为坏死的角膜上皮和基质脱落形成角膜溃疡,角膜穿孔后极易发生眼内感染,可致眼球萎缩而失明。溃疡消退期症状和体征明显改善,溃疡边缘浸润减轻,可有新生血管进入角膜。随着溃疡区上皮的再生,前弹力层和基质缺损由成纤维细胞产生的瘢痕组织修复。根据溃疡深浅程度的不同而遗留厚薄不等的瘢痕。可分为角膜薄翳、角膜斑翳和角膜白斑。

（四）诊断要点

1.临床表现

发病前多有角膜外伤史。主要表现为角膜刺激征，如患眼疼痛、流泪、畏光、异物感及视力下降；铜绿假单胞菌性角膜炎则以起病急骤，开始即剧烈眼痛，视力减退伴红肿、畏光、流泪为特点，可在数小时或1～2天内破坏整个角膜，甚至穿孔。

2.实验室诊断

药物治疗前，从浸润灶刮取坏死组织，涂片染色找到细菌，结合临床大体能做出初步诊断。近年用于临床的角膜共焦显微镜提供了一种无创性的检查手段，适用于早期的病因诊断。

（五）治疗

细菌性角膜炎的治疗原则是积极控制感染，减轻炎症反应，促进溃疡愈合，减少瘢痕形成。

1.抗生素

局部使用是最有效的途径。

（1）高浓度的抗生素眼液：急性期频繁滴眼，每15～30分钟一次；严重患者，在开始的30分钟，每5分钟滴药一次。

（2）浸泡抗生素的胶原盾或药液中添加赋形剂，可延长药物接触时间。

（3）抗生素眼膏：常夜间使用。

（4）如果有巩膜化脓、溃疡穿孔、睑内或全身播散的可能，或继发于角膜或巩膜穿通伤，应同时全身应用抗生素。

2.1％阿托品眼液或眼膏

并发虹膜睫状体炎亦给予散瞳。

3.其他药物

局部使用胶原酶抑制剂，如依地酸二钠、半胱胺酸等，可减轻角膜溃疡发展。口服大量维生素C、B族维生素有助于溃疡愈合。

4.治疗性角膜移植

药物治疗无效、病情急剧发展，可能或已经穿孔可考虑施行。

（六）主要护理问题

1.眼痛

与角膜炎症刺激有关。

2.感知改变

视力障碍，与角膜溃疡有关。

3.潜在并发症

角膜溃疡穿孔、化脓性眼内炎及全眼球炎，与严重角膜溃疡有关。

4.焦虑

与病情反复，担心预后有关。

5.有外伤的危险

与视力障碍有关。

6.知识缺乏

缺乏角膜外伤后预防感染的知识。

(七)护理目标

(1)眼痛、畏光、流泪及异物感减轻或消失。

(2)视力提高或稳定。

(3)减少或不发生并发症。

(4)消除焦虑、悲观情绪。

(5)无外伤发生。

(6)获得角膜炎的防治知识。

(八)护理措施

1.一般护理

(1)床边隔离,严禁与内眼手术患者同住一室;房间、家具定期消毒;个人用物及眼药水专用;器械用后消毒,脏敷料焚毁;治疗操作前后消毒双手;铜绿假单胞菌性角膜溃疡患者,按传染病患者进行护理,污染物品严格消毒,避免交叉感染。

(2)加强生活护理,根据视力障碍的程度,采取相应的防护措施,避免因视力障碍发生意外,避免患者外伤,物品放置合理,便于患者取用。

(3)为患者提供清洁、安静、舒适的病室环境,保证患者充足的睡眠,且光线宜暗,患者可戴有色镜或遮盖眼垫,以保护溃疡面,避免光线刺激,减轻畏光、流泪症状。

(4)有前房积脓者取半卧位,使脓液积聚于前房下部,防止脓液流向后方,减少对角膜内皮的损害。

(5)避免剧烈运动、减少户外活动,告知患者勿用手擦眼球,勿用力咳嗽及打喷嚏,防止角膜溃疡穿孔。

(6)服用多种维生素和食用易消化的食物,避免便秘而增加腹压,防止角膜穿孔。

2.用药护理

(1)急性期选用高浓度抗生素眼液频繁滴眼,5分钟一次,病情控制后30分钟一次。在细菌培养、药物敏感试验报告出来之前,常选用0.3%氧氟沙星、0.3%妥布霉素等眼液。睡前涂眼膏。

(2)散瞳:1%阿托品眼膏涂眼,充分散瞳,使眼内肌肉得以休息,减轻炎症反应,预防虹膜后粘连,阿托品有扩张血管和抑制腺体分泌的作用,嘱患者多饮水。

(3)降眼压:深部角膜溃疡,为预防角膜溃疡穿孔可加压包扎,局部及全身应用降眼压剂。

(4)糖皮质激素:细菌性角膜炎急性期不能使用糖皮质激素,可影响角膜溃疡的愈合导致穿孔。慢性期病灶愈合后可酌情使用。

(5)其他辅助治疗:局部应用胶原酶抑制剂,可减轻角膜溃疡发展。口服大量维生素C、B族维生素促进溃疡愈合。局部热敷、眼垫包盖有助于炎症吸收及保护溃疡面。

(6)指导患者进行局部热敷,可促进血液循环,有助于炎症吸收。

(7)严密观察患者角膜刺激征、病灶分泌物、结膜充血、视力及角膜有无穿孔等情况,如出现异常,立即通知医师并协助处理。

3.心理护理

进行耐心的心理护理,鼓励患者表达自己的感受,及时给予安慰,向患者解释眼痛的原因、治疗方法及预后,消除其恐惧、悲观情绪,使其能积极配合治疗、护理工作。

4.健康宣教

(1)饮食指导:进食清淡、易消化、高营养的食物。

（2）保证充足睡眠，注意用眼卫生，避免长时间用眼。

（3）避免揉眼、碰撞眼球或俯身用力等动作，保持排便通畅，以免增加眼压，增加溃疡穿孔危险。

（4）生活用品专用，以免交叉感染。

（5）注意安全，避免眼部外伤的发生。

（6）出院后按时复诊、按时用药，眼部出现异常及时就诊。

5.预防措施

细菌性角膜炎的预防措施主要是防止角膜外伤，注意劳动保护，例如，在农村和工厂要积极宣传和采取措施防止眼外伤的发生。对已受伤者应立即治疗，防止感染。此外，还应积极治疗沙眼，矫正倒睫，根治结膜炎、睑缘炎及泪囊炎，矫正睑外翻或睑闭合不全等眼病。

（九）并发症的处理及护理

并发症的处理及护理见表7-2。

表 7-2 并发症的处理及护理

常见并发症	临床表现	处理
角膜薄翳		口服维生素 A、B 族维生素、维生素 C、维生素 D 等药物来改善
角膜斑翳	视力减退	局部抗生素治疗
角膜白斑		角膜移植术
化脓性眼内炎	眼红肿、疼痛、畏光、流泪 视力急剧减退 眼睑及角结膜充血、水肿	1％阿托品散瞳 局部使用广谱抗生素，同时给予糖皮质激素 玻璃体腔内注射有效剂量抗生素 手术治疗：行玻璃体切割术
角膜穿孔	视力下降 眼痛、畏光、流泪	患眼遮盖眼垫，勿用手揉眼 饮食清淡、易消化，注意饮水量 深部角膜溃疡，后弹力层膨出者，可加压包扎

（十）特别关注

（1）防止角膜溃疡穿孔。

（2）采取隔离措施，预防交叉感染。

二、真菌性角膜炎患者的护理

（一）概述

真菌性角膜炎是一种由致病真菌引起的、致盲率极高的感染性角膜病。真菌性角膜炎起病缓慢、病程长，病程可持续达 2～3 个月，常在发病数天内出现角膜溃疡。因致病菌种不同，角膜溃疡形态不一。真菌性角膜炎并非少见。夏秋农忙季节发病率高。在年龄与职业上，多见于青壮年、老年及农民。

（二）病因

当眼外伤、手术或长期局部使用抗生素、类固醇皮质激素，以及机体抵抗力下降或角膜炎症后及干眼症等，可使非致病的真菌变为致病菌，引起角膜继发性真菌感染；或当角膜被真菌污染的农作物（如谷物、枯草、树枝等）擦伤及角膜异物挑除后引起真菌感染。常见的致病菌以曲霉菌多见,其次是镰刀菌、白色念珠菌、头芽孢菌及链丝菌等。

(三)诊断要点

1.病史

植物性角膜外伤史或长期使用激素和抗生素病史。

2.临床表现

起病缓慢、刺激症状较轻,伴视力障碍。前房积脓,特别是在早期,常为本病的特征之一。角膜浸润灶呈灰白色或乳白色浑浊,形状不规则,表面欠光泽,呈"舌苔"或"牙膏"状,高起于角膜表面。基质有菌丝繁殖,浸润较为致密。因菌丝伸入溃疡四周而形成伪足,或在溃疡外围呈现出所谓"卫星"病灶。有时在溃疡边界处可出现浅沟,形成"免疫环"。丝状真菌穿透性强,可穿透角膜进入前房侵犯虹膜和眼内组织,病情极难控制,可导致真菌性眼内炎。

3.实验室诊断

可行溃疡组织刮片检查、角膜组织活检确诊。用共焦显微镜检查角膜感染灶,可直接发现真菌病原体(菌体或菌丝)。

(四)治疗

(1)局部应用的抗真菌类药物,如0.25%两性霉素B眼液、5%那他霉素眼液。在点眼的同时,可使用全身抗真菌药。

(2)并发虹膜睫状体炎者,应扩瞳。本病忌用糖皮质激素。

(3)对药物治疗无效,角膜即将穿孔者可施行穿透性角膜移植。

(五)主要护理问题

1.眼痛

与角膜炎症刺激有关。

2.潜在并发症

角膜溃疡穿孔、真菌性眼内炎,与严重溃疡有关。

3.感知改变

视力障碍,与角膜炎症有关。

4.知识缺乏

缺乏角膜外伤后感染的预防知识。

5.预感性悲哀

与病程长、担心预后有关。

(六)护理目标

(1)眼痛症状减轻或消失。

(2)视力得到提高或稳定。

(3)无并发症发生或得到积极治疗。

(4)消除焦虑心理。

(七)护理措施

1.一般护理

(1)床边隔离:严禁与内眼手术患者同住一室,房间、家具定期消毒;个人用物及眼药水专用;医疗操作前后消毒双手,避免交叉感染。

(2)为患者提供清洁、安静、舒适的病室环境,保证患者充足的睡眠,光线宜暗,以减轻畏光、流泪症状。

(3)告知患者保持排便通畅,勿用力咳嗽及打喷嚏,避免腹压增高。

(4)嘱患者饮食上宜多进含有丰富蛋白质、维生素类和易消化食物。

(5)密切观察患者病情变化。如视力、角膜刺激征及有无角膜穿孔发生,发现异常,及时通知医师给予处理。

2.用药护理

(1)遵医嘱正确应用抗真菌药物:白天滴眼液,每 0.5～1.0 小时点眼一次,睡前涂眼膏。抗真菌药物联合应用,有协同作用,可减少药量和降低毒性反应。临床治愈后仍要坚持用药 1～2 周,以防复发。

(2)伴有虹膜睫状体炎时,应用散瞳剂,散瞳后可防止虹膜后粘连及解除瞳孔括约肌痉挛和睫状肌痉挛,减轻疼痛。点眼后应压迫泪囊部 2～3 分钟,防止通过鼻黏膜吸收,引起不良反应,有穿孔危险者不宜散瞳。

(3)按医嘱用药,角膜溃疡患者眼药种类多时,合理安排点眼药的时间、次序。

(4)注意观察药物的眼表毒性反应,结膜充血水肿、点状角膜上皮脱落等。

3.眼部护理

(1)保持眼部及周围皮肤清洁,每天早上用生理盐水棉签清洁眼部及周围皮肤,如结膜囊脓性分泌物较多时,可行结膜囊冲洗。

(2)检查、治疗及护理操作动作要轻巧,切忌不能向眼球加压,不能翻转眼睑以免溃疡穿孔。

(3)点眼后嘱患者不要用力闭眼及用手揉眼,以防挤压眼球,引起溃疡穿孔。

(4)角膜后弹力层膨出时要用绷带包扎,防止穿孔。

(5)眼部疼痛者,根据病情适当使用止痛药。

(八)健康宣教

(1)嘱患者应注意眼部卫生,不用脏手或脏毛巾擦眼睛。

(2)饮食清淡、高营养、易消化食物,多食水果、蔬菜,忌食刺激性食物。

(3)避免揉眼、碰撞眼球或俯身用力等动作。如眼中进入异物,勿用手揉眼,立即点抗生素眼药水或眼膏预防感染。

(4)告知患者眼外伤后及长期使用糖皮质激素眼药水、眼膏者,应注意眼部病情变化,避免真菌性角膜炎的发生。

(5)生活用品专用,以免交叉感染。

(6)保持情绪稳定,建立良好的生活方式,避免熬夜、饮酒、暴饮暴食、感冒发热、日光曝晒等诱因。

(7)出院指导按医嘱继续药物治疗;按时复诊,发现病情变化随时就诊;病情稳定后每月复查,直至痊愈。

(九)预防措施

眼角膜外伤及药物的滥用是真菌性角膜炎发病的主要相关因素;避免眼角膜外伤,禁止滥用抗生素及类固醇皮质激素类药物,是预防本病的关键。

(十)并发症的处理及护理

并发症的处理及护理见表 7-3。

表 7-3 并发症的处理及护理

常见并发症	临床表现	处理
真菌性眼内炎	眼痛 视力下降	遵医嘱正确应用抗真菌药物,每 0.5～1.0 小时点眼一次,睡前涂眼膏。抗真菌药物联合应用,有协同作用,可减少药量和降低毒性反应。临床治愈后仍要坚持用药 1～2 周,以防复发
角膜穿孔	视力下降 眼痛加剧、畏光、流泪	患眼遮盖眼垫,勿用手揉眼 饮食清淡、易消化,注意饮水量 深部角膜溃疡,后弹力层膨出者,可加压包扎 使用散瞳剂,防止虹膜后粘连 结膜下注射时,避开溃疡面并避免同一部位反复穿刺

(十一)特别关注

(1)防止角膜溃疡穿孔和真菌性眼内炎的发生。

(2)避免发生院内交叉感染。

三、单纯疱疹病毒性角膜炎患者的护理

(一)概述

单纯疱疹病毒性角膜炎(herpes simplex keratitis,HSK)是因单纯疱疹病毒感染使角膜形成不同形状和不同深度的浑浊或溃疡的角膜炎症,是目前最严重的常见角膜病。人类是 HSK 的唯一天然宿主,主要通过密切接触感染。在 6 个月至 5 岁的儿童感染者中约 60%有潜伏感染。几乎 100%三叉神经节内有 HSK 潜伏。此病反复发作,严重威胁视功能,在角膜病中致盲率居首位。

(二)病因

单纯疱疹病毒性角膜炎分为 HSK-Ⅰ型和 HSK-Ⅱ型两个血清型,大多数眼部感染都是由 HSK-Ⅰ型所引起。原发感染后病毒终生潜伏于体内待机再发。继发感染多见于 5 岁以上儿童和成人。一些非特异性刺激如感冒、发热、疟疾、感情刺激、月经、日晒、应用类固醇皮质激素、退翳及创伤等都可能成为复发的因素。

(三)病理

其主要病理损害机制,一方面是由于单纯疱疹病毒对角膜细胞的直接损害,另一方面是感染病毒作为外来抗原,引起机体自身的免疫反应,导致细胞免疫对自身角膜组织的损害。原发性角膜感染仅局限上皮病变,而角膜的原发上皮损害常很快消退,使角膜基质和内皮细胞免受损害。对于复发性感染,HSK-Ⅰ首先感染角膜上皮细胞,形成上皮型损害,表现为点状、树枝状、地图状的典型病损。随着病变的不断恶化,角膜基质细胞可能受到累及,形成临床上更为常见的迁延性基质型角膜病损。而内皮型病变通常是由于HSK-Ⅰ直接侵犯角膜内皮细胞而引起,并非由上皮型或基质型病变进展而来的。

(四)诊断要点

1.临床表现

(1)原发单疱病毒感染:常见于幼儿,有全身症状,眼部表现为滤泡性结膜炎,眼睑皮肤疱疹,点状或树枝状角膜炎,其特点是树枝短,出现时间晚,持续时间短。

（2）复发单疱病毒感染：①树枝状和地图状角膜炎。常见症状有畏光、流泪、眼睑痉挛。树枝状角膜溃疡是单疱病毒角膜炎最常见的形式。溃疡形态似树枝状,在树枝的末端可见结节状小泡,病变区附近上皮水肿、松解,易自前弹力层剥脱。2%荧光素染色,呈明显树枝状淡绿色着色,故称树枝状角膜炎。在病变区角膜知觉减退或完全丧失,可能延误就诊时机。随着病情进展,树枝状角膜炎病变向四周及基质深层扩展,溃疡面积扩大,边缘不整齐,呈灰白色地图状。②盘状角膜炎和葡萄膜炎,是角膜基质受侵犯的常见类型。角膜表面粗糙,呈颗粒状水肿或上皮完整。而基质层则由于浸润、水肿而增厚,呈毛玻璃样灰色浑浊。病变区多位于角膜中央,呈盘状,境界清楚。有时可表现为基质的弥漫性浸润。后弹力层出现皱襞,内皮有水肿;有较多灰色带色素斑点状角膜后沉着物(KP)。角膜知觉消失。视力明显减退。刺激症状轻微或无症状。病程可长达一至数月。轻者水肿吸收,愈后遗留斑翳。重者伴有基质坏死病变,有浅层及深层血管伸入。常并发虹膜睫状体炎,可出现前房积脓。亦可继发青光眼。愈后遗留永久性角膜瘢痕。

2.实验室诊断

实验室检查有助于诊断,如角膜上皮刮片发现多核巨细胞,角膜病灶分离到单疱病毒,单克隆抗体组织化学染色发现病毒抗原。PCR技术可检测角膜、房水、玻璃体内及泪液中的病毒DNA,是印证临床诊断的一项快速和敏感的检测方法。近年发展的原位PCR技术敏感性和特异性更高。

（五）治疗

治疗原则为抑制病毒在角膜内的复制,减轻炎症反应引起的角膜损害。

1.一般治疗

树枝状角膜炎可以行清创性刮除病灶区上皮的治疗,以减少病毒向角膜基质蔓延。

2.药物治疗

常用抗病毒药物有更昔洛韦眼液和眼膏、1%三氟胸腺嘧啶核苷、0.05%安西他滨（环胞苷）滴眼液、0.1%碘苷（疱疹净）眼液等。急性期每1～2小时点眼1次,晚上涂抗病毒药物眼膏。

3.手术治疗

可行结膜瓣遮盖术、前房穿刺术、板层或穿透角膜移植术。已穿孔的病例可行治疗性穿透性角膜移植。术后局部使用激素同时应全身使用抗病毒药物。

4.中医治疗

根据发病原因进行辨证治疗。

（六）主要护理问题

1.眼痛

与角膜炎症反应有关。

2.感知改变

视力障碍,与角膜浸润灶有关。

3.潜在并发症

角膜溃疡、穿孔、眼内炎、继发青光眼。

4.预感性悲哀

与疾病反复发作、担心预后有关。

（七）护理目标

（1）眼痛症状减轻或消失。

（2）视力得到提高或稳定。

（3）无并发症发生或得到积极治疗。

（4）消除焦虑心理。

（八）护理措施

1.一般护理

（1）加强生活护理。避免患者外伤，物品放置合理，便于患者取用。

（2）为患者提供清洁、安静、舒适的病室环境，保证患者充足的睡眠，必要时，患者可戴有色镜或遮盖眼垫，以保护溃疡面，减轻畏光、流泪症状。

（3）告知患者勿用手擦眼球，保持排便通畅，勿用力咳嗽及打喷嚏。

（4）密切观察患者病情变化。如视力、角膜刺激征、结膜充血，以及角膜病灶和分泌物变化，有无角膜穿孔发生，发现异常，及时通知医师给予处理。

2.治疗与用药护理

（1）使用抗单纯疱疹病毒眼药水及眼膏，常用的有更昔洛韦、三伏胸腺嘧啶、安西他滨，要注意观察肝、肾功能。

（2）有虹膜睫状体炎时，应用散瞳剂，散瞳后可防止虹膜后粘连及解除瞳孔括约肌痉挛和睫状肌痉挛，减轻疼痛。点眼后应压迫泪囊部2～3分钟，防止通过鼻黏膜吸收，引起不良反应。外出可戴有色眼镜，以减少光线刺激。

（3）遵医嘱使用糖皮质激素眼药水者，要告知患者配合使用抗单纯疱疹病毒眼药水，停药时，要逐渐减量，注意激素类药物的并发症，如细菌和真菌的继发感染、角膜溶解、青光眼等。

（4）对于树枝状、地图状上皮性角膜炎或有角膜溃疡者，禁用糖皮质激素药物。

3.心理护理

加强与患者的沟通，进行细致的心理护理，向患者解释疾病的诱因、复发原因、治疗方法及预后，解除其恐惧、悲观情绪，能积极配合治疗、护理工作。

4.健康宣教

（1）指导家属医疗护理，帮助患者消除诱发因素，合理用药，减低复发率。

（2）加强身体锻炼，增强机体免疫力。

（3）保持个人卫生，注意休息，饮食清淡、高营养。避免揉眼、碰撞眼球或俯身用力等，保持排便通畅，以免增加眼压，增加溃疡穿孔危险。

（4）生活用品专用，以免交叉感染。

（5）出院指导按时用药、按时复诊，直至病情稳定痊愈。

5.预防措施

单纯疱疹病毒性角膜炎病程长，易复发。平时应注意增强体质，一旦患病，应频繁滴用抗病毒眼药水，同时用抗生素眼药水预防细菌感染。在溃疡活动期不能为了缓解症状而滥用皮质类固醇眼药水，以免引起病情加重甚至角膜穿孔等严重并发症的发生。纠正偏食，补充多种维生素，对预防本病的发生也起重要的作用。

（九）并发症的处理及护理

并发症的处理及护理见表7-4。

表 7-4　并发症的处理及护理

常见并发症	临床表现	处理
虹膜睫状体炎	疼痛 畏光 流泪及视力减退	充分散瞳:早期、有效 外出可戴有色眼镜,以减少光线刺激 糖皮质激素的应用:用药 2 周以上者不要突然停药,应酌情减量 非激素性消炎剂:吲哚美辛(消炎痛)有镇痛及消炎作用,主要抑制葡萄膜炎时前房中前列腺素的增高,以达到抗炎或降压的作用,常用的有阿司匹林、吲哚美辛
继发性青光眼	视力下降 眼痛、头痛、恶心、呕吐 眼压升高	口服碳酸酐酶抑制剂 静脉输注甘露醇溶液 局部滴用 β 受体阻滞剂

(十)特别关注

(1)避免复发。

(2)积极采取措施,控制病情进展,防止角膜穿孔。

(胡法娟)

第五节　葡萄膜炎

一、概述

葡萄膜为眼球壁的中层,位于巩膜和视网膜之间,由虹膜、睫状体及脉络膜三部分构成。具有为眼球提供营养、调节眼内压、隔热、遮光、排泄等作用。

葡萄膜炎指的是虹膜、睫状体、脉络膜的炎症,是一种多发于青壮年的眼病,常合并系统性自身免疫性疾病,病情反复。其种类繁多,病因复杂,发病及复发机制尚不完全清楚。在我国,葡萄膜炎是常见的致盲眼病,其患病率占眼病的 5.7%～8.2%,致盲率达 1.1%～9.2%。

二、病因

葡萄膜炎的发病原因复杂,可分为外因性病因、继发性病因、内因性病因。

(一)外因性病因

1.感染性

由病原体直接植入眼内引起葡萄膜炎症反应。

2.非感染性

如机械性、化学性和热烧伤等引起葡萄膜炎症反应。

(二)继发性原因

(1)继发于眼球附近组织的炎症。

(2)继发于眼内病变的毒素刺激。

（三）内因性原因

1.感染性

病原体或其产物通过血行播散,从身体其他部位进入眼内引起的葡萄膜炎。

2.非感染性

病原体不明,往往有免疫异常表现或伴有全身症状。

三、诊断要点

按解剖部位将葡萄膜炎分为前葡萄膜炎、中间葡萄膜炎、后葡萄膜炎和全葡萄膜炎(表 7-5)。

表 7-5　葡萄膜炎的临床表现及诊断要点

分类	症状	体征
前葡萄膜炎	眼部疼痛:急性发作者疼痛加剧,慢性发作者疼痛多不明显,或有慢性隐痛 畏光、流泪:急性发作者刺激症状较重,慢性发作者多无或刺激症状轻 视力减退 合并系统疾病则有相关症状	睫状充血:急性前葡萄膜炎的重要体征 角膜后沉着物(KP)细点状、尘状、羊脂状 房水闪辉:严重时可有前房积脓 虹膜改变:急性炎症时虹膜充血水肿,色泽污暗,纹理不清。慢性炎症可有虹膜前、后粘连,甚至瞳孔闭锁。炎症反复发作可见虹膜萎缩,虹膜新生血管。另在炎症时可见虹膜膨隆、Koeppe 结节、Busacca 结节等 瞳孔改变:急性炎症时瞳孔缩小,对光反应迟钝。炎症时渗出物沉积于瞳孔区可致瞳孔膜闭,散瞳时部分粘连不能散开可见瞳孔呈梅花状或不规则状 晶状体改变:可见晶状体前表面色素沉积,并多与虹膜粘连,慢性炎症时可并发晶状体浑浊 玻璃体改变:前部玻璃体可有细小尘埃状及絮状浑浊
中间葡萄膜炎	轻者初发可无症状,或有眼前黑影,重者可出现中心视力及周边视力减退,偶有眼痛。合并系统疾病则有相关症状	眼前段一般正常,少数有 KP 及房水闪光 玻璃体前部及基底部可见小白雪球样浑浊,锯齿缘及周边部可见雪堤状渗出,晶状体后可见色素沉着眼底可见黄斑及视盘水肿,周边视网膜血管炎、血管白鞘及闭塞
后葡萄膜炎	主要症状取决于炎症的类型、受累部位及严重程度。可有眼前黑影或暗点、闪光、视物模糊、视力下降等,合并系统疾病则有相关症状	玻璃体内炎症细胞和浑浊 视网膜血管炎、血管白鞘及闭塞 黄斑水肿 局灶性脉络膜视网膜浸润病灶。还可见渗出性视网膜脱离、增殖性视网膜病变和玻璃体积血
全葡萄膜炎	可出现前、中间、后葡萄膜炎的各种症状	可出现前、中间、后葡萄膜炎的各种体征

四、治疗

（一）散瞳治疗

前葡萄膜炎一旦明确诊断,应立即应用散瞳和睫状肌麻痹剂,解除瞳孔括约肌和睫状肌痉挛,缓解临床症状,同时使瞳孔开大,防止虹膜后粘连,或及时拉开后粘连。常用药物有阿托品、后马托品、托品卡胺等。

（二）类固醇皮质激素治疗

炎症仅限于前葡萄膜时使用局部滴眼剂即可,病情严重时可予以结膜下注射、球周注射及口服或静脉滴注。

（三）非甾体抗炎药治疗

抑制前列腺素的合成,缓解炎症。可用于不能使用皮质激素的单纯疱疹病毒性角膜虹膜炎。局部药物有双氯芬酸钠、普南扑林等,口服药有吲哚美辛。

（四）病因治疗

如感染引起者可予以抗感染治疗等。

（五）免疫抑制剂治疗

针对顽固性或特殊类型的有明确免疫指标的葡萄膜炎,因毒性反应应谨慎使用。

（六）其他疗法

热敷、发热疗法、超短波理疗等。

（七）并发症及后遗症的治疗

针对继发性青光眼可予以降眼压药物或手术治疗,并发白内障在炎症控制情况下可行白内障摘除术,并发玻璃体增生及视网膜脱离者可行玻璃体手术治疗,严重眼底血管病变者可行激光光凝及冷凝治疗等。

五、主要护理问题

（一）焦虑/恐惧

与对疾病的不了解和担心预后,以及疾病的反复发作有关。

（二）疼痛

与葡萄膜炎引起的虹膜刺激症状及眼压异常有关。

（三）感知紊乱

与视力下降有关。

（四）潜在并发症

青光眼、白内障、视网膜脱离等。

（五）知识缺乏

缺乏葡萄膜炎的相关保健知识。

六、护理目标

（1）患者焦虑/恐惧程度减轻,配合治疗及护理。

（2）疼痛得到缓解。

（3）视力得到提高。

（4）并发症发生后能得到及时治疗与处理。

（5）患者能掌握葡萄膜炎的相关知识及滴眼液使用方法。

七、护理措施

(一)药物治疗的护理

(1)散瞳是最重要的治疗措施。散瞳应早期、足量、及时。局部滴阿托品眼液或结膜下注射散瞳合剂。注射量不超过 0.3 mL,剂量大了可引起角结膜粘连处血管撕裂出血。注射部位离角膜缘较近散瞳效果好,较远药液随血液循环进入眼睑和眼眶,散瞳效果差。滴阿托品眼液后可出现口干、面色潮红、心跳加快等不良反应,每次滴完眼液后应压迫内眦部 3～5 分钟,减少药液的吸收。同时嘱咐患者多饮水,加速药物的排泄。儿童患者宜用低浓度阿托品眼液或阿托品眼膏散瞳。

(2)长时间滴糖皮质激素眼液时,可引起激素性青光眼和白内障等并发症,应注意观察眼压。全身不良反应包括向心性肥胖、胃出血、骨质疏松等,应注意观察。

(二)症状的观察及护理

葡萄膜炎的主要症状有眼痛、畏光、流泪、视力下降等,护理时应认真了解患者的反应,仔细倾听患者的主诉。可局部行热敷,促进血液循环、扩张血管,减轻疼痛。外出时为减少光线对眼睛的刺激,可戴遮光眼镜保护患眼。

(三)健康宣教

(1)饮食宜清淡、易消化,禁食刺激性食物。

(2)本病容易复发,应嘱咐患者加强体质锻炼,增强机体抵抗力。

(3)积极治疗全身免疫性疾病或感染性眼病。

八、并发症的处理及护理

并发症的处理及护理见表 7-6。

表 7-6　葡萄膜炎患者的并发症处理及护理

常见并发症	临床表现	处理
继发性青光眼	视力下降	口服碳酸酐酶抑制剂
	眼痛、头痛、恶心、呕吐	静脉输注甘露醇溶液等
	眼压升高	局部滴用 β 受体阻滞剂等
并发性白内障	视力下降	行白内障摘除等手术治疗
	晶状体浑浊	保守治疗,予以抗氧化损伤药物等
视网膜脱离眼球萎缩	视力下降或丧失	可行玻璃体切除等手术治疗
	眼压降低	予以激素及改善视网膜微循环等药物治疗
	玻璃体浑浊	可行眼球摘除术

九、特别关注

(1)预防复发。

(2)并发症的预防及处理。

(胡法娟)

第六节　急性视网膜坏死综合征

一、概述

急性视网膜坏死综合征(acute retinal necrosis,ARN)是一种被认为由病毒引起的,以视网膜血管炎、视网膜坏死、全葡萄膜炎及后期出现视网膜裂开、脱离为特征的严重致盲眼病。多隐匿起病,出现眼红、眼痛或眶周疼痛,疾病早期即可出现视物模糊、眼前黑影。该病可发生于任何年龄,以成人多见,无明显性别差异,常单眼患病,治疗困难,视力预后差。

二、病因

由水痘-带状疱疹病毒或单纯疱疹病毒所致,至于这些病毒如何引起急性视网膜坏死综合征,目前尚无满意的解释。

三、病理

该病以急性全葡萄膜炎、闭塞性视网膜动脉炎、视网膜全层坏死为显著特征。病变主要位于周边部视网膜,且为多发,逐渐融合可发展至360°。病程中血-视网膜屏障功能遭到破坏,蛋白和炎症趋化因子等进入玻璃体,迅速引起玻璃体浑浊,并引发增殖性玻璃体视网膜病变,形成对视网膜的牵拉。视网膜坏死引起的多发性视网膜裂孔,以及增殖性玻璃体视网膜病变的牵引造成疾病后期的视网膜脱离。

四、诊断要点

(一)临床表现

发病比较隐匿。急性炎症时出现眼红、眼痛或眶周疼痛症状,早期出现视物模糊、眼前黑影、病变累及黄斑时可有严重视力下降。眼后段早期可出现轻度及重度玻璃体浑浊,以后发展为显著的浑浊,并出现纤维化,视网膜出现黄白色浸润水肿病灶。后期视网膜出现脱离,眼球萎缩而失明。

(二)实验室诊断

血清抗体测定、玻璃体及视网膜组织活检有助于病因诊断。

五、治疗

(一)抗病毒制剂

如阿昔洛韦、丙氧鸟苷等。

(二)抗凝剂

如肝素、阿司匹林等,以减轻血管闭塞。

(三)糖皮质激素

可在急性炎症期全身或局部使用。

(四)激光光凝

在缓解期对视网膜缺血坏死萎缩部位施行,以防止视网膜脱离。

(五)玻璃体手术

在视网膜脱离、玻璃体严重浑浊、严重增殖性玻璃体视网膜病变等时施行。

六、主要护理问题

(一)焦虑/恐惧

对疾病造成的疼痛的恐惧及担心预后有关。

(二)感知紊乱

与视力下降有关。

(三)有外伤的危险

与视力下降有关。

(四)潜在并发症

视网膜脱离、增殖性玻璃体视网膜病变、并发性白内障等。

(五)知识缺乏

缺乏对急性视网膜坏死综合征的相关知识。

七、护理目标

(1)患者焦虑/恐惧程度减轻,配合治疗及护理。

(2)视力得到一定恢复。

(3)能配合采取防止意外发生的措施。

(4)病情稳定,无并发症的发生,或并发症发生后能得到及时治疗与处理。

(5)患者能掌握急性视网膜坏死综合征相关知识及药物使用方法。

八、护理措施

(一)心理护理

解释急性视网膜坏死综合征的治疗措施及相关注意事项。鼓励患者表达自身感受和想法,采取针对性的心理干预措施。

(二)药物护理

按医嘱及时、准确用药。局部滴药时要掌握正确的滴药方法,避免逆行污染药液。静脉输注抗病毒的药物时,注意观察药物的不良反应,如有不适,及时告知主管医师。

(三)安全护理

嘱咐患者注意自身安全,防跌伤。需要时寻求护理人员帮助。避免剧烈运动,防止视网膜脱离。

九、并发症的处理及护理

并发症的处理及护理见表 7-7。

表 7-7 并发症的处理及护理

常见并发症	临床表现	处理
视网膜脱离	视力减退 眼前黑影 眼前闪光感 眼压降低	告知医师相关临床表现 行激光或冷冻封闭裂孔
并发性白内障	视力下降	告知医师相关临床表现 必要时行白内障摘除手术
高眼压	视力下降 眼痛伴同侧头痛 恶心、呕吐 眼压升高	口服或局部应用碳酸酐酶抑制剂 静脉输注甘露醇溶液 局部滴用 β 受体阻滞剂 监测眼压

十、特别关注

(1)伴发视网膜脱离及裂孔患者的体位和活动。

(2)并发症的预防及处理。

(胡法娟)

第七节 视网膜血管病

一、视网膜动脉阻塞患者的护理

(一)概述

视网膜中央动脉供应视网膜内层,睫状后动脉发出分支形成的脉络膜毛细血管供应视网膜外层,有 15%～30% 的眼有睫状视网膜动脉供应视网膜内层小部分区域。视网膜中央动脉属于终末动脉,分支间无吻合,一旦发生阻塞,神经上皮层内层血供中断,引起急性缺血而导致视力急剧下降。本病发病急骤。大多为单眼,亦可在数天或数年后累及另眼。患者发病年龄绝大多数在 50 岁以上,30 岁以下者少见。性别方面男性多于女性,约为 2∶1。睫状血管系统彼此有交通,故阻塞性疾病不多见。

本病由 Von Graefe 首先描述,其特征有 3 个:①视力突然丧失。②后极部视网膜呈乳白色浑浊。③黄斑区有樱桃红点。

(二)病因

比较复杂,往往是几种因素综合作用的结果。

(1)动脉壁改变,动脉管腔狭窄。

(2)血管痉挛。

(3)血管栓塞。

(4)血液黏稠度增高。

(5)血管外部压迫,导致眼压和眶压的增高。

(三)病理

视网膜动脉一旦阻塞,血流中断,视网膜神经上皮层内层立即缺氧变性坏死,其严重程度和速度与阻塞是否完全相一致。动物实验研究完全阻塞3小时后做组织学检查,已可见到神经上皮内层细胞膜破裂,核染色质堆积,细胞自溶及脱水皱缩;如前毛细血管小动脉阻塞,抑制神经纤维轴浆运输,轴浆细胞器肿胀,断裂形成似细胞体。此后毛细血管壁内皮细胞及壁内间细胞变性,留下大片无细胞、无功能的毛细血管区。视网膜内层细胞坏死被吸收后,为神经胶质所代替。

(四)诊断要点

根据临床表现、眼底检查、荧光血管造影及 ERG 可诊断。

1.视网膜中央动脉阻塞

(1)临床表现:完全性阻塞者症状严重,发作迅速,视力可突然丧失,甚至降至无光感。部分患者可有先兆症状,即曾经突然单眼出现过性黑矇,数秒或数分钟后又恢复,反复发作,最后视力突然丧失。

(2)眼底检查:后极部神经纤维层和神经节细胞层雾样肿胀、增厚,尤以后极部黄斑区节细胞数量多的区域明显。视网膜乳白色弥漫水肿浑浊,一般出现于阻塞后1～2小时。黄斑区呈樱桃红点。视盘色淡,边界模糊,轻度水肿。视网膜中央动脉及其分支变细,管径不规则,小动脉几乎不可辨认,指压眼球引不出动脉搏动。静脉管径也变细,血流停滞呈节段状,可在血管内来回移动。

(3)视野:可完全丧失,呈管形视野,或颞侧留一小片岛状视野。

(4)ERG:典型者呈负相波,b 波降低,a 波呈负波形。

(5)眼底荧光血管造影:视网膜循环时间延长,动、静脉充盈迟缓,阻塞的中央动脉无荧光素灌注。

2.视网膜分支动脉阻塞

(1)临床表现:根据阻塞部位和程度而定。

(2)眼底检查:颞侧分支最常受累,尤以颞上分支为多。

(3)视野:象限缺损或弓形暗点。

(4)ERG:正常或有轻度改变。

(5)眼底荧光血管造影:阻塞动脉和相应静脉充盈比末梢阻塞支延迟,有时可见堵塞血管壁有荧光素渗漏。

(五)治疗

目前一般认为,视网膜缺血时间超过90分钟,光感受器的死亡将不可逆转。因此,必须采取紧急措施,争分夺秒地进行抢救,恢复网膜血液循环,以挽救患者视力。

(1)降低眼压:使动脉灌注阻力减小,可采取按摩眼球,至少15分钟,使眼压下降。

(2)吸氧:吸入95％氧和5％二氧化碳气体,可增加脉络膜毛细血管血流的氧含量,从而缓解视网膜缺氧状态并可扩张血管,白天每小时吸氧一次,每次10分钟;晚上每4小时一次。

(3)血管扩张剂:可用亚硝酸异戊酯、硝酸甘油、妥拉唑林、罂粟碱治疗。

(4)纤溶制剂:尿激酶、去纤酶。治疗过程中注意检查血纤维蛋白原。

(5)其他:可口服阿司匹林、双嘧达莫(潘生丁)等血小板抑制剂和活血化瘀的中药。此外,根据可能的病因,降低血压,治疗颈动脉病,有炎症者可用糖皮质激素、吲哚美辛等药物及神经支持药物等。

(六)主要护理问题

1.焦虑/恐惧

由患者突然无痛性视力下降、担心视力能否恢复所致。

2.感知紊乱

与视力下降有关。

3.有外伤的危险

与视力下降有关。

4.部分生活自理能力缺乏

与视力突然下降,生活自理困难有关。

5.知识缺乏

缺乏眼底疾病和全身病变防护知识。

(七)护理目标

(1)患者焦虑/恐惧程度减轻,情绪稳定,配合治疗及护理。

(2)减轻因视力下降所致的感知紊乱。

(3)能配合采取防止意外发生的措施。

(4)满足患者的基本生活需要。

(5)患者对疾病及相关知识有所了解。

(八)护理措施

1.心理护理

患者突然视力下降,悲观、郁闷,医护人员应关心、安慰患者,消除焦虑悲伤的心情,鼓励患者树立战胜疾病的信心。告知患者基本的治疗过程及预后情况,以取得配合。

2.生活护理

(1)主动巡视病房,为患者提供不能自理部分的帮助。

(2)将常用物品放在患者易于取放的位置,尽量定位放置。

3.治疗及用药护理

(1)眼球按摩:给患者进行眼球按摩,每次反复按摩至少15分钟,可以加压按摩10～15秒,然后松开手指5～10秒,如此反复9～10次。如此能使视网膜血管扩张,改善视网膜血流灌注。

(2)吸氧:一般应用95％氧与5％二氧化碳混合气体,应先调节好氧气流量,再将吸氧管插入患者鼻腔,吸氧完毕时,应先将吸氧管从患者鼻腔拔出,再关闭氧气开关。在吸氧单上注明氧气流量,吸氧开始、结束的时间,做好记录。

(3)降低眼压:前房穿刺可使眼压急速降低,口服乙酰唑胺、静脉注射甘露醇也可降眼压。静脉给药时,应选择较粗的血管,将滴速调至100～120滴/分,输液时,患者平卧,输液完毕,不能猛起,以防止头晕,输液后2小时内不可大量饮水。

(4)给予扩血管药物:首诊时应立即协助患者吸入亚硝酸异戊酯或舌下含服硝酸甘油。球后注射山莨菪碱,注射后需按压注射点5～10分钟。

(5)基础护理:加强巡视,保持床单元卫生及患者的个人卫生。

(6)其他护理:饮食宜清淡、易消化,多食蔬菜及水果、富含蛋白质及维生素的食物,防止便秘。

4.健康宣教

(1)饮食:无特殊要求,普食即可,合理配餐,注意营养均衡。如有糖尿病和高血压,则进食糖尿病饮食和低盐、低脂饮食。

(2)活动:避免剧烈活动,适度即可,避免疲劳、精神紧张及各种不良刺激。

(3)用药:因此病与高血压、糖尿病紧密相关,故应注意相关用药情况。

(4)复查:出院后第1周、半个月、1个月、3个月定期门诊随访,检查视力,如出现阵发性黑矇、视力下降应立即就医。

二、视网膜静脉阻塞患者的护理

(一)概述

视网膜静脉阻塞是比较常见的眼底血管病。本病的特点是静脉扩张迂曲,沿静脉分布区域的视网膜有出血、水肿和渗出。大部分病例发生在中年以上,常为单眼发病,双眼发病者少,且常先后发病,较少同时受累。

根据阻塞部位不同可分为总干阻塞、半侧阻塞和分支阻塞;按眼底表现可分为缺血型和非缺血型;亦可按病情分为轻度和重度。

(二)病因

病因复杂,为多因素致病,与高血压、动脉硬化、血流高黏度和血流动力学异常等关系密切。

1.血管壁的改变

(1)动脉硬化。

(2)静脉壁的炎症或损伤。

2.血液成分的改变

如高脂血症、高蛋白血症或纤维蛋白原增高等。

3.血流动力学的改变

(1)眼压增高。

(2)心血管疾病。

(三)诊断要点

1.临床表现

(1)视网膜中央静脉阻塞。①轻型:又称非缺血型、高渗透型或部分性阻塞。早期视盘正常或边界轻度模糊、水肿;黄斑区正常或有轻度水肿、出血;晚期出血逐渐吸收,黄斑区恢复正常或留有轻度色素紊乱。②重型:又称缺血型、出血型或完全型阻塞。早期视盘明显水肿、出血,边界模糊或被出血掩盖;黄斑区明显水肿、出血,可呈弥漫水肿或囊样水肿;动脉管径正常或变细,静脉高度扩张迂曲如腊肠状,或呈环状,静脉血柱呈暗红色,严重者可呈颗粒状血流;沿静脉分布有大量片状或点状出血,严重者围绕视盘形成大片花瓣状出血,可见多量棉絮斑。一般在发病6～12个月后进入晚期,视盘水肿消退,侧支血管形成。

(2)视网膜分支静脉阻塞:以颞侧支最常受累,其中又以颞上支最多见。

2.荧光血管造影

通过荧光血管造影检查,可以发现视网膜毛细血管无灌注区,有助于分型和指导选择治疗。

3.鉴别诊断

临床上要注意与视网膜静脉周围炎和糖尿病性视网膜病变相鉴别。

(四)治疗

1.药物治疗

适用范围及疗效均有限。主要是针对病因,防治血栓形成,降低眼压和血压,降低血流黏稠度,减轻血栓形成和组织水肿,促进出血吸收。

2.激光治疗

可减少毛细血管渗漏,阻止液体外渗;封闭无灌注区,预防新生血管形成;封闭新生血管,减少和防止玻璃体积血。

3.其他

包括激光脉络膜-视网膜静脉吻合术、视网膜动静脉鞘膜切开术等,国外有相关报道,但尚未推广应用。

(五)主要护理问题

1.感知紊乱

与视力下降、视网膜出血有关。

2.部分生活自理能力缺乏

视力突然下降,与生活自理困难有关。

3.焦虑/恐惧

与突发性视力下降,担心视力能否恢复所致。

4.有外伤的危险

与视力下降有关。

5.知识缺乏

缺乏视网膜静脉阻塞防护知识。

(六)护理目标

(1)患者视力不再进一步下降。

(2)满足患者的基本生活需要。

(3)患者焦虑/恐惧程度减轻,情绪稳定,配合治疗及护理。

(4)能配合采取防止意外发生的措施。

(5)患者对疾病及相关知识有所了解。

(七)护理措施

1.心理护理

患者突然视力下降,悲观、郁闷,医护人员应关心、安慰患者,消除焦虑悲伤的心情,鼓励患者树立战胜疾病的信心。告知患者基本的治疗过程及预后情况,并取得配合。

2.生活护理

主动巡视,关心患者的需求,及时予以满足。

3.治疗及用药护理

(1)应用抗凝剂:抗凝剂对血栓起溶解作用,应用时必须每天检查凝血时间,以免发生全身性出血。

(2)其他药物:对病因中有炎症因素者,可用糖皮质激素;长期小剂量应用阿司匹林;疾病恢复期,可用碘剂促进吸收;根据全身情况,必要时用扩血管和维生素类药物;眼压高者应行降眼压治疗;应用活血化瘀的中药,改善局部循环。

（3）激光治疗：对于大面积毛细血管无灌注区或已产生新生血管者，应采用激光进行全视网膜光凝，治疗前，注意充分散瞳。

（4）手术治疗：玻璃体积血可考虑行玻璃体切除手术，术后按玻璃体切割术后护理常规。

（5）基础护理：加强巡视，保持床单元卫生及患者的个人卫生。

（6）其他护理：饮食宜清淡、易消化，多食蔬菜及水果、富含蛋白质及维生素的食物，保持排便通畅。

4.健康宣教

健康宣教内容见表7-8。

表 7-8　健康宣教内容

项目	内容
饮食	无特殊要求，普食即可，合理配餐，注意营养均衡。如有糖尿病和高血压，则进食糖尿病饮食和低盐、低脂饮食
活动	避免剧烈活动，适度即可，避免疲劳、精神紧张及各种不良刺激
用药	指导正确用药，如糖尿病服药的注意事项
复查	出院后第1周、半个月、1个月、3个月定期门诊随访，检查视力，如出现视力下降应立即就医

三、糖尿病性视网膜病变患者的护理

（一）概述

糖尿病性视网膜病变是见于糖尿病患者的视网膜血管疾病，其最早可见的眼底改变包括微血管瘤和出血，进而发展为视网膜毛细血管无灌注，导致出血数量增加、棉絮斑和视网膜内微血管异常，持续的无灌注最终可以导致视网膜血管的闭塞和病理性增殖，表现为视盘或视网膜其他部位的新生血管。导致视力严重下降的原因主要是黄斑水肿、黄斑部毛细血管无灌注、玻璃体积血或牵拉性视网膜脱离等。

（二）病因

1.病程

病程长短为发生糖尿病视网膜病变的主要危险因素。据统计，病程5年以上的1型糖尿病患者约有25％出现视网膜病变，10年以上者约为60％，15年以上可达80％，病程15年以上者有25％可发生增生性糖尿病视网膜病变。

2.血糖水平

血糖水平是发生糖尿病视网膜病变的关键性危险因素，在出现糖尿病视网膜病变后，病程对病情从早期向晚期的演变起到的作用较小，在病情进展中起主要作用的为血糖水平的高低，已经证明积极地控制血糖可以延缓糖尿病视网膜病变的发展。

3.其他

如年龄、糖尿病类型、血液黏稠度、肾脏疾病、血管紧张素转换酶抑制剂的应用、遗传易感性等，对于糖尿病视网膜病变发生和发展的意义，目前尚未得出一致结论。

（三）病理

1.微动脉瘤

见于病变早期，由于视网膜毛细血管壁周细胞丧失和血管壁扩张而形成。

2.视网膜静脉扩张

早期多有不同程度的扩张,以小静脉明显,常伴环袢状等不规则形状。

3.出血

早期出血多位于内核层或外丛状层,较少位于神经纤维层。

4.黄斑水肿

视网膜毛细血管通透性改变,渗漏液体蓄积于黄斑区中心凹周围呈辐射状排列的 Hewle 纤维之间,形成积液的小囊,荧光血管造影呈花瓣状排列。

5.硬性渗出

病程较早期在眼底后极部出现的边界比较清楚的蜡黄色点片状渗出,位于外网状层。

6.棉絮斑

即软性渗出,位于神经纤维层,是由于视网膜毛细血管闭塞,导致神经纤维层的灶性梗死,对应于荧光血管造影上的无灌注区。

7.新生血管

长期严重缺氧可诱发新生血管的形成,新生血管位于视网膜表面,多数突出于内界膜之外与玻璃体接触,其内皮细胞呈窗样改变,并且细胞之间缺乏紧密连接,故可引起严重的渗漏、出血。

8.纤维增殖

血管纤维增殖穿越玻璃体膜进入玻璃体内,增殖组织或玻璃体收缩都可引起视网膜脱离或玻璃体积血。

(四)诊断要点

根据糖尿病史、临床表现及眼底检查多可诊断。

关于糖尿病视网膜病变的诊断分型或分期有很多。我国目前多用的是 1984 年 6 月在哈尔滨举行的第一次全国眼底病学术讨论会制定的糖尿病视网膜病变临床分期标准(表 7-9)。

表 7-9 糖尿病视网膜病变临床分期标准

期别	视网膜病变	
单纯型	Ⅰ有微动脉瘤并有小出血点	(＋)较少,易数
	Ⅱ有黄白色"硬性渗出"或并有出血点	(＋＋)较多,不易数
	Ⅲ有白色"软性渗出"或并有血点	(＋)较少,易数
增殖型	Ⅳ眼底有新生血管或并有玻璃体积血	(＋＋)较多不易数
	Ⅴ眼底有新生血管和纤维增殖	(＋)较少,易数
	Ⅵ眼底有新生血管和纤维增殖,并发现视网膜脱离	(＋＋)较多,不易数

注:"较少、易数"和"较多、不易数"均包括出血病变。

荧光素眼底血管造影并不是糖尿病患者常规检查的一部分,但其对于检眼镜下不易察见的糖尿病视网膜病变的微动脉瘤、视网膜内微血管异常、视网膜无灌注区、新生血管及黄斑病变的诊断和治疗有着重要意义。

(五)治疗

原则:控制血糖,针对具体病情采取相应治疗措施。

1.激光视网膜光凝术

治疗的目标是减少丧失视力的危险。可分为全视网膜光凝、局部光凝和格子样光凝。

2.手术治疗

对于一些存在严重的玻璃体或视网膜前出血而无法进行激光光凝治疗的患者,或接受了全视网膜光凝但增生性视网膜病变仍持续存在或出现牵拉性视网膜脱离者,需要接受玻璃体切除手术。

(六)主要护理问题

1.感知紊乱

与视网膜及视神经损害有关。

2.部分生活自理能力缺乏

与双眼视力下降,生活自理困难有关。

3.焦虑/恐惧

与长期患糖尿病及严重视功能障碍,担心预后有关。

4.有外伤的危险

与视力下降有关。

5.知识缺乏

缺乏糖尿病及糖尿病视网膜病变防护知识。

(七)护理目标

(1)患者视力不再进一步下降。

(2)满足患者的基本生活需要。

(3)患者焦虑/恐惧程度减轻,情绪稳定,配合治疗及护理。

(4)能配合采取防止意外发生的措施。

(5)患者对疾病及相关知识有所了解。

(八)护理措施

1.心理护理

患者本身患糖尿病,视功能障碍使其有"病上加病"的想法,悲观、郁闷,医护人员应关心、安慰患者,消除焦虑悲伤的心情,鼓励患者树立战胜疾病的信心。

2.治疗及用药护理

(1)治疗糖尿病:积极治疗糖尿病,严格控制血糖、血脂。餐前准时、按剂量注射胰岛素,注意严格消毒皮肤,以防注射部位感染。更换注射部位,勿损伤皮肤组织。口服降糖药准时服用。遵医嘱准时监测空腹及三餐后血糖,并记录。有异常及时报告医师。

(2)手术治疗:玻璃体切除手术后按玻璃体切割术后护理常规。

(3)其他治疗:给予阿司匹林,可降低血液黏稠度和血小板的聚集,减少视网膜血管的渗漏;激光治疗,封闭视网膜微血管瘤和渗漏点;轻度玻璃体浑浊可口服芦丁、维生素C、碘剂;根据全身情况,应用抗生素,注意观察用药后反应,禁忌用激素类药物。

(4)基础护理:加强巡视,保持床单元卫生及患者的个人卫生。

3.健康宣教

(1)饮食:糖尿病饮食,多食富含维生素、蛋白质的食物,禁食辛辣刺激性食物,保持排便通畅。

(2)活动:避免剧烈活动,适度即可,避免疲劳、精神紧张及各种不良刺激。

(3)用药:指导正确用药及胰岛素用法的注意事项。

(4)检查:预防糖尿病性视网膜病变最有效的方法是控制糖尿病,患者在诊断糖尿病后5年内,每年应常规进行眼科检查,这样可早期发现糖尿病病变并早期给予治疗,使视力得以保护;确诊的糖尿病视网膜病变的病例中,指导患者每3~6个月复查一次。手术后第1周、半个月、1个月、3个月定期门诊随访,检查视力,眼底造影,如出现视力下降应立即就医。

(九)特别关注

(1)定期检查眼底,做到早预防、早治疗。

(2)积极控制糖尿病,保持血糖水平稳定。

四、视网膜静脉周围炎患者的护理

(一)概述

该病由Eales首次描述,故又称Eales病。由于常发生于青年,并有反复玻璃体积血的特征,故又称青年复发性玻璃体积血。多累及双眼,可一先一后,或同时发病。病程长,常反复发作。

(二)病因

1.结核感染

最常见。

2.Buerger病

少见。

3.局部病灶

如牙齿脓毒病灶、中耳炎、鼻窦炎或身体其他部位的感染病灶。

4.其他

多数患者原因不明。

(三)病理

主要病变在视网膜周边部小静脉,偶尔累及小动脉。

1.炎症细胞浸润

急性期视网膜静脉壁及其周围组织有多形核细胞浸润;慢性期有淋巴细胞、浆细胞、上皮样细胞,偶有巨核细胞浸润。

2.静脉迂曲扩张

管径不规则,可扭曲,静脉可有白鞘。

3.血管阻塞、管腔狭窄

血管壁内皮细胞增殖、突入管腔,加上血管壁玻璃样变增厚,使管腔逐渐变窄,最后完全阻塞,血管壁破坏后最终完全被纤维结缔组织代替。

4.视网膜水肿、出血、渗出

受累血管附近的视网膜水肿,且有火焰状或点片状出血,静脉旁或表面有白色片状渗出。

5.新生血管

导致反复玻璃体积血。

6.纤维增殖

反复玻璃体积血,导致玻璃体视网膜增殖,有机化纤维索条产生。

7.视网膜裂孔和视网膜脱离

由于纤维条索收缩牵拉视网膜形成。

(四)诊断要点

1.临床表现

双眼受累,且病情常不一致;眼底检查见周边部一处或数处静脉小分支充盈迂曲,附近有出血及渗出病灶,静脉管壁白鞘或浑浊。

2.寻找病因

结合病史、全身情况及实验室检查查找结核、梅毒、链球菌等感染依据。

(五)治疗

1.一般治疗

卧床休息、包扎双眼或戴针孔眼镜以限制眼球活动,应用止血药。

2.病因治疗

增强全身抵抗力;试用抗结核治疗;有局部病灶者应去除。

3.糖皮质激素治疗

疗效不确定,可试行。

4.激光光凝治疗

封闭病变血管以预防出血,光凝无灌注区以预防新生血管。

5.玻璃体切除手术

严重玻璃体积血在3个月内不见消退,并有机化膜形成,有发生牵拉性视网膜脱离危险者,行玻璃体切除手术,联合激光光凝。

6.其他辅助治疗

内服卡巴克洛(安特诺新)、维生素 K、维生素 C、曲克芦丁及活血止血中药等。

(六)主要护理问题

1.感知紊乱

与视力下降、玻璃体积血有关。

2.部分生活自理能力缺乏

与视力下降,生活自理困难有关。

3.焦虑/恐惧

与视力下降,担心预后有关。

4.有外伤的危险

与视力下降有关。

5.知识缺乏

缺乏视网膜静脉周围炎防护知识。

(七)护理目标

(1)患者视力不再进一步下降或恢复。

(2)满足患者的基本生活需要。

(3)患者焦虑/恐惧程度减轻,情绪稳定,配合治疗及护理。

(4)能配合采取防止意外发生的措施。

(5)患者对疾病及相关知识有所了解。

(八)护理措施

1.心理护理

患者为青壮年,是家庭的经济支柱,视力逐渐下降,悲观、郁闷,医护人员应关心、安慰患者,消除焦虑悲伤的心情,鼓励患者树立战胜疾病的信心。

2.治疗及用药护理

(1)体位:玻璃体积血时应卧床休息,包扎双眼,半卧位休息,让血液沉积于玻璃体下部。

(2)其他治疗:早期给予肾上腺皮质激素;给予抗结核治疗,异烟肼口服;服用止血活血中药,给予止血药物,口服芦丁、维生素 A 等;根据全身情况,应用抗生素,注意观察用药后反应;激光治疗,封闭视网膜病变血管。

(3)手术治疗:玻璃体积血经用药等治疗 3~6 个月后,无好转者,或有牵引性视网膜脱离,应行玻璃体切割术,玻璃体切除手术后按玻璃体切割术后护理常规。

(4)基础护理:加强巡视,保持床单元卫生及患者的个人卫生。

(5)其他护理:饮食宜清淡、易消化,多食蔬菜及水果、富含蛋白质及维生素的食物,保持排便通畅。

3.健康宣教

(1)饮食:多食富含维生素、蛋白质的食物,禁食辛辣刺激性食物,保持排便通畅。

(2)活动:玻璃体活动期出血应卧床休息,限制活动,手术期应避免剧烈活动,适度即可,避免疲劳、精神紧张及各种不良刺激。

(3)用药:指导正确用药,如抗结核药物的注意事项。

(4)检查:早期玻璃体积血 3~6 个月期间应 2 周复查一次,手术后第 1 周、半个月、1 个月、3 个月定期门诊随访,检查视力,如出现视力下降应立即就医。

五、未成熟儿视网膜病变患者护理

(一)概述

未成熟儿视网膜病变亦称为早产儿视网膜病变,多数见于胎龄小于 32 周、体重不足 1 600 g 的早产儿,偶见于超过上述体重的足月产儿。病变活动期的发病率为早产儿的 10%~20%,最后纤维膜有残留者占早产儿的 3%左右。性别无明显差异,双眼受累,但轻重可以不等。

随着医疗技术的进步,早产儿存活率提高,本病的发病率亦呈上升趋势。根据国内外流行病学调查,总体情况是:出生时体重越低、胎龄越小,本病的发病率越高。

(二)病因

尚未明确。可能的危险因素有下述几项。

(1)出生后过度吸氧,吸氧时间越长,发病率亦越高。

(2)胎儿血红蛋白氧饱和度的急剧上升。

(3)胎儿氧分压转入新生儿氧分压时的剧烈变化。

(4)母体贫血、多胎等。

(三)病理

早产儿视网膜尚未发育完善,以周边部最不成熟。处于高氧环境下,视网膜血管收缩、阻塞,可使局部缺血、缺氧,诱发视网膜新生血管,从而引起渗出、出血、机化等一系列病理改变。新生血管穿过内界膜向视网膜表面发展并伸入玻璃体内,由于渗出有玻璃体内积血机化,在晶状体后面形成结缔组织膜,亦可导致牵拉性视网膜脱离。

(四)诊断要点

根据发生于低体重、早产儿,有温箱内过度吸氧史,双眼受害等,结合临床表现及眼底改变可诊断。

临床表现常见于出生后3~6周,病情分期见表7-10。

表7-10　早产儿视网膜病变急性活动阶段病情分期

分期	眼底表现
一期(分界线期)	视网膜无血管区与异常增生血管之间有一平坦而明显的白色分界线,异常血管分支不超越此线
二期(嵴状隆起期)	分界线增宽、隆起呈嵴状,血管丛自视网膜面伸向嵴上,嵴状隆起自白色变成粉红色,嵴后可见新生血管丛,无纤维增生
三期(增生期)	嵴状隆起处有视网膜外纤维血管组织增生,自嵴面伸向附近玻璃体
四期(视网膜脱离期)	因视网膜下渗出和(或)视网膜-玻璃体增生膜牵拉作用,导致部分视网膜脱离,又按黄斑中心凹是否累及分为A、B两级。A级:脱离位于Ⅱ区或Ⅲ区,未累及黄斑,或仅为周边象限性脱离;B级:脱离包括Ⅰ区部分,皱褶状,自视盘经Ⅰ区至Ⅱ、Ⅲ区,累及黄斑中心凹
五期(视网膜全脱离期)	视网膜呈漏斗状全脱离

(五)治疗

对于高危新生儿必须在出生后4周起,及早予以眼底检查与随访观察。

1.激光治疗

Ⅰ、Ⅱ、Ⅲ期,为本病治疗的关键时刻,应当立即用二极管激光或经巩膜的810 nm激光进行光凝。

2.手术治疗

如果活动病变进入Ⅳ期,经过随访观察不见自行停止,应行巩膜外环结扎术,解除机化膜对视网膜的牵拉。放出视网膜下渗液,使视网膜复位。对Ⅴ期病例,行玻璃体切除手术,使视网膜复位或部分复位。

(六)主要护理问题

1.营养失调——低于机体需要量

与未成熟儿机体摄入不足及消化吸收能差有关。

2.感知障碍

与未成熟儿视网膜发育受损,视力差有关。

3.潜在并发症

继发青光眼。

4.患儿家长知识缺乏

未及时发现,未引起足够重视。

(七)护理目标

(1)加强保暖,合理喂养,尽量保证未成熟儿体重在短期内接近正常。

(2)对未成熟儿严格控制使用持续高浓度吸氧,减少视网膜发育受损,从而减轻视力受损。

(3)对活动期重症病例,必须按医嘱给予散瞳处理,预防继发性青光眼的发生。

(4)患儿家长对疾病知识有一定的了解,足够的重视,早期发现,早期治疗,定期复查。

(八)术前护理措施

(1)注意保暖,避免受凉,保持呼吸道畅通,维持体温正常。

(2)术眼按医嘱滴用抗生素眼液及散瞳眼膏,做术眼准备。

(3)保持病床清洁、干燥、舒适,患儿着柔软病员服,保证皮肤完整无损。

(4)及时和患儿父母沟通,减轻其紧张焦虑。

(5)全麻术前禁饮、禁食4~6小时,建立静脉通道,必要时给予补液。

(九)术后护理措施

(1)和手术室护士做好患儿病情交接、记录。

(2)术眼手术当日敷料包扎,观察敷料有无渗血、渗液,患儿有无哭闹。根据情况做相应的处理。

(3)密切监测、观察患儿生命体征及全身情况。

(4)手术次日去掉术眼敷料,观察分泌物,按医嘱滴用抗生素眼液及散瞳眼膏。

(5)定期复查,防止并发症。

(十)特别关注

(1)早产儿视网膜病变重在预防。

(2)早产儿组织器官发育不完善,易发生并发症,尤其是感染,所以在护理早产儿时注意消毒隔离,防止院内感染。

(胡法娟)

第八章

临床护理技术

第一节 皮 下 注 射

一、目的

(1)注入小剂量药物,用于不宜口服给药而需在一定时间内发生药效时。

(2)预防接种。

(3)局部供药,如局部麻醉用药。

二、评估

(一)评估患者

(1)双人核对医嘱。

(2)核对患者床号、姓名、住院号和腕带(请患者自己说出床号和姓名)。

(3)评估患者病情、意识状态、配合能力、用药史、药物过敏史、不良反应史等。

(4)向患者解释操作目的和过程,取得患者配合。

(5)查看注射部位皮肤情况(皮肤颜色,有无皮疹、感染)。

(6)协助患者取舒适坐位或卧位。

(二)评估环境

安静整洁,宽敞明亮,必要时遮挡。

三、操作前准备

(一)人员准备

仪表整洁,符合要求。洗手,戴口罩。

(二)按医嘱配制药液

(1)操作台上放置注射盘、纸巾、无菌治疗巾、无菌镊子、2 mL 注射器、医嘱用药液、安尔碘、75％乙醇、无菌棉签。

(2)双人核对药液标签、药名、浓度、剂量、有效期、给药途径。

(3)检查瓶口有无松动、瓶身有无破裂、药液有无混浊、沉淀、絮状物和变质。

(4)检查注射器、安尔碘、75％乙醇、无菌棉签等,包装无破损,在有效期内。

（5）按正规操作抽吸药液，并贴好标识，置于无菌盘内。

（6）再次核对药液，记录时间并签名。

（三）物品准备

治疗车上层放置无菌盘（内置抽吸好的药液）、治疗盘（安尔碘、75％乙醇）、注射单、快速手消毒剂，以上物品符合要求，均在有效期内。治疗车下层放置生活垃圾桶、医疗废物桶、锐器盒。

四、操作程序

（1）携用物推车至患者床旁，核对床号、姓名、住院号和腕带（请患者自己说出床号和姓名）。

（2）根据注射目的选择注射部位（上臂三角肌下缘、两侧腹壁、后背、股前侧和外侧等）。

（3）常规消毒皮肤，待干。

（4）二次核对患者床号、姓名和药名。

（5）排尽空气；取干棉签夹于左手示指与中指之间。

（6）一手绷紧皮肤，另一手持注射器，示指固定针栓，针头斜面向上，与皮肤呈 $30°\sim40°$（过瘦患者可捏起注射部位皮肤，并减少穿刺角度）快速刺入皮下，深度为针梗的 $1/2\sim2/3$；松开紧绷皮肤的手，抽动活塞，如无回血，缓慢推注药液。

（7）注射毕用无菌干棉签轻压针刺处，快速拔针后按压片刻。

（8）再次核对患者床号、姓名和药名，注射器按要求放置。

（9）协助患者取舒适体位，整理床单位，并告知患者注意事项。

（10）快速手消毒剂消毒双手，记录时间并签名。

（11）推车回治疗室，按医疗废物处理原则处理用物。

（12）洗手，根据病情书写护理记录单。

五、注意事项

（1）遵医嘱和药品说明书使用药品。

（2）长期注射者应注意更换注射部位。

（3）注射中、注射后观察患者不良反应和用药效果。

（4）注射＜1 mL 药液时须使用 1 mL 注射器，以保证注入药液剂量准确无误。

（5）持针时，右手示指固定针栓，但不可接触针梗，以免污染。

（6）针头刺入角度不宜超过 $45°$，以免刺入肌层。

（7）尽量避免应用对皮肤有刺激作用的药物做皮下注射。

（8）若注射胰岛素时，需告知患者进食时间。

（赵　菡）

第二节　皮　内　注　射

一、目的

（1）进行药物过敏试验，以观察有无变态反应。

(2)预防接种。

(3)局部麻醉的起始步骤。

二、评估

(一)评估患者

(1)双人核对医嘱。

(2)核对患者床号、姓名、住院号和腕带(请患者自己说出床号和姓名)。

(3)评估患者病情、意识状态、配合能力、用药史、药物过敏史、不良反应史。

(4)向患者解释操作目的和过程,取得患者配合。

(5)查看注射部位皮肤情况(皮肤颜色,有无皮疹、感染和皮肤划痕阳性)。

(6)协助患者取舒适坐位或卧位。

(二)评估环境

安静整洁,宽敞明亮,必要时遮挡。

三、操作前准备

(一)人员准备

仪表整洁,符合要求。洗手,戴口罩。

(二)按医嘱配制药液

(1)操作台(治疗室):注射盘、无菌治疗巾、无菌镊子、1 mL 注射器、药液、安尔碘、75%乙醇、无菌棉签等。

(2)双人核对药液标签,药名、浓度、剂量、有效期、给药途径。

(3)检查瓶口有无松动、瓶身有无破裂、药液有无混浊、沉淀、絮状物和变质。

(4)检查注射器、安尔碘、75%乙醇、无菌棉签、包装无破裂、是否在有效期内。

(5)按正规操作抽吸药液,并贴好标识,置于无菌盘内。

(6)再次核对皮试液,并签名。

(三)物品准备

治疗车上层放置无菌盘(内置已抽吸好的药液)、治疗盘(75%乙醇、无菌棉签)、备用(1 mL 注射器1支、0.1%盐酸肾上腺素1支,变态反应时用)、快速手消毒剂、注射单,以上物品符合要求,均在有效期内。治疗车下层放置生活垃圾桶、医疗废物桶、锐器盒。

四、操作程序

(1)携用物推车至患者床旁,核对床号、姓名、住院号、腕带和药物过敏史(请患者自己说出床号和姓名)。

(2)选择注射部位(过敏试验选择前臂掌侧下1/3;预防接种选择上臂三角肌下缘;局部麻醉则选择麻醉处)。

(3)75%乙醇常规消毒皮肤。

(4)二次核对患者床号、姓名和药名。

(5)排尽空气,药液至所需刻度,且药液不能外溢。

(6)一手绷紧局部皮肤,一手持注射器,针头斜面向上,与皮肤呈5°刺入皮内。

(7)待针头斜面完全进入皮内后,放平注射器,固定针栓并注入 0.1 mL 药液,使局部形成一个圆形隆起的皮丘(皮丘直径 5 mm,皮肤变白,毛孔变大)。

(8)迅速拔出针头,勿按揉和压迫注射部位。

(9)20 分钟后观察患者局部反应,做出判断。

(10)协助患者取舒适体位,整理床单位。

(11)快速手消毒剂消毒双手,签名。

(12)推车回治疗室,按医疗废物处理原则处理用物。

五、20 分钟后判断结果

(1)核对患者床号、姓名、住院号和腕带(请患者自己说出床号和姓名)。

(2)须经两人判断皮试结果,并将结果告知患者和家属。

(3)洗手,皮试结果记录在病历、护理记录单和病员一览表等处。阳性用红笔标记"+",阴性用蓝色或黑笔标记"-"。

(4)如对结果有怀疑,应在另一侧前臂皮内注入 0.1 mL 生理盐水做对照试验。

六、皮内试验结果判断

(一)阴性
皮丘无改变,周围无红肿,并无自觉症状。

(二)阳性
局部皮丘隆起,局部出现红晕、硬块,直径>1 cm 或周围有伪足;或局部出现红晕,伴有小水疱者;或局部发痒者为阳性。严重时可出现过敏性休克。观察反应的同时,应询问有无头晕、心慌、恶心、胸闷、气短、发麻等不适症状,如出现上述症状时不可使用青霉素。

七、注意事项

(1)皮试药液要现用现配,剂量准确。

(2)备好相应抢救设备与药物,及时处理变态反应。

(3)行皮试前,尤其行青霉素过敏试验前必须询问患者家族史、用药史和药物过敏史,如有药物过敏史者不可做试验。

(4)药物过敏试验时,患者体位要舒适,不可采取直立位。

(5)选择注射部位时应注意避开瘢痕和皮肤红晕处。

(6)皮肤试验时禁用碘剂消毒,对乙醇过敏者可用生理盐水消毒,避免反复用力涂擦局部皮肤。

(7)拔出针头后,注射部位不可用棉球按压揉擦,以免影响结果观察。

(8)进针角度以针尖斜面全部刺入皮内为宜,进针角度过大易将药液注入皮下,影响结果的观察和判断。

(9)如需做对照实验,应用另一注射器和针头,抽吸无菌生理盐水,在另一前臂相同部位皮内注射0.1 mL,观察 20 分钟进行对照。告知患者皮试后 20 分钟内不要离开病房。如对结果有怀疑,应在另一侧前臂皮内注入 0.1 mL 生理盐水做对照试验。

(10)正确判断试验结果,对皮试结果阳性者,应在病历、床头或腕带、门诊病历和病员一览表上醒目标记,并将结果告知医师、患者和家属。

(11)特殊药物皮试,按要求观察结果。

(赵 菡)

第三节 肌 内 注 射

一、目的

注入药物,用于不宜或不能口服或静脉注射,且要求比皮下注射更快发生疗效时。

二、评估

(一)评估患者

(1)双人核对医嘱。

(2)核对患者床号、姓名、住院号和腕带(请患者自己说出床号和姓名)。

(3)评估患者病情、治疗情况、意识状态、用药史、药物过敏史、不良反应史、肢体活动能力和合作程度。

(4)向患者解释操作目的和过程,取得患者配合。

(5)查看注射部位皮肤情况(皮肤颜色,有无皮疹、感染和皮肤划痕阳性)。

(6)协助患者取舒适坐位或卧位。

(二)评估环境

安静整洁,宽敞明亮,必要时遮挡。

三、操作前准备

(一)人员准备

仪表整洁,符合要求。洗手,戴口罩。

(二)按医嘱配制药液

(1)操作台:注射盘、无菌盘、2 mL注射器、5 mL注射器、医嘱所用药液、安尔碘、无菌棉签。如注射用药为油剂或混悬液,需备较粗针头。

(2)双人核对药物标签、药名、浓度、剂量、有效期、给药途径。

(3)检查瓶口有无松动、瓶身有无破裂、药液有无混浊、变质。

(4)检查无菌注射器、安尔碘、无菌棉签等,包装无破裂,在有效期内。

(5)按正规操作抽吸药液,并贴好标识,置于无菌盘内。

(6)再次核对药液,记录时间并签名。

(三)物品准备

治疗车上层放置无菌盘(内置抽吸好药液)、安尔碘、注射单、无菌棉签、快速手消毒剂,以上物品符合要求,均在有效期内。治疗车下层放置生活垃圾桶、医疗废物桶、锐器盒。

四、操作程序

(1)携用物推车至患者床旁,核对床号、姓名、住院号和腕带(请患者自己说出床号和姓名)。

(2)协助患者取舒适体位,暴露注射部位,注意保暖,保护患者隐私,必要时可遮挡。

(3)选择注射部位(臀大肌、臀中肌、臀小肌、股外侧和上臂三角肌)。

(4)常规消毒皮肤,待干。

(5)再次核对患者床号、姓名和药名。

(6)拿取药液并排尽空气,取干棉签,夹于左手示指与中指之间,以一手拇指和示指绷紧局部皮肤,另一手持注射器,中指固定针栓,将针头迅速垂直刺入,深度约为针梗的2/3。

(7)松开紧绷皮肤的手,抽动活塞。如无回血,缓慢注入药液,同时观察反应。

(8)注射毕,用无菌干棉签轻按进针处,快速拔针,按压片刻。

(9)再次核对患者床号、姓名和药名。

(10)协助患者取舒适体位,整理床单位,注射后观察用药反应。

(11)快速手消毒剂消毒双手,记录时间并签名。

(12)推车回治疗室,按医疗废物处理原则处理用物。

(13)洗手,根据病情书写护理记录单。

五、常用肌内注射定位方法

(一)臀大肌肌内注射定位法

注射时应避免损伤坐骨神经。

1.十字法

从臀裂顶点向左或右侧画一水平线,然后从髂嵴最高点做一垂线,将一侧臀部被划分为4个象限,其外上象限并避开内角为注射区。

2.连线法

从髂前上棘至尾骨做一连线,其外1/3处为注射部位。

(二)臀中肌、臀小肌肌内注射定位法

(1)以示指尖和中指尖分别置于髂前上棘和髂嵴下缘处,在髂嵴、示指、中指之间构成一个三角形区域,示指与中指构成的内角为注射部位。

(2)髂前上棘外侧三横指处(以患者手指的宽度为标准)。

(三)股外侧肌内注射定位法

在股中段外侧,一般成人可取髋关节下10 cm至膝关节的范围。此处大血管、神经干很少通过,且注射范围广,可供多次注射,尤适用于2岁以下的幼儿。

(四)上臂三角肌内注射定位法

取上臂外侧,肩峰下2~3横指处。此处肌肉较薄,只可做小剂量注射。

(五)体位准备

1.卧位

臀部肌内注射时,为使局部肌肉放松,减轻疼痛与不适,可采用以下姿势。

(1)侧卧位:上腿伸直,放松,下腿稍弯曲。

(2)俯卧位:足尖相对,足跟分开,头偏向一侧。

(3)仰卧位:常用于危重和不能翻身的患者,采用臀中肌、臀小肌肌内注射法较为方便。

2.坐位

为门诊患者接受注射时常用体位。可供上臂三角肌或臀部肌内注射时采用。

六、注意事项

(1)遵医嘱和药品说明书使用药品。

(2)药液要现用现配,在有效期内,剂量要准确。选择两种药物同时注射时,应注意配伍禁忌。

(3)注射时应做到"两快一慢"(进针、拔针快,推注药液慢)。

(4)选择合适的注射部位,避免刺伤神经和血管,无回血时方可注射。

(5)注射时切勿将针梗全部刺入,以防针梗从根部衔接处折断。若针头折断,应先稳定患者情绪,并嘱患者保持原位不动,固定局部组织,以防断针移位,同时尽快用无菌血管钳夹住断端取出;如断端全部埋入肌肉,应速请外科医师处理。

(6)对需长期注射者,应交替更换注射部位,并选择细长针头,以避免减少硬结的发生。如因长期多次注射出现局部硬结时,可采用热敷、理疗等方法予以处理。

(7)2岁以下婴幼儿不宜选用臀大肌内注射,因其臀大肌尚未发育好,注射时有损伤坐骨神经的危险,最好选择臀中肌和臀小肌内注射。

(潘　晓)

第四节　静脉注射

一、目的

(1)所选用药物不宜口服、皮下及肌内注射,又需迅速发挥药效时。

(2)注入药物做某些诊断性检查,如对肝、肾、胆囊等造影时需静脉注入造影剂。

二、评估

(一)评估患者

(1)双人核对医嘱。

(2)核对患者床号、姓名、住院号和腕带(请患者自己说出床号和姓名)。

(3)了解患者病情、意识状态、配合能力、药物过敏史、用药史。

(4)评估患者穿刺部位的皮肤状况、肢体活动能力、静脉充盈度和管壁弹性。选择合适的静脉注射部位,评估药物对血管的影响程度。

(5)向患者解释静脉注射的目的和方法,告知所注射药物的名称,取得患者配合。

(二)评估环境

安静整洁,宽敞明亮。

三、操作前准备

(一)人员准备

仪表整洁,符合要求。洗手,戴口罩。

(二)物品准备

1.操作台

治疗单、静脉注射所用药物、注射器。

2.按要求检查所需用物,符合要求方可使用

(1)双人核对药物名称、浓度、剂量、有效期、给药途径。

(2)检查药物的质量、标签,液体有无沉淀和变色,有无渗漏、浑浊和破损。

(3)检查注射器和无菌棉签的有效期、包装是否紧密无漏气,安尔碘的使用日期是否在有效期内。

3.配制药液

(1)安尔碘棉签消毒药物瓶口,掰开安瓿,瓿帽弃于锐器盒内。

(2)打开注射器,将外包装袋置于生活垃圾桶内,固定针头,回抽针栓,检查注射器,取下针帽置于生活垃圾桶内,抽取安瓿内药液,排气,置于无菌盘内。在注射器上贴上患者床号、姓名、药物名称、用药方法的标签。

(3)再次核对空安瓿和药物的名称、浓度、剂量、用药方法和时间。

4.备用物品

治疗车上层治疗盘内放置备用注射器一支、安尔碘、无菌棉签,无菌盘内放置配好的药液、垫巾。以上物品符合要求,均在有效期内。治疗车下层放置生活垃圾桶、医疗废物桶、锐器盒,含有效氯 250 mg/L 消毒液桶。

四、操作程序

(1)携用物推车至患者床旁,核对床号、姓名、住院号和腕带(请患者自己说出床号和姓名)。

(2)向患者说明静脉注射的方法、配合要点、注射药物的作用和不良反应。

(3)协助患者取舒适体位,充分暴露穿刺部位,放垫巾于穿刺部位下方。

(4)在穿刺部位上方 5～6 cm 处扎压脉带,末端向上,以防污染无菌区。

(5)安尔碘棉签消毒穿刺部位皮肤,以穿刺点为中心向外螺旋式旋转擦拭,直径＞5 cm。

(6)再次核对患者床号、姓名和药名。

(7)嘱患者握拳,使静脉充盈,左手拇指固定静脉下端皮肤,右手持注射器与皮肤呈 15°～30° 自静脉上方或侧方刺入,见回血可再沿静脉进针少许。

(8)保留静脉通路者,安尔碘棉签消毒静脉注射部位三通接口,以接口处为中心向外螺旋式旋转擦拭。

(9)静脉注射过程中,观察局部组织有无肿胀,严防药液渗漏,如出现渗漏立即拔出针头,按压局部,另行穿刺。

(10)拔针后,指导患者按压穿刺点 3 分钟,勿揉,凝血功能差的患者适当延长按压时间。

(11)再次核对患者床号、姓名和药名。

(12)将压脉带与输液垫巾对折取出,输液垫巾置于生活垃圾桶内,压脉带放于含有效氯

250 mg/L 消毒液桶中。整理患者衣物和床单位,观察有无不良反应,并向患者讲明注射后注意事项。快速手消毒剂消毒双手,推车回治疗室,按医疗废物处理原则处理用物。

(13)洗手,在治疗单上签名并记录时间。按护理级别书写护理记录单。

五、注意事项

(1)严格执行查对制度,需双人核对医嘱。

(2)严格遵守无菌操作原则。

(3)了解注射目的、药物对血管的影响程度、给药途径、给药时间和药物过敏史。

(4)选择粗直、弹性好、易固定的静脉,避开关节和静脉瓣。常用的穿刺静脉为肘部浅静脉、贵要静脉、肘正中静脉、头静脉。小儿多采用头皮静脉。

(5)根据患者年龄、病情和药物性质掌握注入药物的速度,并随时听取患者主诉,观察病情变化。必要时使用微量注射泵。

(6)对需要长期注射者,应有计划地由小到大、由远心端到近心端选择静脉。

(7)根据药物特性和患者肝、肾功能或心脏功能,采用合适的注射速度。随时听取患者主诉,观察体征和其病情变化。

(李文爽)

第五节 氧 疗 技 术

本节主要讲解鼻导管或面罩吸氧的操作方法。

一、目的

纠正各种原因造成的缺氧状态,提高患者血氧含量及动脉血氧饱和度。

二、操作前准备

(一)告知患者
操作目的、方法、注意事项、配合方法。

(二)评估患者
(1)病情、意识、呼吸状态、缺氧程度、心理反应、合作程度。
(2)鼻腔状况:有无鼻息肉、鼻中隔偏曲或分泌物阻塞等情况。

(三)操作护士
着装整洁、修剪指甲、洗手、戴口罩。

(四)物品准备
治疗车、一次性吸氧管或吸氧面罩、湿化瓶、蒸馏水、氧流量表、水杯、棉签、吸氧卡、笔、快速手消毒剂、污物桶、消毒桶。

(五)环境
安全、安静、整洁。

三、操作过程

(1)携用物至患者床旁,核对腕带及床头卡。

(2)协助患者取适宜体位。

(3)清洁双侧鼻腔。

(4)正确安装氧气装置,管路或面罩连接紧密,确定氧气流出通畅。

(5)根据病情调节氧流量。

(6)固定吸氧管或面罩。

(7)填写吸氧卡。

(8)用氧过程中密切观察患者呼吸、神志、氧饱和度及缺氧程度改善情况等。

(9)整理床单位,协助患者取舒适卧位。

(10)整理用物,按医疗垃圾分类处理用物。

(11)擦拭治疗车。

(12)洗手、记录、确认医嘱。

四、注意事项

(1)保持呼吸道通畅,注意气道湿化。

(2)保持吸氧管路通畅,无打折、分泌物堵塞或扭曲。

(3)面罩吸氧时,检查面部、耳郭皮肤受压情况。

(4)吸氧时先调节好氧流量再与患者连接,停氧时先取下鼻导管或面罩,再关闭氧流量表。

(5)注意用氧安全,尤其是使用氧气筒给氧时注意防火、防油、防热、防震。

(6)长期吸氧患者,湿化瓶内蒸馏水每天更换一次,湿化瓶每天更换消毒一次。

(7)新生儿吸氧应严格控制用氧浓度和用氧时间。

五、评价标准

(1)患者能够知晓护士告知的事项,对服务满意。

(2)操作过程规范、安全,动作娴熟。

(王爱华)

第六节　鼻　饲　技　术

一、目的

对病情危重、昏迷、不能经口或不愿正常摄食的患者,通过胃管供给患者所需的营养、水分和药物,维持机体代谢平衡,保证蛋白质和热量的供给需求,维持和改善患者的营养状况。

二、准备

(一)物品准备

治疗盘内:一次性无菌鼻饲包一套(硅胶胃管 1 根、弯盘 1 个、压舌板 1 个、50 mL 注射器 1 具、润滑剂、镊子 2 把、治疗巾 1 条、纱布 5 块)、治疗碗 2 个、弯血管钳 1 把、棉签适量、听诊器 1 副、鼻饲流质液(38~40 ℃)200 mL、温开水适量、手电筒 1 个、调节夹 1 个(夹管用)、松节油、漱口液、毛巾。慢性支气管炎的患者视情况备镇静剂、氧气。

治疗盘外:安全别针 1 个、夹子或橡皮圈 1 个、卫生纸适量。

(二)患者、护理人员及环境准备

患者了解鼻饲目的、方法、注意事项及配合要点。调整情绪,指导或协助患者摆好体位。护理人员应衣帽整齐,修剪指甲,洗手,戴口罩。环境安静、整洁、光线、温湿度适宜。

三、评估

(1)评估患者病情、治疗情况、意识、心理状态及合作度。

(2)评估患者鼻腔状况,有无鼻中隔偏曲、息肉,鼻黏膜有无水肿、炎症等。

(3)向患者解释鼻饲的目的、方法、注意事项及配合要点。

四、操作步骤

(1)确认患者并了解病情,向患者解释鼻饲目的,过程及方法。

(2)备齐用物,携至床旁核对床头卡、医嘱、饮食卡,核对流质饮食:种类、量、性质、温度、质量。

(3)患者如有义齿、眼镜应协助取下,妥善存放。防止义齿脱落误吞吐食管或落入气管引起窒息。插管时由于刺激可致流泪,取下眼镜便于擦除。

(4)取半坐位或坐位,可减轻胃管通过咽喉部时引起的咽反射,利于胃管插入。无法坐起者取右侧卧位,昏迷患者取去枕平卧位,头向后仰可避免胃管误入气管。

(5)将治疗巾围于患者颌下,保护患者衣服和床单,弯盘、毛巾放置于方便易取处。

(6)观察鼻孔是否通畅,黏膜有无破损,清洁鼻腔,选择通畅一侧便于插管。

(7)准备胃管测量胃管插入的长度,成人插入长度为 45~55 cm,一般取发际至胸骨剑突处或鼻尖经耳垂至胸骨剑突处,并进行标记,倒润滑剂于纱布上少许,润滑胃管前段 10~20 cm 处,减少插管时的摩擦阻力。

(8)左手持纱布托住胃管,右手持镊子夹住胃管前端,沿选定侧鼻孔缓缓插入,插管时动作轻柔,镊子前端勿触及鼻黏膜,以防损伤,当胃管插入 10~15 cm 通过咽喉部时,如为清醒患者指导其做吞咽动作及深呼吸,随患者做吞咽动作及深呼吸时顺势将胃管向前推进胃管,直至标记处。如为昏迷患者,将患者头部托起,使下颌靠近胸骨柄,可增大咽喉部通道的弧度,便于胃管顺利通过,再缓缓插入胃管至标记处。若插管时患者恶心、呕吐感持续,用手电筒、压舌板检查口腔咽喉部有无胃管盘曲卡住。如患者有呛咳、发绀、喘息、呼吸困难等误入气管现象,应立即拔管。休息后再插。

(9)确认胃管在胃内,用胶布交叉胃管固定于鼻翼和面颊部。验证胃管在胃内的 3 种方法:①打开胃管末端胶塞连接注射器于胃管末端抽吸,抽出胃液即可证实胃管在胃内。②置听诊器于患者胃区,快速经胃管向胃内注入 10 mL 空气,同时在胃部听到气过水声,即表示已插入胃内。③将胃管末端置于盛水的治疗碗内,无气泡溢出。

(10)灌食:连接注射器于胃管末端,先回抽见有胃液,再注入少量温开水,可润滑管壁,防止喂食溶液黏附于管壁,然后缓慢灌注鼻饲液或药液等。鼻饲液温度为 38～40 ℃,每次鼻饲量不应超过 200 mL,间隔时间不少于 2 小时,新鲜果汁,应与奶液分别灌入,防止凝块产生。鼻饲结束后,再次注入温开水 20～30 mL 冲洗胃管,避免鼻饲液积存于管腔中而变质,造成胃肠炎或堵塞管腔。鼻饲过程中,避免注入空气,以防造成腹胀。

(11)胃管末端胶塞:塞上如无胶塞可反折胃管末端,用纱布包好,橡皮圈系紧,用别针将胃管固定于大单,枕旁或患者衣领处防止灌入的食物反流和胃管脱落。

(12)协助患者清洁口腔,鼻孔,整理床单位,嘱患者维持原卧位 20～30 分钟,防止发生呕吐,促进食物消化、吸收。长期鼻饲者应每天进行口腔护理。

(13)整理用物,并清洁,消毒,备用。鼻饲用物应每天更换消毒,协助患者擦净面部,取舒适卧位。

(14)洗手,记录。记录插管时间,鼻饲液种类、量及患者反应等。

五、拔管

停止鼻饲或长期鼻饲需要更换胃管时进行拔管。
(1)携用物至床前,说明拔管的原因,并选择末次鼻饲结束时拔管。
(2)置弯盘于患者颌下,夹紧胃管末端放于弯盘内,防止拔管时液体反流,胃管内残留液体滴入气管。揭去固定胶布用松节油擦去胶布痕迹,再用清水擦洗。
(3)嘱患者深呼吸,在患者缓缓呼气时稍快拔管,到咽喉处快速拔出。
(4)将胃管放入弯盘中,移出患者视线,避免患者产生不舒服的感觉。
(5)清洁患者面部、口腔及鼻腔,帮助患者漱口,取舒适卧位。
(6)整理床单位,清理用物。
(7)洗手,记录拔管时间和患者反应。

六、注意事项

(1)注入药片时应充分研碎,全部溶解方可灌注。多种药物灌注时,应将药物分开灌注,每种药物之间用少量温开水冲洗一次,注意药物配伍禁忌。
(2)插胃管时护士与患者进行有效沟通,缓解紧张度。
(3)插管动作要轻稳,尤其是通过食管 3 个狭窄部位时(环状软骨水平处,平气管分叉处,食管通过膈肌处)以免损伤食管黏膜。
(4)每次鼻饲前应检查胃管是否在胃内及是否通畅,并用少量温开水冲管后方可进行喂食,鼻饲完毕后再次注入少量温开水,防止鼻饲液凝结。注入鼻饲液的速度要缓慢,以免引起患者不适。
(5)鼻饲液应现配现用,已配制好的暂不用时,应放在 4 ℃ 以下的冰箱内保存,保证 24 小时内用完,防止长时间放置变质。
(6)长期鼻饲者应每天进行两次口腔护理,并定期更换胃管,普通胃管每周更换一次,硅胶胃管每月更换一次,聚氨酯胃管留置时间 2 个月更换一次。更换胃管时应于当晚最后一次喂食后拔出,翌日晨从另一侧鼻孔插入胃管。

(7)每次灌注前或间隔4～8小时应抽胃内容物,检查胃内残留物的量。如残留物的量大于灌注量的50%,说明胃排空延长,应告知医师采取措施。

（吴　蝶）

第七节　营养支持技术

一、肠内营养

(一)目的
(1)全面、均衡、符合生理的营养供给,以降低高分解代谢,提高机体免疫力。

(2)维持胃肠道功能,保护肝脏功能。

(3)提供经济、安全的营养治疗。

(二)操作前准备
1.告知患者和家属

操作目的、方法、注意事项、配合方法。

2.评估患者

病情、意识状态、合作程度、营养状态、管饲通路情况、输注方式。

3.操作护士

着装整洁、修剪指甲、洗手、戴口罩。

4.物品准备

肠内营养液、营养泵、肠内营养袋、加温器、20 mL 注射器、温水。必要时备插线板。

5.环境

整洁、安静。

(三)操作过程
(1)携用物至患者床旁,核对腕带及床头卡。

(2)协助患者取半卧位。

(3)固定营养泵,安装管路,检查并确认喂养管位置,抽吸并评估胃内残留量。

(4)温水冲洗胃肠营养管并与管路连接。

(5)根据医嘱调节输注速度。

(6)加温器连于喂养管上(一般温度调节在 37～40 ℃)。

(7)核对。

(8)输注完毕,温水冲洗喂养管。

(9)包裹、固定胃肠营养管。

(10)协助患者取适宜卧位,整理床单位。

(11)整理用物,按医疗垃圾分类处理用物。

(12)擦拭治疗车。

(13)洗手、记录、确认医嘱。

（四）注意事项

(1)营养液现用现配,24小时内用完。

(2)长期留置胃肠营养管者,每天用油膏涂擦鼻腔黏膜,每天进行口腔护理。

(3)输注前后或经胃肠营养管注入药物后均用温水冲洗胃肠营养管。

(4)定期(或按照说明书)更换胃肠营养管,对胃造口、空肠造口者,保持造口周围皮肤干燥、清洁。

(5)避免空气入胃,引起胀气。

(6)加温器放到合适的位置,以免烫伤患者。

(7)抬高床头,避免患者平卧引起误吸。

(8)观察并记录输注量,以及输注中、输注后的反应。

(9)特殊用药前后用约30 mL温水冲洗胃肠营养管,药片或药丸经研碎、溶解后注入胃肠营养管。

(10)注意放置恰当的管路标识。

（五）评价标准

(1)患者和家属能够知晓护士告知的事项,对服务满意。

(2)操作规范、安全,动作娴熟。

二、肠外营养

（一）目的

通过静脉通道输注各种营养素,补充和维持患者的营养。

（二）操作前准备

1.告知患者和家属

操作目的、方法、注意事项、配合方法。

2.评估患者

(1)病情、意识状态、合作程度、营养状态。

(2)输液通路情况、穿刺点及其周围皮肤状况。

3.操作护士

着装整洁、修剪指甲、洗手、戴口罩。

4.物品准备

治疗车、穿刺盘、营养液、20 mL注射器、输液泵、营养袋、加温器、温水。必要时备插线板。

5.环境

整洁、安静。

（三）操作过程

(1)携用物至患者床旁,核对腕带及床头卡。

(2)协助患者取舒适卧位。

(3)固定输液泵,连接电源。

(4)营养袋挂于仪器架上,排气。

(5)打开输液泵门,固定输液管,关闭输液泵门。

(6)开机,设置输液速度及预输液量。

(7)将感应器固定在墨菲氏滴管上端。

(8)消毒皮肤,二次排气。

(9)穿刺,启动输液泵,妥善固定管路。

(10)整理床单位,协助患者取舒适卧位。

(11)整理用物,按医疗垃圾分类处理用物。

(12)擦拭治疗车。

(13)洗手、记录、确认医嘱。

(四)注意事项

(1)营养液宜现配现用,若营养液配制后暂时不输注,冰箱冷藏,输注前室温下复温后再输,保存时间不超过 24 小时。

(2)等渗或稍高渗溶液可经周围静脉输入,高渗溶液应从中心静脉输入,明确标识。

(3)如果选择中心静脉导管输注,注意管路维护。

(4)不宜从营养液输入的管路输血、采血。

(五)评价标准

(1)患者和家属能够知晓护士告知的事项,对服务满意。

(2)遵循查对制度,符合无菌技术、安全给药原则。

(3)操作过程规范,动作娴熟。

(胡宁宁)

第八节 伤口护理技术

一、伤口护理原则

历史上最早有关伤口处理的记载主要是清洗伤口、盖上敷料、包扎伤口三个方面,这也成为今日伤口处理的主要原则。随着慢性疾病的发病率越来越高,伴随的慢性伤口也越来越多。如何提高慢性伤口的愈合质量,加快伤口的愈合时间,成为临床医疗的一大挑战。具体来说,伤口护理原则包括以下几个方面。

(一)清洁伤口

去除附着于伤口和皮肤表面的刺激。每次更换敷料时要仔细去除黏附于伤口表面的坏死组织和感染性渗出液,注意勿将棉织纤维遗留于伤口内,使之成为异物,影响伤口愈合。

(二)预防和控制感染

伤口感染发生的因素包括伤口本身状况、细菌毒性、患者免疫力、营养状况及潜在疾病等。所以要及早发现伤口感染,及时处理,避免感染扩散。监测感染情况,必要时进行伤口细菌培养。

(三)伤口探查

遇到有穿刺、切割伤或怀疑有深部组织受伤时,要进行伤口探查,检查是否有异物存在或深部组织受损,以免影响伤口愈合。

(四)移除失活的组织及异物

可以通过清创术来进行,因为失活的组织或污染的组织会成为伤口感染的来源。

(五)保护伤口及其周围组织

在清创时,注意保护伤口床的正常组织和伤口周围组织,减少组织二度伤害。

(六)为伤口愈合提供湿润平衡的环境

根据伤口大小、深度、颜色及渗液量等情况,选择恰当的敷料,为伤口愈合提供一个低氧、湿润的愈合环境;对于渗液量较多(>10 mL/24 h),特别是有感染性渗液的伤口,应采用吸收渗液的敷料,如采用藻酸盐敷料或交互式敷料,对于洞穴性伤口可用封闭式负压吸引技术。

(七)使患者感到舒适

伤口护理都不应给患者带来或加重疼痛。应采取减轻疼痛的方法,尽可能使患者感到舒适。这种舒适包括躯体上和心理上的,因此伤口护理中应重视做好身心整体护理。

(八)伤口闭合

依据伤口的情形进行伤口闭合。若伤口床准备完毕,组织缺失少,可直接缝合或使用免缝胶带、负压闭合技术等;组织缺失多时,可选择合适的敷料,使其自然愈合,也可使用负压闭合技术。

二、伤口清洗

伤口清洗是伤口处理最基本且重要的步骤,适当的冲洗可将伤口表面上的污染源及异物清除,促进伤口的愈合。

(一)伤口清洗目的

除去异物、细菌或坏死组织,避免细菌感染,促进新细胞的增生;但清洁伤口时,不应使健康的细胞受损。

(二)伤口清洗原则和方法

1.伤口清洗的基本原则

从较清洁部位先清洗,避免将污染部位的细菌带到清洁部位

(1)一般认为清洁伤口的中间部位较周边清洁,所以应从中间往外缘方向逐一清洗;而污染伤口的周边部位较中间清洁,应先清洗伤口周围开始,然后清洗伤口床。之后用消毒的干纱布或棉球擦干。

(2)伤口部位有引流管时,先清洗伤口,再清洗引流管。

(3)若为不同部位的伤口亦先清洗较清洁的伤口,例如,植皮手术的伤口换药时,应先清洗捐皮区再清洗受皮区。

2.伤口清洗液

一般来说,最理想、最经济的冲洗液是生理盐水(0.9% NaCl 溶液)。在欧美国家有些医院使用不含离子的清洁液,但成本过高,不是必要的。应注意的是尽量避免将下列清洁消毒液用于清洁伤口的清洗;若有必要用于感染或污染的伤口中,一定要稀释后使用,而且清洗后一定要用生理盐水完全冲洗干净,避免伤口的健康细胞受破坏而影响伤口的愈合。这些消毒液常见的有肥皂水、过氧化氢溶液、碘酒、醋酸等。碘液、过氧化氢(双氧水)或醋酸等溶液虽有杀菌的效果,但会对细胞造成伤害,阻碍伤口愈合。若需使用碘液清洗伤口,研究发现最合适的碘液浓度为0.001%。

三、伤口清创

伤口清创最早由巴黎学者德索提出,指的是利用手术方式除去坏死组织,后来这个名词被更广泛地解释为各种形式的清创术,在 Dorland 医学辞典里定义为从伤口或其周围组织除去坏死的或无活性的组织及外来的异物,直到健康的组织暴露出来为止。现代伤口护理的观点认为:对坏死组织应尽早清除。理由是:①坏死组织自溶后经创面吸收可成为毒素,引起机体中毒。②坏死组织富含蛋白质等营养,是细菌生长繁殖的良好培养基,易引发感染。③坏死组织附着于创面可成为不良刺激源,影响毛细血管重建与生长,阻止肉芽生长和上皮再生,因而会阻碍伤口愈合。伤口清创方法包括以下类型。

(一)外科清创或手术清创

因深部的感染或伤口会成为全身性感染的来源,所以需利用手术刀直接将坏死及感染的组织切除,一般适用于存有大范围坏死及感染的部分。

1.优点

最快速、有效的方式,可快速控制全身性感染来源,缩短伤口愈合时间。

2.缺点

较具侵犯性,较易出血,较疼痛,且将周围正常组织一起除去。

3.禁忌证

有血液疾病,容易出血不止(血小板不足)者;正在服用抗凝血制剂者。

(二)机械清创

已经应用几十年,常用的方式为水疗法、湿纱浸泡法(包括湿至干敷料或湿至湿润敷料)及连续性伤口的冲洗。

1.水疗法

将伤口浸泡在水中来软化腐肉或黑色结痂,促进痂皮的脱落,同时可以清洗掉伤口上的细菌。注意事项:①避免长时间浸泡,否则会造成伤口周边皮肤过度浸润,一般建议浸泡时间不要超过 15 分钟。②浸泡器具要有消毒灭菌处理,否则容易造成交互感染。

2.湿纱浸泡法

此类方法较适用于存有中量坏死组织或腐肉的伤口,不适用于已有肉芽组织生长或上皮化的伤口。

(1)湿至干敷料:湿至干敷料是利用湿纱浸泡生理盐水覆盖在伤口上,当湿纱布上的水分蒸发后,更换纱布时可将部分坏死的组织或腐肉一起移除,但也很容易破坏新生成的肉芽组织或上皮组织。

(2)湿至湿润敷料:湿至湿润敷料是利用纱布浸泡生理盐水覆盖在伤口上,4~6 小时更换一次,维持纱布湿润度。当这些坏死组织软化后,在清洁伤口的过程时,即可随着棉棒擦拭或生理盐水冲洗一并被带走,以达到清创的目的。

3.连续性伤口的冲洗

有些感染的深部骨科伤口,用生理盐水不停地冲洗伤口。

总体而言,机械性清创术具有费用低、取材容易、实施方便有效等优点,但是清创无选择性,易破坏新生成的上皮细胞,耗时长;疼痛感较明显,易造成伤口周围的皮肤过度浸润,有时会导致感染扩散。

(三)化学清创

以化学制剂或酶溶解坏死组织,促使其及早脱落。优点是只溶解痂皮而不破坏活的组织,治疗过程不会造成伤口明显出血,患者一般无疼痛感;缺点是费用较昂贵,伤口感染率有增加的趋势,有时会有炎症症状和不适感。

目前临床上使用的有两种,一种是含木瓜蛋白酶及尿素,另一种是含胶原酶。木瓜蛋白酶是一种蛋白质分解酶,由木瓜萃取而来,可以分解坏死的组织,而尿素可以帮助木瓜素的蛋白质分解。过氧化氢会破坏木瓜蛋白酶的活性,所以不可以和木瓜蛋白酶一起合用于伤口。另外,重金属(如铅、银、汞)亦会破坏木瓜蛋白酶的活性。

胶原蛋白分解酶是由溶组织梭状芽孢杆菌制造出来,它作用环境的理想酸碱度是 $6\sim8$,重金属(如铅、银、汞)亦会破坏它的活性,过氧化氢、氯化钠则不会。

(四)自溶清创

利用封闭敷料或半封闭敷料覆盖伤口,维持伤口湿润的环境,让身体本身产生酶(如蛋白质分解酶),软化坏死组织进行自体清创。适用于年纪大或抵抗力低的患者、慢性伤口或没有细菌感染的伤口。其优点是选择性高,不会破坏正常的组织,安全性高、有效、容易实行,患者一般无疼痛感;缺点是时效性较慢,需观察有无感染变化,有时会引发厌氧菌感染,而且此法不适用于感染性或较深有空腔的伤口。

(五)蛆虫清创

将特定无菌培养的幼蛆放在伤口表面,盖上浸泡生理盐水的纱布,外层覆盖封闭性敷料,每 $2\sim3$ 天更换一次。重复更换直到坏死的组织被清除干净。幼蛆会选择性地吃掉坏死的组织,而不损伤正常组织。幼蛆分泌的蛋白酶,可分解、液化、溶解坏死组织。幼蛆还会分泌抗细菌的物质及一些促进伤口愈合的物质,如尿囊素、生长因子等。其优点是实施方便有效,有选择性,可减少伤口上细菌的负荷,可促进伤口愈合,无过敏、毒性的报道。缺点是获取较不易、费用高;患者的接受度低。此法禁用于接近身体空腔(如腹腔)、内部器官或较大血管的伤口。

四、渗液管理

渗液的成分包括水、电解质、营养、炎症介质、白细胞、蛋白消化酶、生长因子。伤口血管丰富、血管通透性增加,局部充血和伤口坏死组织成为细菌过度繁殖的培养基,感染或炎症反应会产生的过多渗液。适量的渗液有益于防止伤口床干涸,帮助组织修复,提供细胞代谢所需营养,协助生长因子和免疫因子扩散,帮助分解坏死组织。但渗液过多会延缓或阻止伤口愈合,引起生理或心理疾病,消耗医疗资源。渗液处理中的重要目标是将渗液的有利作用增至最大,不利作用减至最小。

渗液的处理方法:伤口引流和使用造口袋对控制此问题和减少更换敷料的频率是经济有效的办法。需要选择恰当的适应证,在不能使用造口袋的伤口中,考虑使用伤口腔洞填充敷料或高吸收性敷料,如泡沫敷料、藻酸盐填充条、银离子泡沫敷料等。

五、伤口引流管护理

(一)引流管的分类

1.按引流目的

可将引流管分为预防性引流和治疗性引流。其中预防性引流放置时间短,术后几天可拔除。

治疗性引流留置时间较长,可长达数月。

2.按引流的作用机制

可分为被动引流和主动引流。被动引流是借助体内液体与大气压差、引流管的虹吸作用或体位引流,达到引流液排出体外的目的,如留置导尿引流、脓肿的切开引流、甲状腺术后的皮片引流等。主动引流则是利用负压吸引的方法将体液引流至体外,如乳腺癌术后负压吸引、胃肠减压、大手术后的负压吸引等。

(二)引流的目的

(1)预防严重感染:急诊腹腔外伤和大手术污染比较严重、手术区内渗血较严重时,可能会有积血。

(2)降低局部压力:如胆道术后"T"管引流。

(3)预防吻合口瘘。

(4)促进脏器功能恢复:如胸腔闭式引流,可促进肺的早日膨胀,尽早恢复肺功能。

(三)引流器材的种类和选择

1.橡皮片引流

适用于表浅的切口及渗出量较少的引流,如甲状腺手术后引流、脓肿切开引流等。

2.纱布类引流

常用的为纱条、盐水纱条、油纱布及凡士林纱布或纱条。适用于表浅的切口感染、有窦道的伤口、脓肿切开后的引流。

3.烟卷引流

将纱布卷入薄型乳胶片中制成。常用于胆囊手术时胆囊窝的引流、某些深部组织间的引流。

4.单腔管状引流管

常用的有硅胶管、乳胶管、软塑管,如导尿管(福来导尿管、蕈状导尿管)、"T"管等。适用于体腔、深部组织、膀胱、胆道术后引流。

5.多腔管状引流管

双腔以上的引流管,一般都是根据引流的需要自制的,使用的材质同单腔管状引流管。外管较粗,内管较细,并剪有多个侧孔。体液由于吸引力而积聚于粗管内,再由细管将液体吸出体外,不会将周围的组织由引流管吸入造成损伤。

(四)引流的原则

(1)放置引流的位置应处于引流液的最低位。

(2)采用最短的通路,不能绕经多脏器。

(3)不能将引流管吸引口放置在吻合口或穿孔修补处。

(4)不能直接放置在大血管、神经、肠管等重要脏器旁吸引,避免吸引力过大而造成损伤。

(5)引流管一般不应通过切口直接引出,以免发生感染、切口疝或切口裂开等并发症而应自切口旁重新打小孔将引流管引出。

(五)引流管的护理

(1)妥善固定引流管。

(2)保持引流的通畅。

(3)严密观察引流液,应在无菌操作下更换引流袋或引流瓶,使用的引流袋应有防反流装置,避免逆行感染。

(4)引流管需经常挤压,放置时间过长者(>7 天)可更换引流管。

(5)取合适的体位,尤其是盆腔脓肿的引流,应取半坐卧位,以保持体位引流的畅通。

(六)引流管周围皮肤的护理

(1)保护引流管周围的皮肤,避免引流液的刺激,可采用保护皮肤的敷料,如皮肤保护膜、伤口保护粉等。

(2)引流管周围必须用无菌的开口纱布覆盖,也可用无菌的伤口敷料,如水胶体敷料、岛状敷料、泡沫敷料等。

(3)严密观察引流管周围皮肤的情况,观察有无因引流液刺激引起的皮肤过敏,或由于放置时间过长及其他原因引起的引流管周围皮肤感染。如有以上情况可咨询皮肤科医师或按伤口护理的原则处理引流管周围的感染。

六、伤口敷料的粘贴技巧

(1)以不引起皮肤紧张力或牵拉力的方法把胶布粘在敷料及皮肤上。先把敷料放在适当位置以全部盖住伤口,第一条胶布放在敷料的最上方,一半的宽度粘住敷料,一半的宽度粘在敷料旁的皮肤上,先粘敷料的中间,再分别粘住两旁的皮肤。在敷料中间放置第二条胶布,以同上的方法固定胶布;第三条胶布放置在敷料的最下方,一半的宽度粘住,一半的宽度粘在敷料旁的皮肤,方法同上。

(2)胶布的粘贴与身体动作方向应相反。例如,贴胶布横过关节面时,不要直贴,因为直贴时胶布会随着关节的移动而松动。

(3)如果伤口在骨突处或不易固定的部位,例如,骶尾部、尾骨或膝盖处,则可考虑使用管状网或固定网或使用自黏性绷带或胶带。

(4)免缝胶带 Steri-Strip 固定:①用酒精消毒或生理盐水清洁伤口周围 5 cm 皮肤并待其干燥。②以无菌技术从包装袋中取出粘有胶带的卡片。③卡片的两端都有预切口,移除一侧的纸片。④用镊子将胶带从卡片上剥离,以 45°剥离胶带,防止粘连。⑤从伤口的中部开始粘贴第一条免缝胶带,先将一半免缝胶带无张力的粘于伤口一侧的皮肤上,加压确保粘贴牢固。⑥用手尽量将伤口另外一侧皮肤与同侧对齐,然后同时将免缝胶带的另一半贴紧。⑦按照同样的方法闭合剩下的伤口部分。⑧两条胶带的间距在 0.3 cm 左右。⑨如果伤口没有对齐,应将胶带移除并重新粘贴。⑩在伤口闭合后,可在平行于伤口 2～4 cm 处,粘贴几条免缝胶带。这样可以减轻张力,防止产生水疱和皮肤缺损。

(5)免缝胶带的移除方法:①用手固定胶带的一端,慢慢地用手轻轻拉起另一端的胶布,这时应顺着体毛生长的方向往下轻拉。②轻柔、慢慢地打开各两侧的胶布(先慢慢打开一侧,再慢慢打开另一侧胶布),之后再整个移除胶布,避免由一侧用力移走胶布造成物理性的皮肤伤害。

(6)透明敷料粘贴及移除的方法:①选择比伤口边缘长 2～3 cm 的透明敷料。②除去透明敷料上的纸,露出黏性表面,直接贴在伤口上,用手施压把敷料压平,避免拉得太紧,以致活动不便。③用剩下的纸胶布粘贴敷料周边,记上日期、时间及签名。④有渗液流出时,敷料变软、潮湿、松弛或边缘卷起时应更换。⑤透明敷料的移除方法如图 8-1。

(7)纱布敷料的粘贴方法:①放消毒的纱布或棉垫在伤口上。②选择合适的胶布或绷带把伤口固定好。

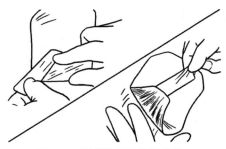

图 8-1　透明敷料的移除方法

（8）纱布绷带包扎方法：环形包扎法、螺旋包扎法、螺旋反折包扎法、（8）字形包扎法、回返包扎法和特殊部位包扎法。

（9）绷带包扎注意事项：①先做伤口和被包扎部位及其远端处的皮肤、血液循环、神经状况的评估，如手指及脚趾部位等。②为避免绷带直接摩擦骨突处而皮肤缺损，可在包扎前用衬垫保护骨突皮肤脆弱的部位。③包扎时，让肢体保持自然正常的姿势，关节要稍微弯曲，以避免肌肉、关节或韧带的过分牵拉。④为帮助静脉血回流，应由身体远端处往近端处包扎。⑤应使用平均的力量包扎，以免血液循环受阻。⑥为便于观察肢体的血流循环及判断患者的感觉，应让肢体露出。⑦绷带要能包扎盖住伤口敷料的上方及下方边缘处远于 5 cm 的部位。

（10）特殊部位敷料粘贴：由于身体某些部位有特殊性，伤口敷料固定较为困难，导致伤口敷料容易脱落，增加患者的治疗费用和护理时数。另外，患者担心伤口敷料脱落而不敢翻身或下床活动，影响伤口和疾病的康复。粘贴好特殊部位的伤口敷料，使伤口敷料粘贴稳妥、牢固持久，既便于患者活动又使其感到舒适，同时利于伤口愈合。

（刘　群）

第九节　铺　床　技　术

一、备用床

（一）目的
保持病室整洁，准备接收新患者。

（二）操作前准备
1.操作护士

着装整洁，修剪指甲，洗手，戴口罩。

2.物品准备

床、床垫、床褥、棉被或毛毯、枕芯、床罩、床单、被套、枕套。

3.环境

整洁、安静。

（三）操作过程
（1）移开床旁桌椅于适宜位置。

（2）用物按使用顺序放于床旁椅上。

（3）检查床垫。

（4）将床褥齐床头平放于床垫上，并铺平。

（5）铺床单或床罩。

（6）将棉被或毛毯套入被套内。

（7）两侧内折后与床内沿平齐。

（8）尾端塞于床垫下。

（9）套枕套，将枕头平放于床头正中。

（10）移回床旁桌、椅。

（11）处理用物，洗手。

（四）注意事项

（1）注意省时、节力，防止职业损伤。

（2）铺床时，病室内无患者进食或治疗。

（五）评价标准

（1）用物准备齐全。

（2）床单位整洁、美观。

二、麻醉床

（一）目的

便于接收和护理麻醉手术后的患者；使患者安全、舒适、预防并发症。

（二）操作前准备

1.评估患者

诊断、病情、手术和麻醉方式。

2.操作护士

着装整洁，修剪指甲，洗手，戴口罩。

3.物品准备

（1）床上用物：床垫、床褥、棉被或毛毯、枕芯、床罩、一次性中单、被套、枕套。

（2）麻醉护理盘：治疗巾、开口器、舌钳、通气导管、牙垫、弯盘、吸氧管、吸痰管、棉签、压舌板、镊子、纱布。

（3）其他：心电监护仪、听诊器、血压计、吸氧装置、吸痰装置、生理盐水、手电筒、胶布、护理记录单、笔、输液架。

4.环境

安静、整洁。

（三）操作过程

（1）移开床旁桌、椅于适宜位置。

（2）用物按使用顺序放于床旁椅上。

（3）从床头至床尾铺平床褥后，铺上床罩、根据患者手术麻醉情况和手术部位铺中单。

（4）将棉被或毛毯套入被套内。

（5）盖被尾端向上反折，齐床尾。

(6)将背门一侧盖被塞于床垫下,对齐床沿。

(7)将近门一侧盖被边缘向上反折,对齐床沿。

(8)套枕套后,将枕头横立于床头正中。

(9)移回床旁桌、椅。

(10)处理用物。

(11)洗手。

(四)注意事项

(1)注意省时、节力,防止职业损伤。

(2)枕头平整、充实。

(3)病室及床单位整洁、美观。

(五)评价标准

(1)用物准备齐全。

(2)操作过程规范,符合省时、省力原则。

(3)床单位整洁、美观、符合术后护理要求。

三、卧床患者更换床单

(一)目的

为卧床患者更换床单,保持清洁,增进舒适。

(二)操作前准备

1.告知患者

告知患者更换床单的目的及过程,教会患者配合方法。

2.评估患者

(1)病情、意识、身体移动能力及合作程度。

(2)有无肢体活动障碍、偏瘫和骨折。

(3)有无引流管、输液管及伤口,有无尿便失禁。

(4)年龄、性别、体重、心理状态与需求。

3.操作护士

着装整洁、仪表端庄、洗手、戴口罩。

4.物品准备

护理车、清洁的大单、一次性中单、被套、枕套、床刷及半湿状布套、污衣袋等。

5.环境

安静、整洁。

(三)操作过程

(1)根据需要移开床旁、桌椅。

(2)松开固定在床单上的各种引流管,防止引流管脱落。

(3)移枕头,协助患者移向对侧。

(4)松开近侧各层床单,将其上卷于中线处塞于患者身下。

(5)扫床。

(6)按序依次铺近侧各层床单。

(7)移枕头,协助患者移至近侧。

(8)同法,铺另一侧。

(9)整理盖被,更换枕套。

(10)固定引流管。

(11)协助患者取舒适卧位,必要时上床档。

(12)整理用物,洗手。

(四)注意事项

(1)保证患者安全,体位舒适。

(2)注意节力。

(3)注意观察病情变化。

(五)评价标准

(1)用物准备齐全。

(2)操作过程规范,符合省时、省力原则。

(3)床单位整洁、美观、患者安全舒适。

(王艺桦)

第十节　无　菌　技　术

一、无菌包使用技术

(一)目的

保持已经灭菌的物品处于无菌状态。

(二)操作前准备

1.操作护士

着装整洁、修剪指甲、洗手、戴口罩。

2.物品准备

无菌包、无菌持物钳及容器、治疗盘。

3.操作环境

整洁、宽敞。

(三)操作步骤

(1)检查无菌包,核对名称、有效灭菌日期、化学指示胶带颜色、包布情况。

(2)打开无菌包,揭开化学指示胶带或系带,按原折叠顺序逐层打开。

(3)用无菌钳取出物品,放于指定的区域内。

(4)包内剩余物品,按原折痕包好。

(5)注明开包时间。

(6)包内物品一次全部取出时,将包托在手中打开,另一手将包布四角抓住,使包内物品妥善置于无菌区域内。

(7)整理用物。

(四)注意事项

(1)严格遵循无菌操作原则。

(2)无菌包置于清洁、干燥处,避免潮湿。

(3)打开包布时,手不可跨越无菌区,非无菌物品不可触及无菌面。

(4)注明开包日期,开启后的无菌包使用时间不超过 24 小时。

(五)评价标准

(1)遵循无菌操作原则。

(2)护士操作过程规范、准确。

二、戴无菌手套

(一)目的

执行无菌操作或者接触无菌物品时需戴无菌手套,以保护患者,预防感染。

(二)操作前准备

1.操作护士

着装整洁、修剪指甲、洗手、戴口罩。

2.物品准备

一次性无菌手套。

3.操作环境

整洁、宽敞。

(三)操作步骤

(1)检查无菌手套包装、有效期、型号。

(2)打开手套外包装。①分次取手套法:一手掀起口袋的开口处,另一手捏住手套翻折部分(手套内面)取出手套对准五指戴上。掀起另一只袋口,以戴着无菌手套的手指插入另一只手套的翻边内面,将手套戴好。②一次性取手套法:两手同时掀起口袋的开口处,分别捏住两只手套的翻折部位,取出手套。将两手套五指对准,先戴一只手,再以戴好手套的手指插入另一只手套的翻折内面,同法戴好。

(3)双手对合交叉调整手套位置,将手套翻边扣套在工作服衣袖外面。

(4)脱手套方法:①用戴着手套的手捏住另一只手套污染面的边缘将手套脱下。②戴着手套的手握住脱下的手套,用脱下手套的手捏住另一只手套清洁面(内面)的边缘,将手套脱下。③用手捏住手套的里面丢至医疗垃圾桶内。

(5)整理用物,洗手。

(四)注意事项

(1)严格遵循无菌操作原则。

(2)戴无菌手套时,应防止手套污染。注意未戴手套的手不可触及手套的外面,戴手套的手不可触及未戴手套的手或者另一手套的里面。

(3)诊疗护理不同的患者之间应更换手套。

(4)脱手套时,应翻转脱下。

(5)脱去手套后,应按规定程序与方法洗手,戴手套不能替代洗手,必要时进行手消毒。

(6)操作时发现手套破损时,应及时更换。

(五)评价标准

(1)遵循无菌原则,符合无菌要求。

(2)操作过程规范、熟练。

(3)手套选择型号大小适宜,外观平整。

三、铺设无菌器械台

(一)目的

将无菌巾铺在清洁、干燥的器械台上,形成无菌区,放置无菌物品,以备手术使用。

(二)操作前准备

1.操作护士

着装整洁,修剪指甲,洗手,戴帽子、口罩。

2.物品准备

治疗车、无菌持物钳、无菌敷料包、器械包、手术衣及手术需要的物品。

3.操作环境

宽敞,洁净。

(三)操作过程

(1)核对、检查无菌包。

(2)打开无菌持物钳,标记开启时间。

(3)依次打开无菌敷料包、无菌器械包、无菌手术衣,分别铺置于治疗车上。

(4)用无菌持物钳夹取无菌手套置于手术衣旁。

(5)穿手术衣,戴无菌手套。

(6)整理台面,器械、敷料分别置于无菌台左、右侧。

(7)废弃物按医疗垃圾处理。

(四)注意事项

(1)严格执行无菌技术操作原则,预防交叉感染。

(2)无菌物品不超过器械台边缘。

(3)铺无菌台时身体须远离无菌区 10 cm 以上。

(4)无菌器械台边缘垂下的无菌单前侧比背侧长,无菌单垂缘至少 30 cm。

(五)评价标准

(1)符合无菌操作技术原则及查对制度。

(2)铺置无菌器械台顺序、方向正确。

(3)无菌器械台面平整,无菌物品摆放整齐、合理。

(4)移动无菌台方法正确。

(5)用物处理得当。

四、铺无菌盘

(一)目的

将无菌巾铺在清洁干燥的治疗盘内,形成无菌区,放置无菌物品,以供治疗时使用。

(二)操作前准备

1.操作护士

着装整洁、修剪指甲、洗手、戴口罩。

2.物品准备

治疗盘、无菌包、无菌持物钳及容器、无菌物品。

3.操作环境

整洁、宽敞。

(三)操作步骤

(1)检查无菌包,核对名称、有效灭菌日期、化学指示胶带颜色、包布情况。

(2)打开无菌包,使用无菌持物钳取出1块治疗巾,放于治疗盘内。

(3)剩余物品按原折痕包好,注明开包日期及时间。

(4)将无菌治疗巾双折平铺于治疗盘内,将上层呈扇形折叠到对侧,边缘向外。

(5)放入无菌物品。

(6)将上层盖于物品上,上下层边缘对齐,开口处向上翻折,两侧边缘向下翻折。

(7)注明铺盘日期及时间。

(8)整理用物。

(四)注意事项

(1)严格遵循无菌操作原则。

(2)铺无菌盘区域清洁干燥,无菌巾避免潮湿、污染。

(3)不可跨越无菌区,非无菌物品不可触及无菌面。

(4)注明铺无菌盘的日期、时间,无菌盘有效期为4小时。

(五)评价标准

(1)遵循无菌技术原则。

(2)操作轻巧、熟练、规范。

(3)用物放置符合节力及无菌要求。

(4)无菌物品摆放合理,折边外观整齐。

（刘　芳）

参 考 文 献

[1] 张世叶.临床护理与护理管理[M].哈尔滨:黑龙江科学技术出版社,2020.

[2] 窦超.临床护理规范与护理管理[M].北京:科学技术文献出版社,2020.

[3] 王婷,王美灵,董红岩,等.实用临床护理技术与护理管理[M].北京:科学技术文献出版社,2020.

[4] 方习红,赵春苗,高莹.临床护理实践[M].长春:吉林科学技术出版社,2019.

[5] 赵安芝.新编临床护理理论与实践[M].北京:中国纺织出版社,2020.

[6] 蒙黎.现代临床护理实践[M].北京:科学技术文献出版社,2018.

[7] 王林霞.临床常见病的防治与护理[M].北京:中国纺织出版社,2020.

[8] 沈燕.实用临床护理实践[M].北京:科学技术文献出版社,2019.

[9] 程娟.临床专科护理理论与实践[M].开封:河南大学出版社,2020.

[10] 张文燕,冯英,柳国芳,等.护理临床实践[M].青岛:中国海洋大学出版社,2019.

[11] 彭旭玲.现代临床护理要点[M].长春:吉林科学技术出版社,2019.

[12] 尹玉梅.实用临床常见疾病护理常规[M].青岛:中国海洋大学出版社,2020.

[13] 姜永杰.常见疾病临床护理[M].长春:吉林科学技术出版社,2019.

[14] 管清芬.基础护理与护理实践[M].长春:吉林科学技术出版社,2020.

[15] 孙彩粉,李亚兰.临床护理理论与实践[M].南昌:江西科学技术出版社,2018.

[16] 万霞.现代专科护理及护理实践[M].开封:河南大学出版社,2020.

[17] 刘有林.实用临床护理实践[M].哈尔滨:黑龙江科学技术出版社,2018.

[18] 任潇勤.临床实用护理技术与常见病护理[M].昆明:云南科技出版社,2020.

[19] 吴欣娟.临床护理常规[M].北京:中国医药科技出版社,2020.

[20] 孙平.实用临床护理实践[M].天津:天津科学技术出版社,2018.

[21] 吕巧英.医学临床护理实践[M].开封:河南大学出版社,2020.

[22] 徐宁.实用临床护理常规[M].长春:吉林科学技术出版社,2019.

[23] 孙丽博.现代临床护理精要[M].北京:中国纺织出版社,2020.

[24] 赵倩.现代临床护理实践[M].北京:科学技术文献出版社,2019.

[25] 池末珍,刘晓敏,王朝.临床护理实践[M].武汉:湖北科学技术出版社,2018.

[26] 张铁晶.现代临床护理常规[M].汕头:汕头大学出版社,2019.

[27] 周英,赵静,孙欣.实用临床护理[M].长春:吉林科学技术出版社,2019.

［28］邵小平,杨丽娟,叶向红,等.实用急危重症护理技术规范［M］.上海:上海科学技术出版社,2020.

［29］黄俊蕾,赵娜,李丽沙.新编实用临床与护理［M］.青岛:中国海洋大学出版社,2019.

［30］伍海燕,贺大菊,金丹.临床护理技术实践［M］.武汉:湖北科学技术出版社,2018.

［31］许家明.实用临床护理实践［M］.北京:中国纺织出版社,2019.

［32］张俊花.临床护理常规及专科护理技术［M］.北京:科学技术文献出版社,2020.

［33］王绍利.临床护理新进展［M］.长春:吉林科学技术出版社,2019.

［34］刘淑芹.综合临床护理实践［M］.北京:科学技术文献出版社,2020.

［35］明艳.临床护理实践［M］.北京:科学技术文献出版社,2019.

［36］王颖,王玲玲,李博.人文关怀护理对异位妊娠患者心理韧性、舒适度及生活质量的影响［J］.临床研究,2023,31(5):172-174.

［37］曾聪.基于护理信息能力培养的中职信息技术基础课程混合式教学改革与实践［J］.卫生职业教育,2023,41(8):43-46.

［38］李馨宇,姚春艳,肖清.预见性护理程序的临床应用现状［J］.全科护理,2022,20(25):3476-3479.

［39］黄晨,潘红英,庄一渝,等.医院护理信息应急体系的构建及效果评价［J］.护理与康复,2023,22(2):53-56.

［40］高晔秋,刘娟.信息化技术在基础护理技术实训教学中的应用［J］.医药高职教育与现代护理,2023,6(1):22-25.